新世纪全国高等中医药优秀教材

新世纪全国高等中医药院校规划教材

分析化学

下　册

（供中药类专业用）

主　编　黄世德　（成都中医药大学）

　　　　梁生旺　（河南中医学院）

副主编　张　洁　（长春中医学院）

　　　　王兆伦　（山东中医药大学）

　　　　彭新君　（湖南中医学院）

　　　　许腊英　（湖北中医学院）

　　　　江　滨　（广州中医药大学）

　　　　叶晓雯　（云南中医学院）

　　　　李彦冰　（黑龙江中医药大学）

主　审　陈定一　（北京中医药大学）

U0273024

中国中医药出版社

·北　京·

图书在版编目(CIP) 数据

分析化学（下册）/黄世德，梁生旺主编. —北京：中国中医药出版社，2005.6（2015.4 重印)

新世纪全国高等中医药院校规划教材

ISBN 7-80156-811- 7

Ⅰ. 分…　Ⅱ.①黄…　②梁…　Ⅲ. 分析化学 – 中医学院 – 教材

Ⅳ.065

中国版本图书馆 CIP 数据核字 (2005) 第 017746 号

中国中医药出版社出版

发行者：中国中医药出版社

　　　　（北京市朝阳区北三环东路 28 号易亨大厦　电话：64405750

　　　　邮编：100013)

　　　　(邮购联系电话：84042153　64065413)

印刷者：天津市蓟县宏图印务有限公司

经销者：新华书店总店北京发行所

开　本：850×1168毫米　16开

字　数：582千字

印　张：24.75

版　次：2005年 6月第 1版

印　次：2015年 4月第 15次印刷

书　号：ISBN 7 - 80156 - 811 - 7/R ·811

定　价：30.00 元

如有质量问题，请与出版社出版部调换。

HTTP://WWW. CPTCM. COM

全国高等中医药专业教材建设

专家指导委员会

曹洪欣　（黑龙江中医药大学校长　教授）

梁繁荣　（成都中医药大学副校长　教授）

焦树德　（中日友好医院　　　　　教授）

路志正　（中国中医研究院　　　　教授）

颜德馨　（上海铁路医院　　　　　教授）

前　言

　　"新世纪全国高等中医药院校规划教材"是依据教育部《关于"十五"期间普通高等教育教材建设与改革的意见》的精神，在教育部、国家中医药管理局规划指导下，由全国中医药高等教育学会组织、全国高等中医药院校联合编写、中国中医药出版社出版的高等中医药院校本科系列教材。

　　本系列教材采用了"政府指导、学会主办、院校联办、出版社协办"的运作机制。为确保教材的质量，在教育部和国家中医药管理局指导下，建立了系统完善的教材管理体制，成立了全国高等中医药专业教材建设专家指导委员会、全国高等中医药教材建设研究会，对本系列教材进行了整体规划，在主编遴选、教学大纲和教材编写大纲、教材质量等方面进行了严格的审查、审定。

　　本系列教材立足改革，更新观念，以新的专业目录为依据，以国家规划教材为重点，按主干教材、配套教材、改革创新教材分类，以宽基础、重实践为原则，是一套以国家规划教材为重点，门类齐全，适应培养新世纪中医药高素质、创造性人才需要的系列教材。在教材组织编写的过程中引入了竞争机制，教材主编和参编人员全国招标，按照条件严格遴选，专家指导委员会审议，择优确定，形成了一支以一线专家为主体，以老带新的高水平的教材编写队伍，并实行主编负责制，以确保教材质量。

　　本系列教材编写实施"精品战略"，从教材规划到教材编写、专家审稿、编辑加工、出版，都有计划、有步骤实施，层层把关，步步强化，使"精品意识"、"质量意识"贯彻全过程。每种教材的教学大纲、编写大纲、样稿、全稿，都经过专家指导委员会审定，都经历了编写会、审稿会、定稿会的反复论证，不断完善，重点提高内在质量。尤其是根据中医药教材的特点，在继承与发扬、传统与现代、理论与实践、中医与西医等方面进行了重点论证，并在继承传统精髓的基础上择优吸收现代研究成果；在写作方法上，大胆创新，使教材内容更为系统化、科学化、合理化，更便于教学，更利于学生系统掌握基本理论、基本知识和基本技能；注意体现素质教育和创新能力与实践能力的培养，为学生知识、能力、素质协调发展创造条件。

在出版方面，出版社全面提高"精品意识"、"质量意识"，从编辑、设计、印刷、装帧质量，在各个环节都精心组织、精心施工，力争出版高水平的精品教材，使中医药教材的出版质量上一个新台阶。

本系列教材按照中医药专业培养目标和国家中医药执业医师资格考试要求，以国家规划教材为重点，门类齐全，适合全国各高等中医药院校中医学专业、针灸推拿学专业、中药学专业本科教学使用。是国家中医执业医师资格考试、国家中医药专业技术人员职称资格考试的参考书。

本系列教材于2002年年底出版的主要为中医专业、针灸推拿专业、中药专业教材，共计46门，其中34门被教育部评选为"普通高等教育'十五'国家级规划教材"。

值得提出的是，本系列教材在审定时，专家指导委员会王永炎院士、邓铁涛教授、任继学教授、肖培根院士、胡之璧院士等专家对教材书稿进行了严格把关，提出精辟的意见，对保证教材质量起了重要作用；本套教材的编写出版，得到中国中医药出版社和全国高等中医药院校在人力、物力上的大力支持，为教材的编写出版创造了有利条件。各高等中医药院校，既是教材的使用单位，又是教材编写任务的承担单位，在本套教材建设中起到了主体作用。在此一并致谢！

本系列教材在继承的基础上进行了一定力度的改革与创新，在探索的过程中难免有不足之处，甚或错漏之处，敬请各教学单位、各位教学人员在使用中发现问题，及时提出批评指正，以便我们重印或再版时予以修改，使教材质量不断提高，更好地适应新世纪中医药人才培养需要。

全国中医药高等教育学会
全国高等中医药教材建设研究会
2002 年 8 月

新世纪全国高等中医药院校规划教材
《分析化学》编委会

主　　编	黄世德	（成都中医药大学）
	梁生旺	（河南中医学院）
副主编	张　洁	（长春中医学院）
	王兆伦	（山东中医药大学）
	彭新君	（湖南中医学院）
	许腊英	（湖北中医学院）
	江　滨	（广州中医药大学）
	叶晓雯	（云南中医学院）
	李彦冰	（黑龙江中医药大学）

编　　委　（以姓氏笔画为序）

万　丽	（成都中医药大学）
王新宏	（上海中医药大学）
王淑美	（河南中医学院）
尹　华	（浙江中医学院）
李　锦	（天津中医学院）
张　丽	（南京中医药大学）
张元桐	（辽宁中医学院）
张明昶	（贵阳中医学院）
张小荣	（西南交通大学药学院）
陈　丽	（福建中医学院）
侯小涛	（广西中医学院）
彭晓霞	（甘肃中医学院）
谢晓梅	（安徽中医学院）

主　　审　陈定一　（北京中医药大学）

编 写 说 明

　　普通高等中医药院校《分析化学》教材已先后出版了三版。本教材是根据教育部《关于"十五"期间普通高等教育教材建设与改革的意见》的精神,为适应我国高等中医药教育发展的需要,全面推进素质教育,培养21世纪高素质创新人才而编写的"新世纪全国高等中医药院校规划教材"之一。本书(上、下册)共二十三章,其中上册十章,下册十三章。可供全国高等院校中药类各专业及其他相关专业使用,也可供有关科研和药品检验部门的人员参阅。按照现有教学大纲要求,参照各兄弟院校提出的宝贵意见,本教材除保持原教材的特色外,对有关内容进行了精选、调整和充实,使教材基本内容更为突出、适用。将原教材第十二章可见分光光度法和第十三章紫外分光光度法两章合并为紫外-可见分光光度法一章;第十七章核磁共振氢谱和第十八章核磁共振碳谱两章合并为核磁共振波谱法一章;删去了原教材第二十六章流动注射分析法。本教材主编为黄世德、梁生旺,参加编写的有黄世德(第1章)、江滨(第2章)、李锦(第3章)、张元桐(第4、7章)、尹华(第5章)、彭晓霞(第6章)、侯小涛(第8章)、王兆伦(第9章)、谢晓梅(第10章)、王淑美(第11章)、张丽(第12章)、张明昶(第13章)、彭新君(第14章)、张洁(第15章)、陈丽(第16章1～8节)、万丽(第17章)、王新宏(第18章)、梁生旺(第19章、第16章第9节)、张小荣(第20章)、叶晓雯(第21章)、许腊英(第22章)、李彦冰(第23章)等二十一所兄弟院校的老师。编委会对教材的每章内容都进行了认真的讨论,并由相应的副主编分别初审、修改,然后由主编黄世德复审、修改、定稿上册,梁生旺主编复审、修改、定稿下册。在编写过程中得到了各位编写老师所在单位的大力支持,尤其是《分析化学》第一版、第二版主编北京中医药大学教授陈定一主审对本书的编写提出了许多宝贵的建议,并参加了统稿会议和定稿会议,在此一并表示感谢。

　　由于科学技术的飞速发展,又囿于编写者知识水平,书中存在的错误和不妥之处在所难免,恳请广大师生和读者批评指正。

《分析化学》编委会

二〇〇五年五月

目　录

第十一章　光学分析法导论 ……………………………………………… (1)
　第一节　光学分析法及其分类 ………………………………………… (1)
　　一、光谱法 ……………………………………………………………… (1)
　　　（一）发射光谱法 …………………………………………………… (1)
　　　（二）吸收光谱法 …………………………………………………… (1)
　　　（三）散射光谱法 …………………………………………………… (2)
　　二、非光谱法 …………………………………………………………… (2)
　第二节　电磁辐射的性质 ……………………………………………… (3)
　　一、波动性和微粒性 …………………………………………………… (3)
　　二、电磁波谱 …………………………………………………………… (4)
　第三节　光谱法仪器 …………………………………………………… (4)
　　一、辐射源 ……………………………………………………………… (5)
　　二、分光系统 …………………………………………………………… (5)
　　三、试样容器 …………………………………………………………… (5)
　　四、检测器 ……………………………………………………………… (6)
　　五、读出装置 …………………………………………………………… (6)
第十二章　紫外-可见分光光度法 ……………………………………… (8)
　第一节　基本原理 ……………………………………………………… (8)
　　一、紫外-可见吸收光谱 ……………………………………………… (8)
　　　（一）紫外-可见吸收光谱的产生 ………………………………… (8)
　　　（二）紫外-可见吸收光谱主要类型 ……………………………… (9)
　　　（三）紫外光谱中一些常用术语 …………………………………… (10)
　　　（四）吸收带 ………………………………………………………… (11)
　　二、Lambert-Beer 定律 ……………………………………………… (13)
　　三、吸光系数 …………………………………………………………… (14)
　　　（一）摩尔吸光系数 ………………………………………………… (14)
　　　（二）百分吸光系数 ………………………………………………… (15)
　第二节　光度法的误差 ………………………………………………… (15)
　　一、偏离 Beer 定律的因素 …………………………………………… (15)
　　　（一）化学因素 ……………………………………………………… (15)
　　　（二）光学因素 ……………………………………………………… (15)

　二、测量误差及测量条件的选择 ·································· (17)
　　（一）透光率测量误差 ··· (17)
　　（二）测量条件的选择 ··· (17)
第三节　显色反应及显色条件的选择 ·························· (18)
　一、显色反应 ··· (18)
　二、显色条件的选择 ·· (18)
　　（一）显色剂用量 ··· (18)
　　（二）溶液酸度 ··· (19)
　　（三）显色时间 ··· (19)
　　（四）温度 ··· (19)
　　（五）溶剂 ··· (19)
　三、干扰的消除 ·· (20)
　　（一）控制酸度 ··· (20)
　　（二）选择适当的掩蔽剂 ······································ (20)
　　（三）生成惰性配合物 ·· (20)
　　（四）选择适当的测量波长 ···································· (20)
　　（五）选择适宜空白溶液 ······································ (20)
　　（六）分离 ··· (21)
第四节　紫外-可见分光光度计 ······························· (21)
　一、主要部件 ·· (21)
　　（一）光源 ··· (21)
　　（二）单色器 ··· (22)
　　（三）吸收池 ··· (23)
　　（四）检测器 ··· (23)
　　（五）信号显示系统 ·· (24)
　二、分光光度计的类型 ··· (24)
　　（一）单光束分光光度计 ······································ (24)
　　（二）双光束分光光度计 ······································ (25)
　　（三）双波长分光光度计 ······································ (26)
第五节　定性与定量分析方法 ································· (26)
　一、定性方法 ·· (26)
　　（一）比较吸收光谱 ·· (27)
　　（二）比较吸收光谱的特征数据 ································ (27)
　　（三）比较吸光度比值 ·· (28)
　二、单组分样品的定量方法 ····································· (28)
　　（一）标准曲线法 ·· (28)
　　（二）标准对照法 ·· (29)

（三）吸光系数法 ………………………………………… (29)

三、多组分样品的定量方法简介 …………………………… (30)

（一）解线性方程组法 ……………………………………… (30)

（二）双波长分光光度法 …………………………………… (31)

（三）导数光谱法 …………………………………………… (32)

第六节　紫外-可见吸收光谱与分子结构的关系 ……………… (34)

一、有机化合物的紫外吸收光谱 …………………………… (34)

（一）饱和化合物 …………………………………………… (34)

（二）不饱和化合物 ………………………………………… (34)

二、影响紫外吸收光谱的主要因素 ………………………… (38)

（一）位阻影响 ……………………………………………… (38)

（二）跨环效应 ……………………………………………… (39)

（三）溶剂效应 ……………………………………………… (39)

（四）体系 pH 值的影响 …………………………………… (40)

三、结构分析 ………………………………………………… (41)

（一）从吸收光谱中初步推断官能团 ……………………… (41)

（二）判断顺反异构体 ……………………………………… (41)

（三）判断互变异构体 ……………………………………… (42)

（四）判断同分异构体 ……………………………………… (42)

第十三章　红外分光光度法 …………………………………… (45)

第一节　概述 ………………………………………………… (45)

第二节　基本原理 …………………………………………… (45)

一、振动-转动光谱 …………………………………………… (45)

（一）谐振子与位能曲线 …………………………………… (46)

（二）振动能与振动频率 …………………………………… (47)

二、振动形式 ………………………………………………… (48)

（一）伸缩振动(ν) ………………………………………… (48)

（二）弯曲振动(δ) ………………………………………… (48)

三、振动自由度 ……………………………………………… (49)

四、基频峰与泛频峰 ………………………………………… (50)

（一）基频峰 ………………………………………………… (50)

（二）泛频峰 ………………………………………………… (50)

五、特征峰与相关峰 ………………………………………… (51)

（一）特征峰 ………………………………………………… (51)

（二）相关峰 ………………………………………………… (51)

六、吸收峰峰位 ……………………………………………… (53)

七、吸收峰峰数 ……………………………………………… (53)

（一）振动耦合与费米共振 ························ (53)

（二）红外非活性振动 ···························· (54)

（三）简并 ···································· (54)

八、吸收峰强度 ·································· (54)

第三节　影响谱带位置的因素 ······················ (55)

一、内部因素 ···································· (55)

（一）诱导效应 ·································· (56)

（二）共轭效应 ·································· (56)

（三）偶极场效应 ································ (56)

（四）氢键效应 ·································· (57)

（五）键角效应 ·································· (57)

（六）空间位阻 ·································· (58)

二、外部因素 ···································· (58)

第四节　红外分光光度计 ·························· (58)

一、光栅型红外分光光度计的主要部件 ·············· (59)

（一）辐射源（光源） ···························· (59)

（二）色散元件 ·································· (59)

（三）检测器 ···································· (59)

（四）吸收池 ···································· (60)

二、光栅型红外分光光度计的工作原理 ·············· (60)

三、傅里叶变换红外光谱仪简介 ···················· (61)

（一）傅里叶变换红外光谱仪的构成 ················ (61)

（二）光学系统及工作原理 ······················ (62)

（三）傅里叶变换红外光谱仪的优点 ················ (63)

四、样品的制备 ·································· (63)

（一）固体样品 ·································· (63)

（二）液体样品 ·································· (64)

（三）气体样品 ·································· (64)

第五节　红外光谱与分子结构的关系 ················ (64)

一、特征区与指纹区 ······························ (65)

（一）特征区 ···································· (65)

（二）指纹区 ···································· (65)

二、红外光谱的九个重要区段 ······················ (65)

三、典型光谱 ···································· (65)

（一）烷烃类 ···································· (66)

（二）烯烃类 ···································· (67)

（三）炔烃类 ···································· (67)

（四）芳烃类 ………………………………………………………………（68）

（五）醇、酚及羧酸类 ……………………………………………………（70）

（六）醚类 …………………………………………………………………（71）

（七）酯和内酯类 …………………………………………………………（72）

（八）醛、酮类 ……………………………………………………………（73）

（九）胺及酰胺类 …………………………………………………………（74）

（十）硝基化合物 …………………………………………………………（75）

第六节　应用 …………………………………………………………………（76）

一、定性分析 ………………………………………………………………（76）

（一）官能团定性 …………………………………………………………（76）

（二）与已知物对照 ………………………………………………………（76）

（三）核对标准光谱图 ……………………………………………………（76）

二、纯度检查 ………………………………………………………………（76）

三、定量分析 ………………………………………………………………（77）

四、图谱解析 ………………………………………………………………（78）

（一）样品的来源及性质 …………………………………………………（78）

（二）图谱解析程序 ………………………………………………………（79）

（三）图谱解析实例 ………………………………………………………（80）

第十四章　荧光分析法 ………………………………………………………（85）

第一节　概述 …………………………………………………………………（85）

第二节　基本原理 ……………………………………………………………（85）

一、分子荧光的产生 ………………………………………………………（85）

（一）分子的激发态 ………………………………………………………（85）

（二）荧光的产生过程 ……………………………………………………（86）

（三）无辐射跃迁 …………………………………………………………（87）

二、激发光谱与荧光光谱 …………………………………………………（88）

第三节　荧光与分子结构的关系 ……………………………………………（89）

一、荧光效率和荧光寿命 …………………………………………………（89）

二、荧光强度与分子结构的关系 …………………………………………（89）

（一）跃迁类型 ……………………………………………………………（89）

（二）共轭效应 ……………………………………………………………（89）

（三）刚性结构和共平面效应 ……………………………………………（90）

（四）取代基效应 …………………………………………………………（90）

三、影响荧光强度的外界因素 ……………………………………………（91）

（一）溶剂的影响 …………………………………………………………（91）

（二）温度的影响 …………………………………………………………（91）

（三）pH 值的影响 ………………………………………………………（91）

　　（四）氢键的影响 ……………………………………………………（92）

　　（五）散射光的影响 ……………………………………………………（92）

　　（六）荧光熄灭剂的影响 ………………………………………………（93）

　　（七）表面活性剂的影响 ………………………………………………（94）

第四节　荧光分光光度计 …………………………………………………（94）

　一、主要部件 ………………………………………………………………（94）

　　（一）激发光源 …………………………………………………………（94）

　　（二）单色器 ……………………………………………………………（95）

　　（三）样品池 ……………………………………………………………（95）

　　（四）检测器 ……………………………………………………………（95）

　　（五）读出装置 …………………………………………………………（95）

　二、荧光计的类型 …………………………………………………………（95）

　三、荧光计的校正 …………………………………………………………（96）

　　（一）波长的校正 ………………………………………………………（96）

　　（二）灵敏度的校正 ……………………………………………………（96）

　　（三）激发光谱和荧光光谱的校正 ……………………………………（96）

第五节　定性与定量 ………………………………………………………（96）

　一、定性分析 ………………………………………………………………（96）

　二、定量分析 ………………………………………………………………（97）

　　（一）荧光强度与浓度的关系 …………………………………………（97）

　　（二）定量分析方法 ……………………………………………………（98）

第六节　应用 ………………………………………………………………（98）

　一、无机化合物和有机化合物的荧光分析 ……………………………（98）

　二、荧光分析法在中药研究中的应用 …………………………………（99）

第十五章　原子吸收光谱法 ………………………………………………（102）

第一节　概述 ………………………………………………………………（102）

第二节　基本原理 …………………………………………………………（102）

　一、原子的吸收和发射 …………………………………………………（102）

　二、原子的量子能级和能级图 …………………………………………（103）

　　（一）光谱项 ……………………………………………………………（103）

　　（二）能级图 ……………………………………………………………（104）

　三、基态原子数 …………………………………………………………（104）

　四、谱线宽度及其影响因素 ……………………………………………（105）

　　（一）自然宽度 …………………………………………………………（105）

　　（二）多普勒（Doppler）宽度变宽 ……………………………………（105）

　　（三）压力变宽 …………………………………………………………（106）

　　（四）其他变宽 …………………………………………………………（106）

五、原子吸收光谱的测量 …………………………………………………… (106)
　　（一）积分吸收 ……………………………………………………………… (106)
　　（二）峰值吸收及其测量 …………………………………………………… (107)
第三节　原子吸收分光光度计 ……………………………………………… (108)
　一、仪器的主要部件 …………………………………………………………… (108)
　　（一）光源 …………………………………………………………………… (108)
　　（二）原子化器 ……………………………………………………………… (109)
　　（三）单色器 ………………………………………………………………… (111)
　　（四）检测系统 ……………………………………………………………… (111)
　二、原子吸收分光光度计的类型 …………………………………………… (111)
　　（一）单道单光束型 ………………………………………………………… (112)
　　（二）单道双光束型 ………………………………………………………… (112)
　　（三）双道或多道型 ………………………………………………………… (112)
第四节　干扰及其抑制 ……………………………………………………… (112)
　一、光谱干扰 …………………………………………………………………… (112)
　　（一）光谱线干扰 …………………………………………………………… (112)
　　（二）背景校正方法 ………………………………………………………… (113)
　二、物理干扰 …………………………………………………………………… (114)
　三、化学干扰 …………………………………………………………………… (114)
　　（一）选择合适的原子化条件 ……………………………………………… (114)
　　（二）加入释放剂 …………………………………………………………… (114)
　　（三）加入保护剂 …………………………………………………………… (114)
　　（四）加入饱和剂 …………………………………………………………… (114)
　　（五）加入基体改进剂 ……………………………………………………… (115)
　四、电离干扰 …………………………………………………………………… (115)
第五节　定量分析方法 ……………………………………………………… (115)
　一、样品的制备 ………………………………………………………………… (115)
　　（一）标准溶液的制备 ……………………………………………………… (115)
　　（二）被测试样的处理 ……………………………………………………… (115)
　二、测定条件的选择 …………………………………………………………… (116)
　　（一）分析线 ………………………………………………………………… (116)
　　（二）狭缝宽度 ……………………………………………………………… (116)
　　（三）空心阴极灯的工作电流 ……………………………………………… (116)
　　（四）原子化条件 …………………………………………………………… (116)
　　（五）其他 …………………………………………………………………… (117)
　三、定量方法 …………………………………………………………………… (117)
　　（一）标准曲线法 …………………………………………………………… (117)

（二）标准加入法 ……………………………………………………………… (117)

（三）内标法 ………………………………………………………………………… (118)

四、灵敏度和检出限 ……………………………………………………………… (118)

（一）灵敏度 ……………………………………………………………………… (118)

（二）检出限 ……………………………………………………………………… (118)

第六节　应用与实例 …………………………………………………………… (119)

一、应用 …………………………………………………………………………… (119)

（一）各类试样的测定 ……………………………………………………… (119)

（二）中药材及生物试样的测定 ………………………………………… (119)

二、实例 …………………………………………………………………………… (120)

第十六章　核磁共振波谱法 ……………………………………………… (122)

第一节　概述 ……………………………………………………………………… (122)

第二节　基本原理 ……………………………………………………………… (122)

一、原子核的自旋与磁矩 ……………………………………………………… (122)

二、自旋核在磁场中的行为 ………………………………………………… (123)

三、核磁共振的产生 …………………………………………………………… (125)

四、核的弛豫 ……………………………………………………………………… (125)

第三节　化学位移 ……………………………………………………………… (127)

一、化学位移的产生 …………………………………………………………… (127)

二、化学位移的表示方法 ……………………………………………………… (128)

第四节　化学位移与分子结构的关系 …………………………………… (129)

一、影响化学位移的因素 ……………………………………………………… (129)

（一）电性效应 ………………………………………………………………… (129)

（二）磁各向异性 …………………………………………………………… (130)

（三）范德华效应 …………………………………………………………… (132)

（四）氢键的影响 …………………………………………………………… (133)

（五）溶剂效应 ………………………………………………………………… (133)

二、不同类别质子的化学位移 ……………………………………………… (133)

（一）烷烃质子的化学位移 ……………………………………………… (135)

（二）烯烃质子的化学位移 ……………………………………………… (136)

（三）炔烃质子的化学位移 ……………………………………………… (137)

（四）苯环芳氢的化学位移 ……………………………………………… (137)

（五）活泼氢的化学位移 ………………………………………………… (138)

第五节　核磁共振波谱仪 …………………………………………………… (139)

一、主要部件 ……………………………………………………………………… (139)

（一）磁铁 ………………………………………………………………………… (139)

（二）射频振荡器 …………………………………………………………… (139)

（三）射频接受器（检出器） ……………………………………… (139)

（四）读数系统 …………………………………………………… (140)

（五）样品管 ……………………………………………………… (140)

二、脉冲傅里叶变换核磁共振仪 …………………………………… (140)

三、样品的制备 ……………………………………………………… (140)

第六节　自旋耦合与自旋裂分 ……………………………………… (141)

一、自旋耦合与自旋裂分机理 ……………………………………… (141)

（一）自旋耦合机理 ……………………………………………… (141)

（二）自旋裂分规则 ……………………………………………… (142)

二、核的等价性质 …………………………………………………… (143)

（一）化学等价 …………………………………………………… (143)

（二）磁等价 ……………………………………………………… (144)

（三）不等价质子的结构特征 …………………………………… (144)

三、耦合常数及其影响因素 ………………………………………… (146)

（一）耦合常数 …………………………………………………… (146)

（二）耦合类型及其影响耦合常数的因素 ……………………… (146)

四、自旋系统分类与命名 …………………………………………… (148)

五、一级波谱与二级波谱 …………………………………………… (149)

（一）一级波谱 …………………………………………………… (149)

（二）二级波谱 …………………………………………………… (151)

第七节　谱图的简化方法 …………………………………………… (154)

一、使用高频（或高场）谱仪 ……………………………………… (154)

二、重氢交换法 ……………………………………………………… (154)

三、位移试剂 ………………………………………………………… (155)

四、双照射去耦 ……………………………………………………… (156)

第八节　核磁共振氢谱的解析 ……………………………………… (158)

一、核磁共振氢谱解析的一般程序 ………………………………… (158)

二、解析示例 ………………………………………………………… (159)

第九节　核磁共振碳谱简介 ………………………………………… (162)

一、^{13}C 核磁共振波谱的特点 …………………………………… (162)

二、^{13}C 的化学位移及影响因素 ………………………………… (162)

（一）^{13}C 的化学位移 ………………………………………… (162)

（二）影响化学位移的因素 ……………………………………… (164)

三、碳谱中的耦合现象和去耦技术 ………………………………… (165)

（一）碳谱中的耦合现象 ………………………………………… (165)

（二）碳谱中的去耦技术 ………………………………………… (165)

四、碳谱的解析 ……………………………………………………… (166)

第十七章　质谱法·····································(172)

第一节　概述·······································(172)

一、质谱法的特点··································(172)

二、有机质谱法的用途······························(172)

第二节　质谱仪·····································(172)

一、质谱仪的结构与工作原理·························(172)

（一）进样系统··································(173)

（二）离子源····································(173)

（三）质量分析器································(175)

（四）检测器····································(177)

（五）真空系统··································(177)

二、质谱仪的主要性能指标·························(178)

（一）质量范围··································(178)

（二）分辨率····································(178)

（三）灵敏度····································(178)

三、质谱表示方法··································(178)

（一）峰形图····································(178)

（二）棒形图····································(179)

（三）质谱表····································(179)

第三节　离子的主要类型····························(180)

一、分子离子·····································(180)

二、同位素离子···································(181)

三、亚稳离子·····································(181)

四、碎片离子·····································(182)

五、多电荷离子···································(182)

六、重排离子·····································(182)

第四节　分子的裂解································(182)

一、常见有机化合物的裂解特点······················(183)

（一）裂解的表示方法·····························(183)

（二）键的断裂方式·······························(183)

（三）离子中的电子数和离子质量数之间的关系··········(184)

二、裂解类型····································(184)

（一）简单裂解··································(184)

（二）重排裂解··································(185)

三、常见有机化合物的裂解方式和规律················(186)

（一）烷烃······································(186)

（二）烯烃······································(187)

（三）芳烃 ·· (188)

（四）饱和脂肪醇和醚 ································· (189)

（五）醛和酮 ··· (190)

（六）酸和酯 ··· (191)

（七）胺和酰胺 ·· (192)

（八）卤化物 ··· (193)

第五节　质谱解析 ··· (193)

一、分子离子峰的确定 ································· (193)

二、分子式的确定 ······································· (194)

（一）同位素丰度法 ···································· (194)

（二）高分辨质谱法 ···································· (195)

三、质谱解析步骤及实例 ······························ (195)

（一）质谱解析步骤 ···································· (195)

（二）实例 ··· (196)

第十八章　波谱综合解析 ································· (200)

第一节　概述 ·· (200)

第二节　综合解析方法 ··································· (200)

一、各种谱图可提供的信息要点 ···················· (200)

（一）质谱图（MS） ···································· (200)

（二）紫外光谱图（UV） ······························ (201)

（三）红外光谱图（IR） ······························· (201)

（四）^{1}H 核磁共振谱图（^{1}H-NMR） ··············· (201)

（五）^{13}C 核磁共振与二维核磁共振谱图（^{13}C-NMR,2D-NMR） ··· (201)

二、综合解析的一般程序 ······························ (201)

（一）测试样品的纯度 ································· (201)

（二）分子量的测定 ···································· (201)

（三）确定分子式 ······································· (202)

（四）计算不饱和度 ···································· (202)

（五）结构式的确定 ···································· (202)

（六）验证 ··· (202)

第三节　综合解析实例 ··································· (203)

第十九章　色谱法导论 ································· (218)

第一节　概述 ·· (218)

一、色谱法的起源和发展 ······························ (218)

二、色谱法的分类 ······································· (219)

（一）按两相状态分类 ································· (219)

（二）按分离机理分类 ································· (219)

（三）按操作形式分类 ……………………………………………… (219)

第二节 色谱流出曲线及有关概念 ………………………………… (220)

一、色谱流出曲线 …………………………………………………… (220)

二、基线 ……………………………………………………………… (220)

三、峰高 ……………………………………………………………… (221)

四、色谱峰区域宽度 ………………………………………………… (221)

（一）标准偏差 σ ……………………………………………… (221)

（二）半峰宽 $W_{1/2}$ ……………………………………………… (221)

（三）基线宽度 W ………………………………………………… (221)

五、拖尾因子 ………………………………………………………… (221)

六、保留值 …………………………………………………………… (221)

（一）保留时间 ……………………………………………………… (221)

（二）保留体积 ……………………………………………………… (222)

（三）相对保留值 $r_{i,s}$ ………………………………………… (222)

七、分配系数和容量因子 …………………………………………… (223)

（一）分配系数(K) ……………………………………………… (223)

（二）容量因子(k) ……………………………………………… (223)

八、容量因子与保留因子(R')的关系 …………………………… (224)

第三节 色谱法基本理论 …………………………………………… (224)

一、塔板理论 ………………………………………………………… (224)

二、速率理论 ………………………………………………………… (226)

（一）涡流扩散项 A ……………………………………………… (226)

（二）分子扩散项 B/u …………………………………………… (227)

（三）传质阻力项 Cu ……………………………………………… (227)

三、分离度 …………………………………………………………… (228)

四、色谱分离方程式 ………………………………………………… (229)

（一）分离度与柱效的关系 ………………………………………… (230)

（二）分离度与选择因子的关系 …………………………………… (230)

（三）分离度与容量因子的关系 …………………………………… (230)

第二十章 经典液相色谱法 ………………………………………… (233)

第一节 吸附色谱法 ………………………………………………… (233)

一、基本原理 ………………………………………………………… (233)

（一）吸附与吸附平衡 ……………………………………………… (233)

（二）吸附等温线 …………………………………………………… (233)

二、吸附剂 …………………………………………………………… (234)

（一）常用的吸附剂 ………………………………………………… (235)

（二）吸附剂的活性 ………………………………………………… (236)

　　三、色谱条件的选择 ……………………………………………………… (236)

　　四、操作方法 ……………………………………………………………… (237)

　　　（一）柱色谱 …………………………………………………………… (237)

　　　（二）薄层色谱 ………………………………………………………… (238)

　　五、定性与定量分析 ……………………………………………………… (242)

　　　（一）定性分析 ………………………………………………………… (242)

　　　（二）定量分析 ………………………………………………………… (243)

　　六、高效薄层色谱 ………………………………………………………… (248)

第二节　分配色谱法 ………………………………………………………… (249)

　　一、基本原理 ……………………………………………………………… (249)

　　二、载体 …………………………………………………………………… (250)

　　三、固定相及其选择 ……………………………………………………… (250)

　　四、流动相及其选择 ……………………………………………………… (250)

　　五、操作方法 ……………………………………………………………… (251)

　　　（一）柱色谱 …………………………………………………………… (251)

　　　（二）纸色谱 …………………………………………………………… (251)

　　六、应用 …………………………………………………………………… (253)

第三节　离子交换色谱法 …………………………………………………… (253)

　　一、离子交换树脂及其特性 ……………………………………………… (253)

　　　（一）离子交换树脂 …………………………………………………… (253)

　　　（二）离子交换树脂的特性 …………………………………………… (254)

　　二、离子交换平衡和分离机理 …………………………………………… (255)

　　　（一）离子交换平衡 …………………………………………………… (255)

　　　（二）分离机理 ………………………………………………………… (257)

　　三、操作方法及应用 ……………………………………………………… (257)

　　　（一）树脂的处理和再生 ……………………………………………… (257)

　　　（二）装柱 ……………………………………………………………… (257)

　　　（三）洗脱 ……………………………………………………………… (258)

　　　（四）应用 ……………………………………………………………… (258)

第四节　尺寸排阻色谱法 …………………………………………………… (258)

　　一、基本原理 ……………………………………………………………… (259)

　　　（一）分子筛效应 ……………………………………………………… (259)

　　　（二）分配系数 ………………………………………………………… (260)

　　二、凝胶的分类 …………………………………………………………… (260)

　　　（一）葡聚糖凝胶 ……………………………………………………… (260)

　　　（二）聚丙烯酰胺凝胶 ………………………………………………… (261)

　　　（三）琼脂糖凝胶 ……………………………………………………… (262)

（四）聚苯乙烯凝胶 …………………………………………………… （262）

（五）葡聚糖凝胶 LH-20 …………………………………………… （262）

（六）无机凝胶 ……………………………………………………… （262）

三、操作方法及应用 …………………………………………………… （262）

（一）凝胶的选择 …………………………………………………… （262）

（二）装柱 …………………………………………………………… （263）

（三）洗脱 …………………………………………………………… （264）

（四）应用 …………………………………………………………… （264）

第五节 聚酰胺色谱法 …………………………………………………… （264）

一、基本原理 …………………………………………………………… （265）

（一）氢键吸附 ……………………………………………………… （265）

（二）双重层析 ……………………………………………………… （266）

二、聚酰胺色谱操作 …………………………………………………… （267）

（一）聚酰胺薄层色谱 ……………………………………………… （267）

（二）聚酰胺柱色谱 ………………………………………………… （267）

三、应用 ………………………………………………………………… （268）

第二十一章 气相色谱法 ………………………………………………… （270）

第一节 概述 ……………………………………………………………… （270）

第二节 气相色谱仪 ……………………………………………………… （270）

一、气相色谱仪的基本流程 …………………………………………… （270）

二、气相色谱仪的基本结构 …………………………………………… （271）

（一）气路系统 ……………………………………………………… （271）

（二）进样系统 ……………………………………………………… （271）

（三）分离系统 ……………………………………………………… （271）

（四）检测系统 ……………………………………………………… （271）

（五）温度控制系统 ………………………………………………… （272）

（六）数据处理系统 ………………………………………………… （272）

第三节 色谱柱 …………………………………………………………… （272）

一、固定相 ……………………………………………………………… （272）

（一）吸附剂 ………………………………………………………… （272）

（二）聚合物固定相 ………………………………………………… （272）

（三）固定液 ………………………………………………………… （273）

二、载体 ………………………………………………………………… （275）

第四节 检测器 …………………………………………………………… （276）

一、热导检测器 ………………………………………………………… （277）

（一）结构与原理 …………………………………………………… （277）

（二）特点 …………………………………………………………… （278）

（三）载气的选择 ……………………………………………… （278）
　二、氢焰离子化检测器 ………………………………………… （278）
　　（一）结构与原理 …………………………………………… （278）
　　（二）特点 …………………………………………………… （279）
　三、其他检测器 ………………………………………………… （279）
　　（一）电子捕获检测器 ……………………………………… （279）
　　（二）氮磷检测器 …………………………………………… （280）
　　（三）火焰光度检测器 ……………………………………… （281）
　四、检测器的性能指标 ………………………………………… （281）
　　（一）灵敏度（senstitivity，S） ……………………………… （281）
　　（二）检测限（detectability，D） …………………………… （281）
　　（三）线性范围（liner range） ……………………………… （282）
第五节　色谱条件的选择 ………………………………………… （282）
　一、色谱柱的选择 ……………………………………………… （282）
　二、柱温的选择及程序升温 …………………………………… （282）
　　（一）柱温的选择 …………………………………………… （282）
　　（二）程序升温 ……………………………………………… （283）
　三、载气及流速的选择 ………………………………………… （283）
　四、进样量 ……………………………………………………… （284）
　五、气化温度和检测室温度 …………………………………… （284）
第六节　定性分析方法 …………………………………………… （284）
　一、已知物对照法 ……………………………………………… （284）
　二、保留值定性法 ……………………………………………… （285）
　三、联用仪器定性法 …………………………………………… （285）
第七节　定量分析方法 …………………………………………… （285）
　一、峰面积的测量 ……………………………………………… （285）
　二、定量校正因子 ……………………………………………… （286）
　　（一）定量校正因子 ………………………………………… （286）
　　（二）相对定量校正因子 …………………………………… （286）
　三、定量分析方法 ……………………………………………… （287）
　　（一）归一化法 ……………………………………………… （287）
　　（二）内标法 ………………………………………………… （287）
　　（三）外标法 ………………………………………………… （288）
　　（四）内加法 ………………………………………………… （289）
　　（五）应用实例 ……………………………………………… （290）
第八节　毛细管气相色谱法简介 ………………………………… （290）
　一、毛细管色谱柱 ……………………………………………… （291）

　　（一）开管型毛细管柱 ……………………………………………………（291）

　　（二）填充型毛细管柱……………………………………………………（291）

　二、毛细管气相色谱的基本理论 ……………………………………………（291）

　　（一）毛细管色谱的速率方程 ……………………………………………（291）

　　（二）毛细管色谱柱效 ……………………………………………………（292）

　　（三）毛细管色谱操作条件的选择 ………………………………………（292）

　三、进样系统 …………………………………………………………………（293）

　四、检测系统 …………………………………………………………………（293）

第九节　气相色谱-质谱(GC-MS)联用技术简介 …………………………（293）

　一、气相色谱-质谱(GS-MS)联用的特点 …………………………………（293）

　二、气相色谱-质谱联用仪的基本结构 ……………………………………（294）

　　（一）色谱单元 ……………………………………………………………（294）

　　（二）中间装置 ……………………………………………………………（294）

　　（三）质谱单元 ……………………………………………………………（294）

　三、气相色谱-质谱联用仪工作原理 ………………………………………（294）

　四、数据的采集 ………………………………………………………………（294）

　　（一）总离子流色谱图 ……………………………………………………（294）

　　（二）质量色谱图 …………………………………………………………（295）

　　（三）选择离子监测图 ……………………………………………………（295）

　　（四）质谱图 ………………………………………………………………（295）

　五、应用 ………………………………………………………………………（296）

　　（一）定性分析 ……………………………………………………………（296）

　　（二）定量分析 ……………………………………………………………（296）

第二十二章　高效液相色谱法 ………………………………………………（298）

第一节　概述 …………………………………………………………………（298）

第二节　高效液相色谱仪 ……………………………………………………（298）

　一、输液系统 …………………………………………………………………（299）

　　（一）流动相贮器 …………………………………………………………（299）

　　（二）脱气装置 ……………………………………………………………（299）

　　（三）输液泵 ………………………………………………………………（300）

　　（四）梯度洗脱装置 ………………………………………………………（301）

　二、进样系统 …………………………………………………………………（302）

　　（一）六通进样阀 …………………………………………………………（302）

　　（二）自动进样装置 ………………………………………………………（302）

　三、色谱分离系统 ……………………………………………………………（302）

　　（一）保护柱 ………………………………………………………………（302）

　　（二）色谱柱 ………………………………………………………………（303）

（三）柱恒温箱 ……………………………………………………（303）

（四）色谱柱柱效的评价 …………………………………………（303）

四、检测系统 ……………………………………………………………（303）

（一）紫外检测器 …………………………………………………（303）

（二）蒸发光散射检测器 …………………………………………（305）

（三）荧光检测器 …………………………………………………（306）

（四）其他检测器 …………………………………………………（306）

五、数据记录与处理系统 ………………………………………………（306）

六、仪器性能 ……………………………………………………………（306）

第三节　高效液相色谱法的基本理论 …………………………………（306）

第四节　各类高效液相色谱法 …………………………………………（308）

一、分配色谱 ……………………………………………………………（308）

（一）正相分配色谱法 ……………………………………………（308）

（二）反相分配色谱法 ……………………………………………（308）

二、吸附色谱 ……………………………………………………………（309）

三、离子交换色谱 ………………………………………………………（309）

四、离子色谱 ……………………………………………………………（309）

五、离子对色谱 …………………………………………………………（310）

六、尺寸排阻色谱 ………………………………………………………（311）

七、胶束色谱 ……………………………………………………………（311）

第五节　固定相 …………………………………………………………（312）

一、硅胶 …………………………………………………………………（312）

二、化学键合相 …………………………………………………………（312）

（一）非极性键合相 ………………………………………………（313）

（二）中等极性键合相 ……………………………………………（313）

（三）极性键合相 …………………………………………………（313）

三、凝胶 …………………………………………………………………（314）

（一）半硬质凝胶 …………………………………………………（314）

（二）硬质凝胶 ……………………………………………………（314）

（三）凝胶的主要性能参数 ………………………………………（314）

四、离子交换剂 …………………………………………………………（314）

第六节　流动相 …………………………………………………………（314）

一、流动相选择的一般要求 ……………………………………………（315）

二、常用流动相溶剂的性质 ……………………………………………（316）

（一）沸点（b. p） …………………………………………………（316）

（二）黏度（η） …………………………………………………（316）

（三）互溶性 ………………………………………………………（316）

（四）流动相溶剂的极性 …………………………………………………………（316）

三、溶剂的选择性与分类 …………………………………………………………（317）

四、不同色谱模式选用的流动相 …………………………………………………（318）

（一）吸附色谱用流动相 …………………………………………………………（318）

（二）分配色谱用流动相 …………………………………………………………（319）

（三）离子交换色谱用流动相 ……………………………………………………（319）

（四）尺寸排阻色谱用流动相 ……………………………………………………（319）

第七节　HPLC 分析条件的选择 …………………………………………………（319）

一、分离条件的选择 ………………………………………………………………（319）

（一）分离方法的选择 ……………………………………………………………（319）

（二）梯度洗脱 ……………………………………………………………………（320）

二、检测器的选择 …………………………………………………………………（321）

三、色谱条件的评价 ………………………………………………………………（321）

（一）色谱柱的理论塔板数（n） …………………………………………………（321）

（二）分离度 ………………………………………………………………………（321）

（三）重复性 ………………………………………………………………………（321）

（四）拖尾因子 ……………………………………………………………………（321）

第八节　定性与定量分析 …………………………………………………………（322）

一、定性分析 ………………………………………………………………………（322）

（一）保留值定性 …………………………………………………………………（322）

（二）化学鉴定法 …………………………………………………………………（322）

（三）色谱-光谱联用技术鉴定法 …………………………………………………（322）

二、定量分析 ………………………………………………………………………（322）

（一）外标法 ………………………………………………………………………（322）

（二）内标法 ………………………………………………………………………（323）

三、应用实例 ………………………………………………………………………（323）

第九节　液相色谱-质谱联用技术简介 ……………………………………………（324）

一、接口技术 ………………………………………………………………………（324）

二、提供的信息 ……………………………………………………………………（324）

三、条件的选择 ……………………………………………………………………（324）

四、应用 ……………………………………………………………………………（325）

（一）定性分析 ……………………………………………………………………（325）

（二）定量分析 ……………………………………………………………………（325）

第十节　超临界流体色谱法简介 …………………………………………………（326）

一、概述 ……………………………………………………………………………（326）

二、原理 ……………………………………………………………………………（326）

（一）超临界流体 …………………………………………………………………（326）

（二）基本理论 ……………………………………………………………………（327）

　　三、仪器 ……………………………………………………………………………（328）

　　　　（一）泵系统 ………………………………………………………………………（328）

　　　　（二）进样系统和色谱柱 …………………………………………………………（328）

　　　　（三）阻尼器（限流器）……………………………………………………………（329）

　　　　（四）检测器 ………………………………………………………………………（329）

　　四、流动相和改性剂 ………………………………………………………………（329）

　　五、应用 ……………………………………………………………………………（330）

第二十三章　高效毛细管电泳 ……………………………………………………（332）

　第一节　概述 ……………………………………………………………………………（332）

　第二节　基本原理 ………………………………………………………………………（332）

　　一、电泳和电泳淌度 ………………………………………………………………（332）

　　二、电渗流 …………………………………………………………………………（333）

　　　　（一）双电层和 zeta 电势 …………………………………………………………（333）

　　　　（二）电渗流的产生和控制 ………………………………………………………（333）

　　　　（三）电渗流的特点 ………………………………………………………………（334）

　　三、迁移速度 ………………………………………………………………………（334）

　　四、分离效率 ………………………………………………………………………（335）

　　　　（一）柱效 …………………………………………………………………………（335）

　　　　（二）分离度 ………………………………………………………………………（336）

　　五、区带展宽 ………………………………………………………………………（336）

　第三节　毛细管电泳仪 …………………………………………………………………（336）

　　一、主要部件 ………………………………………………………………………（336）

　　　　（一）高压电源 ……………………………………………………………………（337）

　　　　（二）毛细管柱 ……………………………………………………………………（337）

　　　　（三）缓冲液池 ……………………………………………………………………（338）

　　　　（四）检测器 ………………………………………………………………………（338）

　　二、进样方式 ………………………………………………………………………（338）

　　　　（一）电迁移进样 …………………………………………………………………（338）

　　　　（二）流体动力学进样 ……………………………………………………………（339）

　第四节　毛细管电泳的分离模式 ………………………………………………………（339）

　　一、毛细管区带电泳 ………………………………………………………………（339）

　　二、胶束电动力学毛细管色谱 ……………………………………………………（339）

　　三、毛细管凝胶电泳 ………………………………………………………………（341）

　　四、毛细管等电聚焦电泳 …………………………………………………………（341）

　　五、毛细管等速电泳 ………………………………………………………………（342）

　第五节　分析操作条件的选择 …………………………………………………………（342）

一、缓冲溶液的选择 ………………………………………… (342)

二、工作电压的选择 ………………………………………… (343)

三、添加剂的选择 …………………………………………… (343)

（一）无机盐与两性离子添加剂 ………………………… (343)

（二）有机溶剂添加剂 …………………………………… (344)

（三）表面活性剂 ………………………………………… (344)

（四）线性高分子聚合物 ………………………………… (344)

（五）配位试剂 …………………………………………… (344)

（六）手性选择试剂 ……………………………………… (345)

第六节　应用实例…………………………………………… (345)

附录一　主要基团的红外特征吸收峰 ……………………… (348)

附录二　甲基的化学位移 …………………………………… (355)

附录三　亚甲基和次甲基的化学位移（±0.3ppm） ……… (356)

附录四　有机化合物的^{13}C化学位移 ………………… (357)

附录五　常见的碎片离子 …………………………………… (360)

附录六　经常失去的碎片 …………………………………… (363)

参考文献……………………………………………………… (365)

第十一章
光学分析法导论

第一节　光学分析法及其分类

光学分析法(optical analysis)是根据物质发射的电磁辐射(electromagnetic radiation)或与物质相互作用而建立起来的一类分析方法。这些电磁辐射包括 γ 射线到无线电波的所有电磁波谱范围,电磁辐射与物质相互作用的方式有发射、吸收、反射、折射、散射、干涉、衍射、偏振等。

光学分析法分为光谱法和非光谱法两大类。

一、光谱法

光谱法是基于物质与辐射能作用时,测量由物质内部发生量子化的能级之间的跃迁而产生的发射、吸收或散射辐射的波长和强度进行分析的方法。光谱法可分为原子光谱和分子光谱。原子光谱是由原子外层或内层电子能级的变化产生的,它的表现形式为线光谱。属于这类分析方法的有原子发射光谱法(AES)、原子吸收光谱法(AAS)、原子荧光分析法(AFS)及 X 射线荧光分析法(XFS)等。分子光谱是由分子中电子能级、振动能级和转动能级的变化产生的,分子光谱常以谱带为其特征。常见的分子光谱有紫外-可见分光光度法(UV-Vis)、红外分光光度法(IR)、分子荧光光谱法(MFS)和分子磷光光谱法(MPS)等。

(一)发射光谱法

发射光谱法是通过测量物质发射光谱的波长和强度来进行定性和定量分析的方法。当物质的原子或分子通过电致激发、热致激发或光致激发等激发过程获得能量时,就变为激发态的原子或分子 M^* ,由激发态回到基态或较低能态时产生发射光谱

$$M^* \rightarrow M + h\nu$$

根据发射光谱所在的光谱区和激发方法不同,可分为 γ 射线光谱法、X 射线荧光分析法、原子发射光谱法、原子荧光分析法、分子荧光分析法、分子磷光分析法和化学发光分析法等。

(二)吸收光谱法

吸收光谱是物质吸收相应的辐射能而产生的光谱。根据吸收光谱进行定性、定量及结构分析的方法,称吸收光谱法。吸收光谱产生的必要条件是所提供的辐射能量恰好能满足该吸收物质两能级间跃迁所需的能量,既 $\Delta E = h\nu$,物质吸收能量后就变为激发态,

$$M + h\nu \rightarrow M^*$$

具有较大能量的 γ 射线可被原子核吸收，X 射线可被原子内层电子吸收，紫外和可见光可被原子或分子外层电子吸收，红外光可产生分子的振动光谱，微波和射频可产生转动光谱。所以，根据物质对不同波长的辐射能的吸收，可建立各种吸收光谱法，如紫外-可见分光光度法、红外吸收光谱法、原子吸收光谱法、核磁共振波谱法、电子自旋共振波谱法等。

(三)散射光谱法

散射光谱法主要是以拉曼散射为基础的拉曼散射光谱法。频率为 ν_0 的单色光照射到透明物质上，物质分子会发生散射现象。如果这种散射是光子与物质分子发生能量交换的，即不仅光子的运动方向发生变化，光的能量也发生变化，则称为拉曼散射。这种散射光的频率与入射光的频率不同，称为拉曼位移。拉曼位移的大小与分子的转动和振动的能级有关，可利用此性质研究物质的结构。

二、非光谱法

非光谱法是基于测量辐射线照射物质时产生的辐射在传播方向上或物理性质上变化的分析方法。非光谱法不涉及物质内部能级的跃迁，电磁辐射只改变传播方向、速度或某些物理性质，如利用其折射、偏振、衍射与散射等现象建立起来的折射法、偏振法、衍射法和散射浊度法等。

常见的光学分析法见表 11-1。

表 11-1　　　　　　　　　**常见的光学分析法**

测 量 参 数	相应的分析方法	测 量 参 数	相应的分析方法
辐射的发射	1.原子发射光谱法 2.原子荧光光谱法 3.分子荧光光谱法 4.分子磷光光谱法 5.化学发光法	辐射的折射	1.折射法 2.干涉法
辐射的吸收	1.原子吸收光谱法 2.紫外-可见吸收光谱法 3.红外吸收光谱法 4.X射线吸收光谱法 5.核磁共振波谱法 6.电子自旋共振波谱法	辐射的衍射	1.X-射线衍射法 2.电子衍射法
辐射的散射	1.比浊法 2.拉曼光谱法 3.散射浊度法	辐射的转动	1.偏振法 2.旋光色散法 3.圆二色性法

第二节 电磁辐射的性质

电磁辐射是一种以极大的速度(在真空中 $c = 2.9979 \times 10^{10}\,\mathrm{cm \cdot s^{-1}}$)通过空间传播能量的电磁波,电磁波包括无线电波、微波、红外光、紫外-可见光以及 X 射线和 γ 射线等,它具有波动性和微粒性。

一、波动性和微粒性

根据经典物理学的观点,电磁波是在空间传播着的交变电场和磁场,它具有一定的频率、强度和速度。当电磁波穿过物质时,它可以和带有电荷和磁矩的质点作用,结果在电磁波和物质之间产生能量交换,光谱分析法就是基于这种能量交换。波的传播以及反射、衍射、干涉、折射和散射等现象表现了电磁波具有波的性质,可以用频率、波长、速度等参数来描述。

不同的电磁波具有不同的波长 λ 或频率 ν。在真空中波长和频率的关系为:

$$\lambda = c/\nu \tag{11-1}$$

实验证明,电磁波在空气和真空中的传播速度相差不大,所以可用式 11-1 来表示空气中波长和频率的关系。

在光谱分析中,波长的单位常用 nm(纳米)或 μm(微米)表示($1m = 10^6 \mu m = 10^9 nm$);频率用赫兹($\mathrm{Hz \cdot s^{-1}}$)表示;波长的倒数 $\bar{\nu}$ 称为波数,常用单位 $\mathrm{cm^{-1}}$,它表示在真空中单位长度内所具有的波的数目,即 $\bar{\nu} = 1/\lambda$。当波长的单位用微米时,波长与波数的关系式为

$$\bar{\nu} = 10^4/\lambda \tag{11-2}$$

电磁波的波动性不能解释辐射的发射和吸收现象,对于光电效应及黑体辐射的光谱能量分布等现象,需要把辐射视为微粒(光子)才能得到满意的解释。光的粒子性表现为光的能量不是均匀连续分布在它传播的空间,而是集中在光子的微粒上。光子的能量 E 与光波的频率 ν 之间的关系式为:

$$E = h\nu = hc/\lambda \tag{11-3}$$

式中,h 为普朗克(Planch)常数,等于 $6.626 \times 10^{-34}\,\mathrm{J \cdot s}$;$E$ 的常用单位是 J,c 为光速。表 11-2 列出了能量单位之间的换算关系,eV 是可与国际单位制单位并用的其他单位,cal 及 erg 为非法定计量单位。

表 11-2   **能量单位的换算**

能 量 单 位	J	cal	erg	eV
1J(焦)	1	0.2390	10^7	6.241×10^{18}
1cal(卡)	4.184	1	4.184×10^7	2.612×10^{19}
1erg(尔格)	10^{-7}	2.390×10^{-8}	1	6.241×10^{11}
1eV(电子伏)	1.60×10^{-19}	3.829×10^{-20}	1.602×10^{-12}	1

二、电磁波谱

若将电磁波按其波长（或频率，或能量）次序排列成谱，称为电磁波谱（electromagnetic spectrum），表 11-3 列出了在分析中重要的波谱频率和波长范围，并给出了相应光谱方法的名称。电磁波的波长愈短，其能量愈大。γ 射线的波长最短，能量最大；其次是 X 射线区；再者是紫外-可见和红外光；无线电波区波长最长，其能量最小。电磁波的波长或能量与跃迁的类型有关。若要使分子或原子的价电子激发所需要的能量为 $1 \sim 20 \text{eV}$，该能量范围相应的电磁波的波长为 $1240 \sim 62 \text{nm}$。

$$\lambda_1 = \frac{hc}{E} = \frac{6.626 \times 10^{-34} \times 3.0 \times 10^{10}}{1 \times 1.602 \times 10^{-19}} \times 10^7 \text{nm} = 1240 \text{nm}$$

$$\lambda_2 = \frac{6.626 \times 10^{-34} \times 3.0 \times 10^{10}}{20 \times 1.602 \times 10^{-19}} \times 10^7 \text{nm} = 62 \text{nm}$$

波长从 $200 \sim 400 \text{nm}$ 的电磁波属于紫外光区，$400 \sim 800 \text{nm}$ 属于可见光区。因此分子吸收紫外-可见光区的光子获得的能量足以使价电子跃迁。据式 11-3 可以算出各种类型跃迁需要的能量所对应的波长。

表 11-3 　　　　　　　　　　　　　　　电磁波谱

电磁波	波长范围	频率/Hz	光子能量/eV	量子跃迁类型
γ 射线	$<0.005 \text{nm}$	$>6.0 \times 10^{19}$	$>2.5 \times 10^5$	核能级
X 射线	$0.005 \sim 10 \text{nm}$	$6.0 \times 10^{19} \sim 3.0 \times 10^{16}$	$2.5 \times 10^5 \sim 1.2 \times 10^2$	内层电子
真空紫外区	$10 \sim 200 \text{nm}$	$3.0 \times 10^{16} \sim 1.5 \times 10^{15}$	$1.2 \times 10^2 \sim 6.2$	价电子
近紫外光区	$200 \sim 400 \text{nm}$	$1.5 \times 10^{15} \sim 7.5 \times 10^{14}$	$6.2 \sim 3.1$	价电子
可见光区	$400 \sim 800 \text{nm}$	$7.5 \times 10^{14} \sim 3.8 \times 10^{14}$	$3.1 \sim 1.6$	价电子
近红外光区	$0.8 \sim 2.5 \mu\text{m}$	$3.8 \times 10^{14} \sim 1.2 \times 10^{14}$	$1.6 \sim 0.50$	分子振动能级
中红外光区	$2.5 \sim 50 \mu\text{m}$	$1.2 \times 10^{14} \sim 6.0 \times 10^{12}$	$0.50 \sim 2.5 \times 10^{-2}$	分子振动能级
远红外光区	$50 \sim 1000 \mu\text{m}$	$6.0 \times 10^{12} \sim 3.0 \times 10^{11}$	$2.5 \times 10^{-2} \sim 1.2 \times 10^{-3}$	分子转动能级
微波区	$1 \sim 300 \text{mm}$	$3.0 \times 10^{11} \sim 1.0 \times 10^9$	$1.2 \times 10^{-3} \sim 4.1 \times 10^{-6}$	分子转动能级
无线电波区	$>300 \text{mm}$	$<1.0 \times 10^9$	$<4.1 \times 10^{-6}$	电子和核的自旋

第三节　光谱法仪器

光谱法是以吸收、发射或散射等现象为基础建立的分析方法。虽然测定它们的仪器在构造上略有不同，但其基本部件却大致相同。这一类仪器一般包括五个基本单元：辐射源、色散元件、样品容器、检测器和读出装置。如图 11-1 所示：

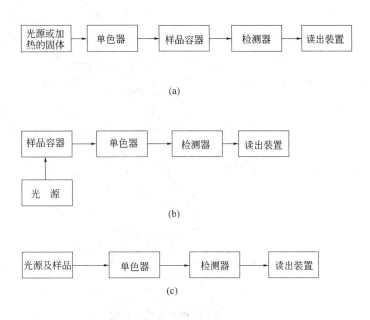

图 11-1　光谱法中各类型仪器的组成
(a)吸收光谱仪　(b)荧光和散射光谱仪　(c)发射光谱仪

一、辐射源

光谱分析中,光源必须具有足够的输出功率和稳定性。由于光源辐射功率的波动与电源功率的变化成指数关系,因此往往需用稳压电源以保证稳定,或者用参比光束的方法来减少光源输出的波动对测定产生的影响。光源一般分为连续光源和线光源两类。连续光源发射的辐射强度随波长的变化十分缓慢,线光源发射数目有限的辐射线或辐射带,它们包含的波长范围有限。一般连续光源主要用于分子吸收光谱法,线光源主要用于荧光、原子吸收和散射光谱法,发射光谱采用电弧、火花、等离子体光源。常见的连续光源有金属蒸气灯和空心阴极灯等。

二、分光系统

分光系统是将复合光分解成单色光或有一定宽度的谱带。分光系统包括狭缝、准直镜、色散元件及聚焦透镜。图 11-2 是以棱镜或光栅等色散元件所构成的分光系统。

三、试样容器

除发射光谱外,所有的光谱研究都需要试样容器。盛放试样的容器(吸收池)由光透明的材料制成 。在紫外光区工作时常用石英材料;可见光区则用硅酸盐玻璃;红外光区则可根据不同的波长范围选用不同材料的晶体,制成吸收池的窗口。吸收池窗口应完全垂直于入射光束,以减少反射损失。

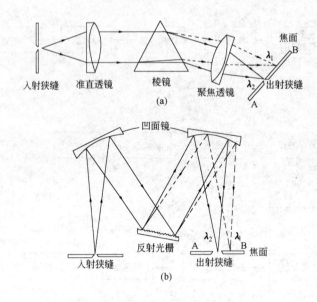

图 11-2 两种类型的单色仪

(a)棱镜单色仪 (b)光栅单色仪

四、检测器

在光谱仪器中,检测器通常分为两类:一类是量子化检测器,即对光子产生响应的光子检测器。它包括单道光子检测器和多道光子检测器。单道光子检测器如光电池、光电管、光电倍增管等;多道光子检测器,如光二极管阵列检测器(photodiode arrays detector,PDAD),电荷耦合器件(charge-coupled devices,CCD)和电荷注入器件(charge-injection devices,CID),又因后两种器件是将电荷从收集区转移到检测区后完成测定,故又称电荷转移器件。另一类是热检测器,因为红外光区的能量不足以产生光电子发射,通常的光子换能器不能用于红外光区的检测。所以在这个光区要使用辐射热效应为基础的热检测器,如热电偶、辐射热测量计和热电检测器。

五、读出装置

由检测器将光信号转变为电信号后,通过模数转换器输入计算机处理打印。也可用检流计、微安表、记录仪、数字显示和显示屏显示测量结果。

习 题

1.光谱法的仪器由哪几部分组成?它们的作用各是什么?

2.按能量递增和波长递增的顺序分别排列下列电磁辐射区:红外光区、无线电波区、可见光区、紫外光区、X射线区、微波区。

3.计算:

(1)2500cm^{-1} 波数的波长(nm)；

(2)Na 588.995nm 相应的能量(eV)；

(3)670.7nm Li 线的频率(Hz)。   （4000；2.11；4.47×10^{-14}）

4.计算下列各种跃迁所需的能量范围(eV)及相应的波长范围

(1)原子内层电子跃迁；

(2)原子外层电子跃迁；

(3)分子的电子跃迁；

(4)分子振动能级跃迁；

(5)分子转动能级跃迁 。

第十二章

紫外-可见分光光度法

紫外-可见分光光度法(ultraviolet-visible spectrophotometry, UV-Vis),又称紫外-可见分子吸收光谱法(ultraviolet-visible molecular absorption spectrometry)。它是研究分子在200~800nm波长范围内的吸收光谱。该光谱主要产生于分子价电子在电子能级间的跃迁,属于电子光谱。该法灵敏度较高,一般可达$10^{-4}\sim10^{-7}$g/mL,或更低的范围。测定的准确度取决于仪器测定吸光度的准确度,用性能较好的仪器并按法定的校正程序和测定方法,测定准确度可达0.2%。通过测定分子对紫外-可见光的吸收,可以用于鉴定和定量分析大量的无机和有机化合物。紫外-可见分光光度法仪器设备简单,操作方便,是药学领域最常用的方法之一。

第一节 基 本 原 理

一、紫外-可见吸收光谱

(一)紫外-可见吸收光谱的产生

分子中的电子总是处在某一种运动状态之中,每一种状态都具有一定的能量,属于一定的能级。当这些电子受外来能量(如光、热、电等)激发时,从低能级(如基态)跃迁到较高的能级(如激发态)。由于分子内部运动所涉及到的能级变化较复杂,所以分子吸收光谱也就比较复杂。一个分子的总能量(E)由内能($E_{内}$)、平动能($E_{平}$)、振动能($E_{振}$)、转动能($E_{转}$)及外层价电子跃迁能($E_{电子}$)之和决定,如图12-1,即

$$E = E_{内} + E_{平} + E_{振} + E_{转} + E_{电子} \quad (12-1)$$

$E_{内}$是分子固有的内能,$E_{平}$是连续变化的,不具有量子化特征,因而它们的改变不会产生光谱。所以当分子吸收了辐射能之后,其能量变化(ΔE)仅是振动能、转动能和价电子跃迁能之总和,即

$$\Delta E = \Delta E_{振} + \Delta E_{转} + \Delta E_{电子} \quad (12-2)$$

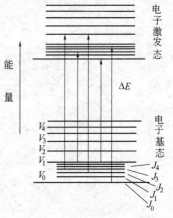

图12-1 分子能级跃迁示意图

J.转动能级;V.振动能级

式 12-2 中 $\Delta E_{电子}$ 最大,一般为 $1\sim20eV$,相应的波长范围为 1240nm~62nm。因此,由分子的外层电子(价电子)跃迁而产生的光谱位于紫外-可见光区,称为紫外-可见吸收光谱;且由于此种跃迁还伴随着振动、转动能级的跃迁,所以紫外-可见吸收光谱是带状光谱。

(二)紫外-可见吸收光谱主要类型

有机化合物分子中主要含有三种类型的价电子,即形成单键的 σ 电子;形成双键或叁键的 π 电子及未成键的 n 电子(亦称 p 电子)。

根据分子轨道理论,分子中这三种电子的成键和反键分子轨道能级高低顺序是:

$$\sigma < \pi < n < \pi^* < \sigma^*$$

σ、π 表示成键分子轨道,n 表示未成键分子轨道(亦称非键轨道),σ^*、π^* 表示反键分子轨道。分子中不同轨道的价电子具有不同的能量,处于低能级的价电子吸收一定的能量后,就跃迁到较高能级。在紫外和可见光区范围内,有机化合物的吸收光谱主要由 $\sigma\to\sigma^*$、$\pi\to\pi^*$、$n\to\sigma^*$、$n\to\pi^*$ 跃迁所产生。图 12-2 定性地表示了各种不同类型的电子跃迁所需的能量高低及所处的波段。

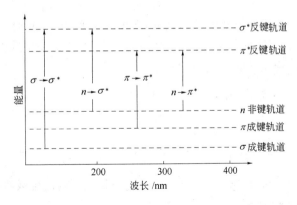

图 12-2 电子跃迁所需能量及所处波段示意图

1. $\sigma\to\sigma^*$ 跃迁

处于成键轨道上的 σ 电子吸收光能后跃迁到 σ^* 反键轨道。分子中 σ 键较为牢固,跃迁需要的能量最大,因而所吸收的辐射波长最短,吸收峰在远紫外区。饱和烃类分子中只含有 σ 键,因此只能产生 $\sigma\to\sigma^*$ 跃迁,吸收峰的波长一般小于 150nm,在一般仪器测定范围之外。

2. $\pi\to\pi^*$ 跃迁

处于成键轨道上的 π 电子跃迁到 π^* 反键轨道上,所需的能量小于 $\sigma\to\sigma^*$ 跃迁所需要的能量。孤立的 $\pi\to\pi^*$ 跃迁,吸收峰的波长在 200nm 附近,其特征是吸收强度大($\varepsilon > 10^4$)。不饱和的有机化合物,如具有 C=C 或 C≡C、C=N 等基团的有机化合物都会产生 $\pi\to\pi^*$ 跃迁。分子中若具有共轭双键,则使 $\pi\to\pi^*$ 跃迁所需的能量降低,共轭系统越长,$\pi\to\pi^*$ 跃迁所需的能量越低,λ_{max} 增加,使其大于 210nm。

3. $n\to\pi^*$ 跃迁

含有杂原子的不饱和基团,如 C=O、C=S、N=N 等的化合物,其未成键轨道中的孤对电子吸收能量后,向 π^* 反键轨道跃迁,这种跃迁所需的能量最小,吸收峰的波长一般都处于近紫外光区,甚至在可见光区,其特征是吸收强度弱(ε 在 $10\sim100$ 之间)。例如丙酮的 $\lambda_{max}=279nm$,即属此种跃迁,ε 为 $10\sim30$。

4. $n\rightarrow\sigma^*$ 跃迁

如含—OH、—NH$_2$、—X、—S 等基团的化合物,其杂原子中的孤对电子吸收能量后向 σ^* 反键轨道跃迁,这种跃迁所需的能量也较低,吸收峰的波长一般在 200nm 附近,处于末端吸收区。

5. 电荷迁移跃迁

用电磁辐射照射化合物时,电子从给予体向接受体相联系的轨道上跃迁称为电荷迁移跃迁。如许多无机配合物和某些取代芳烃可产生这种分子内电荷迁移跃迁吸收带。

电荷迁移吸收带的谱带较宽,一般 $\varepsilon_{max}>10^4$。因此用这类谱带进行定量分析可获得较高的测定灵敏度。

6. 配位场跃迁

过渡金属除能产生很强的电荷迁移跃迁外,还能在可见光区(有时在近紫外或近红外区)出现较弱的 $d-d$ 和 $f-f$ 跃迁。由于这两类跃迁必须在配体的配位场作用下才可能产生,因此又称为配位场跃迁。配位场跃迁吸收的 ε_{max} 一般小于 10^2。

(三)紫外光谱中一些常用术语

1. 发色团(chromophore)

有机化合物分子结构中含有 $\pi\rightarrow\pi^*$ 或 $n\rightarrow\pi^*$ 跃迁的基团,如 $\diagup_{\diagdown}C=C\diagdown^{\diagup}$ 、 $\diagup_{\diagdown}C=O$ 、 —N$=$N—、—NO$_2$、—C$=$S等,或能在紫外-可见光波长范围内产生吸收的原子团。

2. 助色团(auxochrome)

本身不能吸收波长大于 200nm 的辐射,但与发色团相连时,可使发色团所产生的吸收峰向长波长方向移动并使吸收强度增加的原子或原子团。如—OH、—NH$_2$、—OR、—SH、—X等。例如,苯的 λ_{max} 在 254nm 处,而苯酚的 λ_{max} 移至 270nm 处,同一分子中连接的助色团不同,吸收峰的波长也不相同。

3. 蓝移(blue shift)**和红移**(red shift)

由于化合物的结构改变或溶剂效应等引起的吸收峰向短波方向移动的现象称蓝移(或紫移);向长波方向移动的现象称红移,亦称长移。

4. 浓色效应(hyperchromic effect)**和淡色效应**(hypochromic effect)

由于化合物结构改变或其他原因,使吸收强度增加的效应称为浓色效应,又称增色效应;吸收强度减弱的效应称为淡色效应,又称减色效应。

5. 吸收光谱

又称吸收曲线,是以波长 λ(nm)为横坐标,以吸光度 A 为纵坐标所绘制的曲线,如图 12-3 所示。某物质的吸收光谱反映了它在不同的光谱区域内吸收能力的分布情况,可显示波形,波峰的强度、位置及其数目,为研究物质的内部结构提供重要的信息。吸收光谱的特征可用以下光谱术语加以描述。

（1）吸收峰　吸收曲线上的峰称为吸收峰,所对应的波长称最大吸收波长（λ_{max}）。

（2）吸收谷　吸收曲线上的谷称为吸收谷,所对应的波长称最小吸收波长（λ_{min}）。

（3）肩峰　吸收峰上的曲折处称为肩峰（shoulder peak）,常用 λ_{sh} 表示。

（4）末端吸收　在吸收曲线的最短波长处只呈现强吸收而不呈峰形的部分称为末端吸收（end absorption）。

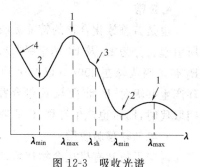

图 12-3　吸收光谱
1. 吸收峰 2. 谷 3. 肩峰 4. 末端吸收

（四）吸收带

吸收带是说明吸收峰在紫外-可见光谱中的位置,与化合物的结构有关。根据大量实验数据的归纳及电子跃迁和分子轨道的种类,将有机化合物的吸收带（absorption band）分为 6 类:

1. R 带

从德文 radikal（基团）得名。由 $n \rightarrow \pi^*$ 跃迁引起的吸收带,是杂原子的不饱和基团,如 $C=O$、—NO、—NO$_2$、—N＝N—等这一类发色团的特征。其特点是吸收峰处于较长波长范围（250～500nm）,吸收强度为弱吸收（$\varepsilon < 100$）。当有强吸收峰在其附近时,R 带有时红移,有时被掩盖。

2. K 带

从德文 konjugation（共轭作用）得名。相当于共轭双键中 $\pi \rightarrow \pi^*$ 跃迁引起的吸收带,吸收峰出现在 200nm 以上,吸收强度大（$\varepsilon > 10^4$）。随着共轭双键的增加,吸收峰红移,吸收强度有所增加。

3. B 带

从 benzenoid（苯的）得名。是芳香族（包括杂芳香族）化合物的特征吸收带。是由苯等芳香族化合物的 $\pi \rightarrow \pi^*$ 跃迁所引起的吸收带之一。苯蒸气在 230～270nm 处出现精细结构的吸收光谱,又称苯的多重吸收带。由于在蒸气状态下分子间相互作用弱,反映了孤立分子振动、转动能级的跃迁。如图 12-4（上）所示。在苯的己烷溶液（非极性溶液）中,因分子间相互作用增强,转动跃迁消失,仅出现部分振动跃迁,所以谱带变宽,如图 12-4（下）所示。在极性溶剂中,溶质与溶剂间的相互作用更大,振动跃迁消失,使得苯的精细结构消失而成一宽峰,其中心在 256nm 附近,$\varepsilon = 220$。

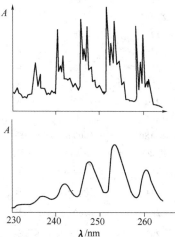

图 12-4　苯的 B 带吸收光谱
（上）苯蒸气;（下）苯的己烷溶液

4. E 带

也是芳香族化合物的特征吸收带。由苯环结构中三个乙烯的环状共轭系统的 $\pi \to \pi^*$ 跃迁所引起。分为 E_1 及 E_2 两个吸收带。E_1 带的吸收峰约在 180nm，ε 为 4.7×10^4（远紫外区）；E_2 带的吸收峰在 200nm 以上，ε 约为 7×10^3。均属于强吸收。当苯环上有发色团取代并和苯环产生共轭时，E_2 带便与 K 带合并，吸收带红移，同时也使 B 带发生红移。当苯环上有助色团取代时，E_2 带也产生红移，但吸收带的波长一般不超过 210nm。

5. 电荷转移吸收带

许多无机和有机化合物在紫外区（有时在可见区）产生很强的吸收光谱，这种光谱是电子从体系的某一部分迁移到另一部分形成的，即：

$$M^{n+}{-}L^{b-} \xrightarrow{\ h\nu\ } M^{(n-1)+}{-}L^{(b-1)-} \qquad\text{（M 为金属离子，L 为配体）}$$

这种迁移也可由配位体移向金属。这类光谱可用于鉴定电子给予体和电子接受体两部分的组成。

6. 配位体场吸收带

过渡金属水合离子或过渡金属离子与显色剂所形成的配合物，能吸收适当波长的可见光或紫外光，从而获得相应的吸收带。

一些化合物的电子结构、跃迁类型和吸收带的关系如表 12-1 所示：

表 12-1　　　　　　一些化合物的电子结构、跃迁和吸收带

电子结构	化合物	跃迁	λ_{max}(nm)	ε_{max}	吸收带
σ	乙烷	$\sigma \to \sigma^*$	135	10000	
n	1-己硫醇	$n \to \sigma^*$	224	120	
	碘丁烷	$n \to \sigma^*$	257	486	
π	乙烯	$\pi \to \pi^*$	165	10000	
	乙炔	$\pi \to \pi^*$	173	6000	
π 和 n	丙酮	$\pi \to \pi^*$	约 160		
		$n \to \pi^*$	194	9000	
		$n \to \pi^*$	279	15	R
$\pi{-}\pi$	$CH_2{=}CH{-}CH{=}CH_2$	$\pi \to \pi^*$	217	21000	K
	$CH_2{=}CH{-}CH{=}CH{-}CH{=}CH_2$	$\pi \to \pi^*$	258	35000	K
$\pi{-}\pi$ 和 n	$CH_2{=}CH{-}CHO$	$\pi \to \pi^*$	210	11500	K
		$n \to \pi^*$	315	14	R
芳香族 π	苯	芳香族 $\pi \to \pi^*$	约 180	60000	E_1
		同上	约 200	8000	E_2
		同上	255	215	B
芳香族 $\pi{-}\pi$	⟨苯环⟩—CH=CH₂	芳香族 $\pi \to \pi^*$	244	12000	K
		同上	282	450	B
芳香族 $\pi{-}\sigma$	⟨苯环⟩—CH₃	芳香族 $\pi \to \pi^*$	208	2460	E_2
		同上	262	174	B
芳香族 $\pi{-}\pi, n$	⟨苯环⟩—CO—CH₃	芳香族 $\pi \to \pi^*$	240	13000	K

（续表）

电子结构	化合物	跃迁	λ_{max}(nm)	ε_{max}	吸收带
		同上	278	1110	B
		$n-\pi^*$	319	50	R
芳香族 $\pi-n$	⬡—OH	芳香族 $\pi-\pi^*$	210	6200	E_2
		同上	270	1450	B

根据以上各种跃迁的特点,我们可以预测一个化合物的紫外吸收带可能出现的波长范围及吸收带的类型。

二、Lambert-Beer 定律

在吸收光谱中有两个重要的参数,即透光率与吸光度。当一束光强为 I_0 的入射光照射到吸光物质上后,光强度由 I_0 减弱为 I,如图 12-5,则透光率 T、百分透光率 $T\%$、吸光度 A 分别表示如下:

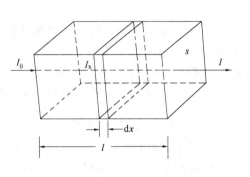

图 12-5　辐射吸收示意图

$$T = \frac{I}{I_0} \qquad T\% = \frac{I}{I_0} \times 100\% \qquad A = -\lg T = \lg \frac{I}{I_0}$$

Lambert-Beer 定律是物质对光吸收的基本定律,是分光光度分析法的依据和基础。Lambert 定律说明了物质对光的吸光度与吸光物质的液层厚度成正比,Beer 定律说明了物质对光的吸光度与吸光物质的浓度成正比。二者合起来称为 Lambert-Beer 定律,简称为吸收定律。定律推导如下:

一截面为 s 的平行光束垂直通过一均匀吸收介质,我们来考察在吸收介质中,吸收层厚度为 dx 的小体积元内的吸收情况。设光强为 I_x 的光束通过吸收层 dx 后,减弱了 dI_x,$-dI_x/I_x$ 是光束通过吸收介质时每个光子被物质分子吸收的平均几率。由于 dx 无限小,在小体积元内吸光的分子截面积 ds 对总辐照截面积 s 之比 ds/s 可以视为物质分子捕获光子的几率。因

$$-\frac{dI_x}{dx} = \frac{ds}{s} \qquad\qquad (12\text{-}3)$$

若吸收介质内含有多种吸光分子,每一种吸光分子都要对光吸收作出贡献,总吸收截面就等于各吸光分子的吸收截面之和

$$ds = \sum_{i=1}^{m} a_i dn_i \qquad\qquad (12\text{-}4)$$

式中,a_i 是第 i 种吸光分子对指定频率光子的吸收截面;dn_i 是第 i 种吸光分子的数目;m 是能吸光的分子的种类数。结合式 12-3 和式 12-4,得到

$$-\frac{dI_x}{I_x} = \frac{1}{s} \sum_{i=1}^{m} a_i dn_i \qquad\qquad (12\text{-}5)$$

当光束通过厚度为 l 的吸收层时,产生的总吸光度等于在全部吸收层内吸收的总和,对式 12-3 积分,得到

$$\ln \frac{I_0}{I} = \frac{1}{s} \sum_{i=1}^{m} a_i n_i \qquad (12\text{-}6)$$

根据吸光度 A 的定义,并将式 12-4 代入,得到

$$A = \lg \frac{I_0}{I} = \frac{0.434}{s} \sum_{i=1}^{m} a_i n_i = 0.434 \frac{l}{V} \sum_{i=1}^{m} a_i n_i = \sum_{i=1}^{m} 0.434 N_A a_i l \frac{n_i}{N_A V} = \sum_{i=1}^{m} K_i l C_i \qquad (12\text{-}7)$$

式中,V 代表体积;N_A 是阿佛加得罗常数;K_i 是第 i 种吸光物质的吸光系数;l 是液层厚度(即光程长度);C_i 是浓度。式 12-5 表明,总吸光度等于吸收介质内各吸光物质吸光度之和,此即吸光度的加和性。当溶液中含有多种对光产生吸收的物质,且各组分间不存在相互作用时,则该溶液对波长 λ 光的总吸光度等于溶液中每一成分的吸光度之和。可用下式表示:

$$A_{总}^{\lambda} = A_1^{\lambda} + A_2^{\lambda} + A_3^{\lambda} + \cdots + A_n^{\lambda} = (K_1 C_1 + K_2 C_2 + K_3 C_3 + \cdots + K_n C_n) l \qquad (12\text{-}8)$$

吸光度的加和性是进行混合组分光度测定的基础。

当吸收介质只有一种吸光物质存在时,式 12-7 可简化为

$$A = K l C \qquad (12\text{-}9)$$

该式是 Lambert-Beer 定律的数学表达式,它的物理意义是:当一束平行单色光通过均匀溶液时,溶液的吸光度与吸光物质的浓度和液层厚度成正比关系。

K 值随 C 所取单位不同而不同,常用的有摩尔吸光系数和百分吸光系数,分别用 ε 和 $E_{1cm}^{1\%}$ 表示。

如果浓度 C 以摩尔浓度(mol/L)表示,则式 12-9 可以写成

$$A = \varepsilon l C \qquad (12\text{-}10)$$

其中 ε 称为摩尔吸光系数,单位为 $L \cdot mol^{-1} \cdot cm^{-1}$。

如果浓度 C 以质量百分浓度(g/100mL)表示,则式 12-9 可以写成

$$A = E_{1cm}^{1\%} l C \qquad (12\text{-}11)$$

其中 $E_{1cm}^{1\%}$ 称为百分吸光系数,单位为 $100mL \cdot g^{-1} \cdot cm^{-1}$。

三、吸光系数

吸光系数的物理意义是吸光物质在单位浓度及单位厚度时的吸光度。在给定单色光、溶剂和温度等条件下,吸光系数是物质的特征常数,表明物质对某一特定波长光的吸收能力。不同物质对同一波长的单色光,可有不同的吸光系数,吸光系数愈大,表明该物质的吸光能力愈强,灵敏度愈高,所以吸光系数可以作为吸光物质定性分析的依据和定量分析灵敏度的估量。吸光系数因溶液浓度单位不同,有两种表达方式:

(一)摩尔吸光系数

摩尔吸光系数(ε)是指溶液浓度为 1mol/L,液层厚度为 1cm 时的吸光度,用 ε 表示。物质的摩尔吸光系数一般不超过 10^5 数量级,通常大于 10^4 为强吸收,小于 10^3 为弱吸收,介于两者

中间的为中强吸收。

(二)百分吸光系数

百分吸光系数($E_{1cm}^{1\%}$)是指溶液浓度为 1%（即 1g/100mL），液层厚度为 1cm 时的吸光度，用 $E_{1cm}^{1\%}$ 表示。百分吸光系数在药物定量分析中应用广泛，我国现行药典均采用百分吸光系数，尤其适用于摩尔质量（M）不清的待测组分。

吸光系数两种表示方式之间的关系是：

$$\varepsilon = \frac{M}{10} \cdot E_{1cm}^{1\%} \tag{12-12}$$

第二节 光度法的误差

一、偏离 Beer 定律的因素

根据 Beer 定律，当波长和入射光强度一定时，吸光度 A 与吸光物质的浓度 C 成正比。即 A-C 曲线应为一条通过原点的直线。但实际工作中，特别是在溶液浓度较高时，常常会出现偏离直线的情况（图 12-6），即偏离 Beer 定律的现象。若所测试的溶液浓度在标准曲线的弯曲部分，则按 Beer 定律计算的浓度必会产生较大的误差。导致偏离 Beer 定律的因素主要有化学因素与光学因素。

(一)化学因素

通常只有稀溶液时，Beer 定律才能成立。随着溶液浓度的改变，溶液中的吸光物质可因浓度的改变而发生离解、缔合、溶剂化以及配合物生成等的变化，使吸光物质的存在形式发生变化，影响物质对光的吸收能力，因而偏离 Beer 定律。

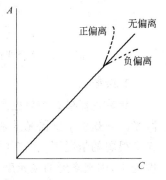

图 12-6 标准曲线的偏离

如重铬酸钾的水溶液有以下平衡：$Cr_2O_7^{2-} + H_2O \rightleftharpoons 2H^+ + 2CrO_4^{2-}$，如若溶液严格地稀释 2 倍，$Cr_2O_7^{2-}$ 离子的浓度不是减少 2 倍，而是受稀释平衡向右移动的影响，$Cr_2O_7^{2-}$ 离子浓度的减少多于 2 倍，结果偏离 Beer 定律而产生误差。不过若在强酸性溶液中测定 $Cr_2O_7^{2-}$ 或在强碱性溶液中测定 CrO_4^{2-} 则可避免偏离现象。可见由化学因素引起的偏离，有时可控制实验条件使其避免。

(二)光学因素

1. 非单色光

Beer 定律只适用于单色光，但事实上真正的单色光是难以得到的。例如，当光源为连续光谱时，常采用单色器把所需要的波长从连续光谱中分离出来，其波长宽度取决于单色器中的狭缝宽度和棱镜或光栅的分辨率。由于制作技术的限制,同时为了保证单色光的强度,狭缝就必须有一定的宽度,这就使分离出来的光,同时包含了所需波长的光和附近波长的光,即具有一定波长范围的光。这一宽度称为谱带宽度,常用半峰宽来表示,即最大透光度一半处曲线的宽度(图12-7)。实际用于测量的都是具有一定谱带宽度的复合光,由于吸光物质对不同波长的光的吸收能力不同,就导致了对 Beer 定律的偏离。例如,按图12-8 所示的吸收光谱,用谱带 a 所对应的波长进行测定,A 随波长的变化不大,造成的偏离就比较小。用谱带 b 对应的波长进行测定,A 随波长的变化较明显,就会造成较大的偏离。所以通常选择吸光物质的最大吸收波长作为测定波长,同时应尽量避免采用尖锐的吸收峰进行定量分析。这样不仅能保证测定有较高的灵敏度,而且此处曲线较为平坦,吸光系数变化不大,对 Beer 定律的偏离较小。

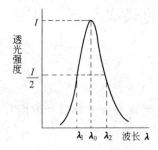
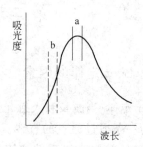

图 12-7　单色光的谱带宽度　　　　图 12-8　测定波长的选择

2. 杂散光

从单色器得到的单色光中,还有一些不在谱带范围内,与所需波长相隔甚远的光,称为杂散光。它是由于仪器光学系统的缺陷或光学元件受灰尘、霉蚀的影响而引起的。特别是在透光率很弱的情况下,会产生明显的作用。设入射光的强度为 I_0、透过光的强度为 I,杂散光强度为 I_s,则观测到的吸光度为:

$$A = \lg \frac{I_0 + I_s}{I + I_s} \tag{12-13}$$

若样品不吸收杂散光,则 $\dfrac{I_0 + I_s}{I + I_s} = \dfrac{I_0}{I}$ 使 A 变小,产生负偏差。这种情况是分析中经常遇到的。随着仪器制造工艺的提高,绝大部分波长内杂散光的影响可忽略不计,但在接近紫外末端处,杂散光的比例相对较大,因而干扰测定,有时还会出现假峰。

3. 散射光和反射光

吸光质点对入射光有散射作用,吸收池内外界面之间入射光通过时又有反射作用。散射光和反射光均由入射光谱带宽度内的光产生,对透射光强度有直接影响。散射和反射作用致使透射光强度减弱。真溶液散射作用较弱,可用空白进行补偿。混浊溶液散射作用较强,一般不易制备相同的空白溶液,常使测得的吸光度偏离。

4. 非平行光

通过吸收池的光,一般都不是真正的平行光,倾斜光通过吸收池的实际光程将比垂直照射的平行光的光程长,使吸光度增加。这也是同一物质用不同仪器测定吸光系数时,产生差异的主要原因之一。

二、测量误差及测量条件的选择

(一)透光率测量误差

透光率测量误差(ΔT),来自仪器的噪声。测定结果的相对误差与透光率测量误差间的关系可由 Lambert-Beer 定律导出:

$$C = \frac{A}{\varepsilon \cdot l} = -\frac{\lg T}{\varepsilon \cdot l}$$

微分后并除以上式,可得浓度的相对误差 $\Delta C/C$ 为:

$$\frac{\Delta C}{C} = \frac{0.434 \Delta T}{T \cdot \lg T} \tag{12-14}$$

式 12-14 表明,浓度测量的相对误差,取决于透光率 T 和透光率测量误差 ΔT 的大小。ΔT 是由分光光度计透光率读数精度所确定的常数,约为 $\pm 1\%$(与仪器的精度有关),以此代入式 12-14 式后,用浓度相对误差对 T 作图可得到如图 12-9 所示的函数曲线。从图中可见,溶液的透光率很大或很小时所产生的相对误差都很大。只有中间一段即 T 值在 $65\% \sim 20\%$ 或 A 值在 $0.2 \sim 0.7$ 之间,浓度相对误差较小,是测量的适宜范围。将式 12-14 求极值可得到相对误差最小时的透光率或吸光度,即 $A = 0.434$,$T = 36.8\%$。由此可知,当溶液的透光率为 36.8% 或吸光度为 0.434 时,浓度的相对误差最小。在实际工作中没有必要去寻求这一最小误差点,只要求测量的吸光度 A 在 $0.2 \sim 0.7$ 适宜范围内即可。值得指出的是,上述推导结果未考虑 ΔT 的大小变化,而实际上 ΔT 的大小与测量最适宜范围也有直接关系。

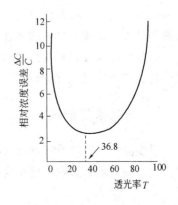

图 12-9 浓度相对误差与透光率的关系

(二)测量条件的选择

综上所述,在选择测量条件时,应尽量减小光度法的测量误差,纠正导致偏离 Beer 定律的因素,提高测定的准确性。

1. 测定波长的选择

选择波长的原则是"吸收最大,干扰最小"。测定波长一般选择在被测组分最大吸收波长处,因为吸光度越大,测定的灵敏度越高,准确度也容易提高。如果被测组分有几个最大吸收波长时,可选择不易出现干扰吸收、吸光度较大而且峰顶比较平坦的最大吸收波长。

2.溶液吸光度的范围

应控制 A 值在 $0.2 \sim 0.7$ 之内,可通过调节溶液的浓度和吸收池的厚度来解决。

第三节 显色反应及显色条件的选择

一、显色反应

可见分光光度法一般用来测定能吸收可见光的有色溶液。由于有些物质无色或颜色浅,通常选用适当的试剂与被测物质定量反应生成深色的物质再进行测定,这种反应称为显色反应,所用的试剂称为显色剂。

显色反应必须符合下述要求:

1.分光光度法常用于微量组分的测定,因此,要求显色反应的灵敏度高($\varepsilon = 10^3 \sim 10^5$)。

2.被测物质和所生成的有色物质之间必须有确定的定量关系,才能使反应产物的吸光度准确地反映被测物质的含量。

3.反应产物必须有足够的稳定性以保证测量结果有良好的重现性。

4.如显色剂本身有色,则反应产物的颜色与显色剂的颜色必须有明显的差别,即产物与显色剂的最大吸收波长的差别要在 60nm 以上,才能分辨产物与显色剂的吸收。

5.显色反应必须有较好的选择性。选择干扰较少或干扰成分容易消除的显色反应,或严格控制反应条件,使显色剂成为选择性试剂。

二、显色条件的选择

很多显色反应需要控制反应条件,提高反应的灵敏度、选择性和稳定性,才能满足分光光度法测定的要求。影响显色反应的主要因素为显色剂用量、溶液的酸度、反应时间、温度、溶剂等。

(一)显色剂用量

为了使显色反应进行完全,常需要加入过量的显色剂。但显色剂用量过大对有色化合物的组成亦有影响。显色剂用量一般是通过实验确定的。其方法是将被测组分浓度及其他条件固定,然后加入不同量的显色剂,测定其吸光度,绘制吸光度(A)—显色剂浓度(C_R)曲线。常见的曲线形式如图 12-10 所示。曲线(a)表明,在 $a \sim b$ 范围内,曲线平坦,吸光度不随显色剂用量而变,可在这段范围内确定显色剂的用量。曲线(b)表明,必须严格控制 C_R 的浓度在 $a \sim b$ 这一较窄的范围内时,才能进行被测组分的测定。一般显色剂的用量可通过实验确定,作吸光度随显色剂浓度变化曲线,选恒定吸光度值时的显色剂用量。

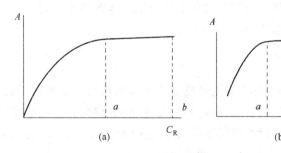

图 12-10　吸光度与显色剂浓度曲线

（二）溶液酸度

很多显色剂是有机弱酸或弱碱，溶液的酸度会直接影响显色剂存在的形式和有色化合物的浓度变化，甚至改变溶液的颜色。其他如氧化还原反应、缩合反应等，溶液的酸碱性也有重要的影响，常常需要用缓冲溶液保持溶液在一定 pH 值下进行显色反应。

如 Fe^{3+} 与磺基水杨酸（$C_7H_4O_6S^{2-}$）在不同 pH 条件下生成配比不同的配合物。

表 12-2　　　　　　Fe^{3+} 与磺基水杨酸（$C_7H_4O_6S^{2-}$）在不同 pH 条件下配合物生成表

pH 值范围	配合物组成	颜　色
1.8～2.5	$Fe(C_7H_4O_6S)^+$	红色（1∶1）
4～8	$Fe(C_7H_4O_6S)_2^-$	橙色（1∶2）
8～11.5	$Fe(C_7H_4O_6S)_3^{3-}$	黄色（1∶3）

当 pH＞12 时，则生成 $Fe(OH)_3$ 沉淀，在用此类反应进行测定时，控制溶液 pH 值至关重要。

（三）显色时间

由于各种显色反应的反应速度不同，所以完成反应所需要的时间会有较大差异。显色产物也会在放置过程中发生变化。有的反应产物颜色能保持长时间不变，有的颜色会逐渐减退或加深，有的需经过一定时间才能显色。因此，必须在一定条件下通过实验，做出吸光度-时间关系曲线，才能确定适宜的显色时间。

（四）温度

显色反应都是通过化学反应来进行的，所以显色反应的结果与温度也有很大关系。如原花青素与盐酸亚铁铵在硫酸/丙酮溶剂中的显色反应在室温和煮沸状态下就有很大不同。在室温时，显色产物吸光度极低，但在煮沸状态下，显色产物颜色明显。

（五）溶剂

溶液的性质可直接影响被测组分对光的吸收，相同的物质溶解于不同的溶剂中，有时会出现不同的颜色。例如，苦味酸在水溶液中呈黄色，而在氯仿中呈无色。显色反应产物的稳定性也与溶剂有关。例如硫氰酸铁红色配合物在丁醇中比在水溶液中稳定。在萃取比色中,应选用分配比较高的溶剂作为萃取溶剂。

三、干扰的消除

在显色反应中,干扰物质的存在也会影响显色反应的结果。干扰物质的影响有以下几种情况:干扰物质本身有颜色或无色但与显色剂形成有色化合物,在测定条件下也有吸收;在显色条件下,干扰物质水解,析出沉淀使溶液混浊,致使吸光度的测定无法进行;与待测离子或显色剂形成更稳定的化合物,使显色反应不能进行完全。

可以采用以下几种方法来消除这些干扰作用:

(一)控制酸度

根据配合物的稳定性,可以利用控制酸度的方法提高反应的选择性,保证主反应进行完全。例如,双硫腙能与 Hg^{2+}、Pb^{2+}、Cu^{2+}、Ni^{2+}、Cd^{2+} 等十多种金属离子形成有色配合物,其中与 Hg^{2+} 形成的配合物最稳定,在 $0.5mol/mL$ H_2SO_4 介质中仍能定量进行,而上述其他离子在此条件下不发生反应。

(二)选择适当的掩蔽剂

使用掩蔽剂消除干扰是常用的有效方法。选取的条件是掩蔽剂不与待测离子作用,掩蔽剂以及它与干扰物质形成的配合物的颜色应不干扰待测离子的测定。

(三)生成惰性配合物

例如钢铁中微量钴的测定,常用钴试剂作为显色剂,但钴试剂不仅与 Co^{2+} 有灵敏反应,而且与 Ni^{2+}、Zn^{2+}、Mn^{2+}、Fe^{2+} 等都有反应。但它与 Co^{2+} 在弱酸性介质中一旦完成反应后,即使再用强酸酸化溶液,该配合物也不会分解,而 Ni^{2+}、Zn^{2+}、Mn^{2+}、Fe^{2+} 等与钴试剂形成的配合物在强酸介质中很快分解,从而消除上述离子的干扰,提高反应的选择性。

(四)选择适当的测量波长

如在 $K_2Cr_2O_7$ 存在下测量 $KMnO_4$ 时,不是选 $\lambda_{max}=525nm$,而是选 $\lambda=545nm$。这样测定 $KMnO_4$ 溶液吸光度,$K_2Cr_2O_7$ 就不干扰。

(五)选择适宜空白溶液

空白溶液又叫参比溶液,可用于校正仪器透光率100%或吸光度为零。由于测量吸光度,必须将溶液装在由透明材料制成的吸收池中,测量时必将发生与池壁的相互作用,在每个界面上因反射或可能的吸收而使透射光强度减弱。此外,当光束通过溶液时由于大分子或不均匀性而引起的散射及溶剂和试剂的吸收都可使光强减弱。因此为了使光的强度减弱仅与溶液中待测物质的浓度有关,必须对这些影响进行校正。为此,采用光学性质相同、厚度相同的吸收池装入空白溶液作为参比,调节仪器。使透过参比吸收池的吸光度 $A=0$ 或透光率 $T\%=$

100%。然后将装有待测溶液的吸收池移入光路中测量,得到被测物质的吸光度。这就是说,通过参比吸收池的光强作为测量溶液的入射光强度,这样测得溶液的吸光度比较真实地反映了被测物质对光的吸收,即比较真实地反映了被测物质的浓度。

在显色反应中,空白溶液的作用用以消除干扰吸收。溶剂、试剂、器皿及试样都可能引入干扰因素。常见的空白溶液有：

1. 溶剂空白

在测定入射光波长下,溶液中只有被测组分对光有吸收,而显色剂或其他组分对光无吸收,或虽有少许吸收,但引起的测定误差在允许范围内,在此情况下可用溶剂作为空白溶液。

2. 试剂空白

相同条件下只是不加试样溶液,依次加入各种试剂和溶剂所得到的溶液称为试剂空白溶液。适用于在测定条件下,显色剂或其他试剂、溶剂等对待测组分的测定有干扰的情况。

3. 试样空白

与显色反应同样的条件取同量试样溶液,不加显色剂所制备的溶液称为试样空白溶液。适用于试样基体有色并在测定条件下有吸收,而显色剂溶液无干扰吸收,也不与试样基体显色的情况。

除了上述常用的方法之外,还可采用不显色空白、平行操作空白等来消除干扰的吸收。

(六)分离

若上述方法不宜采用时,也可以采用预先分离的方法,如沉淀、萃取、离子交换、蒸发和蒸馏以及色谱分离法等。

此外还可以利用化学计量学方法实现多组分同时测定。

第四节 紫外-可见分光光度计

紫外-可见分光光度计是在紫外-可见光区可任意选择不同波长的光测定吸光度的仪器。商品仪器的类型很多,性能差别悬殊,但其基本原理相似。一般由五个主要部件构成,其基本结构用方框图表示如下：

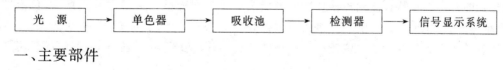

一、主要部件

(一)光源

分光光度计对光源的基本要求是在仪器操作所需的光谱区能发射强度足够而且稳定的连续光源。

1. 钨灯和卤钨灯

钨灯是固体炽热发光的光源,又称白炽灯。发射光谱的波长覆盖较宽,但紫外区很弱。通常取其波长大于 350nm 的光作可见区光源。卤钨灯的发光强度比钨灯高。灯泡内含碘和溴的低压蒸气,可延长钨丝的寿命。白炽灯的发光强度与供电电压的 3～4 次方成正比,所以供电电压要稳定。

2. 氢灯和氘灯

氢灯是一种气体放电发光的光源,发射自 150nm 至约 400nm 的连续光谱。氘灯比氢灯昂贵,但发光强度和灯的使用寿命比氢灯增加 2～3 倍。现在仪器多用氘灯。气体放电发光需先激发,同时应控制稳定的电流,所以都配有专用的电源装置。

(二)单色器

单色器的作用是将来自光源的连续光谱按波长顺序色散,并从中分离出一定宽度的谱带。通常由进口狭缝、准直镜、色散元件、聚焦透镜和出口狭缝组成,如图 12-11 所示。进光狭缝用于限制杂散光进入单色器,准直镜将入射光束变为平行光束进入色散元件。后者将复合光分解为单色光。在经与准直镜相同的聚光镜将色散后的平行光聚焦于出口狭缝上,形成按波长排列的光谱。转动色散元件或准直镜方位可在一个很宽的范围内,任意选择所需波长的光从出口狭缝分出。

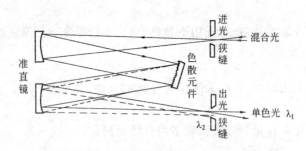

图 12-11　单色器光路示意图

1. 色散元件

常用的色散元件有棱镜和光栅,早期生产的仪器多用棱镜。

(1)棱镜　棱镜的色散作用是由于棱镜材料对不同的光有不同的折射率,因此可将混合光中所包含的各个波长从长波到短波依次分散成为一个连续光谱。折射率差别愈大,色散作用(色散率)愈大。棱镜分光得到的光谱按波长排列是疏密不均的,长波长区密,短波长区疏,即光距与各条波长是非线性的。棱镜材料有玻璃和石英,因玻璃吸收紫外光,故只可用于可见光的色散。

(2)光栅　光栅是利用光的衍射与干涉作用制成的,它可用于紫外、可见及近红外光区域,且在整个波长区具有良好的、几乎均匀一致的分辨能力。它具有色散波长范围宽、分辨率高、成本低等优点。缺点是各级光谱会重叠而产生干扰。实用的光栅是一种称为闪耀光栅(blazed grating)的反射光栅(图 12-12),其刻痕是有一定角度(闪耀角 β)的斜面,刻痕的间距 d 称为光栅常数,d 愈小色散率愈大,但 d 不能小于辐射的波长。这种闪耀光栅,可使特定波长的有效光强度集中于一级的衍射光谱上。用于紫外区的光栅上,用铝作反射面,在平滑玻璃表面上,每毫米刻槽一般为 600～1200 条。

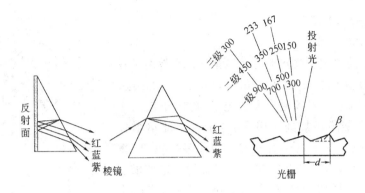

图 12-12 棱镜色散与光栅色散

2. 准直镜

准直镜是以狭缝为焦点的聚光镜。是将进入单色器的发散光变成平行光,又用作聚光镜,将色散后的平行单色光聚集于出光狭缝。

3. 狭缝

狭缝宽度直接影响分光质量,狭缝过宽,单色光不纯。狭缝太窄,光通量小,降低灵敏度。所以狭缝宽度要恰当,通常用于定量分析时,主要考虑光通量,宜采用较大的狭缝宽度,但以误差小为前提;用于定性分析时,更多地考虑光的单色性,宜采用较小的狭缝宽度。

(三)吸收池

可见光区使用的吸收池为玻璃吸收池,因其在紫外光区有吸收,所以不能在紫外光区使用。紫外光区使用的吸收池为石英吸收池,既适用于紫外光区,也适用于可见光区。但在可见光区使用,应首选玻璃吸收池。在分析测定中,用于盛放供试液和参比液的吸收池,除应选用相同厚度外,两只吸收池的透光率之差应小于 0.5%,否则应进行校正。

(四)检测器

简易分光光度计上使用光电池或光电管作为检测器。目前常见的检测器是光电倍增管,有的用二极管阵列作为检测器。

1. 光电池

光电池有硒光电池和硅光电池。硒光电池只能用于可见光区,硅光电池能同时适用于紫外区和可见区。用强光长时照射时,光电池易"疲劳",即灵敏度下降,目前已较少使用。

2. 光电管

光电管的结构是以一弯成半圆柱形的金属片为阴极,阴极的内表面涂有光敏层;在圆柱形的中心置一金属丝作为阳极,接受阴极释放出的电子。两电极密封于玻璃管或石英管内并抽成真空。阴极上光敏材料不同,可分为红敏和蓝敏两种光电管,前者阴极上沉淀了银和氧化铯,用于 625～1000nm 波长,后者是在镍阴极上沉淀锑和铯,可用于 200～625nm 波长。光电

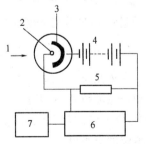

图 12-13 光电管检测器示意图

1. 照射光;2. 阳极;3. 光敏阴极;4. 90V 直流电源;5. 高电阻;6. 直流放大器;7. 指示器

管检测示意图见图 12-13。

3. 光电倍增管

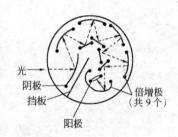

光电倍增管的原理和光电管相似,结构上的差别是在光敏金属的阴极和阳极之间还有几个倍增极(一般是 9个),如图 12-14 所示。阴极遇光发射电子,此电子被高于阴极 90V 的第一倍增极加速吸引,当电子打击此倍增极时,每个电子将引起几个电子的发射。如此多次重复(重复 9 次),从第 9 个倍增极发射出的电子已比第 1 倍增极发射出的电子数大大增加,然后被阳极收集,产生较强的电流,再经放大,由指示器显示或用记录器记录下来。光电倍增管检测器大大提高了仪器测量的灵敏度。

4. 光二极管阵列检测器(photo-diodearray detector,PDA)

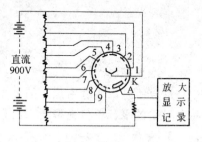

图 12-14   光电倍增管示意图

属光学多道检测器。光二极管阵列是在晶体硅上紧密排列一系列光二极管检测管,例如 HP8453 型二极管阵列,在 190～820nm 范围内,由 1024 个二极管组成。当光透过晶体硅时,二极管输出的电讯号强度与光强度成正比。每一个二极管相当于一个单色仪的出光狭缝,两个二极管中心距离的波长单位称为采样间隔,因此二极管阵列分光光度计中,二极管数目愈多,分辨率愈高。HP8453 型二极管阵列中,每一个二极管,可在 1/10 秒的极短时间内获得 190～820nm 范围内的全光光谱。

(五)信号显示系统

光电管输出的电讯号很弱,需经过放大才能以某种方式将测量结果显示出来,讯号处理过程也会包含一些数学运算,如对数函数、浓度因素等运算乃至微分积分等处理。近代的分光光度计多具有荧屏显示、结果打印及吸收曲线扫描等功能。显示方式一般都有透光率与吸光度可供选择,有的还可转换成浓度、吸光系数等。

二、分光光度计的类型

紫外-可见分光光度计的光路系统,目前一般可分为单光束、双光束和二极管阵列等几种。

(一)单光束分光光度计

在单光束光学系统中,采用一个单色器,获得可以任意调节的一束单色光,通过改变参比池和样品池位置,使其进入光路,进行参比溶液和样品溶液的交替测量,在参比溶液进入光路时,将吸光度调零,然后移动吸收池架的拉杆,使样品溶液进入光路,就可在读数装置上读出样品溶液的吸光度。

单光束紫外-可见分光光度计的波段范围为 190nm(210nm)～850nm(1000nm),钨灯和氢灯两种光源互换使用,大多数仪器用光电倍增管作接受器,也可采用光电管作接受器,用棱镜或光栅作色散元件,采用数字显示或仪表读出。

单光束紫外-可见分光光度计的优点是具有较高的信噪比,光学、机械及电子线路结构都比较简单,价格比较便宜,适合于在给定波长处测量吸光度或透光率,但不能作全波段的光谱扫描(与计算机联用的仪器除外),欲绘制一个全波段的吸收光谱,需要在一系列波长处分别测量吸光度,费时较长。这种仪器通常由于光源强度的波动和检测系统的不稳定性而引起测量误差。因此,为了使仪器工作稳定,必须备配一个很好的稳压电源。

我国生产的 751 型、752 型分光光度计等属于这类仪器。72 系列可见分光光度计也属单光束类型。722 型及 751 型分光光度计光路图见图 12-15、图 12-16。

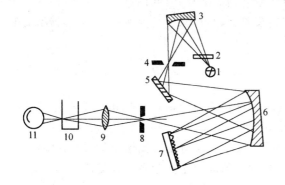

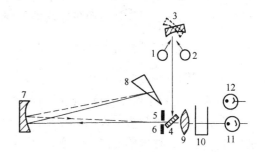

图 12-15 722 型光栅分光光度计光路图
1.钨卤灯;2.滤光片;3.聚光镜;4.入射狭缝;5.反射镜;6.准直镜;7.光栅;8.出射狭缝;9.聚光镜;10.吸收池;11.光电管

图 12-16 751 型紫外-可见分光光度计光路图
1.氢弧灯;2.钨灯;3,4.反射镜;5,6.上下狭缝;7.准直镜;8.石英棱镜;9.聚光镜;10.吸收池;11.紫敏光电管;12.红敏光电管

(二)双光束分光光度计

双光束分光光度计是将单色器色散后的单色光分成二束,一束通过参比池,一束通过样品池,一次测量即可得到样品溶液的吸光度(或透光率)。如国产 730 型是采用泽尼特(Czerny-Turne)式色散系统和对称式双光束光路,其光学系统如图 12-17 所示。

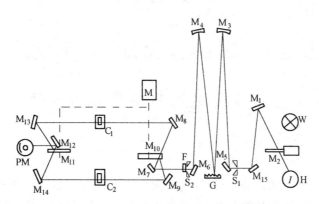

图 12-17 730 型双光束紫外-可见分光光度计
W. 钨灯;H. 氢灯;M_1、M_3、M_4、M_8、M_9、M_{13}、M_{14} 为球面反射镜;M_5、M_6、M_7、M_{12}、M_{15} 为平面反射镜;M_{10}、M_{11} 为旋转镜;M_2 为光源切换镜;C_1、C_2 为样品池、参比池;S_1 为进光狭缝;S_2 为出光狭缝;F. 截止滤光片;G. 光栅;PM. 光电倍增管

双光束分光光度计多采用狭缝宽度固定，使光电倍增管接受器的电压随波长扫描而改变，这样不仅使参比光束在不同波长处有恒定的光电流信号，同时也有利于差示光度和差示光谱的测定。近年来，大多数高精度双光束分光光度计采用双单色器设计，即用二个光栅或一个棱镜加一个光栅，中间串联一个狭缝，二个色散元件的色散特性非常接近，这种装置能有效地提高分辨率并降低杂散光。采用微机控制的双光束分光光度计，不仅操作简便，具有数据处理功能，而且仪器的性能指标也有很大改善。

双光束分光光度计的特点是便于进行自动记录，可在较短的时间内(0.5～2分钟)获得全波段的扫描吸收光谱。由于样品和参比信号进行反复比较，消除了光源不稳定、放大器增益变化以及光学和电子学元件对两条光路的影响。

（三）双波长分光光度计

单光束和双光束分光光度计，就测量波长而言，都是单波长的。它们由一个单色器分光后，让相同波长的光束分别通过试样池和测量池，然后测得试样池和参比池吸光度之差。由同一光源发出的光被分为两束，分别经过两个单色器，从而可以同时得到两个波长(λ_1和λ_2)的单色光。它们交替地照射同一溶液，然后经过光电倍增管和电子控制系统检测信号。

双波长分光光度计的原理如图12-18所示。双波长分光光度计不仅能测定高浓度试样，多组分混合试样，而且能测定一般分光光度计不宜测定的浑浊试样。双波长测定相互干扰的混合试样时，不仅操作比单波长简单，而且精确度要高。用双波长法测量时，两个波长的光通过同一吸收池，这样可以消除因吸收池的参数不同、位置不同、污垢及制备参比溶液等带来的误差，使测定的准确度显著提高。另外，双波长分光光度计是用同一光源得到的两束单色光，故可以减小因光源电压变化产生的影响，得到高灵敏度和低噪音的信号。

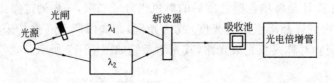

图 12-18　双波长分光光度计简化的光学系统示意图

第五节　定性与定量分析方法

一、定性方法

利用紫外光谱对有机化合物进行定性鉴别的主要依据是多数有机化合物具有特征吸收光谱，如吸收光谱的形状、吸收峰的数目、各吸收峰的波长位置、强度和相应的吸光系数等。结构完全相同的化合物应具有完全相同的吸收光谱；但吸收光谱完全相同的化合物不一定为同一个化合物。因为有机分子中选择吸收的波长和强度，主要决定于分子中的生色团和助色团及其共轭情况。利用化合物的紫外-可见吸收光谱进行定性鉴别，通常采用比较的方法进行，即测定样品与对照品的紫外光谱进行对照、比较；也可以将测定样品的紫外图谱与文献所载的紫外标准图谱进行比较。

（一）比较吸收光谱

若两个化合物相同，其吸收光谱应完全一致。利用这一特性，将试样与标准品用同一溶剂配制成相同浓度的溶液，分别测定其吸收光谱，然后比较光谱图是否完全一致。

例 12-1 醋酸可的松、醋酸氢化可的松与醋酸泼尼松的 λ_{max}（240nm）、ε 值（1.57×10^4）与 $E_{1cm}^{1\%}$ 值（390），几乎完全相同，但从它们的吸收曲线（图 12-19）上可以看出其中的某些差别，据此可以得到鉴别。

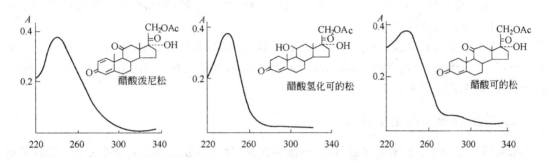

图 12-19 三种甾体激素的紫外吸收光谱（10μg/mL 甲醇溶液）

（二）比较吸收光谱的特征数据

最常用于鉴别的光谱特征数据是吸收峰所在的波长 λ_{max}。若一个化合物中有几个吸收峰，并存在谷或肩峰，应同时作为鉴定依据。

具有不同或相同吸收基团的不同化合物，可有相同的 λ_{max} 值。但它们的分子量不同，所以 ε 或 $E_{1cm}^{1\%}$ 存在差别，可用作鉴别依据。

例 12-2 安宫黄体酮（$M=386.5$）和炔诺酮（$M=298.4$）

安宫黄体酮（$M=386.5$）

λ_{max} 240nm$\pm$1nm，$E_{1cm}^{1\%}=408$

炔诺酮（$M=298.4$）

λ_{max} 240nm$\pm$1nm，$E_{1cm}^{1\%}=571$

例 12-3　甲基麻黄素 〈苯环〉—C—C—CH₃ （Ⅰ）和去甲基麻黄素 〈苯环〉—C—C—CH₃

（Ⅱ）的紫外光谱相同。这两个化合物的分子母核相同，而不同的结构部分（N—甲基与 N—去甲基）离母核又较远，几乎无影响，因此表现相同的吸收光谱，但从二者吸光系数可加以区别。（Ⅰ）λ_1 251nm（lgε 2.20）；λ_2 257nm（lgε 2.27）；λ_3 264nm（lgε 2.19）。（Ⅱ）λ_1 251nm（lgε 2.11）；λ_2 257nm（lgε2.11）；λ_3 264nm（lgε 2.20）。

（三）比较吸光度比值

有些化合物不只一个吸收峰，可用在不同吸收峰（或峰与谷）处测得吸光度的比值 A_1/A_2 或 $\varepsilon_1/\varepsilon_2$ 作为鉴别的依据。

例 12-4　《中国药典》（2005 年版）对维生素 B_{12} 采用下述方法鉴别：将检品按规定方法配成 25μg/mL 的溶液，分别测定 278nm、361nm 和 550nm 处的吸光度 A_1、A_2 和 A_3，A_2/A_1 应为 1.70～1.88；A_2/A_3 应为 3.15～3.45。

二、单组分样品的定量方法

常用的定量分析方法有标准曲线法、标准对照法、吸光系数法及差示分光法等。我们重点介绍前三种方法。

（一）标准曲线法

标准曲线法又称工作曲线法或校正曲线法。本法在药物分析中广泛使用，简便易行，而且对仪器的精度要求不高。

1. 测定方法

首先配制一系列不同浓度的标准溶液，在相同条件下分别测定吸光度。以浓度为横坐标，相应的吸光度为纵坐标，绘制标准曲线，如图 12-20。或根据二者的数值求出回归方程。在相同的条件下测定试液的吸光度，从标准曲线或回归方程中求出被测组分的浓度。

2. 影响标准曲线不通过原点的原因

理想的标准曲线应该是一条通过原点的直线。实际上，有的标准曲线可能不通过原点。其原因主要有几方面，如空白溶液的选择不当，显色反应的灵敏度不够，吸收池的光学性能不一致等，应采取适当措施加以改善。

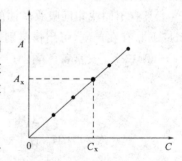

图 12-20　标准曲线

3. 采用标准曲线法应注意的问题

(1)制备一条标准曲线至少需要 5～7 个点，并不得随意延长。

(2)待测液浓度应包括在标准曲线浓度范围内；不然，则应进行适当的稀释或浓缩，或改变吸收池厚度。

(3)供试品溶液和对照品溶液必须使用相同的溶剂系统和显色系统,并在相同的条件下进行测定。

(二)标准对照法

在相同条件下配制标准溶液和供试品溶液,在选定波长处,分别测其吸光度,根据 Beer 定律计算供试品溶液中被测组分的浓度。

计算公式为
$$A_{标} = KlC_{标}$$
$$A_{样} = KlC_{样}$$

因标准溶液和供试品溶液是同种物质、同台仪器及同一波长于厚度相同的吸收池中测定,故 l 和 K 均相等,所以

$$\frac{A_{标}}{A_{样}} = \frac{C_{标}}{C_{样}} \tag{12-15}$$

$$C_{样} = \frac{A_{样}\,C_{标}}{A_{标}} \tag{12-16}$$

标准对照法应用的前提是方法学考察时制备的标准曲线应通过原点。

(三)吸光系数法

根据 Beer 定律 $A = KlC$,若 l 和吸光系数 ε 或 $E_{1cm}^{1\%}$ 已知,即可根据供试品溶液测得的 A 值求出被测组分的浓度。

$$C_{样} = \frac{A_{样}}{E_{1cm}^{1\%} \cdot l} \tag{12-17}$$

例 12-5　维生素 B_{12} 的水溶液在 361nm 处的 $E_{1cm}^{1\%}$ 值是 207,盛于 1cm 吸收池中,测得溶液的吸光度为 0.456,则溶液浓度为:

$$C = 0.456/(207 \times 1) = 0.002 \text{g}/100\text{mL}$$

应注意计算结果是 100mL 中所含克数,这是百分吸光系数的定义所决定的。

通常 ε 和 $E_{1cm}^{1\%}$ 可以从手册或有关文献中查到;也可将供试品溶液的吸光度换算成样品的百分吸光系数 $E_{1cm}^{1\%}$ 或摩尔吸光系数 ε,然后与纯品(对照品)的吸光系数相比较,求算样品中被测组分含量。

例 12-6　维生素 B_{12} 样品 25.0mg 用水溶解成 1000mL 后,盛于 1cm 吸收池中,在 361nm 处测得吸光度 A 为 0.511,则:

$$E_{1cm}^{1\%} = \frac{A}{Cl} = \frac{0.511}{0.0025 \times 1} = 204.4$$

$$样品 B_{12}\% = \frac{(E_{1cm}^{1\%})_{样}}{(E_{1cm}^{1\%})_{标}} \times 100\% = \frac{204.4}{207} \times 100\% = 98.7\%$$

三、多组分样品的定量方法简介

若样品中有两种或两种以上的组分共存时,可根据吸收光谱相互重叠的情况分别采用不同的测定方法。最简单的情况是各组分的吸收峰互不重叠,如图 12-21(1)所示。我们可按单组分的测定方法分别在 λ_1 处测 a 的浓度而在 λ_2 处测 b 的浓度。

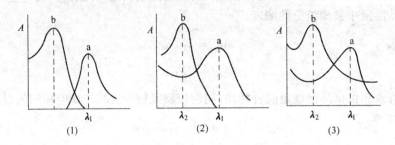

图 12-21 混合组分吸收光谱的三种相关情况示意图

第二种情况是 a、b 两组分的吸收光谱有部分重叠,如图 12-21(2)所示。在 a 组分的吸收峰 λ_1 处 b 没有吸收,而在 b 的吸收峰 λ_2 处 a 有吸收。我们可先在 λ_1 处按单组分测定法测出混合物中 a 的浓度 C_a,再在 λ_2 处测得混合物的吸光度 A_2^{a+b},然后根据吸光度具加和性原理计算出 b 的浓度 C_b。

因:
$$A_2^{a+b} = A_2^a + A_2^b = E_2^a C_a l + E_2^b C_b l$$

所以
$$C_b = \frac{1}{E_2^b l}(A_2^{a+b} - E_2^a \cdot C_a l) \tag{12-18}$$

在混合物的测定中最常见的情况是各组分的吸收光谱相互重叠,如图 12-21(3)所示。原则上只要各组分的吸收光谱有一定的差异,都可以根据吸光度具有加和性原理设法测定。特别是近年来计算分光光度法的推广运用及计算机技术的普及,各种测定新技术不断出现,给药物分析提供了有效的测试手段和方法。下面介绍几种常见的定量方法。

(一)解线性方程组法

两组分的吸收光谱相互重叠,如图 12-21(3)。若事先测出 λ_1 与 λ_2 处两组分各自的吸光系数 E 或 ε,再在两波长处分别测得混合溶液吸光度 A_1^{a+b} 与 A_2^{a+b},当 l 为 1cm 时,即可通过解线性方程组法计算出两组分的浓度。

由 λ_1 处有:
$$A_1^{a+b} = A_1^a + A_1^b = E_1^a C_a + E_1^b C_b \tag{12-19}$$

λ_2 处有:
$$A_2^{a+b} = A_2^a + A_2^b = E_2^a C_a + E_2^b C_b \tag{12-20}$$

解得

$$C_a = \frac{A_1^{a+b} \cdot E_2^b - A_2^{a+b} \cdot E_1^b}{E_1^a \cdot E_2^b - E_2^a \cdot E_1^b} \tag{12-21}$$

$$C_b = \frac{A_2^{a+b} \cdot E_1^a - A_1^{a+b} \cdot E_2^a}{E_1^a \cdot E_2^b - E_2^a \cdot E_1^b} \tag{12-22}$$

用这种方法测定时,要求两个组分浓度相差不大,否则误差较大。

(二)双波长分光光度法

1.等吸收点法

吸收光谱重叠的 a、b 两组分混合物中,若要消除 b 的干扰以测定 a,可从 b 的吸收光谱上选择两个吸光度相等的波长 λ_1 和 λ_2,测定混合物的吸光度差值,然后根据 ΔA 值来计算 a 的含量

$$\because A_2 = A_2^a + A_2^b \qquad A_1 = A_1^a + A_1^b \qquad A_2^b = A_1^b$$

$$\therefore \Delta A = A_2 - A_1 = A_2^a - A_1^a = (E_2^a - E_1^a)C_a \cdot l \tag{12-23}$$

等吸收点法的关键步骤是选择两个测定波长,其原则是必须符合两个基本条件:①干扰组分 b 在这两个波长处应具有相同的吸光度,即 $\Delta A^b = A_1^b - A_2^b = 0$;②被测组分在这两个波长处的吸光度差值 ΔA^a 应足够大。现用作图法说明波长组合的选定方法。如图 12-22 所示,a 为待测组分,可以选择组分 a 的吸收峰波长作为测定波长 λ_2,在这一波长位置作 x 轴的垂线,此直线与干扰组分 b 的吸收光谱相交某一点,再从这一点作一条平行于 x 轴的直线,此直线又与 b 的吸收光谱相交于一点或数点,则选择与这些交点相对应的波长作为参比波长 λ_1。当 λ_1 有几个波长可供选择时,应当选择使待测组分的 ΔA 尽可能大的波长。若待

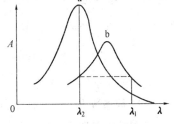

图 12-22 作图法选择 λ_1 和 λ_2

测组分的吸收峰波长不适合作为测定波长,也可以选择吸收光谱上其他波长,只要能满足上述两条件就行。

被测组分 a 在两波长处的 ΔA 值愈大愈有利于测定。同样方法可消去组分 a 的干扰,测定 b 组分的含量。

2.系数倍率法

应用等吸收点法的前提是干扰组分在所选定的两个波长处的吸光度相等,即干扰组分的吸收光谱中至少需要有一个吸收峰或谷,然而对某些试样,由于干扰组分的吸收曲线只呈现陡坡而没有吸收峰,因而在波长选择上受到限制,等吸收点法不能使用。图 12-23 中,实线代表待测组分,虚线代表干扰组分,可以看出图中 1、2、3、4 可以用等吸收点法,而图中 5、6、7、8、9、10 中干扰组分的吸收光谱呈陡坡形,没有吸收峰,找不出等吸收波长,等吸收点法就不能应用,而系数倍率法就可以解决此类问题。

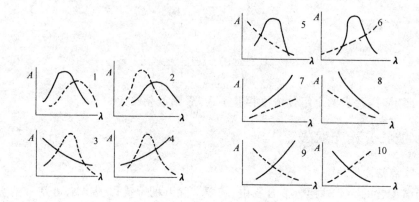

图 12-23 几种吸收光谱的组合

（实线代表待测组分，虚线代表干扰组分）

假定某一组分在两个选定波长 λ_1 和 λ_2 处测得吸光度的比值为 K，即 $A_1/A_2=K$，如将该组分在其中一个波长处的吸收值乘以 K，则该组分在两波长处的 $\Delta A=0$。即 $\Delta A=KA_2-A_1=0$（或 $\Delta A=A_2-KA_1=0$），K 称掩蔽系数。例如图 12-24 中，b 为干扰组分，a 为待测组分，选定 λ_1 和 λ_2 测定，因 b 在 λ_2 处的吸光度值小于在 λ_1 处的吸光度值，所以可令 $KA_2^b=A_1^b$，则

$$\because A_2 = A_2^a + A_2^b \qquad A_1 = A_1^a + A_1^b \qquad KA_2^b = A_1^b$$

$$\therefore \Delta A = A_1 - KA_2 = (A_1^a - KA_2^a) + (A_1^b - KA_2^b) = (E_1^a - KE_2^a)C_a \cdot l \qquad (12\text{-}24)$$

ΔA 与待测组分 C_x 成正比。

乘掩蔽系数 K 时，干扰组分和待测组分都放大了 K 倍，所以使测得的 ΔA 值加大，从而增大了检量线的斜率，使灵敏度提高。但当 K 值过大，因噪声的放大，使信噪比 S/N 值减小而带来不利，所以 K 值一般应在 5～7 倍为限。

（三）导数光谱法

对吸收光谱曲线进行一阶或高阶求导，即可得到各种导数光谱曲线，简称导数光谱。

1.基本原理

（1）定量依据

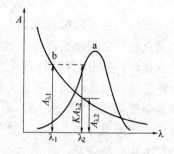

图 12-24 系数倍率法示意图

根据 Lambert-Beer 定律 $A=\varepsilon Cl$，对波长 λ 进行 n 次求导，仅只有 A_λ 和 ε_λ 是波长 λ 的函数，于是可得

$$\frac{\mathrm{d}^n A_\lambda}{\mathrm{d}\lambda^n} = \frac{\mathrm{d}^n \varepsilon_\lambda}{\mathrm{d}\lambda^n} lC \qquad (12\text{-}25)$$

从式 12-24 可知，经 n 次求导后，吸光度的导数值仍与试样中被测组分的浓度成正比。

这是导数光谱应用于定量的理论依据。

（2）干扰吸收的消除　导数光谱法可有效地消除共存组分的干扰吸收，因为任何一个幂函数通过求导均可变成一个线性函数或常数，从而可以消除相应的干扰。

（3）导数光谱的波形特点

用高斯曲线模拟一个吸收峰，其一至四阶导数光谱如图 12-25 所示。其波形具有以下特征。

a. 零阶导数曲线的极大值，其相应的奇阶导数（$n=1,3,5\cdots$）曲线通过零点；零阶曲线的两拐点，奇阶曲线各为极大和极小，这有助于对零阶曲线峰值的确定和判断是否有"肩峰"存在。

b. 偶阶导数（$n=2,4,6\cdots$）曲线具有零阶曲线的类似形状，零阶曲线的峰值对应于偶阶曲线的极值，极小和极大随导数阶数交替出现。零阶曲线的拐点在偶阶导数曲线中通过零点处。

c. 随着导数阶数的增加，谱带变窄，峰形变锐，这有助于谱带的分辨。

d. 谱带极值数随导数的阶数增加而增大。

2. 导数光谱法定量数据的测量

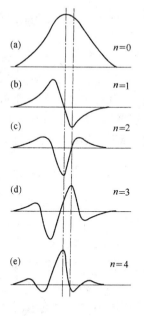

图 12-25　高斯曲线及其一到四阶导数曲线

导数信号与待测物浓度成正比，因此从导数光谱上测出定量用的数据，就可据此用标准对照法、标准曲线法或建立回归方程等方法对被测组分进行定量测定。定量数据的测定方法有几何法、代数法和其他方法。目前应用最广泛的是几何法，它是以导数光谱上适宜的振幅作为定量信息。常用的有以下几种（如图 12-26）：

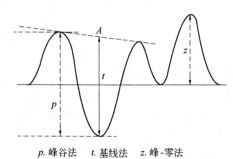

p. 峰谷法　　t. 基线法　　z. 峰-零法

图 12-26　导数光谱的测量

（1）基线法（切线法）　对相邻两峰（或谷）作切线，然后测量中间极值至切线的距离（t）。

（2）峰谷法　测量相邻峰谷间的距离（p）。

（3）峰零法　测量极值到零线之间的垂直距离（z）。

导数光谱法中有三个重要参数，即导数阶数（n）、波长间隔（$\Delta\lambda$）及中间波长（λ_m）。n 的选择主要根据干扰组分吸收曲线形状而定，通常 n 越大，分辨率越高，但信噪比会降低。$\Delta\lambda$ 越大，灵敏度越高，但分辨率降低，一般为 1～5nm。λ_m 选择原则上是干扰吸收在 λ_{m1}、λ_{m2} 的导数值相等或接近相等，而待测组分的导数曲线在该处的形状较特别，容易辨认。

在实际工作中，由于仪器的性能与精度所限，测定中波长、谱带宽度、吸光度等数值都有一定的变动范围；而这些数值的变动引起导数光谱的变异是很灵敏的，尤其是对高阶导数光谱。同时还由于求导条件不同，例如所取的 $\Delta\lambda$ 值不同，使导函数的值变异。所以，导数光谱上的数值与浓度之间的比值，不能像吸光系数那样求出一个能通用的常数，随时用来计算浓度，用导数光谱进行定量，需用标准对照的方法。

第六节 紫外-可见吸收光谱与分子结构的关系

一、有机化合物的紫外吸收光谱

有机化合物在紫外光区的吸收特性,取决于分子可能发生的电子跃迁类型及分子结构对这种跃迁的影响。因此可根据电子跃迁来讨论有机化合物中较为重要的吸收光谱,从而了解化合物有哪些基团以及这些基团与分子结构的关系。

(一)饱和化合物

饱和碳氢化合物只有 σ 电子,因此只能产生 $\sigma \rightarrow \sigma^*$ 跃迁。因 $\sigma \rightarrow \sigma^*$ 跃迁所需能量很大,其吸收峰在远紫外区。含有 O、N、S、X 等杂原子的饱和化合物,除 σ 电子外,还有未成键的 n 电子。$n \rightarrow \sigma^*$ 跃迁所需能量比 $\sigma \rightarrow \sigma^*$ 小,但这些化合物的 $\lambda_{max} > 200nm$ 的也不多,通常为末端吸收。仅少数化合物(如烷基碘)的 λ_{max} 较大。CHI_3 的 λ_{max} 为 259nm(ε 400)。这类化合物在 200 ~400nm 的近紫外区没有吸收(透明),因此在紫外吸收光谱分析中常作溶剂。表 12-3 列出了常用溶剂的透明范围。

表 12-3   **常用溶剂的透明范围**

溶 剂	透明范围(nm)	溶 剂	透明范围(nm)
95%乙醇	210 以上	乙 腈	210 以上
水	210 以上	乙 醚	210 以上
正乙烷	200 以上	异辛烷	210 以上
环己烷	200 以上	二氯甲烷	235 以上
二氧杂环己烷	230 以上	1,2-二氯乙烷	235 以上
氯 仿	245 以上	甲酸甲酯*	260 以上
苯*	280 以上	四氯化碳	265 以上
正丁醇	210 以上	N,N-二甲基甲酰胺*	270 以上
异丙醇	210 以上	丙酮*	330 以上
甲 醇	215 以上	吡 啶*	305 以上

* 为不饱和溶剂

值得注意的是,含有杂原子的饱和化合物,作溶剂使用时,应考虑 200nm 以上出现的末端吸收,会影响或增强被测组分在该区域的吸收,从而产生测量误差。

(二)不饱和化合物

1. 不饱和烃

这里的不饱和烃特指只含有一个双键或叁键的简单不饱和脂肪化合物,它们的分子中除了含有 σ 键外,还含有 π 键,它们可以产生 $\sigma \rightarrow \sigma^*$ 和 $\pi \rightarrow \pi^*$ 两种跃迁。$\pi \rightarrow \pi^*$ 跃迁所需能量小于 $\sigma \rightarrow \sigma^*$ 跃迁。例如,在乙烯分子中,$\pi \rightarrow \pi^*$ 跃迁最大吸收波长 λ_{max} 在 170nm 附近。

2. 共轭烯烃

在同一分子中,若两个双键被两个或两个以上的单键隔开,则其吸收峰位置与只含一个双键的情况相同,只是强度约增大一倍。若两个双键被一个单键隔开,从而构成共轭体系,成为大 π 键,使电子从基态跃迁到激发态所需能量减小而易于激发,吸收峰红移,吸收强度增加。共轭体系越长,跃迁时所需能量越小,吸收峰红移越显著。表 12-4 列出了常见的共轭烯烃类吸收。

表 12-4   **常见共轭烯类的吸收**

类型	化合物	λ_{max}/nm	ε_{max}
链状二烯	2-甲基-1,3-戊二烯 CH_3 $CH_2=C-CH=CH_2$	217	21000
半环状二烯	$CH_2=$	231	9100
环状二烯		238	3400
		256	8000
多环状二烯麦角甾醇	CH_3 HO	280	12500
7-脱氢胆甾醇	HO	280	11400

(1)共轭烯烃 K 带 λ_{max} 值的推算   Woodward 总结了大量实验数据,归纳出共轭烯烃结构和关系的经验法则,后经 Fiesel 等人的补充,称为 Woodward-Fiesel 规则,适用于共轭二烯至共轭四烯,其计算规则如表 12-5 所示。

表 12-5   **共轭烯烃 K 带 λ_{max} 值的推算**

	链状双烯	环状双烯	异环双烯	同环双烯
母体结构				
母体基数(λ_{max}/nm)	217		214	253

（续表）

增量 (λ_{max}/nm)		链状双烯	环状双烯	异环双烯	同环双烯
增量 (λ_{max}/nm)	增加一个共轭双键			30	30
	环外双键（共轭系中的 C＝C 有一个在五元环上或在六元环上）			5	5
	取代基（共轭系中 C 原子上的取代基）：烷基和环残基			5	5
	Cl 和 Br			17	5
	OH 或 OR				6
	OCOR				0
	SR				30
	NR_2				60

（2）举例

例 12-7　胆甾-2,4,6-三烯

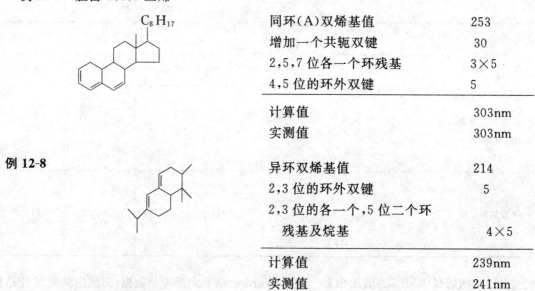

同环（A）双烯基值	253
增加一个共轭双键	30
2,5,7 位各一个环残基	3×5
4,5 位的环外双键	5
计算值	303nm
实测值	303nm

例 12-8

异环双烯基值	214
2,3 位的环外双键	5
2,3 位的各一个,5 位二个环残基及烷基	4×5
计算值	239nm
实测值	241nm

3. α,β-不饱和羰基化合物

双键和羰基未形成共轭的化合物,其紫外光谱分别呈现 C＝C 和 C＝O 双键的 $\pi \to \pi^*$ 跃迁,约在 200nm 以下有两个强吸收峰;另外约在 280nm 处有羰基的 $n \to \pi^*$ 吸收峰。在 α,β-不饱和醛、酮中,由于 C＝O 和 C＝C 双键共轭,使 $\pi \to \pi^*$ 跃迁红移至 200nm 以上,ε 约为 10^4。而 $n \to \pi^*$ 跃迁红移至 310～350nm（$\varepsilon<100$）。

（1）α,β-不饱和羰基化合物 K 带 λ_{max} 值的推算

Woodward-Fiesel 归纳出以甲醇或乙醇为溶剂时的经验规则。若使用其他溶剂,计算时需加溶剂校正值,如表 12-6 所示。

表 12-6　　　　　　　　α,β-不饱和羰基化合物 K 带 λ_{max} 值的推算

母体结构	酮			醛	酸或酯	
	环戊烯酮	R型烯酮	环己烯酮	H型烯醛	OH型	OR型
母体基数 (λ_{max}/nm)	202	215		207	193	

结构增量 (λ_{max}/nm)		
增加一个共轭双键		30
共轭系中有二个双键在同一环内		39
环外双键(C=C)		5
共轭系中双键在五元环或七元环中(环戊烯酮例外)		5

取代基增量 (λ_{max}/nm)	取代基	取 代 位			
		α 取代	β 取代	γ 取代	δ 取代
	烷基和环残基	10	12	18	18
	—OH	35	30	—	50
	$CH_3COO—$	6	6	6	6
	—OR(烷氧基)	35	30	17	31
	—Cl	15	12	—	—
	—Br	25	30	—	—
	—SR	—	85	—	—
	—NR₂	—	93	—	—

溶剂校正值 (λ_{max}/nm)	溶剂	己烷或环己烷	乙醚	二氧六环	氯仿	水
	校正值	—11	—7	—5	—1	—8

(2)举例

例 12-9　麦角-4,6,8,22-四烯-3-酮

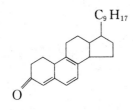

α,β-烯酮基值	215
增加二个共轭双键	2×30
4,5 位一个环外双键	5
5 位一个烷基	12
同环双烯增量	39
8 位一个,9 位二个环残基	3×18
计算值	385nm

| | 实测值 | 388nm |

例 12-10

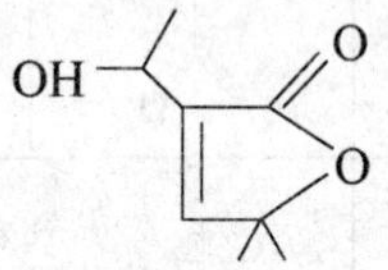

	α,β-不饱和酯基值	193
	双键在五元环内	5
	α-烷基	10
	β-烷基	12
	计算值	220nm
	实测值	218nm

4. 芳香族化合物

苯是最简单的芳香族化合物,它具有环状共轭体系,在紫外光区有 E_1 带、E_2 带和 B 带三个吸收带,它们都是由 $\pi \rightarrow \pi^*$ 跃迁产生的。B 带是芳香族化合物的特征,对鉴定芳香族化合物很有价值,但 B 带的精细结构在极性溶液中消失。

当苯环上有取代基时,苯的三个特征谱带都将发生显著的变化。其中影响较大的是 E_2 带和 B 带。当苯环上引入—NH_2、—OH、—CHO、—NO_2 基团时,苯的 B 带显著红移,并且吸收强度增大。此外,由于这些基团上有 n 电子,故可能产生 $n \rightarrow \pi^*$ 吸收带。

二、影响紫外吸收光谱的主要因素

(一)位阻影响

化合物中若有二个发色团产生共轭效应,可使吸收带长移。但若二个发色团由于立体阻碍妨碍它们处于同一平面上,就会影响共轭效应,这种影响在光谱图上能反应出来。如:

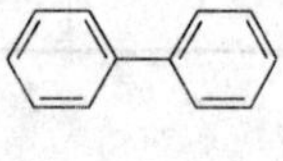

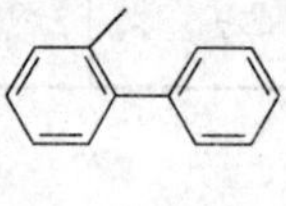

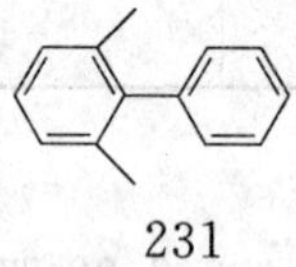

| λ_{max} (nm) | 247 | 237 | 231 |
| ε | 17000 | 10250 | 5600 |

各种异构现象(顺反异构及几何异构)也可使紫外吸收带产生明显差异,其原因除了如

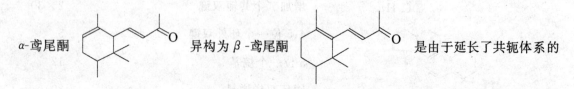

α-鸢尾酮　　　　　　　异构为 β-鸢尾酮　　　　　　　是由于延长了共轭体系的

缘故,有的也是位阻影响。如二苯乙烯,反式结构的 K 带 λ_{max} 比顺式明显长移,且吸光系数也增加(图 12-27)。顺式结构有立体阻碍,苯环不能与乙烯双键在同一平面上,不易产生共轭。

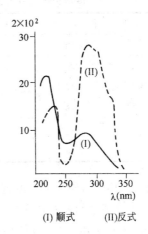

λ_{max} 280 (10500)
顺式二苯乙烯

λ_{max} 295.5 (29000)
反式二苯乙烯

(I) 顺式　　(II)反式

图 12-27　二苯乙烯顺式反式异构体的紫外吸收光谱

(二)跨环效应

　　跨环效应(transannular effect)指非共轭基团之间的相互作用。分子中两个非共轭发色团处于一定的空间位置,尤其是环状体系中,有利于生色团电子轨道间的相互作用,这种作用称跨环效应。跨环效应可以发生在基态、激发态或基态和激发态两者之间。由此产生的光谱,既非两个发色团的加合,亦不同于二者共轭的光谱。

　　如二环庚二烯分子中有两个非共轭双键,与含有孤立双键的二环庚烯的紫外吸收有很大不同。在乙醇溶液中,二环庚二烯在 200～230nm 范围,有一个弱的并具有精细结构的吸收带。这是由于分子中两个双键相互平行,空间位置有利于相互作用。

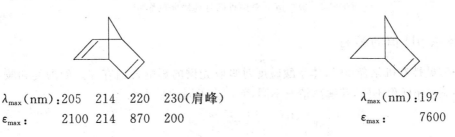

λ_{max}(nm): 205　214　220　230(肩峰)　　　　　　　　λ_{max}(nm): 197

ε_{max}: 　　　2100 214　870　200　　　　　　　　　　　ε_{max}: 　　　7600

(三)溶剂效应

　　溶剂除影响吸收峰位置外,还影响吸收强度和光谱形状。化合物在溶液中的紫外吸收光谱受溶剂影响较大,所以一般应注明所用溶剂。溶剂极性增加,一般使 $\pi \rightarrow \pi^*$ 跃迁吸收峰向长波方向移动,而使 $n \rightarrow \pi^*$ 跃迁吸收峰向短波方向移动,后者的移动一般比前者移动大。异丙叉丙酮($CH_3-\underset{\underset{O}{\|}}{C}-CH=C\underset{CH_3}{\overset{CH_3}{<}}$)的溶剂效应见表 12-7。

表 12-7 溶剂极性对异丙叉丙酮的两种跃迁吸收峰的影响

溶　剂	R 带($n{\to}\pi^*$)		K 带($\pi{\to}\pi^*$)	
	λ_{max}(nm)	ε_{max}	λ_{max}(nm)	ε_{max}
正己烷	327	40	229.5	12600
氯仿	316	60	238	12500
乙醇	316	90	238	12600
甲醇	310	55	238	10700
水	305	95	244.5	10000

改用极性较大的溶剂,使 $\pi{\to}\pi^*$ 跃迁吸收峰长移,是因为激发态的极性总比基态极性大,因而激发态与极性溶剂之间相互作用所降低的能量大,所以产生长移。而在 $n{\to}\pi^*$ 跃迁中,基态的极性大,非键电子(n 电子)与极性溶剂之间能形成较强的氢键,使基态能量降低大于反键轨道与极性溶剂相互作用所降低的能量,因而跃迁所需能量变大,故产生短移,见图 12-28。

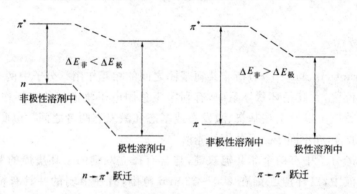

图 12-28　极性溶剂对两种跃迁能级差的影响

(四)体系 pH 值的影响

在测定酸碱性有机化合物时,体系酸碱度对吸收光谱的影响普遍存在。如酚类和胺类化合物由于体系的 pH 值不同,其解离情况不同,而产生不同的吸收光谱。

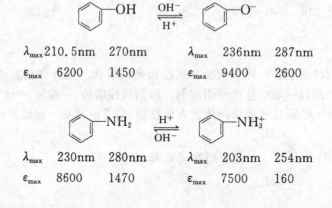

三、结构分析

有机化合物的紫外吸收光谱主要取决于分子中的发色团、助色团及它们的共轭情况，并不能表现整个分子的特性。所以单独用紫外光谱不能完全确定化合物的分子结构而必须与红外、核磁共振和质谱等配合才能发挥较大的作用。紫外吸收光谱在研究化合物的结构中可以推定分子的骨架、判断发色团之间的共轭关系、估计共轭体系中取代基的种类、位置及数目等。此外，还广泛地用于有机物的各种异构体，如顺反异构体、互变异构体的判断等。

(一)从吸收光谱中初步推断官能团

紫外光谱提供的结构信息如下：

1. 化合物在 $220\sim700nm$ 内无吸收，说明该化合物是脂肪烃、脂环烃或它们的简单衍生物（氯化物、醇、醚、羧酸类等），也可能是非共轭烯烃。

2. $220\sim250nm$ 范围有强吸收带（$\lg\varepsilon$ 4，K 带）说明分子中存在两个共轭的不饱和键（共轭二烯或 α,β-不饱和醛、酮）。

3. $200\sim250nm$ 范围有强吸收带（$\lg\varepsilon3\sim4$），结合 $250\sim290nm$ 范围的中等强度吸收带（$\lg\varepsilon2\sim3$）或显示不同程度的精细结构，说明分子中有苯基存在。前者为 E 带，后者为 B 带。

4. $250\sim350nm$ 范围有弱吸收带（R 带），说明分子中含有醛、酮羰基或共轭羰基。

5. 300nm 以上的强吸收带，说明化合物具有较大的共轭体系。若吸收强且具有明显的精细结构，说明为稠环芳烃、稠环杂芳烃或其衍生物。

(二)判断顺反异构体

采用紫外光谱法，可以确定一些化合物的构型和构象。一般来说，顺式异构体（cisoid）的最大吸收波长比反式异构体（transoid）短且 ε 小，这是由于立体障碍的缘故。如顺-1,2-二苯乙烯的两个苯环在双键同一侧，由于立体障碍影响了两个苯环与乙烯的 C＝C 共平面，因此不易发生共轭，吸收波长短、强度小；而反式异构体的两个苯环可以与乙烯双键共平面，形成大共轭体系，吸收波长长且强度大。因此，仅根据紫外吸收光谱就能判断顺反异构体。表 12-8 的几个例子可说明这个问题。

表 12-8　　　　　　　　　　**某些有机物的顺反异构体的吸收特征**

化合物	顺式异构体		反式异构体	
	$\lambda_{max}(nm)$	ε	$\lambda_{max}(nm)$	ε
1,2-二苯乙烯	280	10500	295.5	29000
1-苯基丁二烯	265	14000	280	28300
甲基-1,2-二苯乙基	260	11900	270	20100
肉桂酸	280	13500	295	27000
β-胡萝卜素	449	92500	452	152000
丁烯二酸	198	26000	214	34000
phHC＝CHCOOH	264	9500	273	20000

（三）判断互变异构体

某些有机物在溶液中可能有两个或两个以上容易互变的异构体处于动态平衡之中。这种异构体的互变过程中常伴随有双键的移动。最常见的互变异构现象是某些含氧化合物的酮式与烯醇式的互变异构，具有酮式和烯醇式的互变异构体的化合物在不同溶剂中紫外光谱相差很大。例如，乙酰乙酸乙酯有酮式和烯醇式间的互变异构：

$$CH_3-C-CH_2-C-OC_2H_5 \Longrightarrow CH_3-C=CH-C-OC_2H_5$$

酮式　　　　　　　　　烯醇式

酮式没有共轭双键，它在 204nm 处仅有弱吸收；而烯醇式由于有共轭双键，因此在 245nm 处有强的 K 吸收带。所以采用紫外光谱法，可以测定某些化合物的互变异构现象。

（四）判断同分异构体

紫外-可见吸收光谱也可以用来判断同分异构体。例如，下面两种化合物：

$$CH_3-C-CH_2-CH_2-C-CH_3 \qquad CH_3-CH_2-C-C-CH_2-CH_3$$

（Ⅰ）　　　　　　　　　　　　　（Ⅱ）

用化学方法只能测出它们各含有两个羰基，但两者的紫外光谱却有很大差别。化合物（Ⅰ）在 270nm 处有最大吸收，吸收峰位置与丙酮相同而强度差不多是丙酮的两倍。化合物（Ⅱ）由于两个 C=O 双键共轭，吸收峰出现在 400nm 左右。

习　题

1. 物质对光的吸收程度可用哪几种符号表示，各代表什么含义？

2. 什么是朗伯-比尔定律？其物理意义是什么？

3. 简述导致偏离朗伯-比尔定律的原因。

4. 什么是吸收曲线？制作吸收曲线的目的是什么？

5. 理想的标准曲线是应该通过原点的，为什么在实际工作中得到的标准曲线，有时不通过原点？

6. 在吸收光度分析中，为什么要控制溶液的透光率读数范围在 20%～65%之间？若 T 超出上述范围，应采取何种措施？

7. 推测下列化合物含有哪些跃迁类型和吸收带？

(1) $CH_2=CHOCH_3$

(2) $CH_2=CHCH_2CH_2OCH_3$

(3) $CH_2=CH-CH=CH-CH_3$

(4)$CH_2=CH-CO-CH_3$

8.解释下列化合物在紫外光谱图上可能出现的吸收带及其跃迁类型。

(1)　　　　(2)　　　　(3)　　　　(4)

9.计算下列化合物的 λ_{max}。

(1)　　　　(2)　　　　(3)

(4)

[(1)237nm；(2)313nm；(3)344nm；(4)328nm]

10.按经验规则计算下列化合物的 λ_{max}。

(1)　　　　(2)　　　　(3)　　　　(4)

[(1)281nm；(2)274nm；(3)249nm；(4)288nm]

11.将下列各百分透光率($T\%$)换算成吸光度(A)。

(1)32%　(2)5.4%　(3)72%　(4)52%　(5)0.01%

[(1)0.495；(2)1.268；(3)0.143；(4)0.284；(5)4]

12.每100mL中含有0.701mg溶质的溶液,在1.00cm吸收池中测得的百分透光率为40%,试计算：

(1)此溶液的吸光度；

(2)如果此溶液的浓度为0.420mg/100mL,其吸光度和百分透光率各是多少?

[(1)0.398；(2)0.238,57.8%]

13.取1.000g钢样溶解于 HNO_3,其中的 Mn 用 KIO_3 氧化成 $KMnO_4$ 并稀释至100mL,用1.0cm吸收池在波长545nm测得此溶液的吸光度为0.700。用 1.52×10^{-4} mol/L $KMnO_4$ 作为标准液,在同样条件下测得的吸光度为0.350,计算钢样中 Mn 的百分含量。

(0.17%)

14.用分光光度法测定某溶液的浓度,测定结果相对误差为±0.5%,吸光度 $A=0.60$,计

算所用分光光度计刻度上透光率的读数误差是多少？（误差来源仅考虑读数误差）

(±0.17%)

15. 已知某溶液中 Fe^{2+} 浓度为 $50\mu g/100mL$，用邻菲罗啉显色测定 Fe^{2+}，比色皿厚度为 $1.0cm$，在波长 508 处测得吸光度 $A=0.099$，计算 Fe^{2+}-邻菲罗啉络合物的摩尔吸光系数。($M_{Fe}=55.85g/mol$)

[$1.1×10^4 L/(mol·cm)$]

16. 某化合物的摩尔吸光系数为 $13000L/(mol·cm)$，该化合物的水溶液在 $1.0cm$ 吸收池中的吸光度为 0.410，试计算此溶液的浓度。

($3.15×10^{-5} mol/L$)

17. 已知石蒜碱的分子量为 287，用乙醇配制成 0.0075% 的溶液，用 $1cm$ 吸收池在波长 $297nm$ 处，测得 A 值为 0.614，其摩尔吸光系数为多少？

[$2350L/(mol·cm)$]

18. 某中药制剂有效成分的 $E_{1cm}^{1\%}(325nm)=746$，在相同条件下分析某厂生产的该制剂 $E_{1cm}^{1\%}(325nm)=739$，试计算其含量。

(99.06%)

19. 对某中药提取物分析其成分之一，浓度为 $2.0×10^{-4} mol/L$，用 $1cm$ 吸收池，在最大吸收波长 $238nm$ 处测得其透光率 $T=20\%$，试计算其 ε_{max} 及 $E_{1cm}^{1\%}\lambda_{max}$。($M=108g/mol$)

[$3495L/(mol·cm)$，$324\ 100mL/(g·cm)$]

20. 准确称取某试样 $7.11mg$ 于 $100mL$ 容量瓶中，加水稀释至刻度，摇匀后从中吸取此溶液 $5.00mL$ 于另一 $50mL$ 容量瓶中，加浓盐酸 $2.0mL$，并加蒸馏水稀释至刻线，摇匀。取此稀释液在 $0.5cm$ 石英池中于 $323nm$ 波长处测得吸光度为 0.320，由文献查得该化合物 $E_{1cm}^{1\%}(323nm)=907.2$，计算试样中该化合物的百分含量。

(99.2%)

第十三章

红外分光光度法

第一节　概　　述

红外分光光度法(infrared spectrophotometry, IR)是以连续波长的红外线作为辐射源照射样品,记录样品吸收曲线的一种分析方法,又称红外吸收光谱法。样品的红外吸收曲线就是红外吸收光谱,红外光区的波长范围为 $0.76\sim500\mu m$,位于可见光与微波之间。通常将红外线分为三个区段,这三个区段所包括的波长范围及能级跃迁类型见表13-1,其中,中红外区域是研究、应用最广泛的区段,因此本章侧重讨论中红外区段的吸收光谱。

表 13-1　　　　　　　　　　　　　　　　红外光谱区分类

名称	波长(μm)	波数(cm^{-1})	能级跃迁类型
近红外	$0.76\sim2.5$	$13158\sim4000$	O—H、N—H 及 C—H 键的倍频
中红外	$2.5\sim50$	$4000\sim200$	分子中原子的振动及分子的转动
远红外	$50\sim500$	$200\sim20$	分子转动、晶格振动

中红外吸收光谱是分子的振动-转动光谱,简称红外光谱(IR),可用于药物的定性、定量分析及分子结构的研究。

红外光谱突出的特点是具有高度的特征性,除光学异构体外,每种化合物都有自己的红外吸收光谱。对气、固、液态样品均可进行分析,且分析速度快、样品用量少、操作简便。由于上述特点,红外光谱在药物研究和质量控制等方面得到了广泛的应用。然而红外分光光度法也有其不足之处,如在定量分析方面的灵敏度不如紫外分光光度法高,且不能作含水样品的分析。

红外光谱的表示方法与紫外光谱的表示方法有所不同,多采用 $T\text{-}\nu$(波数,单位 cm^{-1})或 $T\text{-}\lambda$(波长,单位 μm)曲线描述,较少用 $A\text{-}\nu$ 或 $A\text{-}\lambda$ 曲线。因此 $T\text{-}\nu$ 或 $T\text{-}\lambda$ 曲线上的"谷"是红外光谱上的吸收峰。一般红外光谱的横坐标,都有两种标度,目前的红外光谱采用等距表示。

第二节　基本原理

一、振动-转动光谱

有机化合物分子受到中红外线的照射后,产生振动能级跃迁,同时伴随转动能级的跃迁,因此,红外光谱一般称为振-转光谱(vibrational-rotational spectrum)。一个分子中的原子,在其平衡位置附近做周期性的振动,其振幅通常比核间距离要小,由于分子与外来辐射能的相互作用,它的振动能可作量子化的改变,现以双原子分子为例讨论如下。

(一)谐振子与位能曲线

若把双原子分子的两个原子看作两个刚体小球,把其间的化学键看成是质量可忽略不计的弹簧,则两个原子间的伸缩振动可以近似地看成是沿着键轴方向的简谐振动,如图 13-1。

在振动过程中分子的总能量为:

$$E_{振} = U + T \tag{13-1}$$

式中:T 为动能;U 为位能。

当分子振动处于平衡位置时,$U=0$,此时 $E_{振}=T$。

当分子振动处于最大值,A、B 两原子距离平衡位置最远时,振幅最大,$T=0$,$E_{振}=U$。

若把双原子分子近似地看成是谐振子,则双原子分子的位能为:

$$U = \frac{1}{2}K(r-r_e)^2 \tag{13-2}$$

式中:K 为化学键力常数;r 为原子间距离;r_e 为原子平衡距离。当 $r=r_e$ 时,$U=0$;在 $r \neq r_e$ 时,$U>0$。

根据经典力学理论,体系的位能是核间距离的函数,若以位能与位移作图,则谐振子的位能曲线(图 13-2 虚线部分)呈抛物线型。

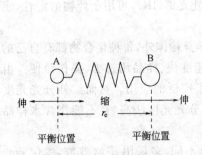

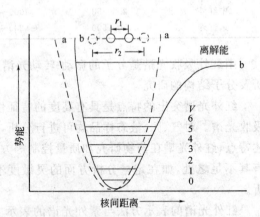

图 13-1 谐振子振动示意图　　　　　图 13-2 双原子分子位能曲线

事实上双原子分子并非理想的谐振子,其位能曲线也不是数学的抛物线(图 13-2 实线部分)。位能是原子间距离的函数,振动时振幅加大,振动能也相应增加,随着振动量子数的增加,位能曲线的能级间隔则越来越小。分子的实际位能随着核间距离的增大而增大,当核间距离增大到一定数值后,分子之间的引力不复存在,此时分子便解离。因此,双原子分子的位能曲线不同于谐振子位能曲线。但在常温下,分子处于最低的振动能级,此时,分子振动与谐振动模型非常近似(仅当振动量子数 $V>3$ 或 4 时,位能曲线才显著偏离谐振动曲线)。通常,红外光谱主要讨论从基态跃迁到第一激发态($V_0 \to V_1$)或第二激发态($V_0 \to V_2$)引起的吸收。因此,可以用谐振动规律近似地讨论分子振动。

(二)振动能与振动频率

根据量子力学,振动能为:

$$E_{振} = (V + \frac{1}{2})h\nu \qquad (13-3)$$

式中:ν 为分子振动频率;V 为振动量子数$(0,1,2,3,\cdots,n)$

当分子吸收红外辐射能后,便由基态跃迁至激发态,此时振幅加大,振动能增加。

$$E_{振} = (V_2 + \frac{1}{2})h\nu - E_{振} = (V_1 + \frac{1}{2})h\nu = \Delta V \cdot h\nu \qquad (13-4)$$

因此,分子振动能级跃迁的必要条件之一是

$$\nu_L = \Delta V \nu \qquad (13-5)$$

即当辐射能的能量等于分子的两个振动能级能量之差时,分子便吸收该辐射能的能量,使振动能级发生跃迁。

当 $\Delta V = 1(V_0 \rightarrow V_1)$时,则:

$$\nu_L = \nu \qquad (13-6)$$

此式表示基频峰峰位,即分子吸收某一频率的红外线后,由基态$(V=0)$跃迁到第一激发态$(V=1)$时所产生的吸收峰。基频峰的峰位(ν_L)等同于分子的基本振动频率(ν)。

把由化学键连接的两个原子近似地看成谐振子,谐振子的振动服从 Hooke 定律,即分子中每个谐振子的振动频率(ν)可用简谐振动公式计算。

$$\nu = \frac{1}{2\pi}\sqrt{\frac{k}{\mu}} \qquad (13-7)$$

式中,K 为化学键力常数(N/cm),即将化学键两端的原子由平衡位置拉长0.1nm后的恢复力。一些化学键的力常数见表13-2。

表 13-2　　　　　**某些化学键的伸缩力常数**(N/cm)

键	分子	K	键	分子	K
H—F	HF	9.7	H—C	$CH_2{=}CH_2$	5.1
H—Cl	HCl	4.8	H—C	$CH{\equiv}CH$	5.9
H—Br	HBr	4.1	C—Cl	CH_3Cl	3.4
H—I	HI	3.2	C—C		4.5～5.6
H—O	H_2O	7.8	C=C		9.5～9.9
H—O	游离	7.12	C≡C		15～17
H—S	H_2S	4.3	C—O		5.0～5.8
H—N	NH_3	6.5	C=O		12～13
H—C	CH_3X	4.7～5.0	C≡N		16～18

化学键力常数增加,表明化学键的强度增大,振动频率加大。μ 为化学键两端原子 A 和 B 的折合质量,$\mu = \dfrac{m_A \times m_B}{m_A + m_B}$,原子的质量增大时,振动频率降低。

若用波数 $\bar{\nu}$ 代替 ν,则:

$$\bar{\nu} = \frac{1}{2\pi C}\sqrt{\frac{k}{\mu}} \tag{13-8}$$

用原子 A、B 的折合原子量 μ' 代替 μ,因为 $\mu = \mu'/(6.023 \times 10^{23})$,将其代入公式 13-8 可改为:

$$\bar{\nu} = 1307\sqrt{\frac{k}{\mu'}} \tag{13-9}$$

根据公式 13-9 可以计算出某些基团基本振动频率。

例 13-1 试计算下列各基团的基本振动频率

(1) ν_{C-C}: $K = 5\text{N/cm}$ $\mu' = \dfrac{12 \times 12}{12 + 12} = 6$ 代入式 13-9 得 $\bar{\nu} = 1307\sqrt{\dfrac{5}{6}} \approx 1190\text{cm}^{-1}$

(2) $\nu_{C=C}$: $K = 10\text{N/cm}$ $\mu' = 6$ $\bar{\nu} \approx 1690\text{cm}^{-1}$

(3) $\nu_{C\equiv C}$: $K = 15\text{N/cm}$ $\mu' = 6$ $\bar{\nu} \approx 2100\text{cm}^{-1}$

(4) ν_{C-H}: $K = 5\text{N/cm}$ $\mu' = 1$ $\bar{\nu} \approx 2920\text{cm}^{-1}$

计算说明:同类原子组成的化学键力常数越大,则基频峰的频率越高。不同原子组成的化学键,振动频率取决于力常数和折合质量中影响较大的因素。

二、振动形式

由原子组成的分子不是一个刚体,分子中的化学键都能发生振动。各键的振动频率与化学键的性质及原子的质量有关,同时也受到整个分子的影响。每一种振动能级的跃迁,都可能在红外吸收谱图上产生相应的吸收峰。讨论振动形式可以了解吸收峰的起源,即吸收峰是由什么振动形式所引起。讨论振动形式的数目与原子数目之间的关系,有助于了解可能出现的基频峰的数目。

(一)伸缩振动(ν)

伸缩振动(stretching vibration)是指原子间键长沿键轴方向发生周期性变化一种振动。这一类的振动频率主要取决于原子质量与化学键的强度。

1. 对称伸缩振动(ν_s)(symmetrical stretching vibration)

在振动过程中,二个化学键在同一平面内沿键轴运动的方向相同。

2. 反称伸缩振动(ν_{as})(asymmetrical stretching vibration)

在振动过程中,二个化学键在同一平面内沿键轴运动的方向相反。即一个沿键轴方向作伸展振动时,另一个则沿键轴方向作收缩振动。

(二)弯曲振动(δ)

弯曲振动(bending vibration)是指原子间键角发生周期性变化的一种振动,即原子垂直于价键方向的运动。

1. 面内弯曲振动(β)(in-plane bending vibration)

弯曲振动在几个原子所构成的平面内进行。可分为二种类型。

(1)剪式振动(δ)(scissoring vibration)　在振动过程中,键角的变化类似于剪刀"开"、"闭"的振动。

(2)面内摇摆振动(ρ)(rocking vibration)　在振动过程中,基团的键角不改变,基团只是作为一个整体在平面内左右摇摆。

2.面外弯曲振动(γ)

面外弯曲振动(out-of-plane bending vibration)在垂直于由几个原子所构成平面外进行。也可分为二种类型。

(1)面外摇摆振动(ω)(wagging vibration)　以基团为整体,垂直于几个原子所在平面前后摇摆。

(2)蜷曲振动(τ)(twisting vibration)　各原子在垂直于由几个原子所构成的平面作反向振动。

上述各种振动形式以CH_2为例表示如下:

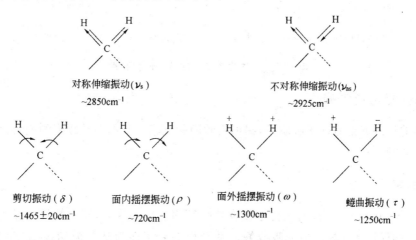

对称伸缩振动(ν_s)
~2850cm^{-1}

不对称伸缩振动(ν_{as})
~2925cm^{-1}

剪切振动(δ)
~1465±20cm^{-1}

面内摇摆振动(ρ)
~720cm^{-1}

面外摇摆振动(ω)
~1300cm^{-1}

蜷曲振动(τ)
~1250cm^{-1}

图 13-3　亚甲基的各种振动形式
＋表示向前方运动;－表示往后方向运动

三、振动自由度

基本振动的数目称为振动自由度(f)(vibrational degree offreedom)。一个原子有三个自由度,因为每个原子在三维空间内都能向 x、y、z 三个坐标方向独立运动。当原子相互结合成分子后,仍保持这种独立运动,自由度数目不损失,在含有 N 个原子的分子中,分子自由度的总数将是$3N$个。分子作为一个整体,其运动状态可分为:平动、转动及振动三种。N 个原子构成的分子,其振动自由度则为$3N$减去平动自由度和转动自由度。无论线性分子还是非线性分子,分子的重力中心向任何方向的移动,都可以分解为沿 x、y、z 三个坐标方向的移动。因此,平动自由度等于3。而转动自由度则不然,它是分子通过其重心绕轴旋转产生。只有当转动过程中原子在空间的位置发生变化才能引起能量改变,从而产生转动自由度。线性分子以键轴为轴转动时,空间位置不变,无能量变化,不产生转动自由度,故仅有二个转动自由度。所以线性分子的振动自由度 $f=3N-3-2=3N-5$,非线性分子的振动自由度 $f=3N-3-3=3N-6$。

例 13-2　非线性分子如 H_2O,其基本振动形式如图13-4,振动自由度

$$f = 3N - 6 = 3 \times 3 - 6 = 3$$

计算说明:水分子具有三种基本振动形式:

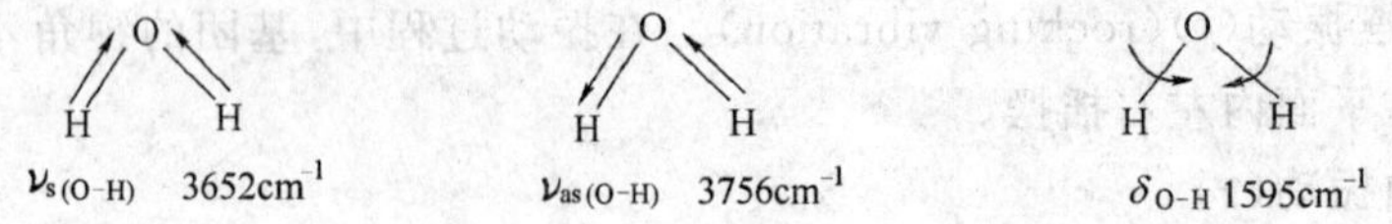

图 13-4 水分子的基本振动形式

例 13-3 线性分子如 CO_2,其基本振动形式如图 13-5,振动自由度

$$f = 3N - 5 = 3 \times 3 - 5 = 4$$

计算说明:二氧化碳分子具有四种基本振动形式:

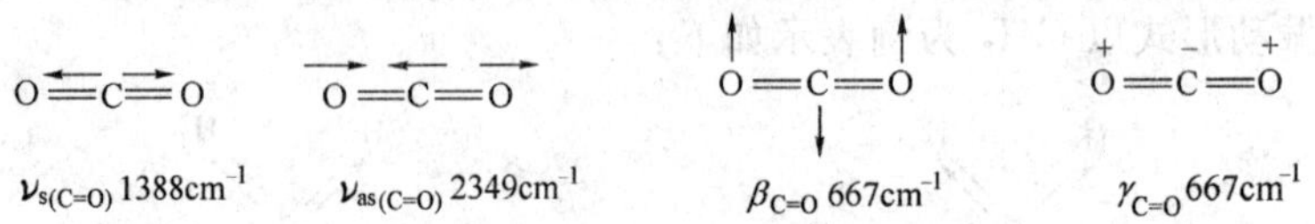

图 13-5 二氧化碳分子的基本振动形式

四、基频峰与泛频峰

化合物的红外光谱有许多吸收峰,根据吸收峰的频率与基本振动频率的关系,可将其分为基频峰与泛频峰。

(一)基频峰

基频峰(fundamental band)是分子吸收某一频率的红外线后,振动能级由基态($V=0$)跃迁到第一激发态($V=1$)时产生的吸收峰。基频峰的频率即为基本振动频率,对于多原子分子,基频峰频率为分子中某种基团的基本振动频率。基频峰数目与分子的基本振动数有关,但往往小于基本振动数。由于基频峰的强度一般较大,因而是红外光谱上最重要的一类吸收峰。

(二)泛频峰

当分子吸收某一频率的红外线后,振动能级由基态($V=0$)跃迁到第二激发态($V=2$)或第三激发态($V=3$)…所产生的吸收峰称为倍频峰(overtone band)。若由基态跃迁至第二激发态,所吸收红外线频率约相当于基本振动频率的两倍($\nu_L = 2\nu$),产生的吸收峰称为二倍频峰,其余类推。

除倍频峰外,尚有组频峰(combination band),包括合频峰 $\nu_1 + \nu_2$、$2\nu_1 + \nu_2$、…和差频峰 $\nu_1 - \nu_2$、$2\nu_1 - \nu_2$、…。倍频峰、合频峰及差频峰统称为泛频峰。泛频峰由于跃迁几率较小,多为弱峰,一般在谱图上不易辨认。泛频峰的存在,使光谱变得复杂,难于解析。但有些也可能增加红外光谱对分子结构的特征性。如取代苯的泛频峰出现在 $2000 \sim 1667 cm^{-1}$ 区域,主要由苯环上碳氢键面外弯曲振动的倍频峰所构成,可用于鉴别苯环上取代基的数目与位置。它的峰形与取代基的关系如图 13-22。

五、特征峰与相关峰

红外光谱上,根据吸收峰与基团结构之间的关系可将其分为特征峰与相关峰。

(一)特征峰

凡是能鉴定某官能团存在,又容易辨认的吸收峰称为特征峰(characteristic peak),其所在的位置称为特征频率。人们对吸收带的认识,往往是通过对比大量谱图,从中总结出一些基团的特征吸收。例如:由正十一烷、正十一腈及正十一烯-1 的红外光谱图(见图 13-6)的对比,识别—C≡N 峰及 —CH≡CH$_2$ 峰。对比正十一烷和正十一腈的红外光谱图,很容易发现后者在 2247cm^{-1} 处有一吸收峰,其他谱带基本一致,而二者的分子结构仅差一腈基,由此可以认为 2247cm^{-1} 吸收峰是由—C≡N 的伸缩振动引起的基频峰,该吸收峰可作为鉴定—C≡N 基团是否存在的特征峰。再比较正十一烷及正十一烯-1 的谱图,可发现后者的谱图上多了四个吸收峰,对比类似的谱图可知 3090cm^{-1} 为 $\nu_{as(=CH_2)}$;1639cm^{-1} 为 $\nu_{C=C}$;990cm^{-1} 为 $\gamma_{=CH}$;909cm^{-1} 为 $\gamma_{=CH_2}$。

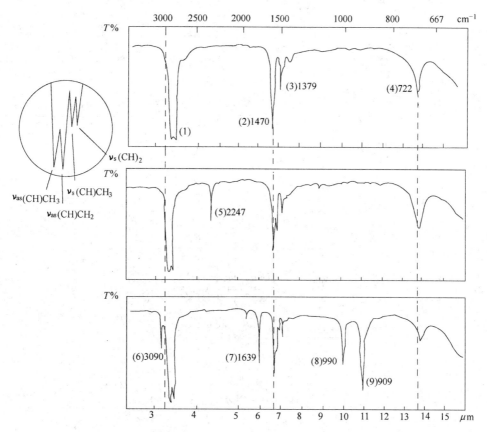

图 13-6　正十一烷、正十一腈及正十一烯-1 的红外吸收光谱图

(二)相关峰

由一个基团所产生的一组相互依存而又相互佐证的特征峰称为相关峰(correlative

peak）。特征峰仅代表基团的一种振动形式，一个基团往往有数种振动形式，一般均产生相应的吸收峰，因此若仅依据某一特征峰来推断基团的存在是不妥当的。上例正十一烯-1 在红外吸收光谱中，由于 —CH=CH₂ 基的存在，应能看到有 $\nu_{as(=CH)}$，$\nu_{C=C}$，$\gamma_{=CH}$，$\gamma_{=CH_2}$ 四个特征峰。相关峰的数目由基团的活性振动数及光谱的波长范围决定。

　　用一组相关峰来鉴定一个基团的存在，是解析谱图的一个重要原则。主要基团的相关峰的频率范围分布见图 13-7，具体数据见本书附录。

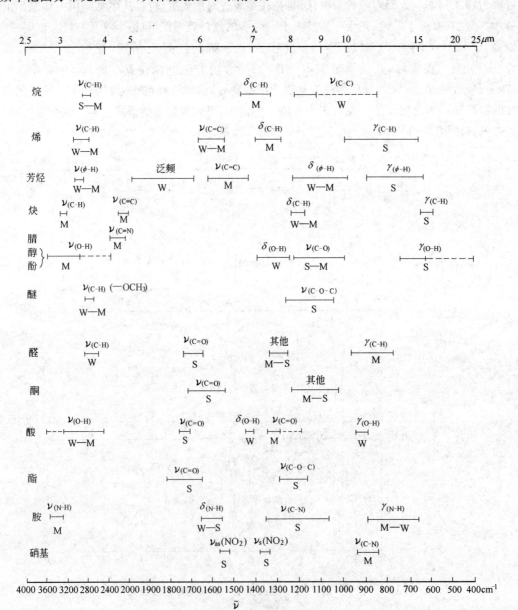

图 13-7　主要基团相关峰的频率范围分布图

六、吸收峰峰位

吸收峰的位置是红外光谱鉴定中的主要依据,利用简谐振动公式(式 13-9)可计算出基团基本振动的频率,但实际上计算的谱带位置只是近似值。受不同化学环境的影响,吸收峰位置在一定范围内变动。如羰基的伸缩振动频率在 $1900\sim1650cm^{-1}$ 之间,羟基的伸缩振动频率为 $3750\sim3000cm^{-1}$ 等,因而吸收峰的位置具有一定的特征性。总结大量数据表明,许多基团或化学键与其振动频率的对应关系在 $4000\sim1250cm^{-1}$ ($2.5\sim8.0\mu m$)区域内能明确地体现出来,因此将此区域称之为基团特征频率区,简称特征区。特征区的吸收峰较稀疏,易辨认,在基团鉴定方面起着非常重要的作用。必须指出的是,有些化学键振动频率的特征性强,而有些化学键的振动频率特征性不强。如 ν_{C-H}、$\nu_{C=O}$、$\nu_{C\equiv N}$ 等特征性强,而 ν_{C-C}、ν_{C-N} 的特征性不强。这是与基团振动频率与原子质量、化学键力常数及基团在分子中的相对位置有关。如组成 C—H 键的碳原子和氢原子,二者的原子质量相差较大,频率变化范围较窄,呈现强特征性;而 C—C,C—N 由于二个原子的原子量相同或接近,周围又连接许多化学键,振动频率受环境的影响在较大范围内变动,因此特征性不强。

在红外谱图上除特征区外,$1250\sim400cm^{-1}$($8.0\sim25\mu m$)区域的吸收带,大多起源于一些单键的伸缩振动和各类弯曲振动。一方面,由于其跃迁几率相对较低,一般吸收峰的相对强度较小,另一方面,由于一些单键的键强差别不大,原子质量又相似,所以谱带的位置很相近,互相间影响较大,导致谱带变动范围宽,而且细密,重叠复杂,特征性不强。但分子结构的微小变化,均会在这一区段明显地反映出来,每一化合物均有不同的吸收曲线,犹如人的指纹一样,故把此区段称为指纹区。如两种化合物具有相同的基团,在特征区的吸收曲线可能相似,但在指纹区则可充分反映出差异。因此指纹区常用于了解基团周围环境及鉴别同分异构体。

七、吸收峰峰数

在多数情况下,红外吸收光谱图上吸收峰的数目一般不等于基本振动的数目。使峰数增多的原因是由于在中红外区除基频峰外,还可能出现倍频、组频峰,以及振动耦合造成峰数增加。使峰数减少的主要原因是由于红外非活性振动、简并,有时还因为仪器分辨率不高所致。

(一)振动耦合与费米共振

分子中两个相同的基团靠得很近或者连接在同一个原子上时,由于其基本振动频率相同,一个键的振动通过公用原子使另一个键的长度发生改变,形成振动相互作用,结果使频率发生变化,并使谱带分裂成双峰,其中一个高于原来的频率,另一个低于原来的频率,这种现象称振动耦合(vibrational coupling)。如邻苯二甲酸酐 $1845cm^{-1}$ 和 $1775cm^{-1}$ 的谱带是由于两个羰基公用一个碳原子发生振动耦合的结果。

费米共振是振动耦合的一个特例。当倍频峰或组频峰位于某一强基频峰附近时,原来较弱的倍频峰或组频峰的吸收强度常被明显强化,有时还发生谱带裂分。这种倍频或组频与基频峰之间的振动耦合称费米共振(Fermi resonance)。如图 13-8。

图 13-9 是正丁基乙烯基醚的红外吸收光谱图,其中烯的 $\nu_{=CH}810cm^{-1}$ 倍频与烯 $\nu_{C=C}$ 发生费米共振,出现两个强的谱带 $1640cm^{-1}$ 和 $1613cm^{-1}$ 。

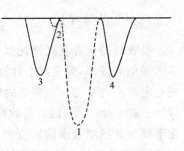

图 13-8　费米共振示意图
1-基频峰,2-倍频峰,3、4-费米共振后的两个峰

(二)红外非活性振动

理论上讲,每个基本振动在红外光谱区都应产生吸收峰,但实际并非如此。若振动过程中分子不发生瞬间偶极矩变化时,不产生红外吸收。CO_2 的对称伸缩振动频率为 $1388cm^{-1}$,但在其红外吸收光谱图上未出现此吸收峰,这是由于线性 CO_2 分子的两个键发生对称伸缩振动时,分子的正负电荷重心重合,分子的偶极矩变化值等于零。这种振动称

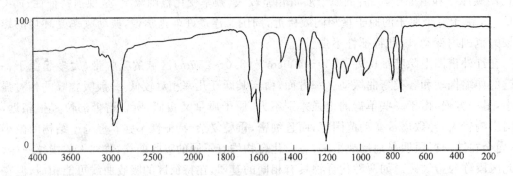

频率(cm^{-1})

图 13-9　正丁基乙烯基醚的红外吸收光谱图

为红外非活性振动(infrared inactive vibration)。红外非活性振动是使基频峰峰数小于基本振动数的主要原因。由此可知,只有在振动过程中分子偶极矩的变化不等于零$(\Delta\mu\neq0)$的振动,才能吸收相应的红外线,这是产生红外吸收的必要条件之一。

(三)简并

CO_2 的面内弯曲振动及面外弯曲振动虽然振动形式不同(振动方向相互垂直),但振动频率却相等。因此,它们的基频峰在红外吸收光谱图上同一位置 $667cm^{-1}$ 处出现一个吸收峰,这种现象称为简并(degeneration)。简并也是使基频峰峰数少于基本振动数的原因之一。

此外,仪器的灵敏度不高,一些吸收峰频率太近难以分辨,或某些振动形式的吸收太弱,均会使基频峰峰数少于基本振动数。

八、吸收峰强度

吸收峰强度的量度,一般以摩尔吸光系数(ε)表示。因摩尔吸光系数(ε)的测量受仪器狭缝宽度的影响而发生改变,故只能粗略地划分为几个等级加以比较,如表 13-3。

表 13-3　　　　　　　　　　　　　　　红外吸收峰强度

ε	谱带强度	符号	ε	谱带强度	符号
>100	很强	VS	1~10	弱	W
20~100	强	S	<1	很弱	VW
10~20	中	M			

此外,对同一红外吸收光谱图上各吸收峰强弱的比较,常用相对强度表示。谱带的相对强度反映了基团能级的振动跃迁几率,跃迁几率大者谱带的相对强度大。因此,吸收峰的相对强度,就是振动能级跃迁几率的量度。而跃迁几率则取决于在振动过程中,分子偶极矩的变化,即偶极矩变化越大,吸收强度也越大。影响分子偶极矩变化的三个主要因素,如组成化学键原子的电负性、结构的对称性及振动形式等,均能影响振动能级的跃迁几率。现以乙酸丙烯酯的红外吸收光谱(如图 13-10)来证明。

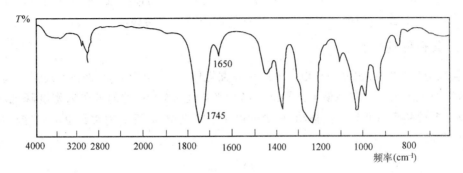

图 13-10　乙酸丙烯酯的红外吸收光谱图

$$\nu_{C=O} 1745 cm^{-1} \qquad \nu_{C=C} 1650 cm^{-1}$$

图中 $\nu_{C=O}$ 及 $\nu_{C=C}$ 二峰位置接近,这是由于两个基团元素组成的原子量相差不大,而且均以双键相连,但谱带的相对强度却相差较大。其原因在于碳、氧原子的电负性差异较大,构成 $C=O$ 基团的极性强,在振动过程中偶极矩的变化较大,吸收一定波长的红外线光子多,因此谱带的相对强度大。

在一定测定条件下,一个化合物各种振动能级的跃迁几率是恒定的。因此,可测得一条具有各种谱带强度、相对稳定的吸收曲线。

第三节　影响谱带位置的因素

基团的特征频率不是固定不变的,而是在一定范围内变动。因为分子内各基团的振动并非完全孤立,要受分子内其他部分的影响,有时还要受外部因素的影响,如溶剂的影响等,这种影响在定性时应加以注意。

一、内部因素

主要指结构因素,如相邻基团的影响及空间效应等因素。

(一)诱导效应

诱导效应（I 效应）是一种电子效应。在红外光谱中所考虑的一般指"吸电子基团"的诱导作用（-I 效应）。由于取代基具有不同的电负性，通过静电诱导作用，引起分子中电荷分布的变化，从而引起化学键力常数的改变，导致键或基团的特征频率改变。但这种效应只沿着化学键发生作用，与分子的几何形状无关。

例如，在不同的羰基化合物中，羰基受其他基团诱导作用影响不同，其基频峰位也不同。

$$
\begin{array}{ccc}
\underset{\displaystyle R\!-\!\overset{\textstyle O}{\overset{\|}{C}}\!-\!R'}{} & \underset{\displaystyle R\!-\!\overset{\textstyle O}{\overset{\|}{C}}\!-\!O\!-\!R'}{} & \underset{\displaystyle R\!-\!\overset{\textstyle O}{\overset{\|}{C}}\!-\!Cl}{}
\end{array}
$$

$\nu_{C=O}\,1715\text{cm}^{-1}$ 　　　 $\nu_{C=O}\,1735\text{cm}^{-1}$ 　　　 $\nu_{C=O}\,1800\text{cm}^{-1}$

用吸电子基团（-OR'或-Cl）代替烃基（R'），使羰基上的孤对电子向双键转移，羰基的双键性增强，力常数增大，使振动频率增加，吸收峰向高波数方向移动。

(二)共轭效应

共轭效应（M 效应）也是一种电子效应。在共轭体系中，由于 $\pi\text{-}\pi$ 或 $p\text{-}\pi$ 共轭引起 π 电子的"离域"，使电子云的分布在整个共轭链上趋于平均化，结果双键的电子云密度降低，键的力常数减小，振动频率向低频方向移动；单键的电子云密度增加，键的力常数也增加，振动频率向高频方向移动。

$$
\begin{array}{ccc}
\underset{\displaystyle R\!-\!\overset{\textstyle O}{\overset{\|}{C}}\!-\!R'}{} & \underset{\displaystyle R\!-\!\overset{\textstyle O}{\overset{\|}{C}}\!-\!\bigcirc}{} & \underset{\displaystyle R\!-\!\overset{\textstyle O}{\overset{\|}{C}}\!-\!NH_2}{}
\end{array}
$$

$\nu_{C=O}\,1715\text{cm}^{-1}$ 　　　 $\nu_{C=O}\,1685\text{cm}^{-1}$ 　　　 $\nu_{C=O}\,1650\text{cm}^{-1}$

(三)偶极场效应

偶极场效应（F 效应）也使电子云的分布发生变化。但诱导和共轭效应均是通过化学键起作用，而 F 效应则通过空间排列起作用，因此与分子的立体结构有关。通常只有那些在立体结构上相互靠近的基团之间才能产生 F 效应。

例如氯代丙酮有三种旋转异构体：

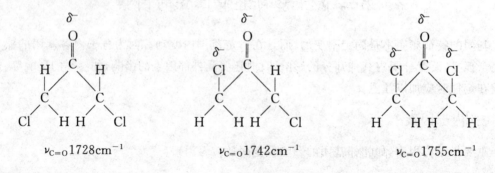

$\nu_{C=O}\,1728\text{cm}^{-1}$ 　　　 $\nu_{C=O}\,1742\text{cm}^{-1}$ 　　　 $\nu_{C=O}\,1755\text{cm}^{-1}$

氯原子和氧原子均为键偶极的负极,当空间位置使氯原子和氧原子靠近时,发生相互排斥作用,使 C=O 键上的电子云移向双键中间,力常数增大,振动频率向高频移动。

(四)氢键效应

当一个系统内的质子给予体的 s 轨道与质子接受体的 p 轨道或 π 轨道发生有效重叠时,便形成氢键。氢键的形成对谱带位置及强度均有明显的影响,常导致伸缩振动频率向低频方向移动。

例如,羟基与羰基形成分子内氢键时,羟基和羰基的电子云密度降低,伸缩振动频率向低频方向移动。

ν_{O-H}(缔合)2843cm^{-1}
$\nu_{C=O}$(缔合)1622cm^{-1}
$\nu_{C=O}$(游离)1675cm^{-1}

ν_{O-H}(游离)3615~3605cm^{-1}
$\nu_{C=O}$(游离)1676cm^{-1}
$\nu_{C=O}$(游离)1673cm^{-1}

分子内氢键不受浓度的影响,吸收峰的位置与浓度无关,有助于结构的分析。

分子间氢键与溶液的浓度有关,振动频率常随溶液浓度的改变而改变。因此,可观测稀释过程中峰位是否变化,来判断分子间是否形成氢键。

例如,乙醇的浓度小于 0.01mol/L 时,乙醇分子间不形成氢键,ν_{OH} 为 3640cm^{-1},随着乙醇浓度增加,大于 0.1mol/L 时,乙醇分子间发生氢键缔合,生成二聚体和多聚体,ν_{OH} 依次降低为 3515cm^{-1} 和 3350cm^{-1}。

(五)键角效应

在正常情况下,碳原子位于正四面体的中心,碳原子的 sp^3 杂化电子形成 109°28′ 的键角,此时,各杂化电子间的斥力最小,体系最稳定,但随着键角变小,环的张力增加,对双键振动频率产生显著影响。

环外双键随着环张力增加,双键性增强,振动频率向高频方向移动。

$\nu_{C=C}$ 1650cm^{-1}　　$\nu_{C=C}$ 1657cm^{-1}　　$\nu_{C=C}$ 1678cm^{-1}　　$\nu_{C=C}$ 1781cm^{-1}

环内双键随着环张力增加,双键性减弱,振动频率向低频方向移动。

$\nu_{C=C}$ 1639cm^{-1}　　　　$\nu_{C=C}$ 1623cm^{-1}　　　　$\nu_{C=C}$ 1566cm^{-1}　　　　$\nu_{C=C}$ 1541cm^{-1}

(六)空间位阻

含有羰基的化合物,当羰基与烯键或苯环共轭时,由于立体位阻羰基与双键或苯环不能在同一平面,结果共轭受到限制,使羰基伸缩振动频率向高频方向移动。

$\nu_{C=O}$1663cm^{-1}　　　　　$\nu_{C=O}$1686cm^{-1}　　　　　$\nu_{C=O}$1693cm^{-1}

二、外部因素

主要指溶剂及仪器色散元件的影响,温度也有影响,但温度变化不大时,影响较小。

溶剂的影响主要表现为使极性基团的谱带发生位移。由于极性基团与极性溶剂之间能形成氢键,伸缩振动频率向低频方向移动,形成氢键的能力越强,移动的幅度越大。如羧酸中羰基的伸缩振动频率。

非极性溶剂中:　　　　(单体)R—COOH　　　　　　　　　　　　$\nu_{C=O}$1760cm^{-1}

(二聚体)　　　　　　　　　　　　　　　　　　　$\nu_{C=O}$1710cm^{-1}

醚溶液中:　　　　　　　　　　　　　　　　　　　$\nu_{C=O}$1735cm^{-1}

醇溶液中:　　　　　　　　　　　　　　　　　　　$\nu_{C=O}$1720cm^{-1}

第四节　红外分光光度计

红外分光光度计的发展大体经历了三个阶段,仪器的主要区别在于单色器。第一代仪器为棱镜红外分光光度计。这类仪器使用的岩盐棱镜易吸潮损坏且分辨率低,已被淘汰。第二代仪器为光栅红外分光光度计,其分辨率比棱镜仪器高,而且具有对安装环境要求不高及价格便宜等优点,应用广泛,它的缺点是扫描速度仍然较慢。第三代仪器为傅里叶变换红外光谱仪(Fourier transform infrared spectrometer,FT-IR spectrometer)。这种仪器的单色器多用Michelson 干涉仪,有很高的分辨率和极快的扫描速度,一次全程扫描仅需零点几秒。目前这种仪器正朝着宽波数、多用途方向发展。尤其是微处理机的应用,解决了定量分析灵敏度差的问题,利用多变量统计方法对多组分进行定量分析。在定性方面应用计算机可进行谱带的辨认与检索。目前已成功地进行了 GC-FTIR 及 HPLC-FTIR 的联用。

红外分光光度计可分为色散型及干涉型两大类,前者习惯称为红外分光光度计,而后者称为傅里叶变换红外光谱仪。

一、光栅型红外分光光度计的主要部件

(一)辐射源(光源)

凡能发射连续红外光谱,强度能满足需要的物体,均可作为红外光源。常见的有以下几种:

1. 硅碳棒(Globar)

用碳化硅制成中间细两端粗的实心棒,中间为发光部分,直径约为 5mm,长约 5cm,工作温度为 1200℃～1400℃。最大发射波数 5500～5000cm^{-1}。特点是寿命长,坚固,发光面积大,工作前无需预热。

2. Nernst 灯

由稀有金属氧化物(ZrO_2 85% 与 Y_2O_3 15% 或 CeO_2 及 ThO_2)的混合物烧结而成。该灯在低温情况下为绝缘体,温度升高到约 500℃时,电阻迅速降低而成半导体。当温度高于 700℃时成为导体,并开始发射连续红外辐射。正常工作温度为 1750℃,因此工作前需预热。该光源的特点是发光强度大,最大发射频率为 7100cm^{-1}。

(二)色散元件

由于尚无较理想的红外线透过材料,目前多用反射光栅。在玻璃或金属坯体上每毫米间隔内,刻划上数十至百余条等距线槽而构成反射光栅,其表面呈阶梯形。当红外线照射至光栅表面时,由反射线间的干涉作用而形成光栅光谱,各级光谱相互重叠,为了获得单色光必须滤光。由于一级光谱最强,故常滤去二级、三级光谱。

(三)检测器

常用检测器为真空热电偶及 Golay 池等。

1. 真空热电偶

利用二种不同导体构成回路时的温差电现象,将温差转变为电位差的装置称为热电偶(thermocouple)。红外分光光度计所用 HW 型真空热电偶是用半导体热电材料制成。热电

偶的接受面(靶)涂有金属,使接受面有吸收红外辐射的良好性能。靶的正面装有岩盐窗片,用于透过红外线辐射。

2. Golay 池(气胀式检测器)

Golay 池是目前红外分光光度计所用检测器中灵敏度比较高的一种。通过岩窗的红外辐射被低热容量薄膜所吸收,由于薄膜温度升高,空气中的氩气因加热膨胀而产生压力,使封闭气室另一端的软镜膜变形,此外从检测器光源通过线栅到达软镜膜,当外界无红外辐射时,则软镜膜处于平衡状态,由软镜膜反射出来的上部线栅像与下部线栅像完全重合,若有红外辐射时,则软镜膜变形,线栅像发生位移,使射出光电管的光强发生改变而被检测。

(四)吸收池

对液体及气体样品可用液体或气体吸收池,它们均具有岩盐窗片,各种岩盐窗片的透过限度波长见表13-4。

表 13-4 **各种岩盐窗片的应用波长**

材　料	透过限度波长(μm)	材　料	透过限度波长(μm)
NaCl	16	CsI	56
KBr	28	KRS-5(TiI-TiBr)	45

对 KBr 及 NaCl 窗片需注意防止吸湿、潮解。

二、光栅型红外分光光度计的工作原理

光栅型红外分光光度计是由光源、吸收池(或固体样品装置)、单色器、检测器及放大记录五个基本部分组成。它与自动记录的紫外-可见分光光度计的结构类似,其光路图见图13-11。

红外线由光源 S_0 发出,分别由凹面镜 M_1、M_2 及 M_3、M_4 对称地分为两束光,其中一束光(S 光束)通过样品池 C_1,称为样品光束(或测量光束);另一束光(R 光束)通过空白对照池(或称补偿池)C_2,称为参比光束。两光束分别聚集于小光楔 Tr(100%调节钮)及大光楔 W(梳状光栏)上,再分别由 M_5、M_6、M_8 反射会合于斩光器 M_7(扇面镜)上。斩光器每旋转一周,样品光束与参比光束以相同的入射角交替射至椭圆镜 M_9 上,再经 M_{10} 镜反射后,两光束交替成像于入射狭缝 S_1 上。经过 S_1 的光束被准直镜 M_{11} 反射形成平行光束,投射至色散元件光栅 G 上。光束被色散后,再经 M_{11} 在出射狭缝 S_2 上排列成光谱。由于在波数扫描过程中光栅 G 按一定速度转动,因此使不同波长的红外线依次通过出射狭缝 S_2 及滤光片 F,再经 M_{13} 反射,及椭圆镜 M_{14} 聚集在真空热电偶 Tc 的接受面(靶)上,热电偶将光信号变成电信号。

由于斩光器 M_7 每秒旋转 10 周,因此样品光束与参比光束将每秒 10 次交替射至热电偶上。当两光束光度相等时,则热电偶无交流信号输出,当参比光束光强大于样品光束时,则在热电偶上产生与光强差成正比的每秒 10 周交流信号电压。此信号电压经放大、调制等步骤而后驱动笔电动机,带动参比光束中的光楔使之向减弱参比光束光强的方向移动,直至两光束光

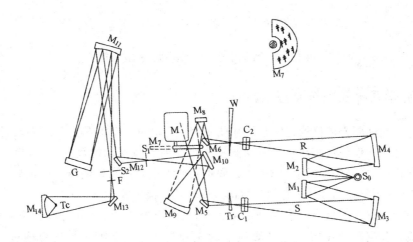

图 13-11 光栅型红外分光光度计光路图

S_0 光源；$M_{1,2,3,4}$ 球面镜；R 参比光束；S 样品光束；C_1 样品池；C_2 空白池；Tr 小光楔（100％调节钮）；W 大光楔（梳状光栏）；$M_{5,6,8,10,12,13}$ 反射镜；M_7 斩光器（扇面镜）；$M_{14,9}$ 椭圆镜；S_1 入射狭缝；S_2 出射狭缝；G 光栅；M_{11} 准直镜；F 滤光片；Tc 热电偶

强相等时为止，此时热电偶无信号输出，处于平衡状态。

因为光楔的透光面积由零到最大值是严格按线性变化的，因此参比光束中光楔所在的位置，正好等于样品的透光率。由于记录笔与光楔同步移动，所以记录笔可以记录波数扫描过程中样品的透光率变化，因此可绘制样品的吸收曲线。

三、傅里叶变换红外光谱仪简介

（一）傅里叶变换红外光谱仪的构成

目前，要求能对样品进行快速分析，以期与色谱仪器联用，充分发挥各自的分离分析效能，色散型红外分光光度计由于本身的局限，要获得一张完整的谱图至少需要约 2 秒左右的时间，因此不能满足联机快速扫描的要求。而干涉型红外分光光度计即傅里叶变换红外分光光度计（FT-IR）全程扫描时间小于 1 秒，可达到上述要求，它由迈克逊干涉仪及数据处理系统等部分组成，其构成如下：

光源发出的红外辐射，由迈克逊干涉仪产生干涉图，通过样品后，得到带有样品信息的干涉图到达检测器，经放大器将信号放大，这种干涉信号难以进行光谱解析，将它输入到专用计算机的磁芯储存体系中，由计算机进行傅里叶变换快速计算，将干涉图进行演算后，再经数字-模拟转换（D/A）及波数分析器扫描记录，便可得到通常的红外光谱图。

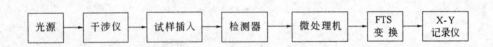

图 13-12　傅里叶变换红外光谱仪构成示意图

(二)光学系统及工作原理

傅里叶变换红外光谱仪的光路系统如图 13-13 所示。由光源发出的红外辐射经凹面镜使成平行光进入干涉仪。从干涉仪出来的脉动光束投射到一摆动的反射镜 B,使光束交替通过样品池或参比池,再经摆动反射镜 C(与 B 同步),使光束聚焦至检测器上。检测器可以是硫酸三苷钛(TGS),或氘化的 TGS(简称 DTGS),或者是汞镉碲检测器(MCT)。

Michelson 干涉仪(图 13-14)主要是由光源、固定反射镜(测定镜)、移动反射镜、分束器及检测器组成。分束器的作用是将光源射出的光分为两束,其中 50% 光线透过到达移动镜,50% 反射到固定镜。设有一单色光源产生一无限窄完全准直的光束,波长为 λ,频率为 ν,被光束器分为两束,检测器同时检测到两个反射镜的反射信号。两束反射光的光程差 $\delta = 2(OM-OF)$,其中 OM 与 OF 分别为两束光线的光程。光移动镜、固定镜与分束器间的距离相等时,光程差为零($\delta = 0$),两光束相位相同,是相长干涉。检测器测得的光线强度为两光线强度和。当移动镜移动 $\lambda/4$,$\delta = \lambda/2$ 时,到达检测器的两束光线的相位相差 180°,相位差为 $\lambda/2$,正好相反,是相消干涉;移动 $\lambda/2$,$\delta = \lambda$ 时,又为相长干涉,见图 13-15。

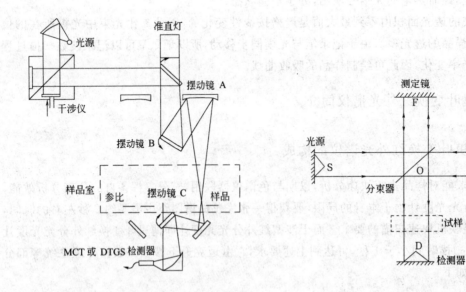

图 13-13　傅里叶变换红外光谱仪的光路系统　　　图 13-14　麦克逊干涉示意图

在其他光程差时,检测到的光强度介于两者之间,连续移动反射镜在连续改变着光程差,改变着干涉条纹。记录中央条纹,得到干涉图,作表示此干涉图函数的傅里叶余弦变换,即得

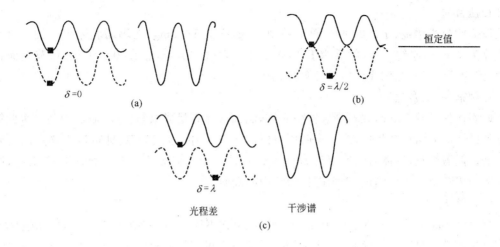

图 13-15　三种不同光程差的干涉图

到红外吸收光谱。

（三）傅里叶变换红外光谱仪的优点

（1）扫描速度快　色散型仪器是按波数的变化依次测定样品对红外线的吸收,从而获得红外光谱图。而傅里叶变换红外光谱仪的干涉仪,在整个时间内同时测定所有波数的信息,一般在 1 秒钟时间内便可对全谱进行快速扫描,从而为实现与色谱仪器联用提供必要条件。

（2）分辨率高　色散型仪器(如光栅红外分光光度计)的分辨率 $1000cm^{-1}$ 处为 $0.2cm^{-1}$,由于傅里叶变换红外光谱仪的分辨率取决于干涉图形,仪器所能达到的光程差越大,则分辨率越高,一般可达 $0.1\sim0.005cm^{-1}$,从而大大提高了仪器的性能。

（3）灵敏度高　由于干涉型仪器的输出能量大,可分析 $10^{-9}\sim10^{-12}g$ 超微量样品。

（4）精密度高　波数是红外谱图的一个重要参数,是红外定性分析的依据。傅里叶变换红外光谱仪的波数精密度可准确测量到 $0.01cm^{-1}$。

（5）测定光谱范围宽　测定光谱范围可达 $10\sim10^{4}cm^{-1}$。

四、样品的制备

气、液及固态样品皆可测定其红外光谱,但以固态样品最为方便。对样品的要求:

（1）样品的纯度应大于 98%,以便与纯化合物光谱对照(sadtler 纯化合物光谱是由纯度大于 98% 的样品测得)。否则试样会使谱图的解析带来困难,有时还可能得出错误的判断。

（2）样品应不含水分(结晶水、游离水),以防羟基峰被干扰或盐窗被破坏。经纯化后的样品,不同物态采用不同方法进行分析。

（一）固体样品

可用压片法、糊剂法及薄膜法。

1. 压片法

取 200 目光谱纯、干燥的 KBr 粉末约 200mg,样品 1～2mg,在玛瑙乳钵中研细、混匀,压成直径为 13mm,厚约 1mm 的透明 KBr 样品片。光谱纯 KBr 在 4000～400cm^{-1} 范围无特征吸收,因此可测得样品的完整中红外吸收光谱。

2. 糊剂法(软膏法)

取固体样品约 10mg,在玛瑙乳钵中研细,滴加液体石蜡或全氟代烃,研成糊剂。将此糊剂夹于可拆卸池的两块窗片中,或夹于两块空白的 KBr 片中,放入光路,即可测定样品的红外吸收光谱。但需注意,液体石蜡适用于 1300～400cm^{-1},全氟代烃适用于 4000～1300cm^{-1},两者配合可完成整个波段的测定,否则需扣除它们的吸收。

3. 薄膜法

将固体样品溶于挥发性溶剂中,涂于窗片或空白 KBr 片上,待溶剂挥发后,样品遗留于窗片上而成薄膜。测定时需待溶剂完全挥发,否则溶剂可能干扰样品光谱。测毕用溶剂冲洗窗片,除去薄膜,不能强制剥离,否则易损坏窗片。

(二)液体样品

可用夹片法、液体池法。黏度大的样品还可用涂片法。

1. 夹片法

适用于挥发性不大的液态样品,此法简便。选用两圆形空白 KBr 片,将液态样品滴入其中一片上,再盖上另一片,片的两外侧放上环形纸垫,放入片剂框中夹紧,置于光路中,即可测定样品的红外吸收光谱。空白片在气候干燥时,可用溶剂洗净,再用一至二次。

2. 涂片法

黏度大的液体样品,可以涂在一片空白片上测定,不必夹片。

3. 液体池法

将液态样品装入具有岩盐窗片的液体池中,测定样品的吸收光谱。

另外,有些样品红外吸收很强,测定时需用溶剂稀释。但由于溶剂本身在某一区段也有红外吸收,因此采用一种溶剂很难获得完整的红外光谱,一般采用不同溶剂进行分段测量。如常用 CCl_4(4000～1350cm^{-1})及 CS_2(1350～600cm^{-1})。CCl_4 在 1580cm^{-1} 处稍有干扰。

(三)气体样品

纯化后直接将气体打入气体池进行测定。

第五节   红外光谱与分子结构的关系

绝大多数有机化合物的基频峰出现在 4000～400cm^{-1} 波数区域。在研究了大量相关化合物红外光谱的基础上,总结出了各种特征基团的特征吸收频率,真实地反映了红外光谱与分子结构的关系,并用于结构分析。

一、特征区与指纹区

(一)特征区

习惯上将红外光谱中 $4000\sim1250\mathrm{cm}^{-1}(2.5\sim8.0\mu\mathrm{m})$ 区间称为特征区。特征区的吸收峰比较稀疏,容易辨别。此区间主要包括:含氢原子的单键、各种叁键及双键的伸缩振动基频峰,还包括部分含氢单键的面内弯曲振动的基频峰。在特征区中,羰基峰很少与其他峰重叠。且谱带强度大,是最易识别的吸收峰。还由于含羰基的化合物较多,因此羰基峰是最受重视的吸收峰之一。

(二)指纹区

红外光谱中 $1250\sim400\mathrm{cm}^{-1}(8.0\sim25\mu\mathrm{m})$ 的低频区称为指纹区。此区间的红外线能量较低,所出现的谱带起源于各种单键的伸缩振动,以及多数基团的弯曲振动。因为弯曲振动的能级差小,因此在此区间谱带一般较密集,犹如人的指纹,故称为指纹区。各个化合物在结构上的微小差异在指纹区都会得到反映,因此,在确认有机化合物的结构时用处很大。

二、红外光谱的九个重要区段

化合物的红外吸收光谱是分子结构的客观反映,谱图中的吸收峰都对应着分子中化学键或基团的各种振动形式。关于吸收峰位置与分子结构的关系,已总结了一些规律,通常将红外光谱图划分为九个区段(表 13-5)。根据表 13-5 中的数据,可了解化合物红外光谱的特征;反之,也可根据红外光谱特征,初步推测化合物中可能存在的特征基团,为进一步确定化合物的结构提供信息。

表 13-5 红外光谱的九个重要区段

区段	波长($\mu\mathrm{m}$)	波数(cm^{-1})	基团及振动类型
1	2.7~3.3	3700~3000	ν_{OH},ν_{NH}
2	3.0~3.3	3300~3000	$\nu_{=CH}$,$\nu_{\equiv CH}$,$\nu_{\phi H}$
3	3.3~3.7	3000~2700	$\nu_{CH(CH_3,CH_2,CH,CHO)}$
4	4.2~4.9	2400~2100	$\nu_{C\equiv C}$,$\nu_{C\equiv N}$
5	5.3~6.1	1900~1650	$\nu_{C=O}$(酸酐、酰氯、酯、醛、酮、羧酸、酰胺)
6	5.9~6.2	1675~1500	$\nu_{C=C}$,$\nu_{C=N}$
7	6.8~7.7	1475~1300	δ_{CH}
8	7.7~10.0	1300~1000	ν_{C-O}(酚、醇、醚、酯、羧酸)
9	10.0~15.4	1000~650	$\gamma_{=CH}$(烯氢、芳氢)

三、典型光谱

通过了解各类有机化合物的红外光谱特征,以便识别红外光谱与分子结构的关系。

(一)烷烃类

烷烃类红外吸收光谱中,有价值的特征峰是 ν_{C-H} 3000～2850cm^{-1}(S)和 δ_{C-H} 1470～1375cm^{-1}。饱和化合物的碳氢的伸缩振动均在 3000cm^{-1} 以下区域,不饱和化合物的碳氢伸缩振动均在 3000cm^{-1} 以上区域,由此可以区分饱和及不饱和化合物。

1. ν_{C-H}

CH$_3$ ν_{as} 2962±10cm^{-1}(s); ν_s 2872±10cm^{-1}(s)

CH$_2$ ν_{as} 2926±10cm^{-1}(s); ν_s 2853±10cm^{-1}(s)

CH ν 2890±10cm^{-1}(w);一般被 CH$_3$ 和 CH$_2$ 的 ν_{CH} 所掩盖,不易检出。

2. δ_{C-H}

CH$_3$ δ_{as} 1450±20cm^{-1}(m); δ_s 1375±10cm^{-1}(s)

CH$_2$ δ_{as} 1465±10cm^{-1}(m)

(1)当两个或三个 CH$_3$ 在同一碳原子上时,由于同碳的两个同相位和反相位的面内弯曲振动耦合使 δ_s(1375±10cm^{-1})吸收带分裂为双峰。其分裂的程度与两个 CH$_3$ 键角大小有关,键角越小,分裂程度越大。异丙基和偕二甲基的 δ_s 吸收峰大约位于 1385cm^{-1} 和 1370cm^{-1} 处,其强度几乎相等,或分叉为主带和肩带。叔丁基夹角更小,双峰间距增大,位于 1395cm^{-1} 和 1365cm^{-1},低频吸收带的强度比高频吸收带强一倍。

(2)CH$_2$ 的面内摇摆振动频率(ρ_{CH})随邻 CH$_2$ 数目而变化。在－(CH$_2$)n－中 $n \geqslant 4$ 时,ρ_{CH} 峰出现在 722±10cm^{-1}(m)处。随着相连 CH$_2$ 个数的减少,峰位有规律地向高频移动,如 —CH$_2$—CH$_2$—CH$_3$ 移至 743～734cm^{-1},—CH$_2$—CH$_3$ 移至 790～770cm^{-1}。由此可判断分子中的—CH$_2$ 链的长短。

(3)环烷烃中,CH$_2$ 的伸缩振动频率,随着环张力的增加,sp^2 杂化程度增加,ν_{C-H} 向高频位移,如环丙烷中的 $\nu_{as(CH)}$ 出现在 3050cm^{-1},强度减弱。

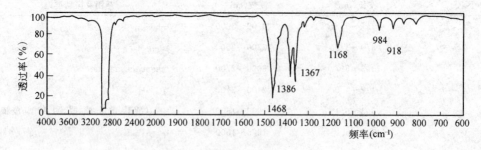

图 13-16   2,4-二甲基戊烷的红外吸收光谱图

$$
\begin{matrix}
H_3C & & & CH_3 \\
& CH-CH_2-CH & \\
H_3C & & & CH_3
\end{matrix}
$$
       1386cm^{-1} 和 1367cm^{-1} 是异丙基的特征吸收。

(二)烯烃类

烯烃类化合物,其红外光谱特征是 $\nu_{C=C}1695\sim1540cm^{-1}$(w), $\nu_{=C-H}3095\sim3000cm^{-1}$(m) 和 $\gamma_{=C-H}1010\sim667cm^{-1}$(s)。

1. $\nu_{=C-H}$

凡是未全部取代的双键在 $3000cm^{-1}$ 以上区域应有 $=C-H$ 键的伸缩振动吸收峰。结合碳碳双键特征峰可确定其是否为不饱和化合物。

2. $\nu_{C=C}$

烯烃的 $\nu_{C=C}$ 大多在 $1650cm^{-1}$ 附近,一般强度较弱。结构的对称程度、取代基的质量、电负性和共轭作用等均能引起双键上电荷分布的变动,从而改变吸收峰的位置和强度。若双键共轭,π 电子云离域、平均化,双键的力常数变小,$\nu_{C=C}$ 向低频移动,同时产生耦合,出现两个吸收峰,分别为同相(振动相位相同)及反相振动耦合所产生,$\nu_{C=C}$ 强度增加。若取代基完全对称,吸收峰消失。

3. $\gamma_{=C-H}$

烯烃的 $\gamma_{=C-H}$ 受其他基团的影响较小,峰较强,具有高度特征性,可用于烯烃的定性,确定烯类化合物的取代模式。如乙烯基的 $\gamma_{=C-H}$ 分别于 $990\pm5cm^{-1}$ 和 $910\pm5cm^{-1}$ 出现双峰;反式单烯取代的 $\gamma_{=C-H}$ 出现在 $965\pm10cm^{-1}$,顺式单烯双取代的 $\gamma_{=C-H}$ 出现在 $690\pm10cm^{-1}$。

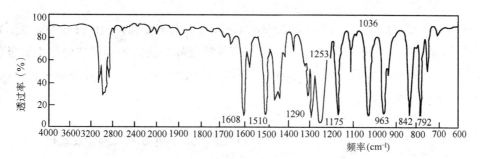

图 13-17　1-对甲氧基苯丙烯的红外吸收光谱图

$\nu_{C=C}1670cm^{-1}$(w),$\nu_{C-H}3060cm^{-1}$(m),$\gamma_{C-H}963cm^{-1}$(s),表示反式双键

(三)炔烃类

炔烃类主要有三种类型的振动:$\nu_{C\equiv C}2270\sim2100cm^{-1}$,$\nu_{\equiv CH}\sim3300cm^{-1}$,$\gamma_{\equiv CH}645\sim615cm^{-1}$。

1. $\nu_{\equiv CH}$

$\nu_{\equiv CH}$ 是高度特征的,其吸收频率高于烯烃($=C-H$)和芳烃(Ar—H)的频率。$\nu_{\equiv CH}$ 峰强度高,形状尖锐。

2. $\gamma_{\equiv CH}$

$\gamma_{\equiv CH}$ 属强宽吸收,倍频峰位于 $1250cm^{-1}$ 附近,也较强。有助于 $\equiv C-H$ 的鉴定。

3. $\nu_{C\equiv C}$

$\nu_{C\equiv C}$峰形尖锐。C≡C基处于分子末端(R—C≡C—H)时,由于分子对称性差,$\nu_{C\equiv C}$吸收峰较强,吸收频率偏低(~2100cm^{-1})。在双取代化合物中,分子的对称性增加,吸收峰变弱,振动频率升高(~2200cm^{-1})。当分子完全对称时,$\nu_{C\equiv C}$吸收峰消失。因此在2100cm^{-1}附近不出现吸收峰,并不意味 C≡C 基团不存在。

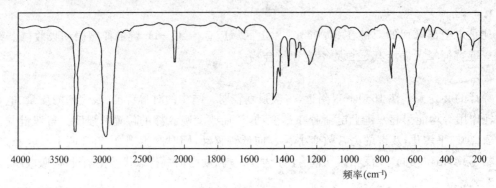

图 13-18 1-已炔的红外吸收光谱图

$CH_3(CH_2)_2CH_2—C\equiv CH$ $\nu_{C\equiv C}2120cm^{-1},\nu_{\equiv C-H}\sim3300cm^{-1},\gamma_{\equiv C-H}640cm^{-1}$

(四)芳烃类

取代苯的主要特征峰:$\nu_{\phi H}3125\sim3030cm^{-1}$(m),$\nu_{C=C}$(骨架振动)$\sim1600cm^{-1}$(m 或 s)及~1500cm^{-1}(m 或 s),$\gamma_{\phi H}910\sim665cm^{-1}$(s);以上三种特征峰是决定苯环存在的最主要吸收峰。除此之外还有泛频峰出现在 2000~1667cm^{-1}区间(w 或 vw)。$\gamma_{\phi H}$与泛频峰是决定取代位置与数目的重要特征峰。

$\gamma_{\phi H}742cm^{-1}$(4 个相邻 H),示邻双取代

1. $\nu_{\phi H}$

$\nu_{\phi H}$大多出现在 3070~3030cm^{-1}。常和苯环骨架振动的合频峰在一起,形成整个吸收带,峰尖锐,弱至中等强度,其中最强的一个来源于 $\nu_{\phi H}$。

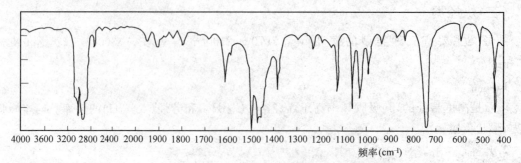

图 13-19 邻二甲苯的红外吸收光谱图

2. $\nu_{C=C}$

$\nu_{C=C}$吸收峰是芳香族化合物骨架振动的特征峰。一般在此区域出现二到四个强度不等而尖锐的峰。苯环中，1600cm^{-1}及1500cm^{-1}峰为主峰，强度较大。结合$\nu_{\phi H}$可作为鉴别芳环的依据。

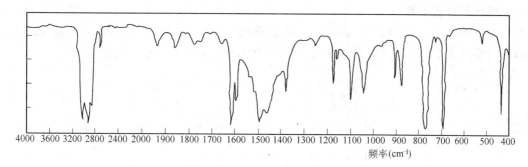

图 13-20　间二甲苯的红外吸收光谱图

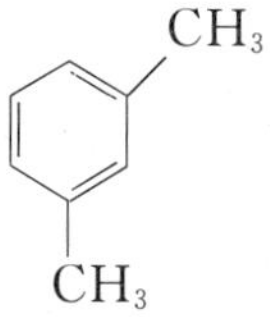

$\gamma_{\phi H}904cm^{-1}$（孤立 H），$\gamma_{\phi H}767cm^{-1}$（3 个相邻 H），
$\gamma_{\phi H}693cm^{-1}$（3 个相邻 H），示间双取代

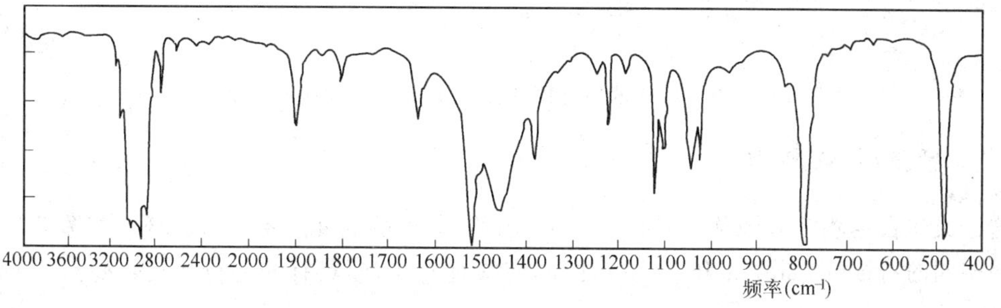

图 13-21　对二甲苯的红外吸收光谱图

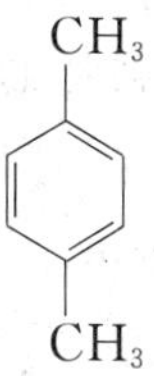

$\gamma_{\phi H}792cm^{-1}$（2 个相邻 H），示对双取代—CH$_3$

当苯环与不饱和或含 n 电子的基团共轭时，由于双键伸缩振动间的耦合，1600cm^{-1}吸收峰分裂，约在 1580cm^{-1}出现第三个吸收峰。有时在～1450cm^{-1}处出现第四个吸收峰，但常与 CH$_3$ 或 CH$_2$ 的弯曲振动峰重叠而不易辨认。

3. $\gamma_{\phi H}$

$\gamma_{\phi H}$属强吸收，是确定苯环上取代位置及鉴定苯环存在的重要特征峰，其峰位与苯环上相邻氢的数目密切相关，随苯环上相邻氢数目的减少而向高频方向转移。如 1,2,3-三取代苯有三个相邻 H,$\gamma_{\phi H}$ 移至 $780 \sim 760 cm^{-1}$,而 $1,2,3,4$-四取代苯只有二个相邻 H,$\gamma_{\phi H}$ 移至 $860 \sim 800 cm^{-1}$。

4.取代苯的泛频峰

来源于 $\gamma_{\phi H} 910 \sim 665 cm^{-1}$ 的倍频和合频,峰强较弱,是苯环取代位置的高度特征峰。峰位与峰形主要取决于取代基的数目与位置,而与取代基的性质关系很小。见图 13-22。

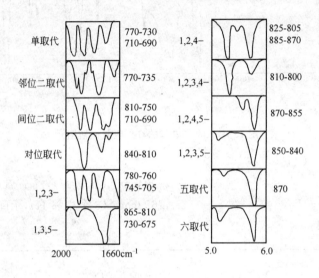

图 13-22　取代苯的泛频峰及＝CH 面外弯曲振动频率

（五）醇、酚及羧酸类

这三类化合物均含有羟基。对比正辛醇、丙酸、苯酚的红外光谱图(图 13-23),发现它们具有某些相同的特征峰,如 ν_{O-H} 和 ν_{C-O}。此外,羧酸有 $\nu_{C=O}$,酚具有苯环特征吸收峰。

1.ν_{O-H}

在气态或非极性稀溶液中,该类化合物均以单体游离方式存在,醇 $\nu_{O-H} 3650 \sim 3590 cm^{-1}$(s),酚 $\nu_{O-H} 3610 \sim 3590 cm^{-1}$(s),二者相近,羧酸的羟基与醇类不同,具有与氢很强的结合力,在通常测定条件下,都要形成氢键缔合,在 $3300 \sim 2500 cm^{-1}$ 范围内形成一独特的宽峰。在液态或极性浓溶液中,该类化合物产生氢键缔合,形成二聚体或多聚体,导致 ν_{O-H} 向低频方向移动。通常二聚体的 ν_{O-H} 比游离羟基频率低 $120 cm^{-1}$,多聚体的 ν_{O-H} 约低 $30 cm^{-1}$。

2.ν_{C-O} 及 δ_{O-H}

ν_{C-O} 峰较强,是羟基化合物的第二特征峰。醇的 ν_{C-O} 为 $1250 \sim 1000 cm^{-1}$;酚的 ν_{C-O} 为 $1335 \sim 1165 cm^{-1}$;羧酸 ν_{C-O} 出现在 $1266 \sim 1205 cm^{-1}$。δ_{O-H} 较弱,且峰位与 ν_{C-O} 接近,因此,常把此区段出现的双峰视为 ν_{C-O} 及 δ_{O-H} 耦合所致,不细分它们的归属。

3.$\nu_{C=O}$

$\nu_{C=O}$ 是此三类化合物中羧酸独有的重要特征吸收峰,峰位为 $1740 \sim 1650 cm^{-1}$ 的高强吸收峰,干扰较少。可据此区别羧酸与醇和酚。

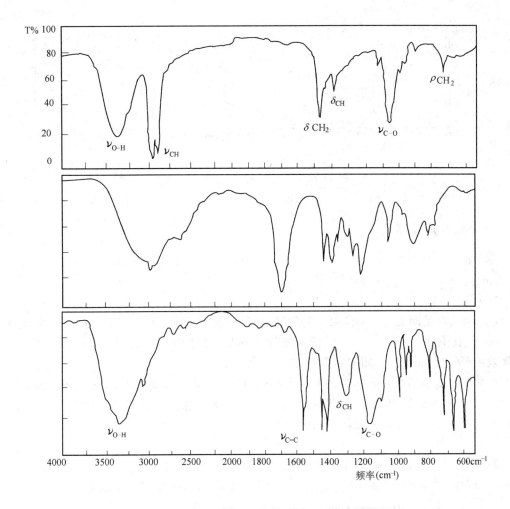

图 13-23　正辛醇、丙酸、苯酚的红外吸收光谱图

(六)醚类

醚类化合物分子中含有 C—O—C 键,但 ν_{C-O-C} 吸收峰的特征性不强。这是因为碳原子和氧原子质量相近,C—O 键与 C—C 键的力常数也接近。只是 C—O 键的极性比 C—C 键的极性大,振动时引起偶极矩的改变较大,因此,ν_{C-O-C} 吸收峰较强。

脂肪族醚类唯一特征吸收峰是 ν_{C-O-C},见图 13-24。虽然醚键具有对称与不对称伸缩两种振动形式,前者为红外非活性振动,无吸收峰。开链醚的取代基对称或基本对称时,$\nu_{asC-O-C}$ 出现在 1150～1050cm^{-1},为强宽吸收峰,ν_{sC-O-C} 消失或很弱。

环醚中,$\nu_{asC-O-C}$ 随环张力的增大向高频位移,如三元环醚的 $\nu_{asC-O-C}$ 在 1280～1240cm^{-1},而大环醚的 $\nu_{asC-O-C}$ 一般在 1140～1070cm^{-1} 之间。

烯醚或芳醚中均含有 —C═C—O—C 基团,因 p-π 共轭,使醚键的双键性增加,ν_{C-O-C} 吸收峰向高频移动,出现在 1275～1150cm^{-1} 区间,比相应的脂肪醚频率高。

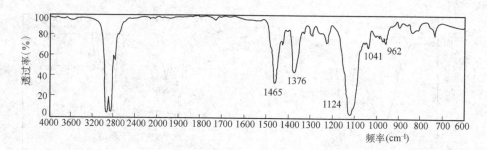

图 13-24　二-丁醚的红外吸收光谱图

$$CH_3(CH_2)_3-O-(CH_2)_3CH_3 \qquad \nu_{as(C-O-C)}1124cm^{-1}(s)$$

（七）酯和内酯类

酯类的主要特征峰：$\nu_{C=O}1750\sim1735cm^{-1}(s)$，$\nu_{as(C-O-C)}1330\sim1150cm^{-1}$，$\nu_{s(C-O-C)}1240\sim1030cm^{-1}$。

1. $\nu_{C=O}$

$\nu_{C=O}$吸收峰是酯类化合物的第一特征峰，一般为谱图中最强峰。通常酯的$\nu_{C=O}$吸收峰（$\sim1740cm^{-1}$）比酮（$\nu_{C=O}1720cm^{-1}$）高，因为酯分子中的氧原子吸电子诱导效应（$-I$）大于供电子共轭效应（M），从而使振动频率向高频移动。

内酯的$\nu_{C=O}$吸收峰位置与环的张力大小密切相关。六元环无张力，同正常开链酯，$\nu_{C=O}$在$\sim1740cm^{-1}$。环变小，张力增加，键力常数加大，$\nu_{C=O}$吸收峰向高频移动。如丙内酯的$\nu_{C=O}$吸收峰值比开链酯或六元环内酯峰增加$85cm^{-1}$。

2. ν_{C-O-C}

酯的$\nu_{as(C-O-C)}$强度大，峰较宽，是鉴别酯的第二特征峰。$\nu_{as(C-O-C)}1330\sim1150cm^{-1}$。$\nu_{s(C-O-C)}1240\sim1030cm^{-1}$，内酯的$\nu_{s(C-O-C)}$强度一般都较大，如图 13-25、图 13-26。

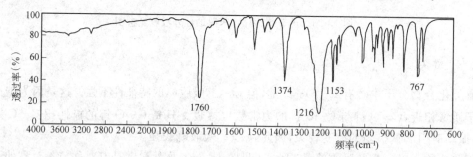

图 13-25　乙酸 β-萘酯的红外吸收光谱图

$$\nu_{C=O}1760cm^{-1}(s)，\nu_{as(C-O-C)}1216cm^{-1}（宽）$$

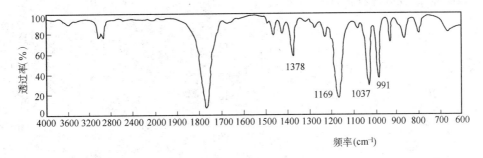

图 13-26 γ-丁内酯的红外吸收光谱图

$\nu_{C=O}1771cm^{-1}(s)$,$\nu_{as(C-O-C)}1169cm^{-1}(s)$,$\nu_{S(C-O-C)}1037cm^{-1}(s)$

$\nu_{=C-H}2840cm^{-1}$,$2760cm^{-1}$ $\nu_{C=O}1700cm^{-1}(s)$

(八)醛、酮类

醛、酮类化合物均含羰基基团。羰基峰强度大、易识别,且很少与其他峰重叠,几乎独占 $1700cm^{-1}$ 附近的区间。

$\nu_{C=O}$ 受与羰基相连的基团影响,峰位变化较大。饱和脂肪醛为 $1755\sim1695cm^{-1}$,α,β-不饱和醛为 $1705\sim1680cm^{-1}$,芳醛为 $1725\sim1665cm^{-1}$。饱和链状酮为 $1725\sim1705cm^{-1}$,α,β-不饱和酮为 $1685\sim1665cm^{-1}$,而芳酮为 $1700\sim1680cm^{-1}$。

醛类化合物的红外光谱除 $\nu_{C=O}$ 外,在 $2900\sim2700cm^{-1}$ 区域出现双峰(ν_{C-H}),一般这两个峰在 $\sim2820cm^{-1}$ 和 $2740cm^{-1}\sim2720cm^{-1}$ 出现,后者较尖,强度中等。由于醛基氢直接受羰基氧原子的强烈影响,因此吸收峰位置受分子其他部分的影响极小,从而具有很强的特征,是鉴定醛基最有用的吸收峰,由此区别于酮类化合物。

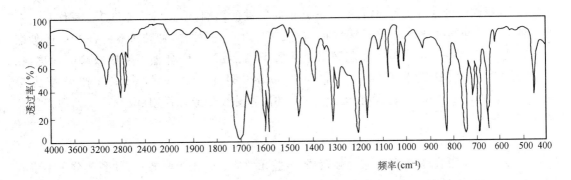

图 13-27 苯甲醛的红外吸收光谱图

脂环酮的 $\nu_{C=O}$ 受环的张力影响,张力增大,$\nu_{C=O}$ 吸收峰向高频移动。此外,共轭效应使羰

基振动频率降低,吸收峰右移,如下所示:

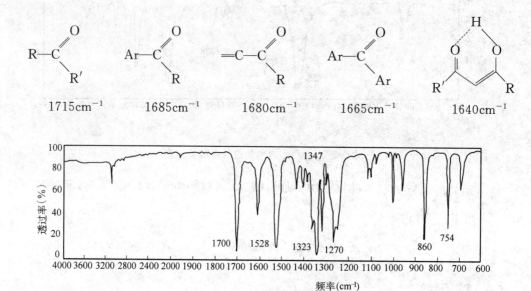

图 13-28　对硝基苯乙酮的红外吸收光谱图

NO_2—〈〉—$COCH_3$　　$\nu_{C=O}1700cm^{-1}(s)$,因—NO_2 的—I 效应使羰基的双键性增强

(九)胺及酰胺类

胺及酰胺类化合物共同的特征峰:$\nu_{N-H}3500\sim3100cm^{-1}(s)$,$\delta_{N-H}1650\sim1550cm^{-1}$(m 或 s),$\nu_{C-N}1430\sim1020cm^{-1}$。

1. ν_{N-H}

胺的 ν_{N-H} 吸收峰多出现在 $3500\sim3300cm^{-1}$ 区域。伯、仲、叔胺因氮原子上氢原子的数目不同,ν_{N-H} 吸收峰的数目也不同,若不考虑分子间氢键的影响,伯胺(R—NH_2)有对称和不对称二种 N—H 伸缩振动方式,在此区域 ν_{N-H} 有二个尖而中强的峰,仲胺只有一种 N—H 伸缩振动方式,故仅有一个吸收峰。而叔胺氮上无质子,故无 N—H 伸缩振动吸收峰。同理,在 $3500cm^{-1}$ 附近,伯酰胺为双峰,$\nu_{as(N-H)}\sim3350cm^{-1}$ 及 $\nu_{s(N-H)}\sim3180cm^{-1}$;仲酰胺为单峰,$\nu_{N-H}\sim3270cm^{-1}$(锐峰);叔酰胺无 ν_{N-H} 峰。伯、仲酰胺受缔合作用的影响,ν_{N-H} 向低频位移。

2. δ_{N-H}

伯胺的 δ_{N-H} 吸收峰较强,仲胺峰强较弱,叔胺无此峰。δ_{N-H} 吸收峰伯、仲酰胺分子中吸收强度仅次于羰基的第二强吸收峰,特征性较强,一般情况下,伯胺的 δ_{N-H} 吸收峰大于 $1600cm^{-1}$,仲胺则低于 $1600cm^{-1}$。

3. ν_{C-N}

脂肪胺的 ν_{C-N} 吸收峰在 $1235\sim1065cm^{-1}$ 区域,峰较弱,不易辨别。芳香胺的 ν_{C-N} 吸收峰在 $1360\sim1250cm^{-1}$ 区域,其强度比脂肪胺大,较易辨认。酰胺的 ν_{C-N} 吸收峰很弱,一般只作基团识别的旁证。

4. $\nu_{C=O}$

$\nu_{C=O}$ 吸收峰是酰胺的主要特征峰,多出现在 $1690\sim1620cm^{-1}$ 区域。伯、仲酰胺受缔合作用的影响,$\nu_{C=O}$ 吸收峰频率较低,叔酰胺不受此影响,据此可对它们加以区别。环酰胺 $\nu_{C=O}$ 频率与环张力有关,环张力增大,$\nu_{C=O}$ 频率增大。

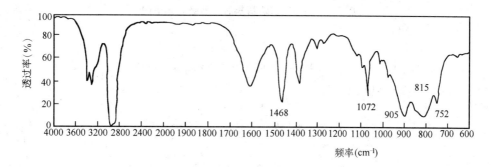

图 13-29 正丙胺的红外吸收光谱图

$CH_3CH_2CH_2NH_2$ $\quad$ $\nu_{as(NH)}3390cm^{-1}$,$\nu_{s(NH)}3290cm^{-1}$,$\delta_{NH}1610cm^{-1}$,

$\gamma_{NH}905cm^{-1}$,$752cm^{-1}$,$\nu_{CN}1072cm^{-1}$

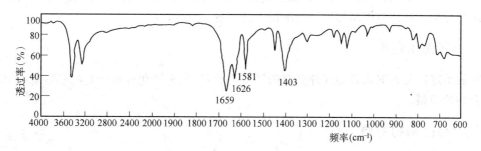

图 13-30 苯甲酰胺的红外吸收光谱图

—CONH$_2$ $\quad$ $\nu_{C=O}1659cm^{-1}$,$\nu_{as(NH)}3430cm^{-1}$,$\nu_{s(NH)}3240cm^{-1}$,$\delta_{NH}1626cm^{-1}$

(十)硝基化合物

硝基化合物的特征峰是硝基的不对称伸缩振动和对称伸缩振动。前者峰强度大且宽,后者峰较弱。脂肪族硝基化合物 $\nu_{as(NO_2)}$ 多在 $1565\sim1540cm^{-1}$ 及 $\nu_{s(NO_2)}1385\sim1340cm^{-1}$,容易辨认。芳香族硝基化合物的 $\nu_{as(NO_2)}$ 和 $\nu_{s(NO_2)}$ 均为强峰,分别出现在 $1550\sim1510cm^{-1}$ 和 $1365\sim1335cm^{-1}$ 区域。由于硝基的存在,使苯环的 ν_{CH} 及 $\nu_{C=C}$ 明显减弱。

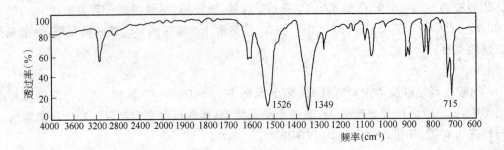

图 13-31　1,3-二硝基苯的红外吸收光谱图

$$\nu_{as(NO_2)}\ 1526cm^{-1}, \nu_{s(NO_2)}\ 1349cm^{-1}$$

第六节　应　用

红外光谱的应用可概括为定性分析、定量分析和结构分析。

一、定性分析

红外光谱特征性强,每个化合物都有其特征的红外吸收光谱,因而它是定性分析的有力手段。定性分析是在待检样品为已知的前提下进行的。

(一)官能团定性

官能团定性是根据化合物红外光谱的特征吸收峰,确定该化合物含有哪些官能团,以此鉴别化合物的类型。

(二)与已知物对照

将试样与已知标准品在相同条件下分别测定其红外吸收光谱。若二者峰位、峰数和峰的相对强度完全一致,可认定为同一物质。若其红外光谱有差异,则试样与标准品并非同一物质。

(三)核对标准光谱图

若化合物的标准光谱已被收载(包括药典),则可按名称或分子式查对标准光谱图,比较结果。判定时,要求峰位及峰强一致。

二、纯度检查

红外光谱分析,对试样的纯度有一定要求,一般应大于 98%,否则给谱图的解析带来困难,有时还会出现误判。

将某检品炔诺酮的红外光谱与纯品炔诺酮及聚乙二醇 6000 的红外吸收光谱图(图 13-32)进行比较,发现检品炔诺酮的红外光谱与纯品炔诺酮的红外光谱有明显差异,部分吸收峰如在 3330、3270、1660、1610、890、760、690、680、660cm^{-1} 处的吸收峰均一致。其他峰又与聚乙二醇 6000 一致。说明检品炔诺酮的杂质主要来自聚乙二醇 6000 的干扰。

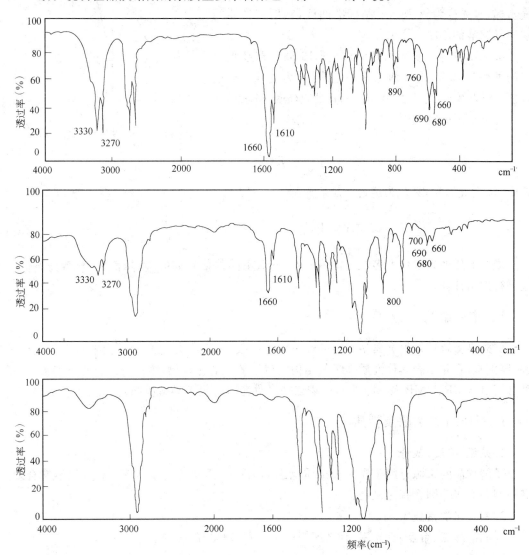

图 13-32 纯品炔诺酮、检品炔诺酮及聚乙二醇 6000 的红外吸收光谱图

三、定量分析

红外光谱定量分析的理论基础与紫外-可见光谱相同。用红外光谱进行定量分析,其优点是可供选择的特征峰很多,缺点在于灵敏度和精密度都较低。

红外吸收池的光程极短,其厚度及透明度都很难做到完全相同,盐片在测定过程中极易吸湿而改变透明特征,因此在红外定量分析中,不采用参比池。

若所选测量峰未受其他峰的干扰,在一定实验条件下,吸光度为样品浓度的函数($A=ECl$),可用纯物质配制成一系列浓度的标准溶液,测定其吸光度,以浓度为横坐标,吸光度为纵坐标绘制标准曲线,利用工作曲线求样品溶液的浓度。

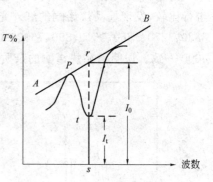

图 13-33　基线法测定吸光度

吸光度测量一般采用基线法(图 13-33),即在吸收峰的两侧选基点,连接两点成一直线,称为基线。通过峰顶 t 作垂线 rs 截基线,由 rs 与 rt 线的长度,可求出样品在此波长下的吸光度:

$$\frac{rs}{ts} = \frac{I_0}{I_t} \tag{13-10}$$

式中:I_0 为光源光强,I_t 为透过样品后光强。

$$\because A = \lg \frac{I_0}{I_t} \qquad\qquad \therefore A = \lg \frac{rs}{ts} \tag{13-11}$$

现在的红外光谱仪大多配有定量软件,选取不同的信号如峰高、峰面积、导数光谱值等直接进行定量计算。

四、谱图解析

红外谱图解析是根据典型基团的红外特征吸收,识别未知化合物谱图上特征吸收峰的起源,鉴别基团,并结合其他性质推断其结构。对于复杂的化合物,需进行综合光谱解析(包括元素分析、UV、IR、NMR 及 MS 等),单靠红外吸收光谱一般不易解决问题。

(一)样品的来源及性质

1. 来源、纯度、灰分

了解样品的来源有助于样品及杂质范围的估计。样品的纯度低于 98%,则不符合要求,需精制。有灰分则含有无机物。

2. 物理化学常数

样品的沸点、熔点、折光率、旋光度等可作为光谱解析的旁证。

3. 分子式

利用分子式可以计算不饱和度(Ω),以便估计分子中是否有双键、脂环、叁键、苯环等,并可验证光谱解析结果的合理性。

4. 不饱和度的计算方法

不饱和度即分子结构中距离达到饱和的链状结构所缺一价元素的"对"数。每缺两个一价元素时,不饱和度为一个单位($\Omega=1$)。

若分子式中含一、二、三、四价元素(主要指 H、X、O、N、C 等)可按下式计算不饱和度:

$$\Omega = \frac{2 + 2n_4 + n_3 - n_1}{2} \tag{13-12}$$

式中:n_4、n_3 及 n_1 为分子式中四价、三价及一价元素的数目。计算不饱和度时,二价元素的数目无需考虑。因为它根据分子结构的不饱和状况以双键或单键来填补。

式中 $2 + 2n_4 + n_3$ 是为达到饱和所需的一价元素的数目。因为饱和时原子间为单键连接,每缺少二个一价元素则形成一个不饱和度,故除以 2。此式不适于含五价元素的分子,如含 —NO_2 的化合物。

例 13-4　苯甲酰胺(C_7H_7NO)

$$\Omega = \frac{2 + 2 \times 7 + 1 - 7}{2} = 5$$

由结构可知,苯环相当于己烷少四对氢,所以不饱和度为 4,一个羰基的不饱和度为 1。

例 13-5　樟脑($C_{10}H_{16}O$)

$$\Omega = \frac{2 + 2 \times 10 - 16}{2} = 3$$

由结构可知,二个脂环的不饱和度为 2,一个羰基的不饱和度为 1。

由上述实例可归纳如下规律:

(1)链状饱和化合物　$\Omega = 0$。

(2)一个脂环或一个双键　$\Omega = 1$,结构中若有脂环时,$\Omega \geqslant 1$。

(3)一个叁键　$\Omega = 2$。

(4)一个苯环　$\Omega = 4$,结构中若有六元或六元以上芳环时,$\Omega \geqslant 4$。

(二)图谱解析程序

光谱解析尚无一定的规则,一般按照由简单到复杂的顺序进行。

1. 特征区(官能团区)与指纹区的应用

(1)特征区(官能团区)($4000 \sim 1250 \mathrm{cm}^{-1}$)

①根据第一强峰的峰位初步估计化合物的类别,查找特征吸收以确定化合物含有哪些基团。

②$4000 \sim 2500 \mathrm{cm}^{-1}$ 是 X-H(X 指 C、N、O、S 等)伸缩振动区。根据碳氢伸缩振动类型及芳环骨架振动确定化合物是芳香族化合物,还是脂肪族饱和或不饱和化合物。如谱图在 $3100 \sim 3000 \mathrm{cm}^{-1}$ 有吸收峰,而且在 $1650 \sim 1610 \mathrm{cm}^{-1}$ 间有中强吸收峰,视结构中具有不饱和碳氢及双键,表明样品为烯烃(如果 C=C 键位于分子的对称中心,此峰往往不出现)。

碳氢伸缩振动发生在 $3300 \sim 2800 \mathrm{cm}^{-1}$ 之间,大体以 $3000 \mathrm{cm}^{-1}$ 为界,不饱和碳氢键或环烷烃的碳氢键的 ν_{C-H} 高于 $3000 \mathrm{cm}^{-1}$,而饱和烷烃的碳氢键的 ν_{C-H} 低于 $3000 \mathrm{cm}^{-1}$,以此作为饱和或不饱和化合物判别的重要依据。

③2500～2000cm^{-1}是叁键和累积双键(—C≡C—、—C≡N、$\diagdown$C=C=C$\diagup$、—N=C=O 等)伸缩振动区。

④2000～1500cm^{-1}是双键伸缩振动区,如:—C=O 、—C=C 、—C=N 、—N=O 等。—NO$_2$的反对称伸缩振动也在此区。

⑤1500～1250cm^{-1}是C—H弯曲振动区。

苯环的骨架振动出现在1650～1430cm^{-1}间,通常非共轭环出现2个吸收峰,共轭环出现3～4个吸收峰。以1600±20cm^{-1}和1500±25cm^{-1}吸收峰为最主要,一般前者较后者弱,但有时恰相反,这两个吸收峰是鉴别是否存在芳环的标志之一。

(2)指纹区(1250～400cm^{-1})

①指纹区的许多吸收峰为特征区吸收峰的相关峰,可作为化合物存在哪些基团的旁证。

②确定化合物较细微的结构。如芳环上的取代位置,判断几何异构体等。

苯环上的取代位置,可根据900～650cm^{-1}之间苯环上的芳氢的面外弯曲振动 $\gamma_{\phi-H}$ 判定。此峰强度大,易于辨认。烯烃的几何异构体,可根据 γ_{C-H} 来判别,γ_{C-H} 在770～665cm^{-1}为顺式,970～960cm^{-1}为反式。

2.解析方法及注意事项

在解析红外光谱时,要注意红外光谱的三要素,即吸收峰的位置、强度和峰形。从大量的红外光谱数据可归纳出各种官能团红外吸收的强度变化范围,所以,只有当吸收峰的位置及强度都处于一定范围时,才能准确地推断出某官能团的存在。以羰基为例,羰基的吸收峰比较强,如果在1680～1780cm^{-1}有吸收峰,但其强度很低,这不表明所研究的化合物存在有羰基,而是说明该化合物中存在少量含羰基的杂质。吸收峰的形状也决定于官能团的种类,从峰形可辅助判断官能团。总之,只有同时注意吸收峰的位置、强度、峰形,才能得出正确的结论。光谱分析的程序一般可采取"四先四后一抓"的顺序和原则,即先特征区、后指纹区;先最强峰、后次强峰;先粗查、后细找以及先否定、后肯定,一抓一组相关峰。

在分析判断时,肯定一个基团的存在,单凭一个特征峰(主要证据)的出现下结论并不可靠,还应尽可能把每个相关峰(佐证)都找到,才能最后确定。谱图解析时首先考查特征区,一般按强度顺序开始,首先检查第一强峰,探讨可能的归属,并以它们的相关峰加以验证,从而确定存在的基团;据此再解析第二强峰,第三强峰。

对简单化合物一般解析两三组相关峰即可确定未知物的分子结构。对复杂化合物的光谱,由于官能团之间的相互影响,解析困难,可粗略解析后,查对标准光谱确定或进行综合解析。

(三)图谱解析实例

例13-6 一未知物的分子式为C$_8$H$_8$O,测得其沸点为202℃,红外光谱如图13-34,试推断其结构。

解:根据分子式计算不饱和度

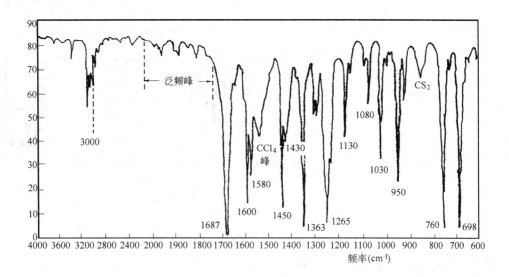

图 13-34 C_8H_8O 红外吸收光谱图

$$\Omega = \frac{2+2\times8-8}{2} = 5$$

计算表明,结构中可能含有苯环,为芳香族化合物。

在特征区的强峰分别为 $1687cm^{-1}$、$1363cm^{-1}$、$1600cm^{-1}$ 等。分析各峰的归属为:

3040、$3080cm^{-1}$	$\nu_{=CH}$	(ϕH)
$1687cm^{-1}$	$\nu_{C=O}$	(波数较低,可能与苯环共轭)
$1363cm^{-1}$	δ_{C-H}	(CH_3)
1600、1580、$1450cm^{-1}$	$\nu_{C=C}$	(苯环骨架振动)
760、$692cm^{-1}$	γ_{C-H}	(ϕ 上五个相邻 H,示单取代)

$1687cm^{-1}$ 表明为羰基,在分子式中仅一个氧原子,已构成羰基基团,因此不可能是醚,也不可能是酸或酯。1600、1580、$1450cm^{-1}$ 为芳环的骨架振动,并且分裂成三个峰,表明羰基与苯环共轭,因此可能为芳香酮。在 1363、$1430cm^{-1}$ 处的吸收峰及 $3000cm^{-1}$ 以内吸收,表示有甲基的存在。

根据上述解析,推断可能的结构为:

$$\text{（苯甲酮结构：苯环—C(=O)—CH}_3\text{）}$$

查标准光谱,与 Coblentz 6181 号一致。

例 13-7 由茵陈蒿分离出来的精油,其分子式为 $C_{12}H_{10}$,UV λ_{max}^{EtOH} 239nm(ε537),253nm(ε340),红外光谱如下,试解析其结构。

解:根据分子式计算不饱和度

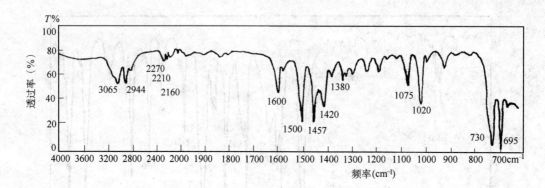

图 13-35 C₁₂H₁₀红外吸收光谱图

$$\Omega = \frac{2 + 2 \times 12 - 10}{2} = 8$$

计算表明结构中可能含有苯环和其他不饱和键

查苯环一组相关峰：

$3065 cm^{-1}$ $\nu_{=CH}$ (ϕH)

$1600,1500 cm^{-1}$ $\nu_{C=C}$ (ϕ骨架振动)

$1075,1020 cm^{-1}$ δ_{C-H} (ϕH)

$730,695 cm^{-1}$ γ_{C-H} (ϕ 上五个相邻 H,示单取代)

查烷基相关峰：

$2944 cm^{-1}$ $\nu_{as(C-H)}$ (CH₃ 或 CH₂)

$1380 cm^{-1}$ $\delta_{s(C-H)}$ (CH₃)

$1457 cm^{-1}$ $\delta_{as(C-H)}$ (CH₃)

$1420 cm^{-1}$ δ_{C-H} (CH₂),由于 CH₂ 的两侧分别有芳环和一个炔键,使谱带从正常的 $1470 cm^{-1}$ 附近位移到较低波数。

查不饱和键相关峰：

$2270,2210,2160 cm^{-1}$ $\nu_{C\equiv C}$

表明炔键存在。

红外谱图表明存在单取代苯基,炔键,甲基以及亚甲基。由于 $3300 cm^{-1}$ 处没有峰,所以分子中不存在末端乙炔基。根据分子式和不饱和度,苯环上的取代基可能形式只有如下三种：

(1)—CH₂—C≡C—C≡C—CH₃

(2)—C≡C—C≡C—CH₂—CH₃

(3)—C≡C—CH₂—C≡C—CH₃

UVλ_{max}^{EtOH}253nm,表明 B 带没有红移,炔键未与苯环共轭,结构(2)、(3)不可能存在,只可能存在结构(1)。$2270 cm^{-1}$峰的出现,表明两个叁键自身共轭(叁键自身共轭,$\nu_{C\equiv C}$向高波数移动,$n=2$ 或 3 时,2700~$2200 cm^{-1}$),都支持这个推论。因此得出该无知物为茵陈炔,结构式如下：

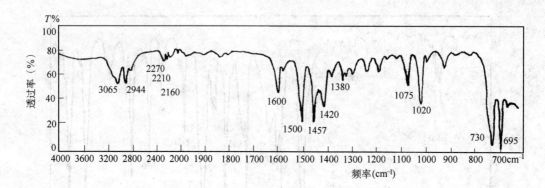

习 题

1. 分子吸收红外线发生能级跃迁,必须满足的条件是什么?

2. 何为红外非活性振动?

3. 乙酰乙酸乙酯存在下列互变异构体:

酮型   烯醇型

两者的红外光谱特征有何区别?

4. 下列化合物能否用红外吸收光谱区别,为什么?

（I）   （II）

5. 试推测分子式为 $C_9H_6O_2$ 的化合物结构。

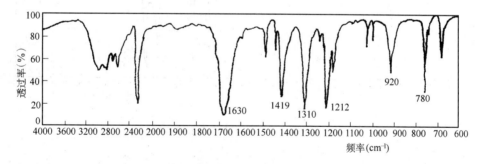

图 13-36 $C_9H_6O_2$ 红外吸收光谱

（ $\langle$ 苯基 $\rangle$—C≡C—COOH ）

6. 一化合物为无色可燃性液体,有果子香味,沸点为 77.1℃,微溶于水,易溶于乙醇、氯仿、乙醚、苯等溶剂。其分子式为 $C_4H_8O_2$,试推测该化合物的结构。

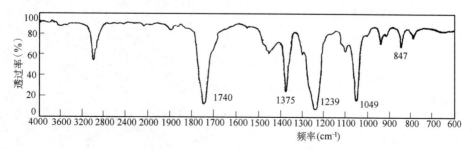

图 13-37 $C_4H_8O_2$ 红外吸收光谱

（ $CH_3COOC_2H_5$ ）

7. 一化合物为白色粉末,有特殊气味,熔点为 76.5℃,稍溶于水,溶于乙醇和乙醚。质谱分析,确定分子式为 $C_8H_8O_2$。试推测其结构。

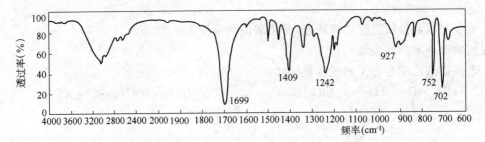

图 13-38 $C_8H_8O_2$ 红外吸收光谱

（ ⟨苯环⟩—CH₂COOH ）

8. 某未知物的分子式为 $C_{10}H_{12}O$,试从其红外光谱图(图 13-39)推出其结构。

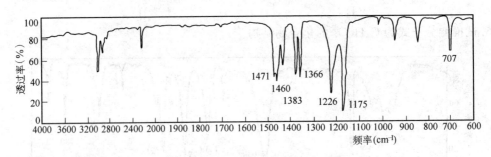

图 13-39 $C_{10}H_{12}O$ 的红外吸收光谱

第十四章
荧光分析法

第一节　概　　述

　　某些物质受到光照射时,吸收某种波长的光之后,会发射出比原来吸收波长更长的光,当激发光停止照射,这种光线也随之消失,此种光称为荧光(fluorescence)。由于物质分子结构不同,所吸收光的波长和发射光的荧光波长也不同。利用这个特性,可以定性鉴别物质。同种物质的浓度不同,所发射的荧光强度(F)不同,可以对物质进行定量分析。这种方法称为荧光分析法(fluorometry)或荧光分光光度法,简称荧光法。

　　荧光法根据激发光的波长范围不同,可分为 X 射线荧光分析法、紫外-可见荧光分析法、红外荧光分析法。根据待测物质的存在形式又可分为分子荧光法和原子荧光法。根据激发所用能源还可分为光致发光法和化学发光法。本章主要介绍光激发分子的紫外-可见荧光分析法。

　　荧光法的主要优点是灵敏度高,选择性好。一般紫外-可见分光光度法的灵敏度约为 10^{-7} g/mL。而荧光法的灵敏度可达到 $10^{-10} \sim 10^{-12}$ g/mL。另外,标准曲线的线性范围宽(一般为 $3 \sim 5$ 个数量级,吸收光度法一般为 $1 \sim 2$ 个数量级)也是其特点。因此荧光法在药学、生物化学和临床分析中十分重要。由于不是所有能吸光的物质都能产生荧光,所以荧光法的应用受到一定限制,但通过选择合适的荧光衍生试剂与其反应,生成具有荧光的物质(称衍生物荧光法),从而扩大了该法的应用范围。

第二节　基本原理

一、分子荧光的产生

(一)分子的激发态

　　大多分子含有偶数电子,在基态时这些电子成对地存在于各个原子或分子轨道中。然而,根据 Pauli 不相容原理,在某一给定轨道中的两个电子必具有相反的自旋方向(称为自旋成对),即自旋量子数分别为 $1/2$ 和 $-1/2$;其总自旋量子数 $s=1/2+(-1/2)=0$,即基态无净自旋,不能与磁场相互作用而产生能级分裂。而激发态时,分子轨道中的两个电子自旋方向可相反,也可平行,后者则有总自旋量子数 $s=1/2+1/2=1$,因而具有抗磁性(eliamagnetic),能与磁场相互作用而产生能级分裂。这种现象可用分子的多重性 M 表示,即 $M=2s+1$。

　　对于分子轨道中的两个电子自旋方向相反的能态,其 $s=0$,多重性 $M=1$,这种状态称为单线态(singlet state,记作 S)。即此分子置于磁场中,只产生一条谱线。单线态有基态单线态和各种激发单线态,记作 S_0,S_1^*,S_2^*…。对于分子轨道中的两个电子自旋方向平行的能态,其 $s=1$,多重性 $M=3$,这种状态称为三线态(triplet state,记作 T)。即此分子置于磁场中,电子能级产生裂分,一条线可分裂成三条线。三线态常为第一电子激发三线态,记作 T_1^*。三线态的能量常常较相应单线态的能量为低。如图 14-1 和图 14-2 所示。

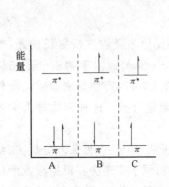

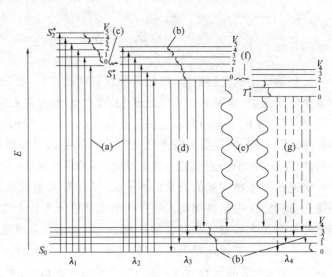

图 14-1　单线基态及三线态激发示意图
A. 单线基态(π^*);B. 激发单线态($\pi\pi^*$);
C. 激发三线态($\pi\pi^*$)

图 14-2　荧光和磷光能级示意图
a. 吸收;b. 振动弛豫;c. 内转换;d. 荧光;
e. 外转换;f. 体系间跨越;g. 磷光

因为基态单线态至三线态的跃迁是禁阻的,因此,其跃迁几率常常很小,即跃迁的摩尔吸光系数常常很小。由此可见,UV 光谱通常是由基态单线态至各种激发单线态之间的跃迁引起。

(二)荧光的产生过程

整个跃迁过程如图 14-2,表明:分子吸收辐射时,可由电子基态(S_0)的最低振动能级(V_0)激发至第一电子激发态或更高电子激发态(S_1^*,S_2^*…)的任一振动能级($V_{i(i \geqslant 0)}$),在介质中这种激发态分子通过无辐射跃迁,以热能形式损失其能量后下降至第一电子激发单线态的最低振动能级(S_1^*,V_0),然后再以光辐射形式跃迁到电子基态的任一振动能级(S_0,$V_{i(i \geqslant 0)}$),即产生荧光;若下降至第一电子激发三线态的最低振动能级(T_1^*,V_0),然后再以光辐射形式跃迁到电子基态的任一振动能级(S_0,$V_{i(i \geqslant 0)}$),即产生磷光;若下降至(T_1^*)后又返回(S_1^*,V_0)而产生荧光,这种荧光称为延迟荧光。其发射光波长 λ_{em} 与荧光 λ_{em} 相同,但发射荧光回到基态所需时间较长。

由此可见,某一分子的最大吸收波长或激发波长(λ_{max} 或 λ_{ex})、最大荧光波长(λ_F)和最大磷光波长(λ_P)的关系为:$\lambda_P > \lambda_F > \lambda_{ex}(\lambda_{max})$,而且某一分子只能有一个荧光带或磷光带,吸收峰则可有多个。另外,由于电子跃迁回到基态时可以停留在任一振动能级上,若振动能级间隔较大时,则得到的荧光光谱会出现几个靠近的小峰,如蒽的荧光光谱(如图 14-4)。

由于荧光、延迟荧光、磷光的产生与所处发生过程有关,故其发射过程或发光时间不同。发射荧光的过程约为 10^{-9} 秒～10^{-7} 秒,发射磷光则需要约 10^{-4} 秒～10 秒或更长的时间,而延迟荧光的发射时间则介于二者之间。利用某些物质的荧光在辐射停止后仍可持续一段时间的性质,建立了时间分辨荧光法,减少或消除了激发光的干扰,大大提高了灵敏度(达 10^{-19} g)。

(三)无辐射跃迁

处于激发态的电子,通常以无辐射跃迁方式或上述辐射跃迁方式回到基态。无辐射跃迁是指以热能形式释放其多余的能量,它既为荧光或磷光的产生创造条件,又可能与其相竞争使之减弱或熄灭,因此有必要讨论各种无辐射跃迁方式。它包括振动弛豫、内部能量转换、体系间跨越及外部能量转换等,其发生的可能性及程度与荧光物质本身的结构及激发时的物理和化学环境有关,现分述如下。

1. 振动弛豫(vibrational relexation)

激发态分子在很短的时间内(10^{-13}～10^{-11}秒)由于分子间的碰撞或者分子与晶格间的相互作用,以热的形式损失掉部分振动能量,从同一电子能态的各较高振动能级逐步返回到达最低振动能级,这一过程称为振动弛豫。

2. 内部能量转换(internal conversion)

简称内转换,是与荧光相竞争的过程之一。当两个电子能级非常靠近以致其振动能级有重叠时,内转换特别有效。内转换的速度很大程度上决定于此过程所包含的能级之间相对能量差。单线激发态与基态之间的能量差较大,内转换过程的效率很低,而在两个单线激发态之间发生内部转换的可能性要大得多。第一电子激发单线态(S_1^*)与能量较高的第二电子激发单线态(S_2^*)之间的能级差较小,S_1^* 中高振动能级常常同 S_2^* 中低振动能级相重叠(即 UV 光谱长波长峰和相邻峰部分重叠),所以内转换过程很容易发生,而且速度很快,这种内转换过程如图 14-2 中所示,分子最初无论在哪一个激发单线态都能通过内转换到达第一激发单线态,然后通过振动弛豫到达最低振动能级,为荧光的产生创造条件,使得荧光光谱上常只出现一个荧光带。因此在认为是一纯样品的溶液中观察到几个荧光带时(散射光带除外),则可怀疑是有杂质存在或发生了化学反应。

脂肪族分子中有很高的振动自由度,振动弛豫和内转换过程可使激发态分子很快回到电子基态,因此脂肪族分子不发荧光,在芳烃和少数高度共轭的脂肪分子中,由于振动自由度受到限制,而不能有效地通过热振动回到基态,而可通过发荧光回到基态成为其中的一条途径。另外,含长脂肪侧链的芳烃分子,往往比没有这种侧链的芳烃分子的荧光弱,这也是由于脂肪链部分的引入使振动自由度大为增加所致。较大的振动自由度引起基态和最低激发单线态之间发生振动耦合,从而给内转换提供了一条有益的途径,使荧光减弱。在未取代的芳烃分子中,芳环的刚性结构导致基态和最低激发单线态之间能级间隔增宽,这正是芳烃分子发生荧光的主要原因。

3. 外部能量转换(external conversion)

简称外转换,是与荧光相竞争的主要过程。外转换是激发态分子与溶剂分子或其他溶质分子的相互作用及能量转移,使荧光强度减弱甚至消失,这些过程统称为外转换过程。这一现象也称为荧光熄灭或荧光淬灭。从第一激发单线态或三线态回到基态的无辐射跃迁(图 14-2)

可能既涉及内转换也涉及外转换等。

4. 体系间跨越(intersystem crossing)

又称体系间交叉跃迁,指不同多线态间的无辐射跃迁。如内转换一样,若两电子能态的振动能级重叠,将会使这一跃迁几率增大。图 14-2 中 $S_1^* \rightarrow T_1^*$ 的跃迁即为体系间跨越。激发单线态的最低振动能级同三线态的较高振动能级重叠,因而发生电子自旋状态改变的体系间跨越就有了较大的可能性。含有重原子(如碘、溴等)的分子中,体系间跨越最为常见,原因是原子的核电荷数高,电子的自旋与轨道运动之间的相互作用大,有利于电子自旋反转的发生。在溶液中存在氧分子等顺磁性物质也能增加体系间跨越的发生,因此使荧光减弱。

二、激发光谱与荧光光谱

由于荧光属于被激发后的发射光谱,因此它具有两个特征光谱,即激发光谱(excitation spectrum)和荧光光谱(fluorescence spectrum,或称发射光谱)。

激发光谱是固定荧光波长(λ_{em}),改变激发光波长(λ_{ex}),测定相应的荧光强度(F),以 λ_{ex} 为横坐标,F 为纵坐标作图,便可得到荧光物质的激发光谱(F-λ_{ex} 曲线)。若固定 λ_{ex},测定不同 λ_{em} 相应的荧光强度,以 λ_{em} 为横坐标,F 为纵坐标作图,便可得到荧光光谱(F-λ_{em} 曲线)。图 14-3 是硫酸奎宁的激发光谱和荧光光谱。

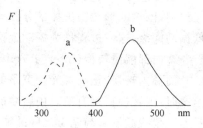

荧光物质的最大激发波长($\lambda_{ex(max)}$)和最大荧光波长($\lambda_{em(max)}$)是鉴定物质的依据,也是定量测定时最灵敏的光谱条件。

图 14-3　硫酸奎宁的激发光谱
(虚线)及荧光光谱(实线)

从实验中测得荧光物质的激发光谱与紫外吸收光谱相似,这是因为荧光物质吸收了这种波长的紫外线,才能发射荧光。吸收愈强,发射荧光也愈强。但紫外吸收光谱是测定物质对紫外光的吸收度,而荧光激发光谱是测定物质吸收紫外光后所发射的荧光强度,这两种光谱不可能完全重叠。

由图 14-3 看到,硫酸奎宁的激发光谱(或吸收光谱)有两个峰,而荧光光谱仅一个峰。这是由于内转换和振动弛豫的结果。所以荧光光谱的形状与 λ_{ex} 无关,但其荧光强度与 λ_{ex} 有关。相反,激发光谱的形状与 λ_{em} 无关,但其荧光强度与 λ_{em} 有关。

如果将某一物质的激发光谱和它的荧光光谱进行比较,便可发现这两种光谱之间存在着密切的"镜像对称"关系,如图 14-4 所表示的蒽的激发光谱和荧光光谱,这可用能级图 14-2 进行解释。

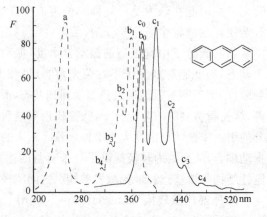

图 14-4　蒽的激发光谱(虚线)和荧光光谱(实线)

第三节 荧光与分子结构的关系

一、荧光效率和荧光寿命

发射荧光的物质必须具备两个条件,第一是物质分子必须有强的紫外-可见吸收;第二是必须具备较高的荧光效率(fluorescence efficiency)。物质发射荧光的量子数与所吸收的激发光量子数的比值称为荧光效率,或称荧光量子产率(fluorescence quantum yield),用 ϕ_f 表示。

$$\phi_f = \frac{发出荧光的量子数}{吸收激发光的量子数} \tag{14-1}$$

式中 $0 \leqslant \phi_f \leqslant 1$。$\phi_f = 1$,即每吸收一个光量子就发射一个光量子。但大部分荧光物质的 ϕ_f <1。例如荧光素钠在水中 $\phi_f = 0.92$;在乙醇中蒽 $\phi_f = 0.30$、菲 $\phi_f = 0.10$ 等。$\phi_f \to 0$ 的物质,虽然有强的紫外吸收,但所吸收的能量以无辐射跃迁的形式释放而返回基态,所以没有荧光发射。

荧光寿命(fluorescence life time)是当激发光除去后,分子的荧光强度降至最大荧光强度的 $1/e$ 所需的时间(t),常用 τ_f 表示。则激发时 $t=0$ 和除去激发光后时间 t 时的荧光强度 F_0 和 F_t 与 t 和 τ_f 的关系为:

$$\ln \frac{F_0}{F_t} = \frac{t}{\tau_f} \tag{14-2}$$

若以 $\ln(F_0/F_t)$ 对 t 作图,由直线斜率 $1/\tau_f$ 可计算荧光寿命。利用分子荧光寿命的差别,可进行荧光物质混合物的分析,如时间分辨荧光法。

二、荧光强度与分子结构的关系

一个化合物能否产生荧光,荧光强度的大小,$\lambda_{ex(max)}$ 和 $\lambda_{em(max)}$ 的波长位置均与其分子结构有关。下面简述影响分子荧光强弱的一些结构规律。

(一)跃迁类型

如前所述,发射荧光的物质必须有强的紫外-可见吸收,分子结构中有 $\pi \to \pi^*$ 跃迁或 $n \to \pi^*$ 跃迁的物质都有紫外-可见吸收。但 $n \to \pi^*$ 跃迁引起的 R 带是一个弱吸收带,电子跃迁几率小,由此产生的荧光极弱。而发生 $\pi \to \pi^*$ 跃迁的分子其摩尔吸光系数比 $n \to \pi^*$ 跃迁的大 100～1000 倍,它的激发单线态与三线态间的能量差别比 $n \to \pi^*$ 的大得多,电子不易形成自旋反转,体系间跨越几率很小,因此发生 $\pi \to \pi^*$ 跃迁的分子,荧光效率高,荧光强度大。

(二)共轭效应

发射荧光的物质,其分子都含有共轭的 $\pi \to \pi^*$ 跃迁,共轭体系越长,λ_{max} 或 $\lambda_{ex(max)}$ 和 $\lambda_{em(max)}$ 都将长移,荧光强度也会增大。大部分荧光物质都具有芳环或芳杂环,环共轭体系越大,其

$\lambda_{ex(max)}$ 和 $\lambda_{em(max)}$ 越移向长波方向,且荧光强度增强。例如苯、萘、蒽三个化合物的结构与荧光的关系如下:

苯	萘	蒽
$\lambda_{ex(max)}=205nm$	286nm	356nm
$\lambda_{em(max)}=278nm$	321nm	404nm
$\phi_f=0.11$	0.29	0.36

同一共轭环数的芳族化合物,线性环结构者的荧光波长比非线性者要长。例如蒽与菲,其共轭环数相同,蒽为线性环结构,$\lambda_{em(max)}$ 为 400nm,菲为“角”形结构,$\lambda_{em(max)}$ 只有 350nm。除芳香烃外,含有长链共轭双键的脂肪烃也可能有荧光,例如维生素 A(5 个共轭双键),其 $\lambda_{ex(max)}$: 327nm,$\lambda_{em(max)}$:510nm。但这一类化合物不多。

维生素 A 的结构为:

(三)刚性结构和共平面效应

一般说来,荧光物质的刚性和共平面性增加,荧光效率越大,并且荧光波长产生长移。例如芴与联二苯在相同的测定条件下荧光效率 ϕ_f 分别为 1.0 和 0.2。这主要是由于接入了亚甲基使芴的刚性和共平面性增大的原因。

芴	联二苯

某些有机化合物本身无荧光或发射弱荧光,当与金属离子形成配合物后,如果分子的刚性和共平面性增强,就可以产生荧光或荧光增强。例如 8-羟基喹啉是弱荧光物质,与 Mg^{2+}、Al^{3+} 形成配合物后,荧光就增强了。

8-羟基喹啉　　　　　　8-羟基喹啉镁

(四)取代基效应

芳香族化合物具有不同的取代基时,其荧光强度和荧光光谱都有很大的不同,取代基可分为三类。

1.取代基能增加分子的 π 电子共轭程度的,常使荧光增强,如某些给电子基团:—OH、—OCH_3、—OC_2H_5、—NH_2、—NHR、—NR_2、—CN 等。

2.取代基使分子的 π 电子共轭体系减弱的,常使荧光减弱或熄灭。如吸电子基团:—COOH、—C=O、—NO_2、—NO、—SH、—F、—Br、—I 等。

3.取代基对分子的 π 电子共轭体系影响较小的,对荧光的影响也不明显。如—R、—SO_3H、—NH^{3+} 等。

所以,苯胺和苯酚的荧光较苯强 50 倍,而硝基苯、苯甲酸和溴苯则是非荧光物质。取代基的空间位阻对荧光也有影响。例如 2-二甲胺基萘-8-磺酸盐的荧光效率 $\phi_f=0.75$,而 1-二甲胺基萘-8-磺酸盐的荧光效率 $\phi_f=0.03$,这是因为—N(CH_3)_2 与—SO_3Na 之间的位阻效应,使分子发生了扭转,两个环不能共平面,导致荧光大大减弱。

2-二甲胺基萘-8-磺酸钠   1-二甲胺基萘-8-磺酸钠

立体异构现象对荧光强度有显著的影响,例如 1,2-二苯乙烯的反式异构体是强荧光物质,而其顺式异构体由于两个基团在同一侧,位阻效应使分子不能共平面而不产生荧光。

三、影响荧光强度的外界因素

分子所处的外界环境,如溶剂、温度、pH、重原子、荧光熄灭剂等都会影响荧光效率,甚至影响分子结构及立体构象,从而影响荧光光谱和荧光强度。

(一)溶剂的影响

在不同的溶剂中,同一种荧光物质的荧光光谱位置和荧光强度都可能会有显著差别。$\pi \rightarrow \pi^*$ 跃迁为强吸收带,是分子产生荧光的主要方面($n \rightarrow \pi^*$ 跃迁吸收带为弱吸收带,常可忽略)。增大溶剂极性,可使 $\pi \rightarrow \pi^*$ 跃迁吸收带长移,吸收强度增加,故 λ_{em} 长移和荧光强度增强。溶剂黏度增大时,可以减少溶质分子间碰撞机会,使无辐射跃迁减少而荧光增强,甚至产生磷光。

(二)温度的影响

当温度升高时,分子间碰撞几率增加,使无辐射跃迁增加,从而降低了荧光强度。

(三)pH 值的影响

如果荧光物质是弱酸或弱碱,溶液 pH 值的改变将对该物质的荧光产生很大的影响。因为弱酸(或弱碱)与其共轭碱(或共轭酸)的电子结构不同,其紫外光谱不同,故各具有自己特殊的荧光光谱和荧光效率。当溶液 pH 值改变时,弱酸(或弱碱)主要存在形式不同,因而具有不同的荧光。例如,苯胺的解离平衡和溶液的 pH 值与荧光的关系如下:

$$\underset{\substack{\text{pH}<2}}{\overset{}{\bigcirc}}-NH_3^+ \quad \underset{H^+}{\overset{OH^-}{\rightleftharpoons}} \quad \underset{\substack{\text{pH}=7\sim12}}{\overset{}{\bigcirc}}-NH_2 \quad \underset{H^+}{\overset{OH^-}{\rightleftharpoons}} \quad \underset{\substack{\text{pH}>13}}{\overset{}{\bigcirc}}-NH^-$$

阳离子型:无荧光　　　　分子型:蓝色荧光　　　　阴离子型:无荧光

综上所述,大多数含有酸性或碱性基团的化合物的荧光光谱,对溶液的 pH 和氢键能力是非常敏感的,实验时应控制溶液的 pH 值,方能达到最好的灵敏度和准确度。

(四)氢键的影响

荧光物质和溶剂或其他溶质之间发生的氢键作用,对于荧光物质的荧光光谱和荧光强度有着显著的影响。溶剂与荧光物质之间的氢键作用可因荧光物质分子结构不同、溶剂种类(氢键供体溶剂、氢键受体溶剂)不同而以多种形式影响荧光。

(五)散射光的影响

散射光(scattering light)主要为瑞利光(Rayleigh scattering light)和拉曼光(Raman scattering light)两种。在荧光测定中,它们常常可能产生干扰。

物质分子(主要溶剂分子)的电子与激发光光子相互作用时,分子受到瞬时变形,上升到非量子化能量区,在极短时间内($10^{-15}\sim10^{-12}$秒),该分子向各个方向发射出和激发光相同的光而回到原来的能级,这种发射光称为瑞利光。若返回到比原来较高或较低的振动能级(即光子把部分振动能转移给物质分子或从其获得部分振动能),发射比激发光波长较长或较短的光,就称为拉曼光。其中长波长光称为 Stokes 线(斯托克斯线),短波长光称为反 Stokes 线,而 Stokes 线比反 Stokes 线的强度大得多,但是一般对荧光光谱有影响的只是 Stokes 线,这就是常见的拉曼光。瑞利光和拉曼光的强度都与激发波长 λ_{ex} 有关,一般与 λ^4 成反比,λ_{ex} 越短则散射光越强,但是拉曼光的强度比瑞利光弱得多(如图 14-5b)。

对于一定的溶剂,拉曼光与激发光的能量差(波数差)近似为一常数,可用下式表示

$$\frac{1}{\lambda_{ex}}-\frac{1}{\lambda_{em}^R}=10^{-7}\nu \qquad 或 \qquad \frac{1}{\lambda_{em}^R}=\frac{1}{\lambda_{ex}}-10^{-7}\nu \tag{14-3}$$

式 14-3 中 λ_{ex} 为激发光或瑞利光波长,λ_{em}^R 为拉曼光波长,单位为 nm;ν 为振动频率,以波数(cm^{-1})表示。用水的 $\lambda_{ex}(\lambda_{em}^R)$ 实验数据组(nm):248(271),313(350),365(416),405(469),436(511)分别代入上式求其回归直线方程为:

$$\frac{1}{\lambda_{em}^R}=0.9975\frac{1}{\lambda_{ex}}-3.305\times10^{-4} \qquad (r=1.0000) \tag{14-4}$$

用式 14-4 计算 λ_{em}^R 的最大误差为 ±0.2nm,也从其截距可知 $\nu\approx3305cm^{-1}$(相当于缔合水的 ν_{OH})。由于其截距较小,故 λ_{em}^R 和 λ_{ex} 也有较好的线性关系,同样可得其回归直线方程为:

$$\lambda_{em}^R=1.276\lambda_{ex}-47.5 \qquad (r=0.9998) \tag{14-5}$$

用式 14-5 计算 λ_{em}^R 的最大误差为 ±2.2nm,因此用该式估计拉曼光波长也是可行的。对于乙醇在上述激发光波长区有回归直线方程,为:$\lambda_{em}^R=1.238\lambda_{ex}-41.8(r=0.9998)$。由此可见,光子转移给某一物质分子的振动能与 λ_{ex} 无关(即 ν 不变),而拉曼光的波长则与 λ_{ex} 几乎成

正比,与物质分子的性质有关。

根据散射光波长与 λ_{ex} 有关,而荧光波长与 λ_{ex} 无关的性质,通过选择适当的 λ_{ex},可排除或降低瑞利光或拉曼光的干扰。例如硫酸奎宁的测定,无论选择 320nm 或 350nm 为激发光,荧光峰总是在 448nm(见图 14-5)。将空白溶剂(0.05mol/L H_2SO_4)分别在 320nm 及 350nm 激发光照射下测定荧光光谱,从图 14-5 可知,当 $\lambda_{ex}=320$nm 时,瑞利光波长为 320nm,拉曼光波长为 360nm,对荧光测定无干扰。当 $\lambda_{ex}=350$nm 时,瑞利光波长为 350nm,拉曼光波长为 400nm。波长 400nm 的拉曼光对荧光(448nm)有干扰,因而影响测量结果。

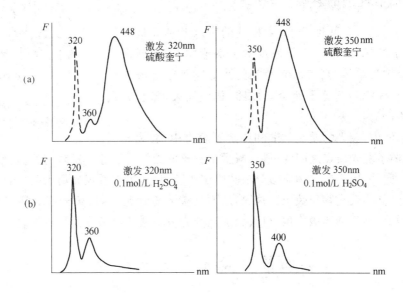

图 14-5　硫酸奎宁与溶剂在不同激发光波长下的荧光(a)与拉曼光谱(b)

(六)荧光熄灭剂的影响

荧光熄灭(或荧光猝灭)是指荧光物质分子与溶剂分子或溶质分子的相互作用引起荧光强度降低或荧光强度与浓度不呈线性关系的现象。引起荧光强度下降的物质,称为荧光熄灭剂(quenching medium)(或荧光猝灭剂)。

常见的荧光熄灭剂有卤素离子、重金属离子、氧分子、硝基化合物、重氮化合物以及羰基化合物等。卤素离子对于奎宁的荧光有显著的熄灭作用,但对某些物质的荧光并不发生熄灭作用,这表明熄灭剂分子和荧光物质分子间的相互作用是有选择性的。引起溶液中荧光熄灭的原因很多,机理也很复杂。例如:①处于单线激发态的荧光分子 M* 与熄灭剂分子 Q 发生碰撞后,使激发态分子以无辐射跃迁方式返回基态,因而产生熄灭作用。②有些荧光物质溶液在加入熄灭剂之后,一部分荧光分子与熄灭剂分子生成了基态配合物,这种配合物本身不发光,故使荧光强度减弱。③当 M* 与 Q 相互碰撞时发生电荷转移,形成激发态电荷转移配合物,从而导致荧光强度的降低。④当 M* 与 Q 相互作用后,发生能量转移,使 Q 得到激发。⑤由于重原子具有高核电荷,因此它的电磁场对分子中电子自旋的影响比轻原子的影响大得多。受其影响,使激发单线态和三线态电子在能量上更为接近,体系间跨越以及磷光产生的几率增大,而使荧光效率下降。这种随着加入重原子而出现的磷光增强和荧光减弱现象称为重原子效应。如果重原子是荧光化合物分子中的一个取代基,则称为内部重原子效应。如果荧光物质溶解在含有重原子的溶剂中,则产生外部重原子效应。⑥当荧光物质的浓度超过1g/L时,常发生自熄灭现象,也称浓度熄灭。

荧光熄灭剂会使荧光法产生误差,但是,若一种荧光物质在加入熄灭剂后,荧光强度的减弱与熄灭剂的浓度呈线性关系,则可利用该性质测定荧光熄灭剂的浓度,即荧光熄灭法。

(七)表面活性剂的影响

表面活性剂是一种两性分子,由极性的亲水基和非极性的疏水基(如长链烷基)组成。在低浓度的水溶液中,表面活性剂绝大部分被分散为单体,当表面活性剂的浓度达到临界胶束浓度时,几十个表面活性剂分子便聚集成团,称为胶束,形状大致为球状(图14-6)。

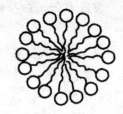

图14-6　水溶液中胶束的截面图
○表示极性基团;〰 表示非极性脂链

在胶束溶液中,荧光物质被分散和固定于胶束中,胶束起到遮蔽作用,减弱了荧光质点之间的碰撞,减少了分子的无辐射跃迁,增加了荧光效率,从而增加了荧光强度。此外,因为荧光物质被分散和固定于胶束中,可降低荧光熄灭剂(如氧等)产生的熄灭作用,也降低了荧光物质荧光自熄灭,从而使荧光寿命延长,对荧光起到增稳作用。由于胶束溶液的增溶、增稳和增敏作用,可大大提高荧光分析法的灵敏度和稳定性。

第四节　荧光分光光度计

一、主要部件

荧光光度计的种类很多,但均包括以下几个主要部分:激发光源、单色器、样品池、检测器及读出装置,如图14-7所示。

(一)激发光源

荧光计所用的激发光源一般要比分光光度计所用的光源强度大,常用的有氢灯、汞灯、氙灯及卤钨灯等。汞灯产生强烈的线光谱,高压汞灯能发射365、398、405、436、546、579、690 及 734nm 谱线,它主要供给近紫外光作为激发光源。低压汞灯发射的是线光谱,主要集中在紫外光区,其中最强的是253.7nm。汞灯大都作滤光片荧光计的光源。

氙灯能发射出强度大,且在 250～700nm 范

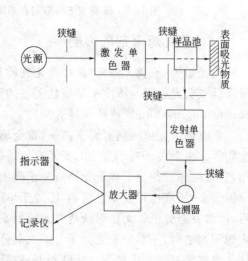

图 14-7　荧光分光光度计结构示意图

围内的连续光谱,在 $300\sim400nm$ 波段内的谱线强度几乎相等。目前,荧光分光光度计都用它作光源。

(二)单色器

荧光光度计具有两个单色器。置于光源和样品池之间的单色器称为激发单色器,其作用是提供所需要的单色光,以激发被测物质。置于样品池后和检测器之间的单色器叫发射单色器。在滤光片荧光计中,通常使用滤光片作单色器。在荧光分光光度计中,激发单色器可以是滤光片也可以是光栅,而发射单色器均为光栅。在定量分析时,选择滤光片或光谱条件的原则是以获得最强的荧光和最低的背景为准。

(三)样品池

测定荧光用的样品池必须用低荧光的玻璃或石英材料制成。样品池常为四面透光且散射光较少的方形池,适用于作90°测量,以消除入射光的背景干扰。但为了一些特殊的测量需要,如浓溶液、固体样品等,可改用正面检测、30°或45°检测,后两种检测应用管形样品池。

(四)检测器

荧光光度计上多采用光电倍增管检测。较高级仪器采用光电二极管阵列检测器(PDA),它具有检测效率高、线性响应好、坚固耐用和寿命长等优点,最主要的优点是扫描速度快,可同时记录下完整的荧光光谱(即三维光谱),这有利于光敏性荧光体和复杂样品的分析。

(五)读出装置

荧光计的读出装置有数字电压表、记录仪等。数字电压表用于常规定量分析,既准确、方便又便宜。在带有波长扫描的荧光分光光度计中,则经常使用记录仪来记录光谱。许多现代化的仪器都由专用微型计算机控制,它们都带有由计算机控制的读数装置,如荧光屏显示终端、XY 绘图仪以及打印装置等。

二、荧光计的类型

常见的荧光计按单色器不同分为三类,滤光片荧光计、滤光片-光栅荧光分光光度计和双光栅荧光分光光度计。第一类只适于作定量分析,后两类则可用于定性或定量分析,但滤光片-光栅荧光分光光度计不能测定激发光谱,且激发波长的选择受到限制。

目前常用的是荧光分光光度计,以氙灯为光源,激发光通过入射狭缝,经激发单色器分光后照射到样品池,样品发射的荧光再经发射单色器分光后由光电倍增管检测,信号经放大系统放大后记录。如图 14-7 所示。目前常用的各型号各类型的荧光分光光度计都用计算机控制操作,使荧光分光光度计的性能大大提高,可方便地记录或在荧光屏上显示出校正过的激发光谱和荧光光谱及分析数据。有的还可给出导数荧光光谱及扣除背景后的荧光光谱等。

三、荧光计的校正

(一)波长的校正

欲得到准确的测量结果必须先校正波长。仪器的波长校正一般在出厂前已经完成,由于运输过程中的震动或温度变化,或在较长时间使用之后,或仪器的光学系统和检测器有所变动或重要部件更换之后,都可能使波长刻度盘上的读数与从单色器出射狭缝射出的真实波长发生偏差,因此要进行波长校正。校正的方法是用汞灯的标准谱线对单色器的波长进行校正。

(二)灵敏度的校正

荧光分光光度计的灵敏度与下述三个方面有关。第一,与仪器的光源强度,稳定度,单色器的性能,光电倍增管的特性有关;第二,和选用的波长及狭缝宽度有关;第三,和空白溶剂的拉曼光、所选择的激发光及杂质荧光等有关。

由于影响仪器灵敏度的因素较多,对于单光束荧光计来说,同一台仪器在不同时间测同一样品溶液,所测得的结果也不尽相同。因此在每次测定前都必须进行校正。方法是在实验条件下,先用一稳定的荧光物质,配成浓度一致的标准溶液,以它为标准将仪器调节到相同的数值(如 50 或 100),然后测定样品。最常用的标准溶液是 $1\mu g/mL$ 的硫酸奎宁溶液($0.05mol/L$ H_2SO_4 为溶剂),将此溶液进行稀释后用于校准仪器。若被测物质所产生的荧光很稳定,则可用自身作为标准溶液。

(三)激发光谱和荧光光谱的校正

用无自动校正光谱功能的荧光分光光度计所测得的激发光谱和荧光光谱,往往是不真实的,所以称为表观光谱。其原因有激发光源发光强度随波长而变,单色器对各波长光透过率不同,检测器对各波长光灵敏度不同,散射光的影响,狭缝宽度较大等,这些因素可予以消除或校正。在定量分析中光谱是否校正并不重要,但在某些情况下,如用荧光法鉴别化合物,荧光量子的产率计算等,则要求采用校正光谱。

第五节　定性与定量

一、定性分析

荧光物质的特征光谱包括激发光谱和荧光光谱两种,因此对鉴定物质有更强的可靠性。一般用纯品作为对照测定以上两种光谱或光谱数据($\lambda_{ex(max)}$ 和 $\lambda_{em(max)}$)进行定性。目前,有人已经编制出对荧光化合物进行定性分析的计算机程序,它可将被分析物质的荧光与 1000 个荧光化合物的光谱进行比较。但应注意,在用荧光法定性鉴别时,应用物质的校正光谱。

二、定量分析

（一）荧光强度与浓度的关系

荧光是物质吸收光能之后发射出的波长更长的辐射,因此,溶液的荧光强度与该溶液的吸光程度及溶液中荧光物质的荧光效率有关。当溶液中的荧光物质被入射光(I_0)激发后,可以在溶液的各个方向观察到荧光强度(F),但由于激发光一部分被透过,故在透射光的方向观察荧光是不适宜的。一般是在与透射光(I_t)垂直的方向观测,如图 14-8 所示。溶液中荧光物质的浓度为 C,液层厚度为 l。荧光强度读数值 F 正比于被荧光物质吸收的光的强度,即：$F \propto (I_0 - I_t)$

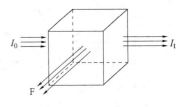

图 14-8　溶液的荧光

$$F = K'\phi_f(I_0 - I_t) = K'\phi_f I_0(1 - T) \tag{14-6}$$

K' 为仪器常数,取决于检测系统的灵敏度等。根据 Beer 定律：

$$T = 10^{-ECl} = e^{-2.3ECl} \tag{14-7}$$

将式 14-7 代入式 14-6 得：

$$F = K'\phi_f I_0(1 - e^{-2.3ECl}) \tag{14-8}$$

将式 14-8 中的 $e^{-2.3ECl}$ 展开,得：

$$F = K'\phi_f I_0\left\{1 - \left[1 + \frac{(-2.3ECl)^1}{1!} + \frac{(-2.3ECl)^2}{2!} + \frac{(-2.3ECl)^3}{3!} + \cdots\right]\right\}$$

$$= K'\phi_f I_0\left[\frac{2.3ECl}{1!} - \frac{(-2.3ECl)^2}{2!} - \frac{(-2.3ECl)^3}{3!} - \cdots\right] \tag{14-9}$$

若浓度 C 很小,ECl 值也很小,当 $ECl \leqslant 0.05$ 时,式中第二项以后的各项可以忽略,则：

$$F = 2.3K'\phi_f I_0 ECl = KC \tag{14-10}$$

所以,在浓度低时,溶液的荧光强度与荧光物质的浓度呈线性关系,此系荧光法定量分析的依据。当 $ECl > 0.05$ 时,则式 14-9 括号中第二项以后的数值就不能忽略了,荧光强度和溶液浓度不再呈线性。当 $ECl = 0.05$ 时,按式 14-10 计算 F 的相对误差 $\Delta F/F(\%) = (1 - e^{-2.3ECl} - 2.3ECl)/(1 - e^{-2.3ECl}) \times 100\% \approx -6\%$,可见随着 C 的增加,F-C 曲线向下弯曲。

由式 14-10 可以看出,提高测定的荧光强度信号(灵敏度)可从四方面考虑：内因有 E 和 ϕ_f,外因有 K' 和 I_0,即：①提高荧光计检测系统的灵敏度(即改进光电倍增管和放大系统)或增加单色器的狭缝宽度(K' 大)；②增强激发光的强度(I_0 大),例如使用激光光源可使灵敏度提高好几个数量级；③选择吸收光强、荧光效率高的分子结构和外界环境(E 和 ϕ_f 大)；④选择 $\lambda_{ex(max)}$ 和 $\lambda_{em(max)}$ 作为测定波长(E 和 ϕ_f 均最大)。①和②两条是提高荧光法灵敏度的主要措施,而对于紫外-可见分光光度法则无效,这正是荧光法灵敏度高的原因之所在,③则体现了发生荧光的物质应具备的两个条件。

在紫外-可见分光光度法中，测量的是透光率（$T = I_t/I_0$）或吸光度（$A = -\lg T$），即透过光与入射光强度的比值（I_t/I_0）。当浓度很低时，增强入射光的强度，透过光强度随之增大；放大入射光强信号，透过光强信号也随之增大，因此都使 I_t/I_0 不变，对提高检测灵敏度均不起作用。所以紫外分光光度法的灵敏度比荧光法低得多。

（二）定量分析方法

1. 标准曲线法

荧光分析一般采用标准曲线法（校正曲线法），在绘制标准曲线时，常采用标准溶液系列中某一溶液作为基准，先将空白溶液的荧光强度调至 0，再将该标准溶液的荧光强度调至 100 或 50，然后测定系列中其他各个标准溶液的荧光强度 F，再绘制标准曲线，即 F-C 曲线。在实际工作中，当仪器调零之后，先测定空白溶液的荧光强度 F_0，然后测定各个标准溶液的荧光强度 F，得 $F-F_0$，就是标准溶液本身的荧光强度。通过这样测定，再绘制标准曲线，即（$F-F_0$）-C 曲线。为了使不同时间绘制的标准曲线能前后一致，每次绘制标准曲线时均采用同一标准溶液进行校正。如果试样溶液在紫外光照射下不很稳定，则须改用另一种性质稳定，而且所发生的荧光和试样溶液的荧光相近似的标准溶液作为基准。如测定维生素 B_1 时，采用硫酸奎宁的 0.05mol/L H_2SO_4 溶液作为基准（适用于蓝色荧光），若为黄绿色荧光可用荧光素钠的水溶液，红色荧光可用罗丹明 B 水溶液作为基准。

2. 比例法

如果标准曲线通过零点，可用比例法进行测定。配制一标准溶液，使其浓度在线性范围内，测定荧光强度 F_S，然后在同样条件下测定试样溶液的荧光强度 F_X。由标准溶液的浓度 C_S 和两种溶液的荧光强度比，求得试样中荧光物质的浓度 C_X 或含量。在空白溶液的荧光强度为零或不为零（试样溶液空白和标准溶液空白相同时，$F_0 = F_{S_0} = F_{X_0} > 0$）时，按下式计算。

$$\frac{F_X}{F_S} = \frac{C_X}{C_S} \qquad \text{和} \qquad \frac{F_X - F_{X_0}}{F_S - F_{S_0}} = \frac{C_X}{C_S} \tag{14-11}$$

即

$$C_X = \frac{F_X}{F_S} C_S \qquad \text{和} \qquad C_X = \frac{F_X - F_{X_0}}{F_S - F_{S_0}} C_S \tag{14-12}$$

3. 解线性方程法

多组分混合物的荧光分析也可以像吸收分光光度法一样，利用荧光强度的加和性，采用解线性方程组的方法、双波长及多波长等方法从混合物中不经分离即可测得被测组分的含量。

第六节　应　　用

一、无机化合物和有机化合物的荧光分析

无机化合物本身能产生荧光并用于测定的为数不多，但与有机试剂形成配合物后进行荧光

分析的元素已达到六十余种,其中铍、铝、硼、镓、硒、镁及某些稀土元素常采用荧光法进行分析。

采用荧光熄灭法进行间接荧光法测定的元素有氟、硫、铁、钴、镍等。铜、铍、铁、钴、锇及过氧化氢,可采用催化荧光法进行测定。铬、铌、铀、碲等元素可在液氮温度($-196℃$),用低温磷光法进行分析。

脂肪族有机化合物分子结构较为简单,本身能产生荧光的很少,只有与其他有机试剂作用后才可产生荧光。

芳香族化合物具有不饱和共轭体系,多能产生荧光。此外如胺类、甾体类、蛋白质、酶和辅酶、氨基酸、维生素类、抗生素等均可用荧光法进行分析。

二、荧光分析法在中药研究中的应用

荧光分析法最大的优点是灵敏度高,选择性好。这对于测定中药中某些微量成分来说极为有利。荧光法在中药分析中的测定方法有下面几种。

1. 直接荧光法

中草药中有许多成分本身具有荧光,可以用荧光法直接测定,如人血清样和尿样中芦荟大黄素的测定。但由于中草药中所含成分复杂,大多都需经适当的提取和分离后,再进行荧光法测定。如白芷中莨菪亭、伞花内酯的含量测定。白芷中所含香豆素类(包括莨菪亭,伞花内酯等)的紫外吸收光谱及荧光颜色极为相似,故需先进行色谱分离后,再进行荧光测定。取白芷提取液,用三种展开剂经纸色谱分离后,荧光斑点用甲醇洗脱,洗脱液分别在:(1)甲醇;(2)$0.05mol/L$硫酸溶液;(3)碳酸盐-碳酸氢盐缓冲液(pH10)中测定其荧光强度。操作条件如下表。测得荧光强度用标准曲线法计算样品含量。

表 14-1 白芷中有效成分测定条件

名　称	R_f			I λ_{max}(nm)		II λ_{max}(nm)		III λ_{max}(nm)	
	A*	B*	C*	λ_{ex}	λ_{em}	λ_{ex}	λ_{em}	λ_{ex}	λ_{em}
莨菪亭	0.52	0.55	0.42	350	420	350	430	390	460
伞花内酯	0.62	0.66	0.54	330	440	325	470	370	450

* 展开剂:A. 水;B. 10%醋酸溶液;C. 10%正丁醇水溶液。

2. 荧光衍生物法

不具荧光或荧光很弱的物质,可选择合适的试剂,使其生成具有特异荧光的衍生物,这样可以扩大荧光分析的范围。例如包公藤甲素的荧光分析,从包公藤茎中提取的包公藤甲素(2β-羟基-6β-乙酰氧基去甲莨菪烷)是具有仲胺基结构的生物碱,可与5-二甲氨基-萘磺酰氯(dansyl-Cl)进行反应,生成具有特异荧光的 dansyl-生物碱。其 $\lambda_{ex(max)} = 350nm$,$\lambda_{em(max)} = 500nm$,用标准曲线法进行定量。

3. 化学引导荧光法

利用化学方法可使一些自身不能产生荧光的化合物转变为荧光化合物。常用的化学方法有氧化还原、水解、缩合反应,配合反应和光化学反应。例如番泻苷的含量测定。番泻苷不具荧光,但是在硼砂溶液中,可被连二亚硫酸钠还原为荧光配合物,其 $\lambda_{ex(max)} = 410nm, \lambda_{em(max)} = 510nm$,在 pH6.6～9.6 的溶液中荧光可稳定 150 分钟以上。

4. 荧光熄灭法

利用某些物质可使荧光物质的荧光熄灭的性质,间接地测出其含量。例如苦杏仁苷的测定。苦杏仁苷在苦杏仁酶或矿酸的作用下水解生成苯甲醛、葡萄糖和 HCN。在 pH6～10 范围内,钙黄绿素能发射出很强的荧光,当遇到 Cu^{2+} 时,则因生成钙黄绿素-铜(Ⅱ)配合物而使荧光熄灭,但是溶液中的 CN^- 能从钙黄绿素-铜(Ⅱ)配合物中夺取 Cu^{2+},生成更稳定的 $Cu(CN)_4^{2-}$(无荧光),使钙黄绿素游离出来,重新发射荧光,从而可间接地测出苦杏仁苷的含量。

5. 胶束增敏荧光分析法

利用表面活性剂(如十二烷基硫酸钠)的胶束溶液能使荧光物质增溶、增敏及增稳的特点,将弱荧光、荧光不稳定及溶解度小的物质溶解在表面活性剂的胶束溶液中,再进行荧光测定以提高灵敏性和稳定性。例如淫羊藿苷的测定。由于淫羊藿苷的荧光强度低,难以测定,可选用阴离子表面活性剂十二烷基磺酸钠进行增敏作用,使淫羊藿苷溶液的相对荧光强度增加 4.5 倍,检测下限可达 2×10^{-9} mol/L,线性范围 $2 \times 10^{-8} \sim 8 \times 10^{-5}$ mol/L。

另外,荧光分析随着仪器分析的不断发展,以进一步提高其灵敏度和选择性的许多新技术,如激光荧光分析、时间分辨荧光分析、同步扫描荧光分析和荧光偏振光谱等也在迅速发展。

习　题

1. 如何区别荧光、磷光、瑞利光和拉曼光? 如何减少散射光对荧光测定的干扰?

2. 何谓荧光效率? 具有哪些分子结构的物质有较高的荧光效率?

3. 哪些因素会影响荧光波长和强度?

4. 试比较萘在氯丙烷和碘丙烷中的荧光效率,并说明原因。当溶剂由苯改为乙醚时,萘的激发波长和发射波长会变长吗? 为什么?

5. 按荧光强弱顺序排列下列化合物。

(A)　　　(B)　　　(C)　　　(D)　　　(E)

6. 请设计三种分析方法测定 Al^{3+} 的含量(两种化学分析方法,一种仪器分析方法)。

7. 一个溶液的吸光度为 0.035,试计算式 14-9 括号中第二项以后各项之和与第一项之比。

8. 谷物制品中维生素 B_2 的测定:1.00g 谷物制品试样,用酸处理后分离出维生素 B_2 及少量无关杂质,加入少量 $KMnO_4$,将维生素 B_2 氧化,过量的 $KMnO_4$ 用 H_2O_2 除去。将此溶液移入 50mL 量瓶,稀释至刻度。吸取 25.0mL 放入样品池中以测定荧光强度(维生素 B_2 中常含有荧光杂质光化黄)。先将仪器用硫酸奎宁基准液调至刻度 100。测得氧化液的荧光读数为 6.0。加入少量连二亚硫酸钠($Na_2S_2O_4$),使氧化态维生素 B_2(无荧光)重新转化为维生素 B_2,

这时荧光读数为55.0。在另一样品池中重新加入24.0 mL 被氧化的维生素 B_2 溶液，以及 1.00mL维生素 B_2 标准溶液(0.500μg/mL)，测得该溶液的读数为 92.0，计算谷物制品中维生素 B_2 的含量(μg/g)。

(0.568μg/g)

9. 还原态的烟酰酸腺嘌呤双核苷酸(NADH)是一种荧光很强的重要辅酶。其 $\lambda_{ex(max)}=285$nm，$\lambda_{em(max)}=307$nm。由标准 NADH 溶液得到下列荧光强度数据：

NADH 的浓度(μmol/L)	0.100	0.200	0.300	0.400	0.500	0.600	0.700	0.800
荧光强度读数(F)	13.0	24.6	37.9	49.0	59.7	71.2	83.5	95.1

请建立一个校正曲线(作图法和回归直线方程法)，并用以估计荧光强度为42.3的某未知溶液中 NADH 的浓度。

(0.34μmol/L)

···

第十五章

原子吸收光谱法

第一节 概 述

原子吸收光谱法(atomic absorption spectrometry,AAS)又称原子吸收分光光度法。该方法基于被测元素基态原子在蒸气状态下对特征电磁辐射吸收而进行元素定量分析的方法。原子吸收现象早在1802年就被人们发现,但是作为一种适用的分析方法则是在20世纪60年代以后才得到迅速发展。

原子吸收光谱具有如下特点:①检出限低,灵敏度高。火焰原子吸收光谱法的检出限可达到10^{-9} g/mL;非火焰原子吸收光谱法的检出限可达到10^{-14} g/mL。②选择性好,准确度高。原子吸收带宽很窄,而且分析不同元素时,选用不同元素光源灯,干扰因素少。③分析速度快,应用范围广。目前可测定的元素达70余种,亦可用间接法测定有机化合物。

原子吸收法尚有一定的局限性。如标准曲线的线性范围窄,一般为一个数量级范围;通常每测定一种元素要更换一种元素灯,多元素同时测定尚有困难,有些元素的测定灵敏度还不太令人满意。另外,受背景干扰、试剂纯度等影响较大。这些问题都有待于今后研究解决。

第二节 基 本 原 理

一、原子的吸收和发射

原子是由带正电荷的原子核和带负电荷的电子所组成,核外电子按一定的量子轨道绕核旋转,这些轨道呈分立的层状结构,每层具有各自确定的能量,称为原子能级或量子态。离核越远的能级能量越高。通常情况下,电子都处在各自能量最低的能级上(即基态),处于基态的原子称为基态原子,基态原子最稳定。当其受到外界能量(辐射)作用时,电子就可能吸收能量而向高能级轨道跃迁,此过程就是原子的吸收过程。处于高能态的原子称为激发态原子。激发态原子很不稳定,在极短的时间内(10^{-8}秒左右),电子又会从高能态跃迁回至基态,同时将所吸收的能量以光辐射的形式释放出来,发射相应的谱线,这就是原子的发射过程。原子被激发时所吸收的能量从相应激发态再跃迁回基态时所发射的能量在数值上相等,都等于该两能级间的能量差。

$$\Delta E = E_j - E_0 = h\nu = hc/\lambda \qquad (15\text{-}1)$$

式中 E_0 和 E_j 分别是电子在基态和激发态时的能量;h 是 Planck 常数;ν 是吸收或发射电磁辐射的频率;λ 是波长;c 是光速。

原子受外界能量激发,其最外层电子可能跃迁到不同能级,因此可能有不同的激发态。其中,电子从基态跃迁到能量最低的激发态,即第一激发态时,所产生的吸收谱线称为共振吸收线(简称共振线);在发射光谱中,将电子从第一激发态跃迁回至基态时所发射的谱线称为共振发射线(也简称共振线)。各种元素的原子结构不同,原子从基态跃迁至第一激发态(或由第一激发态跃迁回至基态)时,吸收(或发射)的能量亦不同,因此各元素的共振线不同,且各有其特征性,这种共振线称为元素的特征谱线。由于从基态到第一激发态的跃迁最容易发生,因此,对大多数元素来说,共振线是元素所有谱线中最灵敏的谱线,原子吸收光谱法就是通过测量原子对其共振线的吸收强度而进行定量的分析方法。

二、原子的量子能级和能级图

(一)光谱项

紫外可见区光辐射的能量只能引起原子的价电子跃迁,为了说明原子在吸收和发射过程中电子跃迁的情况,必须了解电子在跃迁前后所处的能级,在原子光谱学中,原子能级一般用光谱项符号 $n\mathrm{M}L_J$ 表示,光谱项用 n、L、S、J 四个量子数来表征。

n 是价电子的主量子数,表示电子所处的电子层(能层)。

L 是总角量子数,表示电子的轨道形状,其数值为外层价电子角量子数 l 的矢量和,取值为 $0,1,2,3\cdots$通常分别用 S、P、D、$F\cdots$表示。含有两个价电子的总角量子数 L 的加合规则为:$L=(l_1+l_2),(l_1+l_2-l),\cdots,\mid l_1-l_2\mid$;若价电子数为 3 时,应先求出两个价电子角量子数的矢量和后,再与第三个价电子加和,依次类推。

S 是总自旋量子数,其数值为各价电子自旋量子数 s 的矢量和,取值为 $0,\pm 1/2,\pm 1,\pm 3/2,\pm 2,\cdots,\pm$价电子数$/2$。光谱学上定义:$M=2S+1$ 为光谱多重性,反映价电子跃迁时可能产生的谱线数目。

J 是内量子数,由 L 和 S 耦合的结果,数值为二者的矢量和,即 $J=L+S$。其加和规则为:$J=(L+S),(L+S-1),\cdots,\mid L-S\mid$。当 $L\geqslant S$ 时,J 取$(2S+1)$个数值;当 $L<S$ 时,J 取$(2L+1)$个数值。J 表示光谱支项。

由于 L 和 S 相互作用,使原子体系能量发生微扰,引起谱线的精细结构-谱线的多重分裂。说明电子自旋造成了能级分裂(这也是称 $2S+1$ 为光谱多重性的原因)。

每个光谱支项还包含 $g=2J+1$ 个状态。g 称为状态的统计权重(又称简并度),它是指电子在外加磁场作用下,每个能级可能被分裂成子能级的数目。它决定了多重线中谱线强度比。这种在外加磁场作用下,发生光谱项再分裂的现象叫做塞曼效应(Zeemann effect)。

例如:由从钠原子结构可以导出其由基态向第一激发态跃迁时光谱项的变化。钠原子基态结构为 $1s^2 2s^2 2p^6 3s^1$,基态价电子 $n=3$,$L=l=0$(相当于 s 电子),$S=S_1=1/2$,$J=L+S=1/2$,$M=2S+1=2$,其对应的光谱符号为 $3^2S_{1/2}$。

当钠原子的价电子从基态向第一激发态 $3p$ 轨道跃迁时,激发态价电子 $n=3$,$L=l_1=1$

(相当于 p 电子)，$S=S_1=1/2$，$M=2S+1=2$，因 $L>S$，J 的取值数目为 $2S+1=2$ 个，分别为 $1/2$ 和 $3/2$，其对应的光谱项符号为 $3^2P_{1/2}$ 和 $3^2P_{3/2}$。这说明钠原子由基态向第一激发态跃迁时，可产生两种跃迁，因此钠原子最强的钠 D 线成为双线，即：

$$3^2S_{1/2} \begin{cases} 3^2P_{1/2}: E(3^2P_{1/2}) - E(3^2S_{1/2}) = h\nu_1 \quad \text{其共振线波长为} 589.6nm\ D_1\ \text{线} \\ 3^2P_{3/2}: E(3^2P_{3/2}) - E(3^2S_{1/2}) = h\nu_2 \quad \text{其共振线波长为} 589.0nm\ D_2\ \text{线} \end{cases}$$

（二）能级图

元素原子的能级通常以原子外层电子能级图来表示。图 15-1 是钠原子部分电子能级图。图中纵坐标表示原子能量 $E(eV)$，将基态原子的能量定为 $E=0$，能级之间的连线表示价电子在相应能级之间跃迁时产生的原子光谱线；横坐标是用光谱支项表示的原子实际所处的能级。需指出的是，电子中存在的各能级之间并不一定都能发生跃迁。例如锌的基态为 4^1S_0，第一激发态有 4 个分能级 4^1P_1，4^3P_0，4^3P_1，和 4^3P_2，而实际观测到的强共振线只有 213.86nm，是由 4^1S_0—4^1P_1 间的跃迁所产生的。这就说明光谱项间的跃迁不是任意的，而是由光谱选择定则所决定，原子光谱选择定则是：

1. 主量子数的变化，$\Delta n=0$ 或任意正整数。

2. 总角量子数的变化，$\Delta L=\pm 1$，即跃迁只允许在 S 项与 P 项，P 项与 S 项或 D 项之间发生等等。

3. 总自旋量子数的变化，$\Delta S=0$，即单重项只能跃迁到单重项，三重项只能跃迁到三重项等等。不符合选择定则的跃迁，属于禁戒跃迁，发生的几率很小。

4. 内量子数的变化，$\Delta J=0,\pm 1$，但当 $J=0$ 时，$\Delta J=0$ 的跃迁是不允许的。

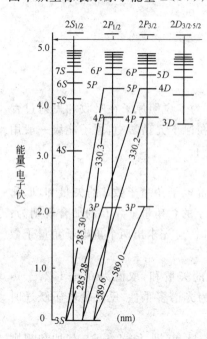

图 15-1 钠原子部分电子能级图

三、基态原子数

原子吸收光谱法是以原子蒸气中基态原子对其共振线的吸收为基础，因此，待测元素在原子蒸气中基态原子数与原子总数之间的关系需要讨论。

被测元素由试样中转入气相，并解离为基态原子的过程，称为原子化，即

$$\text{MX（试样）} \Longleftrightarrow \text{MX（气态）} \begin{cases} \text{M}^*\text{（激发态原子）} \\ \Longleftrightarrow \text{M（基态原子）}+\text{X（气态）} \\ \text{M}^+\text{（离子）}+\text{e} \end{cases}$$

在一定原子化温度下，当处于热力学平衡状态时，物质激发态与基态原子数之比服从

Boltzmann分布律:

$$\frac{N_j}{N_0} = \frac{g_j}{g_0} \cdot e^{(-\frac{E_j - E_0}{KT})} \tag{15-2}$$

式中 N_j、N_0 和 g_j、g_0 分别代表激发态和基态的原子数目和统计权重；E_j 和 E_0 分别为激发态和基态原子的能量，且 $E_j > E_0$；T 为热力学温度，K 为Boltzmann常数(1.38×10^{-23} J·K^{-1})。

对共振线来说，电子由基态跃迁到第一激发态时，上式可写为：

$$\frac{N_j}{N_0} = \frac{g_j}{g_0} \cdot e^{(-\frac{\Delta E}{KT})} = \frac{g_j}{g_0} \cdot e^{(-\frac{h\nu}{KT})} \tag{15-3}$$

此式表明，在原子化过程中，产生激发态原子的原子数，决定于原子化温度和激发能，温度愈高，N_j/N_0 值愈大；同一温度，激发能愈低，共振线波长愈长，N_j/N_0 值也愈大。在通常分析条件下，如火焰原子化，火焰温度一般低于 3000K，大多数共振线波长都小于 600.00nm，因此，对于大多数原子来说 N_j/N_0 值都很小(1‰)。N_j 可以忽略不计，即认为 N_0 近似等于其原子总数 N_0。应当指出，上面只考虑了热平衡状态，此外，火焰中的电子、紫外线等其他因素也能引起原子激发，因此，激发态原子在理论上比热平衡状态时要多，但总的来说，这些因素的影响还是比较小，仍可把基态原子数看成是待测元素的原子数。

四、谱线宽度及其影响因素

理论上吸收线和发射线在频率上应该是一致的，但经实际观测后发现，这些谱线都具有一定的宽度，即在一定频率范围内存在不同程度的吸收和发射。

原子吸收线的轮廓以原子吸收谱线的中心频率（或中心波长）、半宽度、强度来表征。中心频率 ν_0 由原子能级所决定；半宽度是中心频率位置吸收系数极大值一半处谱线上两点间的频率（或波长）差（$\Delta\nu$ 或 $\Delta\lambda$）；强度是由两能级之间的跃迁几率决定的。

原子吸收谱线受很多因素的影响，这些因素在不同程度上影响吸收中心波长的位移和吸收线总宽度。

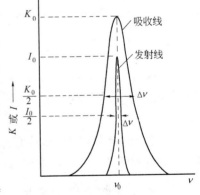

图 15-2 原子吸收线和发射线的轮廓及其比较

（一）自然宽度

没有外界影响，谱线仍有一定的宽度称为自然宽度（natural width），以 $\Delta\nu_N$ 表示。它与激发态原子的平均寿命有关，平均寿命愈短，谱线宽度愈宽。不同谱线有不同的自然宽度，多数情况下约为 10^{-5}nm 数量级，可以忽略不计。

（二）多普勒（Doppler）宽度变宽

Doppler 宽度是由于原子热运动引起的，又称热变宽，以 $\Delta\nu_D$ 示。当运动波源（运动着的原子发出的光）"背向"检测器运动时，被检测的频率较静止波源所发出的频率低，波长红移；当运动波源"向着"检测器运动时，被检测到的频率又较静止波源所发出的频率高，波长紫移，此即多普勒效应。气相中的原子处于无序运动中,相对于检测器的方向,各原子有着不同的运动速度分量,故对 $\Delta\nu_D$ 产生贡献,Doppler 变宽由下式决定:

$$\Delta\nu_D = 7.16 \times 10^{-7}\nu_0\sqrt{\frac{T}{M}} \qquad (15\text{-}4)$$

式中 T 是热力学温度,M 是吸光原子质量。由式 15-4 可知,$\Delta\nu_D$ 随温度升高,谱线波长变长和相对原子质量减小而变宽。Doppler 变宽可达 10^{-3} nm 数量级。

(三)压力变宽

当原子吸收区压力变大时,原子之间的相互碰撞导致激发态原子平均寿命缩短,引起谱线变宽,根据产生碰撞的原因又可以分为两种。

1. 赫鲁兹马克(Holtsmark)变宽

Holtsmark 变宽又称共振变宽,以 N_R 表示。是指同种原子碰撞引起的发射或吸收,光量子频率改变而导致的谱线变宽,它随试样原子蒸气浓度增加而增加。在通常实验条件下(即金属原子蒸气压<133.33 Pa 时)可以忽略不计。

2. 劳伦茨(Lorentz)变宽

Lorentz 变宽是指被测元素的原子与蒸气中其他原子或分子等碰撞而引起的谱线轮廓变宽、谱线频移与不对称性变化,以 N_L 表示。它随原子区内气体压力增大和温度升高而增大,也随区外气体性质的不同而不同,在通常原子吸收测定条件下,与 Doppler 变宽的数值具有相同的数量级。此效应对气体中的所有原子是相同的,为均匀变宽,是按一定比例引起吸收值减小的固定因素,只降低分析的灵敏度,不破坏吸收值与浓度间的线性关系。

(四)其他变宽

如斯塔克(Stark)变宽和塞曼(Zeemann)变宽,二者均属场致变宽。Stark 变宽是由外电场或带电粒子形成的电场引起;而 Zeemann 变宽是由外磁场所致。但它们的影响一般也不大。

综上所述,通常在原子吸收光谱测定条件下,谱线的宽度可以认为主要是由 Doppler 效应和 Lorentz 效应两个主要因素引起。

五、原子吸收光谱的测量

(一)积分吸收

实验证明,当一束强度为 I_0 的平行光,通过厚度为 l 的原子蒸气时,透过光的强度减弱为 I,其原子蒸气对光的吸收亦服从 Lambert 定律:

$$I = I_0 e^{(-K_\nu l)} \qquad (15\text{-}5)$$

式中 K_ν 为基态原子对频率为 ν 的光辐射吸光系数。则吸光度 A 可用下式表示:

$$A = -\lg\frac{I}{I_0} = 0.434K_\nu l \qquad (15\text{-}6)$$

原子吸收光谱是同种基态原子在吸收其共振辐射时被展宽了的吸收带,吸收线上的任意各点都与相同的能级跃迁相联系。因此,原子吸收光谱产生于基态原子对特征谱线的吸收。在一定条件下,基态原子数 N_0 正比于吸收曲线下面所包括的整个面积,对吸收系数的积分称为积分吸收系数,简称积分吸收,它表示吸收的全部能量。从理论上可以得出,积分吸收与原子蒸气中吸收辐射的原子数成正比,其数学表达式为:

$$\int K_\nu \mathrm{d}\nu = \frac{\pi e^2}{mc} \cdot f \cdot N_0 \tag{15-7}$$

式中 e 为电子电荷;m 为电子质量;c 为光速;N_0 为单位体积内基态原子数;f 为振子强度,即能被辐射激发的每个原子的平均电子数,它正比于原子对特定波长辐射的吸收几率。

从式 15-7 可以看出,若能测定积分吸收,则可求出原子浓度,但是,测定谱线宽度仅为 10^{-3} nm 的积分吸收,需要高分辨率的分光仪器($\nu/\Delta\nu$ 达 50 万以上),这是一般光谱仪难以达到的。

(二)峰值吸收及其测量

1955 年,Walsh. A. 提出,在温度不太高的稳定火焰条件下,峰值吸收系数与火焰中被测元素的原子浓度存在线性关系,可以用测定峰值吸收系数 K_0 来代替积分吸收系数的测定。吸收线中心波长的吸收系数 K_0 称为峰值吸收系数,简称峰值吸收。K_0 测定,只要使用锐线光源,一般仪器就可以做到,当光源发射线的中心波长与吸收线中心波长一致,且发射线的半宽度比吸收线的半宽度小得多时,$\Delta\nu$ 取决于 Doppler 宽度 $\Delta\nu_\mathrm{D}$,吸光系数为:

$$K_\nu = K_0 \cdot e^{-\left[\frac{2(\nu-\nu_0)\sqrt{\ln 2}}{\Delta\nu_\mathrm{D}}\right]^2} \tag{15-8}$$

积分,得:

$$\int_0^\infty K_\nu \mathrm{d}\nu = \frac{1}{2}\sqrt{\frac{\pi}{\ln 2}} K_0 \Delta\nu_\mathrm{D} \tag{15-9}$$

联合式 15-8 与式 15-9,得:

$$K_0 = \frac{2}{\Delta\nu_\mathrm{D}}\sqrt{\frac{\ln 2}{\pi}} \cdot \frac{\pi e^2}{mc} \cdot f \cdot N_0 \tag{15-10}$$

用 K_0 代替式 15-6 中的 K_ν,得:

$$A = 0.4343 \times \frac{2}{\Delta\nu_\mathrm{D}}\sqrt{\frac{\ln 2}{\pi}} \cdot \frac{\pi e^2}{mc} \cdot f \cdot N_0 \cdot l \tag{15-11}$$

在一定条件下,$\Delta\nu_\mathrm{D}$、f 都是定值,令

$$0.4343 \times \frac{2}{\Delta\nu_\mathrm{D}}\sqrt{\frac{\ln 2}{\pi}} \cdot \frac{\pi e^2}{mc} \cdot f = K \tag{15-12}$$

并近似地将 N_0 视为 N,则得:

$$A = KNl \tag{15-13}$$

在稳定的原子化条件下,试液中被测组分浓度 C 与蒸气中原子总数 N 成正比,即

$$N = \beta C \tag{15-14}$$

式中 β 是比例常数,与原子化条件有关,结合式 15-13 和式 15-14,令 $K' = Kl\beta$,则

$$A = K'C \qquad (15\text{-}15)$$

式 15-15 为原子吸收测量的基本关系式。在实际工作中与分光光度法一样,只要测得中心波长处吸光度,就可以求出待测元素的浓度和含量。

第三节　原子吸收分光光度计

原子吸收分光光度计与普通分光光度计的结构基本相似,只是用锐线光源代替连续光源,用原子化器代替吸收池。其主要结构由四部分组成:光源、原子化器、单色器和检测系统。

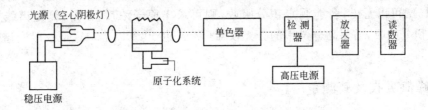

图 15-3　原子吸收分光光度计示意图

一、仪器的主要部件

(一)光源

光源的作用是产生原子吸收所需要的共振辐射。要求光源必须能发射出比吸收线宽度更窄的共振线,辐射强度大,稳定,寿命长,背景小。

空心阴极灯(HCL)是目前最能满足上述各项要求的一种锐线光源,应用最广。结构如图 15-4 所示,它包括一个钨制阳极(上装有钽片或钛丝作为吸气剂)和一个由被测元素材料制成的空腔形阴极。两极密封于带有石英窗口(370nm 以上可用光学玻璃窗口)的玻璃管中,内充惰性气体氖或氩,称为载气。当正负电极间施加 200～500V 电压时电子将从空心阴极内壁流向阳极,在此电子通路上与惰性气体原子碰撞而使之电离,荷正电的载气离子在电场作用下,就向阴极内壁猛烈轰击,使阴极表面的金属原子溅射,此类金属原子再与电子、惰性气体原子及离子发生碰撞而被激发,于是阴极内的辉光中便出现了阴极物质和内充气体的光谱。因此用不同的待测元素可制造各种不同的空心阴极灯;阴极若使用含有多种元素的物质材料,则可制成多元素空心阴极灯。为了避免发生光谱干扰,在制灯时,必须使用纯度较高的阴极材料和选择适当的内充气体。

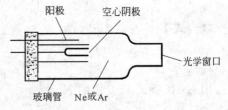

图 15-4　空心阴极灯结构示意图

空心阴极灯的优点是辐射光强度大而且稳定,谱线宽度窄,灯易于更换。缺点是每测定一个元素需要更换相应的待测元素空心阴极灯。

在测定 As、Se、Te、Ge、Hg 等金属性较弱、熔点较低的元素时，还常用无极放电灯(EDL)和高强度空心阴极灯(HHCL)作光源；温度梯度灯(TGL)是最近发展起来的一种电磁辐射光源，特别适合低于200nm的远紫外区如As、Sn等的测定；可调激光光源，亦是近年来用于原子吸收测定很有发展前途的一种光源。

(二)原子化器

原子化器的作用是将试样转化为所需要的基态原子。原子化器分为火焰原子化器和非火焰原子化器两大类。

1. 火焰原子化器

(1)结构　火焰原子化器是利用化学火焰的热能使试样原子化的一种装置。火焰原子化器有两种类型，即全消耗型和预混合型。

全消耗型原子化器系将试液直接喷入火焰，现已少用。预混合型原子化器的结构如图15-5所示，其主要由雾化器、雾化室和燃烧器三部分组成。

雾化器的作用是吸入试液并将其雾化。目前多采用同轴型气动雾化器。如图15-6所示。一般用不锈钢、聚四氟乙烯或玻璃制成。其中的毛细管多用贵金属(如铂、铱、铑)合金制成，具有很强的耐腐蚀性。当高压载

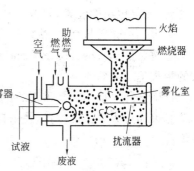

图 15-5　预混合型原子化器

气(助燃气)以高速通过时，在毛细管外壁与喷咀口构成的环形间隙中形成负压区，将试液由毛细管吸入，并被高速气流分散成微米级直径雾粒的气溶胶。

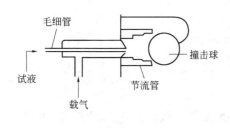

图 15-6　雾化器

雾化室(也叫预混合室)的作用是使气溶胶的雾粒更小、更均匀，并与燃气充分混合后进入燃烧器。室内装有撞击球，被雾化的雾滴经节流管碰在撞击球上，进一步分散成细雾；还装有扰流器，对较大的雾滴有阻挡作用，使其沿室壁流入废液管排出，同时可使气体混合均匀，火焰稳定，降低噪声。

燃烧器的作用是产生火焰，使试样蒸发和原子化。燃烧器有孔型和长缝型两种，长缝型燃烧器又有单缝和三缝之分，以单缝型较为常用。缝长一般有5cm和10cm两种规格。燃烧器应能上下调节和旋转一定角度，以便选择合适的火焰部位和高度。

(2)火焰　火焰的作用是使待测物质分解成基态自由原子。因此，火焰的基本特征对原子化过程影响较大。

①火焰温度：火焰原子化的能力主要决定于火焰温度。一般说来，火焰温度高有利于原子化，但温度过高，也会引起激发态原子数增多，低电离势元素的电离度增加，火焰发射增强，多普勒效应增大，谱线变宽，气体膨胀因素增大，这将会导致测定灵敏度降低，因此对特定的分析对象应寻求最佳的实验温度。

②燃烧速度：是指着火点向可燃混合气其他点的传播速度(cm·s⁻¹)。要使火焰稳定，可燃混合气供气速度应大于燃烧速度，但供气速度过大，会使火焰离开燃烧器，不稳定，甚至吹灭，供气速度过小，会引起回火。

③燃气与助燃气比例：二者比例不同，其氧化还原特性不同，可分为三类。

A. 化学计量火焰：燃气与助燃气之比与化学反应计量关系相近，又称中性火焰，这类火焰温度高、稳定、干扰小、背景低，适合于多元素的测定。

B. 富燃火焰：指燃气大于化学计量的火焰，由于燃烧不完全，具有较强的还原性气氛，适用于易形成难解离化合物的测定，但它的干扰较多，背景值高。

C. 贫燃火焰：指助燃气少于化学计量的火焰，它的温度较低，有较强的氧化性，有利于测定易解离、易电离的元素，如碱金属。

④火焰的光谱特性：它决定于火焰的成分，并限制了火焰的应用范围，如对于共振吸收线位于短波区的 As、Se、Hg、Pb、Zn 等元素的测定，宜选用氢火焰，而不能用在短波区有较大吸收的烃火焰。

正确选择火焰是非常重要的，常用化学火焰列表于 15-1 中，在原子吸收测定时，还应注意调节光束通过火焰区的位置，使来自光源的辐射由原子浓度最大的区域通过，从而获得最高的灵敏度。

表 15-1　　　　　　　　　几种常用火焰的燃烧特性

燃气	助燃气	最高温度(℃)	燃烧速度(cm·s⁻¹)
天然气	空气	1700～1900	39～43
氢气	空气	2000～2100	300～440
乙炔	空气	2100～2400	158～266
氢气	氧气	2550～2770	900～1400
乙炔	氧化亚氮	2600～2800	285
乙炔	氧气	3050～3150	1100～2480

2. 非火焰原子化器

非火焰原子化器种类很多，发展也很快，主要有石墨炉原子化器、化学原子化器、阴极溅射原子化器、激光原子化器、等离子炬原子化器等，以前两种应用较多。

(1)石墨炉原子化器　在各种石墨炉原子化器中，最为常用的是管式石墨炉原子化器，结构如图 15-7 所示。由电源、保护系统、石墨管炉等三部分组成。石墨管长约 28～60mm，外径 6～9mm，内径约 4～8mm，管中央小孔用于加样。管两端用铜电极夹住，通电后石墨管内温度可达 2000℃～3000℃，以蒸发试样和使试样原子化。铜电极周围用水箱中流动冷水冷却，盖板盖上后，构成保护气体室，室内通以惰性气体 Ar 或 N₂，以保护原子化的原子不再被氧化，同时也可延长石墨管寿命。

石墨管原子化过程分为四个阶段，即干燥、灰化、原子化和净化。干燥的目的是蒸发除去试液的溶剂；灰化的目的是在不损失待测元素的前提下，进一步除去基体组分；原子化即是使待测元素成为基态原子；最后升温至 3000℃ 数秒钟，净化除残。其优点是：原子化效率和测定灵敏度都比火焰法高得多,有利于难熔氧化物的原子化,绝对检出限可达 $10^{-12} \sim 10^{-14}$ g 数量级。

试样用量少,液体试样一般 $1 \sim 50 \mu L$,固体试样 $0.1 \sim 10$ mg,均可直接进样,操作安全。缺点是基体效应、化学干扰和背景干扰较大,测定的精密度比火焰法低。为了克服这些缺点,近年来对石墨炉原子化器和应用技术进行了改进,出现了碳棒、碳杯、钽条炉等多种原子化器和背景校正附件,应用技术方面也有许多创新,如石墨炉平台技术,具有能消除基体效应的特点。

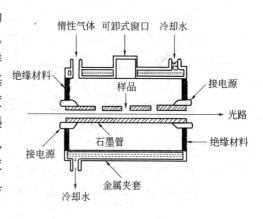

图 15-7 石墨管原子化器的结构

(2)低温原子化法(化学原子化法)是利用化学反应使被测元素直接原子化,或者使其还原为易挥发的氢化物,再在低温下原子化的方法,低温原子化温度在室温到数百度之间,常用的有汞低温原子化法及氢化物原子化法。

①汞低温原子化法:汞原子化器一般由汞发生器、泵和吸收池组成,汞在室温下有一定的蒸气压,沸点仅为 357℃。只要对试样进行化学预处理还原出汞原子,由载气(Ar 或 N_2)将汞蒸气送入吸收池内即可测定。现已有专门的测汞仪出售。

②氢化物原子化法:氢化物原子化器由氢化物发生器和石英吸收管组成。在一定酸度下,将被测元素还原成极易挥发与分解的氢化物,如 AsH_3、SnH_4、BiH_4 等。这些氢化物经载气送入石英管后,进行原子化与测定,氢化物法可将被测元素从大量溶剂中分离出来,其检出限要比火焰法低 $1 \sim 3$ 个数量级,且选择性好,干扰也少。主要适用于 Ge、Sn、Pb、As、Sb、Bi、Se、Te 等元素的测定。

(三)单色器

单色器由色散元件、准直镜和狭缝等组成,其作用是将所需的共振线分离。目前的色散元件多用光栅,为了阻止来自原子吸收池所有辐射不加选择地进入检测器,避免光电倍增管疲劳,单色器通常配置在原子化器之后的光路中。

(四)检测系统

检测系统主要由检测器、放大器、对数转换器、指示仪表(表头、记录器、数字显示或数字打印等)所组成。检测器一般由光电倍增管和稳定度达 0.01% 的负高压电源组成,工作波段大都在 $190 \sim 900$ nm 之间。

在现代一些高级原子吸收分光光度计中还设有自动调零、自动校准、标尺扩展、浓度直读、自动取样及自动处理数据等装置。

二、原子吸收分光光度计的类型

原子吸收分光光度计的类型较多,按光束分类有单光束与双光束型;按波道分类有单道、双道和多道型;按调制方法分类有直流和交流型。下面介绍几种常用的类型。

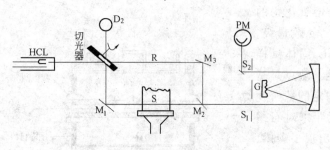

图 15-8　双光束型仪器光路图

M$_1$、M$_2$、M$_3$ 反光镜　S$_1$、S$_2$ 狭缝　G 光栅

（一）单道单光束型

此类仪器结构简单,如图 15-3 所示,灵敏度较高,便于维护,能满足一般分析要求,缺点是光源强度波动较大,易造成基线漂移,需要预热时间较长,测量过程中要经常进行零点校正。

（二）单道双光束型

此类仪器如图 15-8 所示,由光源(HCL)发出的共振线被切光器分成两束光,一束通过试样被吸收(S 束),另一束作为参比(R 束),两束光交替地进入单色器和检测器(P$_M$),由于两光束为同一光源发出,且经同一检测器,因此,光源的任何漂移及检测器灵敏度的变动,都将由此而得到补偿,其稳定性和检出限均优于单光束型仪器。缺点是仍不能消除原子化系统的不稳定和背景吸收的影响。

（三）双道或多道型

此类型仪器同时使用两种或多种元素光源,并匹配多个"独立"的单色器和检测系统,可以同时测定两种或多种元素,或用于内标法测定,也可以进行背景校正,并消除原子化系统带来的干扰,但由于制造复杂而尚未得到推广。如图 15-9 所示,为双道双光束型仪器。

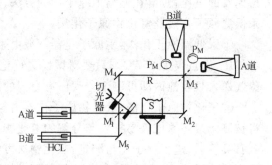

图 15-9　双道双光束型仪器光路图

第四节　干扰及其抑制

原子吸收光谱法中,干扰效应按其性质和产生的原因,可以分为四类:光谱干扰、物理干扰、化学干扰和电离干扰。

一、光谱干扰

光谱干扰(spectral interference)系指与光谱发射和吸收有关的干扰效应。主要是光谱线干扰和背景干扰(分子吸收、光散射、折射等)。

（一）光谱线干扰

1.光谱线通带内存在非吸收线

此时灵敏度降低,吸光度减小而导致标准曲线向横轴弯曲。可以用减小狭缝的方法来抑制这种干扰。

2. 谱线重叠

当干扰元素与被测元素共振线相距很近(波长差小于0.03nm)时,将产生吸收线相互重叠而导致测量结果偏高。例如 Fe 213.86nm 与 Zn 213.86nm,Co 253.65nm 与 Hg 253.652nm 的重叠干扰,即使 Fe、Co 等干扰元素的含量很低,也会干扰 Zn 和 Hg 的测定。消除方法可另选分析线或用化学方法分离。

3. 分子吸收

是指在原子化过程中生成的分子对辐射的吸收,分子吸收是带状光谱,会在一定波长范围内形成干扰。例如碱金属卤化物在紫外区有吸收;不同的无机酸会产生不同的影响。在波长小于 250nm 时,H_2SO_4 和 H_3PO_4 有很强的吸收带,而 HNO_3 和 HCl 的吸收很小,因此,原子吸收分析中多用 HNO_3 和 HCl 来配制溶液。

4. 光散射、折射

光散射是指原子化过程中产生的微小的固体颗粒使光产生散射,造成透过光减小,吸收值增加;光折射在均匀稀薄吸收介质中是很小的,但在溶液黏度较大或石墨炉原子化过程中,由于光的折射作用,也可产生假吸收,这些影响可通过仪器调零扣除。

(二)背景校正方法

1. 邻近非共振线校正背景

用分析线测量原子吸收与背景吸收的总吸光度,因非共振线不产生原子吸收,用它来测量背景吸收的吸光度,两次测量值相减即得到校正背景之后的原子吸收的吸光度。

2. 连续光源校正背景

先用锐线测定分析线的原子吸收和背景吸收的总吸光度,再用氘灯(紫外区)、碘钨灯或氙灯(可见区)在同一波长测定背景吸收,因为在使用连续光源时,被测元素的共振线吸收相对于总入射光强度是可以忽略不计的,因此连续光源的吸光度值即为背景吸收。将锐线光源吸光度值减去连续光源吸光度值,即为校正背景后的被测元素的吸光度值。装置见图15-10。由于商品仪器多用氘灯为连续光源扣除背景,故此法亦称为氘灯扣除背景法。

3. 塞曼效应背景校正法

塞曼(Zeeman)效应是指在磁场作用下简单的谱线发生分裂的现象。塞曼效应背景校正法是磁场将吸收线分裂为具有不同偏振方向的组分,利用这些分裂的偏振成分来区别被测元素和背景的吸收。它又可分为光源调制法与吸收线调制法。前者是将强磁场加在光源上,后者是将磁场加在原子化器上,以后者常用。

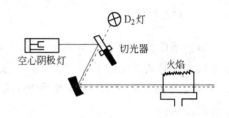

图 15-10 氘灯背景校正示意图

塞曼效应校正背景波长范围很宽,可在 190～900nm 内进行,准确度高,可校正吸光度高达 1.5～2.0 的背景,而氘灯校正只能校正吸光度小于 1 的背景。

二、物理干扰

物理干扰(physical interference)系指试样在转移、蒸发和原子化过程中,由于试样任何物理特性(如密度、黏度、压力、表面张力)的变化而引起的原子吸收强度下降的效应。物理干扰是非选择性干扰,对试样中各元素的影响基本是相似的。在火焰原子化法中,试液黏度的改变影响进样速度;试液表面张力的改变影响雾滴和气溶胶粒的大小;试液溶剂蒸气压的改变影响试样的蒸发速度和凝聚损失;雾化气压的改变影响进样的多少等。在石墨炉原子化法中进样量大小影响原子吸收信号;保护气体的流速影响基态原子在原子吸收区的平均滞留时间等等。上述物理特性的变化都将影响测定的吸光度,消除方法:可配制与被测试样组成相近的标准溶液或采用标准加入法。若试样浓度过高,也可采用稀释法。

三、化学干扰

化学干扰(chemical interference)是原子吸收分光光度法中经常遇到的主要干扰。产生化学干扰的机理比较复杂,其主要原因是待测元素不能全部从它的化合物中解离出来,或已解离的原子与其他组分形成难解离的碳化物、氧化物而使基态原子数降低。消除化学干扰应主要采取抑制方法。

(一)选择合适的原子化条件

化学干扰很大程度上取决于化学火焰的温度和组成。提高原子化温度,化学干扰会减小,使用高温火焰或提高石墨炉原子化温度,可使难解离的化合物分解。如在高温火焰中 PO_4^{3-} 不干扰 Ca 的测定。

(二)加入释放剂

释放剂的作用是与干扰组分形成更稳定的化合物,使被测元素释放出来。例如,加入锶或镧可有效地消除磷酸根对测定钙的干扰,此时锶或镧与磷酸根形成更稳定的化合物而将钙释放出来。

(三)加入保护剂

保护剂的作用是其可与被测元素生成易分解或更稳定的配合物,防止被测元素与干扰组分生成难于解离的化合物。保护剂一般是有机配合剂,常用的有 EDTA 和 8-羟基喹啉。例如 EDTA 可与钙形成 EDTA-Ca 配合物,从而将钙"保护",避免钙与磷酸根作用,消除了磷酸根对钙的干扰。

(四)加入饱和剂

饱和剂的应用是在标准溶液和试样溶液中加入足够量的干扰元素,使干扰趋于稳定(即饱和)。例如用氧化亚氮-乙炔火焰测定钛时,可在标准溶液和试样溶液中均加入 $200mg \cdot L^{-1}$ 以上的铝盐,使铝对钛的干扰趋于稳定。

(五)加入基体改进剂

这种方法主要用于各种炉原子化法。在试样中加入基体改进剂,使其在干扰或灰化阶段与试样作用,增加基体的挥发性或改变被测元素的挥发性,以消除干扰。

以上方法都不能消除化学干扰时,只好采用化学分离,如溶剂萃取、离子交换、沉淀分离等方法。

四、电离干扰

电离干扰(ionization interference)是指待测元素在原子化过程中发生电离而引起的干扰效应,其结果使基态原子数减少,测定结果偏低,标准曲线的斜率减小且向纵轴方向弯曲。电离干扰的程度可用电离度(金属正离子浓度与该金属总浓度之比)来衡量,其大小与元素的电离能、原子化温度、自由电子密度和浓度等有关。因此采用低温火焰和加入消电离剂可以有效地抑制和消除电离干扰。常用的消电离剂是易电离的碱金属元素如铯盐等。

第五节　定量分析方法

一、样品的制备

取样要有代表性,要充分干燥,粉碎成一定粒度,混合均匀。取样量应视试样中被测元素的含量、分析方法和所要求的测量精度而定。制备好的样品要置于干燥器内保存,避免污染。

(一)标准溶液的制备

标准溶液的组成要尽可能接近未知试样的组成,一般来说,先用基准物质(纯度大于99.99%的金属或组成一定的化合物)配制成浓度较大的贮备液,再由标准贮备液配制标准工作液。为保持浓度稳定,不宜长期存放。由于溶液中总盐量对雾粒的形成和蒸发速度都有影响,当试样中总盐量大于0.1%时,标准溶液中也应加入等量的同一盐类,以保证标准溶液组成与试样溶液相似。

(二)被测试样的处理

测定前应对被测试样进行必要的预处理,对于液体试样,若浓度过大,必须用适当的溶剂进行稀释。无机试样用水稀释到适宜的浓度即可,有机试样常用甲基异丁酮或石油醚溶剂进行稀释,使其接近水的黏度。当试样中被测元素浓度过低时,可以进行富集以提高浓度。如果试样基体干扰太大,必要时也可进行分离处理。

无机固体试样,应用合适的溶剂和溶解方法,将被测元素完全地转入溶液中。在溶解金属及其化合物如矿物类药物时,常用溶解法,对于水不溶物可用矿酸溶解,常用的酸主要有盐酸、硝酸和高氯酸,有时也用磷酸与硫酸的混合酸,如果将少量的氢氟酸与其他酸混合使用,有助于试样成为溶液状态;不易被分解的试样,也可使用熔融法,必须使用熔融法的是那些共存物质中二氧化硅含量高的试样,但要防止无机离子污染。

有机固体试样,一般先用干法或湿法破坏有机物,再将破坏后的残留物溶解在合适的溶剂中,被测元素如果是易挥发元素如 Hg、As、Cd、Pd、Sb、Se 等则不宜采用干法灰化。

如果使用非火焰原子化法,如石墨炉原子化法,则可以直接进固体试样,采用程序升温,以分别控制试样干燥、灰化和原子化过程,使易挥发或易热解基体在原子化阶段之前除去。

二、测定条件的选择

测定条件的选择对测定的灵敏度、稳定性、线性与线性范围和重现性等有很大影响,最佳测试条件应根据实际情况进行选择。

(一)分析线

通常选择待测元素的共振线作为分析线,但被测试样浓度较高时,也可选用次灵敏线,如测 Na 用 $\lambda589.0nm$ 作为分析线,当浓度较高时,可用 $\lambda330.3nm$ 作为分析线;As、Se 等元素的共振线处于 200nm 以下的远紫外区,火焰组分对来自光源的光有明显吸收,故不宜选用共振线作为分析线;当被测元素的共振线附近有其他谱线干扰时,也不宜采用。此时应视具体情况由实验决定,其方法是:首先扫描空心阴极灯的发射光谱,了解有哪些可供选用的谱线,然后喷入试液,通过观察选择出不受干扰而吸收强度适度的谱线作为分析线。此外,稳定性差时,也不宜选用共振线作为分析线,如 Pb 的灵敏线为 217.0nm,稳定性较差,若用 283.3nm 次灵敏线作为分析线,则可获得稳定结果(常用的各元素分析线可参考有关书籍或手册)。

(二)狭缝宽度

狭缝宽度影响光谱通带宽度与检测器接收的能量。原子吸收光谱分析中,光谱重叠干扰的几率相对较小,可以允许使用较宽的狭缝。当有其他的谱线或非吸收光进入光谱通带内时,吸光度将立即减小。不引起吸光度减小的最大狭缝宽度,即为合适的狭缝宽度。一般碱金属、碱土金属元素谱线简单,可选用较大的狭缝宽度,过渡元素与稀土元素谱线复杂,要选择较小的狭缝宽度。

(三)空心阴极灯的工作电流

空心阴极灯的发射光谱特性依赖于工作电流。灯电流过小,放电不稳定,光输出的强度小;灯电流过大,发射谱线变宽,灵敏度下降,寿命缩短。所以在保证有稳定和足够的辐射光通量情况下,尽量选用较低的灯电流。商品灯都标有允许使用的最大电流与可使用的电流范围,通常选用最大电流的 $1/2\sim2/3$ 为工作电流。空心阴极灯一般需要预热 $10\sim30$ 分钟,才能达到稳定输出。

(四)原子化条件

火焰原子化法中,火焰类型和特性是影响原子化效率的主要因素。对一般元素,可选用中温火焰如空气-乙炔火焰;对于在火焰中易形成难解离化合物及难熔氧化物的元素可选用高温火焰如氧化亚氮-乙炔火焰；对于极易原子化和分析线位于短波区（200nm 以下）的元素，应使用空气-氢火焰。还可以通过调节燃气与助燃气的比例、燃烧器的高度来获得所需要的火焰类型、特性及最佳分析区域。

石墨炉原子化法中，合理选择各阶段的温度与时间是十分重要的，干燥应在稍低于沸点的温度下进行，灰化一般在没有损失的前提下尽可能使用较高的灰化温度，原子化宜选用能达到最大信号时的最低温度，时间应保证完全原子化为准，此阶段停止通入保护气体，以延长自由原子在石墨炉内的平均停留时间。净化温度应高于原子化温度。常用的保护气体 Ar，流速在 1～5L/min 范围内为宜。

（五）其他

上述条件选定后，其他条件如进样量也要控制适当，实际工作中，往往通过测定吸光度的变化，当达到最满意时的进样量即为最理想的进样量。

三、定量方法

（一）标准曲线法

标准曲线法是最常用的分析方法。它是由标准工作液，按测定方法的操作步骤配制标准系列，以空白为参考，测定其吸光度，以吸光度对浓度绘制标准曲线；在相同的条件下，测定未知试样的吸光度，由标准曲线上内插法求得试样中被测元素的浓度或含量。为了减少测量误差，吸光度值应在 0.2～0.7 范围内。

（二）标准加入法

当试样基体影响较大，又无纯净的基体空白，或测定纯物质中极微量的元素时，往往采用标准加入法，即取若干份（例如四份）体积相同的试样溶液，从第二份开始分别按比例加入不同量的待测元素的标准溶液，然后用溶剂稀释至一定体积。设试样中待测元素的浓度为 C_x，加入标准溶液后的浓度分别为 C_x、C_x+C_0、C_x+2C_0、C_x+4C_0，分别测得其吸光度为 A_x、A_1、A_2、A_3，以 A 对 C 作图，得到如图 15-11 所示的直线，与横坐标交于 C_x，C_x 即为所测试样中待测元素的浓度。

使用标准加入法应注意以下几点：

（1）被测元素的浓度应在通过原点的标准曲线线性范围内，最少采用四个点（包括不加标准溶液的试样溶液），作外推曲线，其斜率不要太小，以免引入较大误差。

（2）标准加入法应该进行试剂空白的扣除，也必须用标准加入法进行扣除。

（3）此法只能消除分析中的基体干扰，不能消除背景干扰，使用标准加入法时，要考虑消除背景的影响。

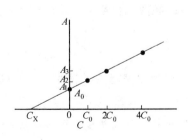

图 15-11 标准加入法

(三)内标法

内标法系在标准溶液和试样溶液中分别加入一定量的试样中不存在内标元素,同时测定溶液中待测元素和内标元素的吸光度,绘制$\dfrac{A}{A_0}$-C标准曲线。A和A_0分别为标准溶液中待测元素和内标元素的吸光度值,从标准曲线上求得试样中待测元素的浓度。

内标法在一定程度上可以消除燃气与助燃气流量、基体组成、表面张力、火焰状态等因素变动所造成的误差。内标法通常在双道(或多道)型仪器上使用。所选内标元素应与被测元素在原子化过程中具有相似的特性。如测定 Cu 可选 Cd、Mn、Zn 为内标元素,测定 Cd 可选 Mn 为内标元素,测 Pb 可选 Zn 为内标元素等。

四、灵敏度和检出限

灵敏度(sensitivity)和检出限(detection limit)是评价分析方法与分析仪器性能的重要指标。IUPAC(国际纯粹和应用化学联合会)对此做了建议规定。

(一)灵敏度

灵敏度(S)被定义为标准曲线 $A=f(C)$ 的斜率。

$$S = dA/dC \tag{15-16}$$

它表示当被测元素浓度或含量改变一个单位时吸光度值的变化量。以浓度单位表示的灵敏度称为相对灵敏度,以质量单位表示的灵敏度称为绝对灵敏度。火焰原子吸收法是溶液进样,宜采用相对灵敏度,在石墨炉原子吸收法中,吸收值取决于石墨管中被测元素的绝对量。采用绝对灵敏度更为方便。S 大,即灵敏度高。而将以往用能产生 1% 净吸收(即吸光度值为 0.0044)信号,所对应的被测元素的浓度($\mu g/mL$)或质量(g 或 μg)表示的灵敏度,改称特征浓度和特征质量。一般可以用特征浓度作为选择标准溶液或试液浓度范围的参考。分析浓度范围通常为特征浓度的 10～250 倍。

(二)检出限

检出限是指能以适当的置信度检出的待测元素的最小浓度(相对检出限 C_L)或最小量(绝对检出限 q_L),可由最小测量值(A_L)导出。

$$A_L = \overline{A}_b + KS_b \tag{15-17}$$

式中 $\overline{A}_b$ 是组成与被测试样基体相同但不含待测元素的空白溶液测定的吸收度平均值;K 是置信因子,过去采用 2,现在IUPAC推荐 $K=3$(即置信度为 99.7%);S_b 是用与测定 A_L、$\overline{X}_b$ 相同的实验条件并经过多次(通常测量 10 次以上)测量后得到的空白溶液测量值的标准偏差;若用 σ 代替,则检出极限为:

$$最小浓度:C_L = \frac{C \times 3\sigma}{A} (\mu g/mL) \tag{15-18}$$

$$最小量: q_L = \frac{C \times V \times 3\sigma}{A} (\mu g) \tag{15-19}$$

式中 C 为待测溶液浓度, A 为待测溶液多次测得的平均吸光度, V 为待测溶液用量(mL)。

由此说明,检出限不仅与影响灵敏度的各因素有关,而且与仪器的噪声有关,它更能反映出包括仪器及使用方法和分析技术在内的极限性能。

第六节 应用与实例

一、应用

(一)各类试样的测定

用原子吸收法测定碱金属灵敏度较高。碱金属盐沸点低,通过火焰区时能立即蒸发,用低温火焰比较适合。由于碱金属易电离,因此,测定时常加入另一种更易电离的元素来控制电离干扰。

碱金属元素使用原子吸收法测定具有特效性。镁是本法测定最灵敏的元素之一。所有的碱金属在火焰中易生成氧化物和极小量的 $M(OH)_2$ 型化合物及 MOH^+ 基团,宜采用高温富燃火焰,常常也需要加入少量碱金属来抑制电离干扰。阳离子 Al^{3+}、Fe^{3+}、Ti^{4+}、Zr^{4+}、V^{5+} 及阴离子 SO_3^{2-}、PO_4^{3-}、SO_4^{2-} 等对碱金属的测定有干扰效应,可加入保护剂或释放剂等来消除干扰。

有色金属和黑金属 Fe、Co、Ni、Cr、Mo、Mn 等元素往往共存在一起,谱线复杂,宜采用高强度空心阴极灯和窄的光谱通带,应根据不同元素控制火焰的组成比例,如 Fe、Co、Ni、Mn 宜用贫燃空气-乙炔火焰,而 Cr、Mo 宜用富燃空气-乙炔火焰。对于 Cu、Zn、Cd、Hg、Sn、Pb、Sb、Bi 元素干扰少,选择性高。除 Sn 可能形成难解离的氧化物外,其余元素的化合物均易离解成基态原子。宜于使用较小灯电流且控制好火焰的组成。而 Hg 宜在低温下测定。B、Al、V 等难熔元素,易形成难离解氧化物,必须在强还原性高温富燃火焰中进行测定。贵金属 Ag、Au、Pd 的化合物易于实现离子化,可采用贫燃空气-乙炔火焰测定。某些非金属元素 Se、As 等蒸气压较高,宜用较低的灯电流并注意火焰气体吸收的干扰,如有条件时以无极放电灯代替空心灯作光源,更为有利。

(二)中药材及生物试样的测定

原子吸收分光光度法在生命科学和医药科学领域中已被广泛应用。Fe、Zn、Cu、Mn、Cr、Mo、Co、Se、Ni、V、Sr、Sn、Si、I、F、B 等 30 余种为生命必须元素,还有 Be、Pb、Cd、Hg、As、Bi、Sb 等通常认为是有害元素,这些元素与生理机能或疾病有关。通过对人发、血液、组织中微量元素的测定来研究病因、病机。

对于含有动、植物成分的中药药物和生物试样,一般需要先将其消化,破坏有机体后再进行测定;而对于矿物类中药则可采用溶解法或熔融法处理后测定。环境样品如空气、水、土壤等试样中各种微量有害元素的检测也常应用原子吸收光谱法。

二、实例

例 中药柴胡中微量元素铬的原子吸收法测定

1. 测定条件

波长(分析线) 357.87nm
空气流量   5L/min
通带   0.4nm
乙炔流量   1.6L/min
灯电流   6mA

2. 主要试剂

(1)试剂 硝酸(超纯)、盐酸(G.R)、过氧化氢(30%)(G.R)、氯化铵(G.R)、溴化十六烷基吡啶(CPB,G.R)。

(2)铬标准贮备液 1mg/mL。

(3)铬标准系列 0.2、0.4、0.8、1.2ppm(各标准液系列中均含3% HCl、H_2O_2、0.25% CPB、1% NH_4Cl、6% $CaCl_2$)。

(4)干扰抑制液 称取 2.5g CPB,加入 20mL 无水乙醇温热溶解,再加入 10g NH_4Cl 和 16.5g $CaCl_2$,用去离子水溶解并定容为 100mL,此液为含 2.5% CPB+10% NH_4Cl+6% Ca^{2+} 的混合干扰抑制液。

3. 分析方法

(1)试样处理 药材洗净烘干,粉碎,置烘箱(95℃)烘 2～3 小时,冷后放干燥器中备用。

(2)试样消化和试液制备 取试样 2g,精密称定,于 100mL 高型烧杯中,加入约 30mL HNO_3,盖上表面皿,让试样在室温下反应过夜,次日在电热板上小心加热,缓慢消化样品液至 5mL,分次滴加 4～8mL H_2O_2,继续缓慢消化蒸发至近干,将 HNO_3 赶尽,再用适量去离子水温热溶解残渣并定容至 5mL,得淡黄色原始试样溶液。吸取该试样溶液 2mL,加入混合干扰抑制液 0.3mL,补加 0.70mL 均含 3% HCl、H_2O_2 介质溶液,摇匀即得被测溶液。

4. 标准曲线绘制和试样液测定

按测定条件同时测定标准系列和试液的吸光度,绘制标准曲线,求出试液中铬的浓度($\mu g/g$),进而求出中药柴胡中铬的含量。

习   题

1. 原子吸收光谱与分子吸收光谱有何区别?

2. 火焰原子吸收法有哪些局限性?

3. 影响原子化程度的因素有哪些? 如何减免?

4. 原子吸收分光光度计与紫外-可见分光光度计的光路结构有何不同? 为什么?

5. 什么叫积分吸收? 什么是峰值吸收系数? 二者有何区别?

6. 用原子吸收分光光度法测定镍,获得了如下数据

标准溶液(ppm,Ni)	2	4	6	8	20
$T(\%)$	62.4	39.8	26.0	17.6	12.3

(a)绘制标准溶液浓度-吸光度工作曲线；

(b)某一试液,在同样条件下测得 T 20.4%,问其浓度多大?

$(7.2\mu g/mL)$

7. 用原子吸收法测定元素 M 时,由一份未知试样得到的吸光度为 0.435,在 9mL 未知溶液中加入 1mL100ppm 的 M 标准溶液。这一混合液得到的吸光度读数为0.835,问未知试样中的 M 的浓度是多少?

$(9.81ppm)$

8. 称取药材样品 0.5g,经消化处理后稀释至 25mL 容量瓶中,以标准曲线法,采用火焰原子吸收分光光度计,测定其锌含量。锌的标准储备液为 1mg/mL,配制标准测定液为 5μg/mL。于 25mL 容量瓶中,再配制成浓度为 0.00,0.01,0.20,0.40,0.60,0.80,1.00μg/mL 的标准测定液。在 213.5nm 处测得吸光度值为 0.00,0.075,0.15,0.30,0.44,0.61,0.76。样品在相同条件下,测得吸光度值为 0.30。

(a)绘制标准曲线。

(b)计算药材中锌的含量。

(0.002%)

第十六章 核磁共振波谱法

第一节 概　　述

在外磁场作用下,用波长 $10\sim100m$ 无线电频率区域的电磁波照射分子,可引起分子中某种原子核的自旋能级跃迁,使原子核从低能态跃迁到高能态,吸收一定频率的射频,即产生核磁共振(NMR),吸收信号的强度对照射频率(或磁场强度)作图即为核磁共振波谱图。利用核磁共振波谱进行结构测定、定性及定量分析的方法,称为**核磁共振波谱法**(nuclear magnetic resonance spectroscopy,NMR)。

在有机化合物中,经常研究的是氢核磁共振谱(^{1}H-NMR)和碳核磁共振谱(^{13}C-NMR)。核磁共振波谱法是结构分析的最强有力工具之一,在化学、医学、生物学等研究工作中得到了广泛的应用。分析测定时,样品不会受到破坏,属无损分析方法。

第二节 基 本 原 理

一、原子核的自旋与磁矩

在所有元素的同位素中,约有一半的原子核具有自旋运动,这些原子核是核磁共振研究的对象。核在作自旋运动时,具有一定的自旋角动量,根据量子力学理论,自旋核的总自旋角动量 P 可用下式表示:

$$P = \sqrt{I(I+1)}\,\frac{h}{2\pi} \qquad (16\text{-}1)$$

式中,h 为普朗克常数。

由于原子核是带正电的粒子,自旋时核电荷的环流将产生磁场和相应的磁偶极矩,简称**磁矩**(μ,magneticmoment),故称自旋核为磁性核。角动量和磁矩都是矢量,其方向是平行的。原子核的磁矩 μ 与核自旋角动量 P 成正比关系:

$$\mu = \gamma P \qquad (16\text{-}2)$$

式中 γ 为核的磁旋比,是核的特征常数。

原子核是否有自旋现象是由其自旋量子数 I 来决定的。由式 16-1 可知,$I=0$ 的原子核没有自旋角动量,不产生自旋现象,不会产生核磁共振信号。只有 $I\neq0$ 的原子核才有自旋,为磁性核,可以发生核磁共振。而 I 值又与原子核中质子数和中子数有关。I 值不同的核,其核电荷分布的形状亦不同。按自旋量子数的不同,可以将核分成如表 16-1 中的几类。

表 16-1   **核的自旋与核磁共振**

质量数	原子序数 (核电荷数)	自旋量子数 (I)	自旋形状	NMR 信号	原子核
偶	偶	0	非自旋球体	无	$^{12}C, ^{16}O, ^{28}Si, ^{32}S$
奇	奇或偶	1/2	自旋球体	有	$^{1}H, ^{13}C, ^{15}N, ^{19}F, ^{29}Si, ^{31}P$
奇	奇或偶	3/2, 5/2	自旋椭球体	有	$^{11}B, ^{17}O, ^{35}Cl, ^{79}Br, ^{127}I$
偶	奇	1, 2, 3, …	自旋椭球体	有	$^{2}H, ^{10}B, ^{14}N$

$I=1/2$ 的原子核,其电荷呈均匀的球状分布。这类核是目前核磁共振研究与测定的主要对象,如 $^{1}H, ^{13}C, ^{15}N, ^{19}F, ^{29}Si, ^{31}P$。$I \geqslant 1$ 的原子核,其电荷分布不是球形对称的,一般用原子核的电四极矩 Q_N 来度量原子核中电荷分布离开球形对称的程度,称为电四极矩核,它们对核磁共振产生较为复杂的影响(核磁共振信号复杂)。

二、自旋核在磁场中的行为

1. 自旋核在外磁场中的自旋取向与能级分裂

无外磁场时,核磁矩的取向是任意的,若将一个磁性核置于外磁场中时,则核磁矩受外磁场力矩的作用进行不同的定向排列,称为空间量子化。它与自旋量子数 I 有关,共有 $2I+1$ 个取向,各取向可用磁量子数 m 表示,即 $m=I, I-1, I-2, \cdots, -I$。例如 $I=1/2$,有 2 个取向,即 $m=+1/2, m=-1/2$。$I=1$,有 3 个取向,$m=1, 0, -1$。$I=3/2$,有 4 个取向,即 $m=3/2, 1/2, -1/2, -3/2$。如图 16-1 所示。

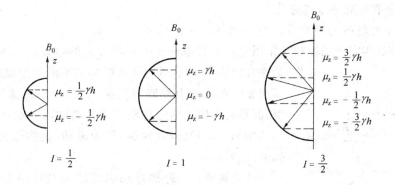

图 16-1 核磁矩在外磁场中的取向

核自旋角动量 P 在 z 轴上的投影为

$$P_z = \frac{h}{2\pi}m$$

代入式 16-2 得核磁矩在 z 轴上的投影

$$\mu_z = \gamma p_z = \gamma \frac{h}{2\pi}m \tag{16-3}$$

外磁场对核磁矩力矩的作用力使核磁矩在磁场中具有一定的能量,核磁矩与外磁场的相

互作用能为 E

$$E = -\mu_z H_0 = -m \cdot \gamma \cdot \frac{h}{2\pi} H_0 \qquad (16\text{-}4)$$

上式表明,不同取向的核具有不同的能级,这就是原子核在外磁场中产生了磁能级的分裂。相邻能级间的能量差随 H_0 的增大而增大。

以氢核 ^1H 为例,因其自旋量子数 $I = \frac{1}{2}$,故在外磁场中有 2 个自旋取向,$m = +1/2$ 和 $m = -1/2$,也就是有两个能级。$m = 1/2$ 时,自旋取向与外磁场方向一致,为稳定的低能态;$m = -1/2$ 时,自旋取向与外磁场方向相反,为不稳定的高能态。

当 $m = -1/2$ 时, $\qquad E_2 = -\left(-\frac{1}{2}\right)\frac{\gamma h}{2\pi} H_0$

当 $m = +1/2$ 时, $\qquad E_1 = -\frac{1}{2}\frac{\gamma h}{2\pi} H_0$

由量子力学的选律可知,只有 $\Delta m = \pm 1$ 的跃迁才是允许的。所以相邻两能级之间发生跃迁的能量差为

$$\Delta E = E_2 - E_1 = \frac{\gamma h}{2\pi} H_0 \qquad (16\text{-}5)$$

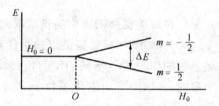

式 16-5 说明了 ΔE 与外磁场 H_0 及磁旋比 γ 的关系。ΔE 随外加磁场 H_0 的增大而增大。图 16-2 给出了氢核在不同外磁场中的磁能级图。

图 16-2 $I = 1/2$ 核的磁能分裂

2. 自旋核在外磁场中的进动

在磁场中的氢核的磁矩方向与外磁场成一定的角度 θ,因此,核磁矩与外磁场相互作用使磁矩有取向于外磁场方向的趋势。这样,核除绕自旋轴作自旋外,还要在垂直于外磁场的平面上作旋进运动。其情形就如同在地面上旋转的陀螺,具有一定转速的陀螺不会倾倒,而是其自旋轴围绕与地面垂直的轴以一定夹角旋转,如图 16-3 所示。这种旋转(回旋)称为进动,也称拉莫尔进动(Larmor precession)。

进动频率 ν 与外加磁场强度的关系可用 Larmor 方程表示:

$$\nu = \frac{\gamma}{2\pi} H_0 \qquad (16\text{-}6)$$

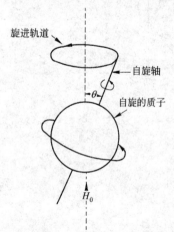

图 16-3 质子在磁场 H_0 中的进动

式 16-6 表明,自旋核的进动频率与外磁场强度成正比,当外磁场强度逐渐增加时,核的进动频率也相应地增加。由于磁旋比是核的特征常数,即使将不同的核放在同一外磁场中,它们的进动频率也各不相同。例如 ^1H 的 $\gamma = 2.675 \times 10^8 T^{-1} \cdot s^{-1}$,$^{13}C$ 的 $\gamma = 6.736 \times 10^8 T^{-1} \cdot s^{-1}$,在 2.3487T 的外磁场中,进

动频率分别为 100MHz 和 25MHz。

三、核磁共振的产生

前已述及,质子的两种自旋取向存在能级差 ΔE,若在外磁场的垂直方向用电磁波照射,核可以吸收能量从低能级跃迁到高能级。吸收的电磁波能量 E 等于 ΔE,即

$$E = h\nu_0 = \Delta E$$

代入式 16-5 得

$$\nu_0 = \frac{\gamma}{2\pi}H_0 \tag{16-7}$$

也就是说,当 $\nu_0 = \nu$ 时,照射的电磁波就与核磁矩发生作用,使处于低能级的核吸收电磁波的能量跃迁到高能级,核磁矩对 H_0 的取向发生倒转。这种现象叫做核磁共振。见图 16-4。共振频率 ν 为

$$\nu = \frac{\gamma}{2\pi}H_0 \tag{16-8}$$

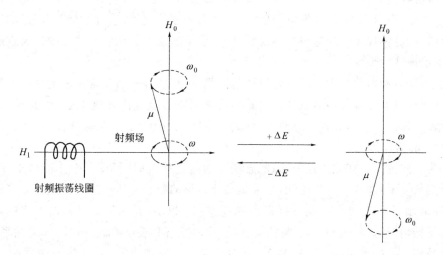

图 16-4　在外加磁场中电磁辐射与进动核的相互作用

根据核磁共振原理可知,某个核的磁共振条件必需具备下述三点:
①核具有自旋,即为磁性核。
②必需将磁核放在强磁场中,才能使核的能级差显示出来。
③照射频率必须等于核的进动频率,即满足 $\nu_0 = \nu$。
实现核磁共振就是改变照射频率或磁场强度,以满足式 16-7 条件。

四、核的弛豫

置于外磁场中的氢核有两种能级状态,由于两者之间能量差很小,低能态的核比高能态的核只多很少的数目。两种状态的氢核数服从波茨曼分布:

$$\frac{n_2}{n_1} = e^{-\frac{\Delta E}{KT}} = e^{-\frac{\hbar H_0}{2\pi KT}}$$

式中 n_1 和 n_2 分别表示处于高能态和低能态的氢核数，K 为波茨曼（Boltzmann）分布常数，T 为绝对温度。

例如，当 $H_0 = 1.4092T$（相当于 60MHz 的射频），温度为 300K 时，高能态和低能态的氢核数之比为：

$$\frac{n_2}{n_1} = e^{-\frac{6.63\times 10^{34}\times 2.68\times 10^8\times 1.4092}{2\times 3.14\times 1.38\times 10^{-23}\times 300}} = 0.99999$$

即处于低能态的核比高能态的核只多约十万分之一。而核磁共振谱信号就是靠多出的这约十万分之一的低能态核的净吸收而产生的。所以，核磁共振的灵敏度很低。它不同于 UV 和 IR，后两者由于能级差比较大，即使在较高的温度下，低能态的分子数仍占优势。根据波茨曼方程，提高外磁场强度和降低工作温度可使低能态核数相应增加，从而提高观察 NMR 信号的灵敏度。

随着核磁共振吸收过程的进行，如果高能态的核不能通过有效途径释放能量回到低能态，低能态核总数就会越来越少，一定时间后，高低能态的核数相等，这时不会再有射频吸收，共振信号完全消失，这种现象称为饱和。测定波谱时，如果照射的射频电磁波强度过大或照射时间过长，就会出现这种现象。

实际上，用兆赫射频范围内的电磁波照射样品时，高能态核通过自发辐射放出能量的几率几乎为零，而往往是经过非辐射途将其获得的能量释放到周围环境中去，使其回到低能态，这一过程称为弛豫。弛豫过程分为两类，一类是自旋-晶格弛豫，一类是自旋-自旋弛豫。

1. 自旋-晶格弛豫

又称为纵向弛豫。在此过程中，高能态核将能量转移至周围环境（固体的晶格、液体中同类分子或溶剂分子）而转变为热运动，结果是高能态核的数目有所下降。弛豫所需要的时间用半衰期 T_1 表示。T_1 是处于高能态核寿命的量度，T_1 越小，表示弛豫过程的效率越高；T_1 越大则效率越低，容易达到饱和。T_1 与核的种类、样品状态和温度有关。在固体或黏稠液体中，分子运动受到较大的限制，因此 T_1 较长，有时可达几小时或更长，而气体及液体的 T_1 很小，一般在 $10^{-2} \sim 100s$ 之间。

2. 自旋-自旋弛豫

也称为横向弛豫。高能态核把能量传递给邻近低能态的同类磁性核。这种弛豫只是同类磁性核自旋状态能量交换，结果是各自旋态的核数目不变，总能量不变，故不能保持过剩的低能态核。横向弛豫所需时间用半衰期 T_2 表示。固体和黏稠液体因为核的相互位置比较固定，有利于核间的能量转移，所以 T_2 很小，而气体及液体样品的 T_2 相对较长，为 1s 左右。

对每一个核来说，它在某一较高能级所停留的平均时间只取决于 T_1 和 T_2 中较小者。例如，固体样品的 T_1 虽然长，但 T_2 特别短，T_2 使每一磁核在单位时间内高速往返于高、低能级之间。弛豫时间对谱线宽度的影响很大，谱线宽度与弛豫时间成反比。固体样品 T_2 很小，所以谱线非常宽，因此，要得到高分辨的共振谱，须配成溶液。

第三节 化 学 位 移

实现核磁共振就是改变照射频率或磁场强度,以满足特定核的共振条件

$$\nu = \frac{\gamma}{2\pi}H_0$$

对于同一种核磁旋比是相同的。那么,固定了磁场强度,所有的[1]H 必然具有相同的共振频率。在 NMR 波谱上就只有一个吸收信号。若是这样,这种波谱对研究有机化合物结构毫无用处。但事实上,情况并非如此。在化合物中虽同为氢核,但若所处的化学环境不同,则它们共振时所吸收的能量就稍有不同,在波谱上就显示出共振谱线位移,这种因化学环境变化而引起共振谱线的位移称为化学位移(chemical shift)。化学位移来源于核外电子的屏蔽效应。

一、化学位移的产生

理论上讨论的质子共振是指一个裸露的、没有电子云包围的质子,而在有机化合物中,质子以共价键与其他各种原子相连,各个质子在分子内所处的环境不尽相同,质子周围的电子云分布就不一样。实验证明,氢核核外电子在与外磁场垂直平面上绕核旋转的同时,将产生一个与外磁场相对抗的第二磁场,称为感应磁场(或称次级磁场)。对氢核来讲,等于增加了一种免受外磁场影响的防御措施,使核实际所受的磁场强度减弱。电子云对核的这种作用称为电子的屏蔽效应(shielding effect)(图 16-5)。

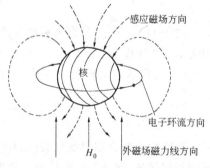

图 16-5 核外电子的抗磁屏蔽

电子屏蔽效应的大小正比于外磁场强度,设 H_e 为屏蔽磁场强度,σ 为屏蔽常数(正比于核外电子云密度),则

$$H_e = \sigma H_0$$

因此,核受到的实际磁场强度为:

$$H = H_0 - \sigma H_0 = H_0(1-\sigma)$$

则 Larmor 公式需要修正:

$$\nu = \frac{\gamma}{2\pi}H_0(1-\sigma) \tag{16-9}$$

若固定射频频率,由于电子的屏蔽效应,则必须增加外磁场强度才能达到共振条件;若固定外磁场强度,则需要降低射频频率才能达到共振条件。这样,通过扫场或扫频使处在不同环境的质子依次地产生共振信号。

二、化学位移的表示方法

由于屏蔽常数很小，不同化学环境的氢核的共振频率相差很小，差异仅约百万分之几，准确测定共振频率的绝对值非常困难。并且屏蔽作用所引起的化学位移的大小与外加磁场强度成正比，在不同的仪器中测得的数据也不同。为提高化学位移数值的准确度和统一标定化学位移的数据，采用与仪器无关的相对值来表示化学位移。即以某一标准物的共振吸收峰为标准，测出样品中各共振吸收峰与标准物的差值，采用无因次的 δ 值表示：

$$\delta = \frac{\nu_{样品} - \nu_{标准}}{\nu_{标准}} \times 10^6 = \frac{\Delta\nu}{\nu_{标准}} \times 10^6 \text{（ppm）} \tag{16-10}$$

式中 $\nu_{样品}$ 与 $\nu_{标准}$ 分别为标准及样品的共振频率。因为 $\Delta\nu/\nu_{标准}$ 值仅为百万分之几，为了使 δ 值易读易写，所以乘上 10^6，并且用 ppm（百万分之一）作 δ 的单位，但现在已基本不用此单位，只保留数值。

若固定射频频率，进行磁场扫描，则式 16-10 可改为

$$\delta = \frac{H_{标准} - H_{样品}}{H_{标准}} \times 10^6 \text{（ppm）} \tag{16-11}$$

式中 $H_{标准}$、$H_{样品}$ 分别为标准及样品共振时的场强。事实上，不论 H_0 固定还是 ν_0 固定，都用式 16-12 计算 δ 值。

$\nu_{标准}$ 与仪器照射频率 ν_0 相比，相差很小，式 16-10 可改写为：

$$\delta = \frac{\nu_{样品} - \nu_{标准}}{\nu_0} \times 10^6 = \frac{\Delta\nu}{\nu_0} \times 10^6 \text{（ppm）} \tag{16-12}$$

标准物一般为四甲基硅烷 $(CH_3)_4Si$（tetramethyl siliane），简称 TMS。TMS 有 12 个化学环境相同的氢，在 NMR 中给出一个尖锐的单峰，易辨认。而且由于与一般化合物相比，TMS 氢核外围的电子屏蔽作用较大，这个信号的磁场比一般有机化合物中各类质子的磁场为高，不会互相干扰。规定 TMS 质子的化学位移为零（为图右端），绝大多数有机化合物出峰在其左边约 0～15 处，化学位移为正值；若出峰在 TMS 的右端，则 δ 为负。TMS 还具有以下优点：沸点低（27℃），易溶于有机溶剂，化学性质稳定，一般不与待测样品反应，又易于从测试样品中分离出，且与样品不发生缔合。

早期文献报道化学位移有采用 τ 值的，τ 和 δ 的关系为：

$$\delta = 10 - \tau$$

例如，在 60MHz 的仪器上，某化合物的质子共振频率与 TMS 的频率差值为 130Hz，求其化学位移 δ；如在 100MHz 的仪器上测定，其与 TMS 差值为 217Hz，求其化学位移 δ。

60MHz 时：
$$\delta = \frac{130}{60 \times 10^6} \times 10^6 = 2.17\text{ppm}$$

100MHz 时：
$$\delta = \frac{217}{100 \times 10^6} \times 10^6 = 2.17\text{ppm}$$

可见,不同仪器测定同一化合物,其化学位移δ值相同,并且不受外磁场的影响。

在 NMR 谱图中,质子受的屏蔽效应、化学位移值与共振频率或共振磁场之间的关系如图 16-6 所示。

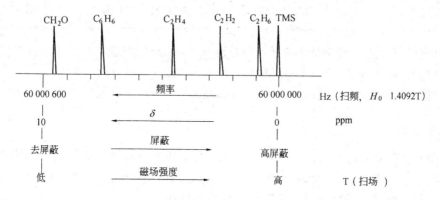

图 16-6　NMR 中 σ、δ 与 ν 及 H_0 的关系

第四节　化学位移与分子结构的关系

化学位移可提供确定分子结构的重要信息,主要用于基团鉴定。基团具有一定的特征,处在同一类基团中的氢核化学位移相似,因而其共振峰在一定范围内出现,即各种基团的化学位移具有一定的特征性,—CH_3 氢核化学位移一般在 0.8～1.5ppm,烯烃质子在 4.5～8ppm,苯环芳烃质子在 6.0～9.5ppm,炔烃质子在 1.6～3.4ppm,醛基质子在 9.5～10.5ppm,醇基质子在 0.5～5.4ppm,酚基质子在 4～10ppm,羧基质子在 9～13ppm。自 20 世纪 50 年代末高分辨核磁共振仪问世以来,人们测定了大量化合物的质子化学位移数据,建立了分子结构与化学位移的经验关系。

必须指出,有些复杂结构的屏蔽效应往往难以估计。某一种氢核的化学位移变化范围有时很大,在鉴别时最好能有结构相似的化合物作对照,以免得出错误的结论。

一、影响化学位移的因素

影响化学位移的因素,主要有以下几种:电性效应、化学键的各向异性、范德华效应、溶剂效应、氢键和质子交换等。

(一)电性效应

1. 诱导效应

与氢核相连的碳原子上,如果连接有电负性强的原子或基团,则由于它的吸电子诱导效应,使氢核外围电子云密度减小,即屏蔽效应减小,共振峰向低场移动。例如,卤代甲烷的化学位移随取代基电负性的增强而增大(见表 16-2)。

表 16-2   卤代甲烷的化学位移

化合物	化学位移 δ(ppm)	卤素的电负性	化合物	化学位移 δ(ppm)	卤素的电负性
CH_3F	4.26	4.0	CH_3Br	2.70	2.8
CH_3Cl	3.05	3.0	CH_3I	2.15	2.5

化学位移还与连接在烷基碳上取代基的数目有关,在卤代甲烷中,卤原子数目增加时,共振信号连续向低场移动,如 CH_4、CH_3Cl、CH_2Cl_2、$CHCl_3$ 中质子 δ 值分别为 0.2、2.7、5.3 和 7.3。

取代基的诱导效应是通过成键电子传递的,随着与电负性取代基距离的增大,影响逐渐减弱。

2. 共轭效应

共轭效应同样会使电子云的密度发生变化。如苯环上的氢被推电子基(如 CH_3O)取代,由于 p-π 共轭,使苯环的电子云密度增大,δ 值高场位移;拉电子基(如 $C=O$,NO_2 等)取代,由于 π-π 共轭,使苯环的电子云密度降低,δ 值低场位移。

(二)磁各向异性(magnetic anisotropy)

乙烷、乙烯和乙炔质子分别出现在 δ 0.9、5.8 和 2.9。如果用诱导效应来解释它们的化学位移,按照杂化轨道的理论,s 成分越多,则电子云越靠近 C 原子周围,而远离氢原子,即碳键的电负性:$sp > sp^2 > sp^3$,这样可以认为乙炔质子比乙烯出现在低场,然而事实上乙炔质子出现在高场。此外,醛质子 δ 约为 10,苯质子 δ 6~9,均异常大。上述这些例子都只能用化学键的磁各向异性来解释。

所谓磁各向异性是指化学键(尤其是 π 键)在外磁场作用下,环电流所产生的感应磁场,其强度和方向在化学键周围具各向异性,使在分子中所处空间位置不同的质子,受到的屏蔽作用不同的现象。

1. 苯环

苯环有三个双键,六个 π 电子形成大 π 键,在外磁场诱导下,很容易形成电子环流,产生感应磁场,其屏蔽情况如图 16-7b 所示。在苯环中心,感应磁场的磁力线与外磁场的磁力线方向相反,使处于芳环中心及上下方的质子实受外磁场强度降低,屏蔽效应增大,具有这种作用的空间称为正屏蔽区,以"+"表示。处于正屏蔽区的质子的 δ 值减小(峰右移)。在平行于苯环平面四周的空间,感应磁场的磁力线与外磁场一致,使得处于此空间的质子实受场强增加,这种作用称为顺磁屏蔽效应。相应的空间称为去屏蔽区或负屏蔽区,以"—"表示。苯环上氢的 δ 值为 7.27,就是因为这些氢处于负屏蔽区之故。

又如,在(1,8)-对环番烷化合物中(如图 16-8),各个亚甲基的 δ 值差异较大,亚甲基(a)处于两个苯环的去屏蔽区域,共振在最低场(δ 3.81),亚甲基(e)处于苯环正上方,受到较大的屏蔽作用,信号出现在最高场(δ 0.3)。

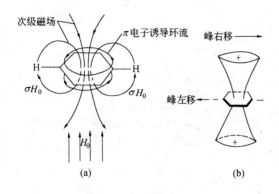

图 16-7 苯环的磁各向异性
（a）苯环的次级磁场（π电子诱导环流中的箭头指电
子运动方向，下同） （b）苯环的正屏蔽区和负屏蔽区

图 16-8 （1,8）-对环番烷

2. 双键（C＝C、C＝O）

双键的 π 电子形成结面，结面电子在外加磁场诱导下形成电子环流，从而产生感应磁场。双键上下为两个锥形的正屏蔽区，平行于双键平面四周的空间为去屏蔽区。例如乙醛氢的 δ 值为9.69，其 δ 值如此之大就是因为醛基质子正好处于羰基平面上（图16-9）。烯的磁各向异性与醛相类似，但去屏蔽作用没有醛羰基强。如乙烯氢的 δ 值为5.25。

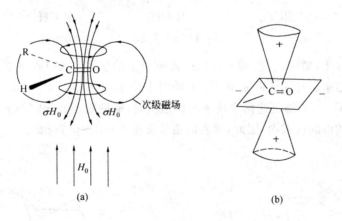

图 16-9 羰基的磁各向异性
（a）羰基的次级磁场 （b）羰基的正屏蔽区与负屏蔽区

3. 叁键

碳-碳叁键的 π 电子以键轴为中心呈对称分布（共四块电子云），构成筒状电子云，键轴平行于外磁场。在外磁场诱导下，π 电子绕键轴而成环流，产生的感应磁场在键轴方向为正屏蔽区，与键轴垂直方向为去屏蔽区，见图16-10b。虽然，sp 杂化的诱导效应倾向于降低炔质子的电子云密度，但因炔氢处于正屏蔽区，磁各向异性效应产生的屏蔽作用占主导地位，使炔质子处于异常程度的高场，δ 值较小。

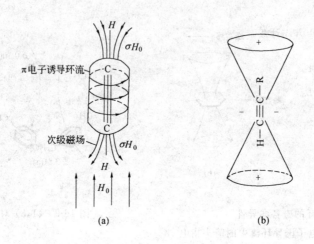

图 16-10　炔键的磁各向异性

(a)炔键的次级磁场　(b)炔键的正屏蔽区与负屏蔽区

4. 单键的各向异性效应

C—C 单键 σ 电子也能产生磁各向异性效应,但比上述 π 电子环流引起的磁各向异性效应小得多。如图 16-11 所示,C—C 键的轴就是去屏蔽圆锥的轴。因此,当碳上的氢逐个被烷基取代后,剩下的氢核所受的去屏蔽效应即逐渐增大,δ 值移向低场。例如:

$$RCH_3 \qquad\qquad R_2CH_2 \qquad\qquad R_3CH$$
$$\delta\ 0.95\sim0.85 \quad < \quad 1.48\sim1.20 \quad < \quad 1.65\sim1.40$$

在刚性六元环上,横键(e 键)质子比同一碳原子上的竖键(a 键)质子更移向低场,也是磁各向异性效应的结果。在图 16-12 中,C_1 上的两个质子受到 C_1-C_2 和 C_1-C_6 键的作用相同,但 C_2-C_3 和 C_5-C_6 键对这两个质子的作用不同,横键质子处于它们的去屏蔽区域,而竖键质子却在它们的屏蔽区域内,因此,两者的信号要相差 $0.1\sim0.7$ppm。

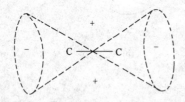

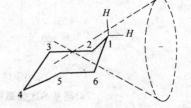

图16-11　C—C 键的屏蔽区域(＋)和去屏蔽区域(－)　　　图16-12　刚性六元环的 e 键质子去屏蔽

(三)范德华效应

两个原子未键合但在空间非常靠近时,具有负电荷的电子云就会互相排斥,使这些原子周围的电子云密度减少,屏蔽作用减小,δ 值增大。

在 A、B 两个化合物中,化合物 A 的 H_a 比 B 的 $H_a\delta$ 值大,而两个化合物中 H_b 都比 H_c 的

δ 值大,都是由于邻近原子的范德华效应引起的。

(四)氢键的影响

氢键对质子的化学位移影响很大。与 O、N、S 等杂原子相连的质子形成氢键后,所受屏蔽效应减小,化学位移值增大。例如,羟基氢,在极稀溶液中不形成氢键时,δ 为 0.5~1.0。而在浓溶液中,形成氢键,则化学位移 δ 为 4~5。例如,乙醇的 CCl_4 溶液,浓度为 0.5% 及 10%(W/V)时,羟基氢的化学位移 δ 分别为 1.1 及 4.3,相差很大。酚和羧酸质子的 δ 值可达 10 以上。分子间氢键的程度随着非极性溶剂的稀释和提高温度而降低,使质子的共振峰移向高场。当分子结构允许形成分子内氢键时,化学位移值增大。分子内氢键缔合的特点是不随惰性溶剂的稀释而改变其缔合程度,据此可与分子间氢键相区别。

(五)溶剂效应

溶剂效应是指样品溶液由于溶剂不同而引起质子化学位移的变动。当浓度为 0.05~0.5mol/L 时,与碳相连接的质子的化学位移在 $CDCl_3$ 和 CCl_4 中接近,在 60MHz 的仪器中相差 0.1ppm。但在其他溶剂中变化较大,例如吡啶或苯能引起 0.5ppm 的位移。

与电负性原子相连的氢原子,如—OH、—SH、—NH_2、—NH— 等,溶剂效应更大,由于这些质子呈酸性,易与酸性或碱性溶剂中的质子发生交换反应:

$$CH_3COOH(a) + HOH(b) \rightarrow CH_3COOH(b) + HOH(a)$$

带有这种交换反应的系统,在 NMR 波谱上显示出一个表示质子(a)和质子(b)的共振峰。这个共振峰的化学位移是该两种质子化学位移的重量平均值:

$$\delta_{观} = N_a\delta_a + N_b\delta_b \qquad (16\text{-}13)$$

式中:$\delta_{观}$、δ_a 和 δ_b 分别为 NMR 谱上实际观察到的和纯 H_a、H_b 的化学位移;N_a 和 N_b 分别为 $H_{(a)}$ 和 $H_{(b)}$ 的摩尔分数。

二、不同类别质子的化学位移

综上所述,各类氢核因所处化学环境不同,具有不同的化学位移值。故由实际测得的化学位移值可以帮助推断氢核的结构类型。常见重要类型氢核的化学位移大体范围如表 16-3 所示。某些类别氢核的化学位移可以通过经验公式作出估算,这在实际工作中是很有用的。

表 16-3 　　　各种含氢官能团的 δ 值范围

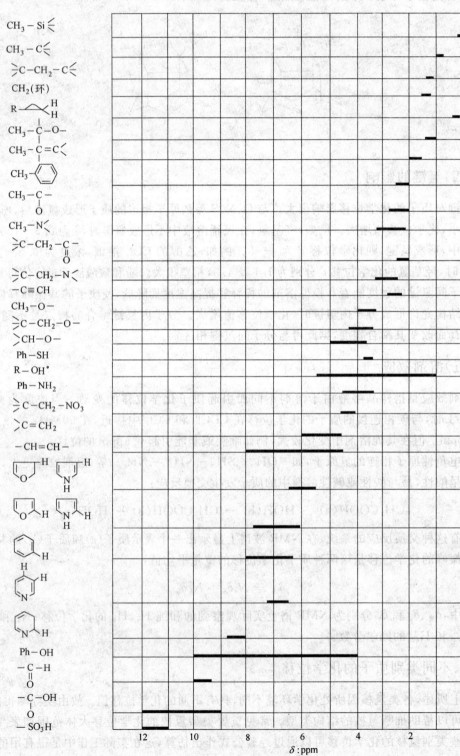

δ :ppm

(一)烷烃质子的化学位移

它们的化学位移可用下式计算：

$$\delta = B + \sum Si$$

式中 B 为基础值。甲基(CH_3)、亚甲基(CH_2)和次甲基(CH)的氢的 B 值分别为 0.87、1.20、1.55。Si 为取代基对化学位移的贡献值。Si 与取代基种类及位置有关，同一取代基在 α 位比 β 位影响大，影响列于表 16-4 中。

表 16-4　　取代基对甲基、亚甲基和次甲基氢化学位移的影响* $\left[\begin{array}{c} C-C-H \\ \beta \quad \alpha \end{array} \right]$

取代基	质子类型	α 位移(S_α)	β 位移(S_β)	取代基	质子类型	α 位移(S_α)	β 位移(S_β)
—R		0	0	—CH=CH—R*	CH_3	1.08	—
—CH=CH—	CH_3	0.87	—	—OH	CH_3	2.50	0.33
	CH_2	0.75	0.10		CH_2	2.30	0.13
	CH	—	—		CH	2.20	—
—Ar	CH_3	1.40	0.35	—OR	CH_3	2.43	0.33
	CH_2	1.45	0.53		CH_2	2.35	0.15
	CH	1.33	—		CH	2.00	—
—Cl	CH_3	2.43	0.63	—OCOR	CH_3	2.88	0.38
	CH_2	2.30	0.53	(R 为 R 或 Ar)	CH_2	2.98	0.43
	CH	2.55	0.03		CH	3.43(酯)	—
—Br	CH_3	1.80	0.83	—COR	CH_3	1.23	0.18
	CH_2	2.18	0.60	(R 或 R 或 Ar,	CH_2	1.05	0.31
	CH	2.68	0.25	OR,OH,H)	CH	1.05	—
—I	CH_3	1.28	1.23	—NRR'	CH_3	1.30	0.13
	CH_2	1.95	0.58		CH_2	1.33	0.13
	CH	2.75	0.00		CH	1.33	—

注：R 为饱和脂肪烃基；Ar 为芳香基；R* 为—C=CH—R 或—COR

* 摘自 Silverstein R. M. et al. Spectrometric Identification of Organic Compounds,1981. 225

例 16-1

$$CH_3—CH_2—\overset{\overset{O}{\|}}{C}—O—\overset{\overset{CH_3(c)}{|}}{CH}—CH_2—CH_3$$

　(b)　(e)　　　　(f)　(d)　(a)

(1)CH_3　　$\delta_a = 0.87 + 0(R) = 0.87$　　　　　　(实测 0.90)

　　　　　　$\delta_b = 0.87 + 0.18(\beta-COOR) = 1.05$　　(实测 1.16)

　　　　　　$\delta_c = 0.87 + 0.38(\beta-OCOR) = 1.25$　　(实测 1.21)

(2)CH_2　　$\delta_d = 1.20 + 0.43(\beta-OCOR) = 1.63$　(实测 1.55)

　　　　　　$\delta_e = 1.20 + 1.05(\alpha-COOR) = 2.25$　(实测 2.30)

(3)CH　　$\delta_f = 1.55 + 3.43(\alpha-OCOR) = 4.98$　(实测 4.85)

（二）烯烃质子的化学位移

烯氢的化学位移可用下式计算求得：

$$\delta_{C=C-H}=5.28+z_{同}+z_{顺}+z_{反}$$

式中 z 是同碳、顺式以及反式取代基对于烯氢化学位移的影响，见表 16-5。

表 16-5   **取代基对烯氢化学位移的影响**

取代基	$z_{同}$	$z_{顺}$	$z_{反}$	取代基	$z_{同}$	$z_{顺}$	$z_{反}$
—H	0	0	0	—COOR(共轭)	0.68	1.02	0.33
—R	0.44	−0.26	−0.29	—CHO	1.03	0.97	1.21
—R(环)	0.71	−0.33	−0.30	—CON<	1.37	0.93	0.35
—CH₂O—、—CH₂I	0.67	−0.02	−0.07	—COCl	1.10	1.41	0.99
—CH₂S—	0.53	−0.15	−0.15	—OR(R 饱和)	1.18	−1.06	−1.28
—CH₂Cl、—CH₂Br	0.72	0.12	0.07	—OR(R 共轭)	1.14	−0.65	−1.05
—CH₂N<	0.66	−0.05	−0.23	—OCOR	2.09	−0.40	−0.67
—C≡C—	0.50	0.35	0.10	—Ar	1.35	0.37	−0.10
—C≡N	0.23	0.78	0.58	—Br	1.04	0.40	0.55
—C=C	0.98	−0.04	−0.21	—Cl	1.00	0.19	0.03
—C=C(共轭)	1.26	0.08	−0.01	—F	1.03	−0.89	−1.19
—C=O	1.10	1.13	0.81	—N< (R 饱和)	0.69	−1.19	−1.31
—C=O(共轭)	1.06	1.01	0.95	—N⁺< (R 饱和)	2.30	−0.73	−0.81
—COOH	1.00	1.35	0.74	—SR	1.00	−0.24	−0.04
—COOH(共轭)	0.69	0.97	0.39	—SO₂—	1.58	1.15	0.95
—COOR	0.84	1.15	0.56				

例 16-2   计算乙酸乙烯酯三个烯氢的化学位移。

查表（—OCOR）：　　　$z_{同}+2.09$，　　　$z_{顺}-0.40$，　　　$z_{反}-0.67$

$\delta_a = 5.28 + 0 + 0 - 0.67 = 4.61$　　（实测 4.43）

$\delta_b = 5.28 + 0 - 0.40 + 0 = 4.88$　　（实测 4.74）

$\delta_c = 5.28 + 2.09 + 0 + 0 = 7.23$　　（实测 7.23）

（三）炔烃质子的化学位移

炔基氢的化学位移大致在 $\delta 1.6 \sim 3.4$ 左右。下表列举了一些炔基氢的化学位移。

表 16-6　　　　　　　　　　　炔类化合物的化学位移

化　合　物	化　学　位　移	化　合　物	化　学　位　移
$H-C\equiv C-H$	1.80	$CH_3-C\equiv C-C\equiv C-C\equiv C-H$	1.87
$R-C\equiv C-H$	$1.78 \sim 1.88$	$\begin{matrix} R \\ R-C-C\equiv C-H \\ HO \end{matrix}$	$2.20 \sim 2.27$
$Ar-C\equiv C-H$	$2.71 \sim 3.37$		
$C=C-C\equiv C-H$	$2.60 \sim 3.10$	$RO-C\equiv C-H$	~ 1.3
$-\underset{\underset{O}{\parallel}}{C}-C\equiv C-H$	$2.13 \sim 3.28$	$\phi SO_3 CH_2-C\equiv C-H$	2.55
$C\equiv C-C\equiv C-H$	$1.75 \sim 2.42$	$CH_3 NH-\underset{\underset{O}{\parallel}}{C}-CH_2-C\equiv C-H$	2.55

（四）苯环芳氢的化学位移

苯环芳氢由于受苯环的去屏蔽效应，化学位移位于低场，δ 在 $7 \sim 8$ 附近。取代苯芳氢的 δ 值可以用下式进行计算：

$$\delta = 7.30 - \sum S$$

式中 7.30 为苯氢的 δ 值，S 表示取代基对苯环芳氢的影响，见表 16-7。

表 16-7　　　　　　　　　　取代基对苯环芳氢化学位移的影响

取　代　基	$S_{邻}$	$S_{间}$	$S_{对}$	取　代　基	$S_{邻}$	$S_{间}$	$S_{对}$
$-OH$	0.45	0.10	0.40	$-CH=CHR$	-0.10	0.00	-0.10
$-OR$	0.45	0.10	0.40	$-CHO$	-0.65	-0.25	-0.10
$-OCOR$	0.20	-0.10	0.20	$-COR$	-0.70	-0.25	-0.10
$-NH_2$	0.55	0.15	0.55	$-COOH(R)$	-0.80	-0.25	-0.20
$-CH_3$	0.15	0.10	0.10	$-Cl$	-0.10	0.00	0.00
$-CH_2-$	0.10	0.10	0.10	$-Br$	-0.10	0.00	0.00
$-HC\diagdown$	0.00	0.00	0.00	$-NO_2$	-0.85	0.10	-0.55

例 16-3

HO—（）—COCH$_2$CH$_2$COOH
（结构图，标注 c、b、a，OH）

	查表	$S_邻$	$S_间$	$S_对$
	—OH	0.45	0.10	0.40
	—COR	−0.70	−0.25	−0.10

$\delta_a = 7.30 - [0.45 + (-0.25) + 0.10] = 7.00$　（实测 6.76）

$\delta_b = 7.30 - [0.45 + (-0.10) + 0.10] = 6.85$　（实测 6.98）

$\delta_c = 7.30 - [0.45 + (-0.70) + 0.10] = 7.45$　（实测 7.21）

（五）活泼氢的化学位移

杂原子上的质子，如—OH、—SH、—NH$_2$、—NH— 等上的质子，不同于连接在 C 原子上的质子，因为：①其质子在足够酸性或碱性杂原子的催化下，使其快速交换，使质子不再固定在杂原子上，交换的结果是改变了吸收峰的位置；②杂原子具有负电性，使质子容易形成氢键，在稀释、改变溶剂或提高温度时吸收峰的位置均可发生变化。

常见的活泼氢，如—OH、—NH$_2$、—SH，由于它们受活泼氢的相互交换及氢键形成的影响，J 值很不固定。从峰形来看，羟基一般较尖，而且由于羟基质子的交换作用快，在常温下看不到与邻近氢的耦合；在低温下可以看到与邻近氢的耦合。甲醇在不同温度下的 NMR 谱图如图 16-13 所示。

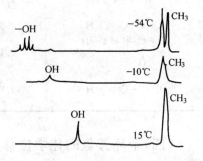

图 16-13　甲醇在不同温度下的 NMR 谱图

氮上的氢的峰形有的尖、有的钝，甚至难以看到明显的峰形。RCONH$_2$ 中的 —NH$_2$ 一般为双峰，这是由于—CO—N中的 C—N 单键不能自由旋转所致。

活泼氢的 δ 值与温度、浓度及 pH 值有很大关系。表 16-8 列出了一些活泼氢 δ 值的大概范围。

表 16-8　活泼氢的化学位移

化合物类型	δ	化合物类型	δ
醇	0.55~5	ArSH	3~4
酚（分子内缔合）	10.5~16	RSO$_3$H	11~12
其他酚	4~8	RNH$_2$，R$_2$NH	0.4~3.5
烯醇（分子内缔合）	15~19	ArNH$_2$，Ar$_2$NH，ArNHR	2.9~4.8
羧酸	10~13	RCONH$_2$，ArCONH$_2$	5~6.5
肟	7.4~10.2	RCONHR'，ArCONHR'	6~8.2
RSH	0.9~2.5	RCONHAr，ArCONHAr	7.8~9.4

第五节　核磁共振波谱仪

核磁共振仪的辐射电磁波一般为 60、80、90 或 100MHz,甚至高达 600MHz,分别相应于 1.4092、1.8667、2.1000、2.3500 或 14.092T(140920Gs)的场强,仪器一般由以下几个部分组成(图 16-14)。

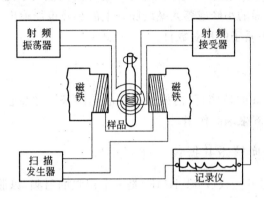

图 16-14　核磁共振仪结构示意图

一、主要部件

(一)磁铁

磁铁的作用是提供一均匀强磁场,且必须在长时间内保持均匀和恒定。在进行测定时,电磁铁易发热,因此要用水来冷却,保持在 20℃~35℃范围,但温度的变化不可以超过每小时 0.1℃。在高分辨的仪器中,需要超导磁场,采用液氦冷却。

根据共振条件,可以固定磁场,连续改变电磁辐射的频率,称为扫频法(swept frequency);也可以固定频率,连续改变磁场,称为扫场法(swept field)。一般,通过调节绕在电磁铁上的扫描线圈的电流实现场强的改变,磁场的连续扫描需要在精确的相当狭窄的范围内变化。对于 1.4T(14000Gs)的磁场,扫描速度大约是 11~12Hz/min。

(二)射频振荡器

在扫场法中,射频振荡器是提供固定频率电磁辐射的部件,其线圈垂直于外磁场。

(三)射频接受器(检出器)

在垂直于外磁场扫描器和射频振荡器的线圈位置上设一接受线圈,三者互不干扰,接受器的频率与射频振荡器的频率必须调节一致。当某类质子的进动频率与射频相匹配时,核的自旋能级发生跃迁,核磁矩方向发生改变,因此在接受线圈中感应出几个毫伏的电压,再经放大检波后,记录成谱图。

(四)读数系统

包括放大器、记录器和积分仪。检出的信号放大后输入记录器,并自动描绘波谱图。纵坐标表示信号强度,横坐标表示磁场强度或照射频率。记录的信号由一系列峰组成,峰面积正比于它们所代表的某类质子的数目。峰面积用电子积分仪测量,积分曲线由积分仪自低磁场向高磁场描绘,以阶梯的形式重叠在峰上面,而每一阶梯的高度与引起该信号的质子数目成正比,即使掩藏在其他峰下面的小峰或落入基线噪音上的小峰也能检出。因此,测量积分曲线上阶梯的高度就可决定各类质子的相对数目。

(五)样品管

样品管是外径为 5mm 的玻璃管,内放待测样品的溶液。样品管通过一个小风轮推动旋转,使管内样品均匀地受到磁场的作用。

二、脉冲傅里叶变换核磁共振仪

脉冲傅里叶变换核磁共振仪(PFT-NMR)是一个用强的射频,以脉冲方式(一个脉冲中同时包含了一定范围的各种频率的电磁波)将样品中所有核激发,当脉冲终止时,及时启动接受系统,待被激发的核通过弛豫返回平衡位置时再进行下一个脉冲的发射。经多次重复照射、接受,将信号累加。

接受器接收到的自由感应衰减信号(FID)是时域函数,记作 $F(t)$,通过傅里叶(Fourier)变换,转换成频域函数 $F(\nu)$,得到普通的 NMR 图。

$$F(t) \xrightleftharpoons{\text{Fourier}} F(\nu)$$

PFT-NMR 仪有很大的累加信号能力。收集一个 FID 信号约为 1s,若累加 n 次,则信噪比(S/N)可提高 $\sqrt{n}$ 倍,可提高测定的灵敏度。所以可测定天然丰度较低的核(如 ^{13}C)。

现在的 PFT-NMR 仪多是超导核磁共振仪,可达到 200～900MHz。

三、样品的制备

一般样品均需以稀溶液的形式测定波谱。选择溶剂时主要考虑对试样的溶解度,不产生干扰信号,所以氢谱常使用氘代溶剂。常用溶剂有 D_2O、$CDCl_3$、丙酮-D_6、四氯化碳、C_6D_6、CS_2、二甲基亚砜-D_6。因溶剂氘代程度难于达到 100%(98%～99.8%),残存的 ^1H 信号在谱图上仍可看到,故在观察谱图时,应注意识别。此外需注意的是,同一种样品在用不同溶剂测定时,信号位置会有些变动。

制备样品溶液时,常加入四甲基硅烷(TMS)作为标准化合物,称内标。水溶液样品用重水作溶剂时,由于 TMS 不溶于水,可将 TMS 放在毛细管中,加封后将毛细管放在重水溶液中进行测定,称外标。此外,用重水测定时,也可以用 2,2-二甲基-2-硅戊烷-5-磺酸钠[$(CH_3)_3Si$ $(CH_2)_3SO_3Na$,DSS]、叔丁醇、二氧杂环己烷或丙酮等作为内标准。制备好的样品盛于样品管中,插入装在磁铁两极间的样品管座,进行测定。液体样品如果黏性不大,可以直接测定。如果样品的溶解度太小,可以采用变温装置,升高样品管的温度,以此提高溶解度。

第六节　自旋耦合与自旋裂分

一、自旋耦合与自旋裂分机理

（一）自旋耦合机理

在乙酸乙酯 $CH_3COOCH_2CH_3$ 的 NMR 谱中，预计有三组峰，分别对应于 CH_3-CO-、$-O-CH_2-$ 和 $-C-CH_3$ 三类质子。观察其谱图，除了 CH_3-CO- 是单峰外，$-CH_2-$ 和 $-CH_3$ 质子都表现出复杂的多重峰，见图 16-15。出现多重峰是由于分子中磁核之间的相互作用。现以最简单的双原子分子 HF 来讨论磁核之间的相互作用。

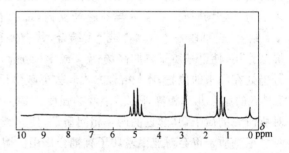

图 16-15　乙酸乙酯 $CH_3COOCH_2CH_3$ 的 NMR 谱

氟核（^{19}F）自旋量子数 I 等于 $1/2$，与氢核（^1H）相同，在外加磁场中也应有两个方向相反的自旋取向。其中，一种取向与外加磁场方向相同（自旋↑），$m=+1/2$；另一种取向与外加磁场方向相反（自旋↓），$m=-1/2$。^{19}F核的这两种自旋取向通过键合电子的传递作用，对相邻^1H核实受磁场产生一定影响。当^{19}F核的自旋取向与外加磁场方向相同时，使氢核实际感受到的外磁场增加，故氢核共振峰将移向低场；当^{19}F核的自旋取向与外加磁场方向相反时，使氢核实际感受到的外磁场减少，故氢核共振峰将向高场移动。由于^{19}F核这两种自旋取向的几率近乎相等，结果使氢核的吸收峰裂分为两个强度相等的小峰（双重峰），

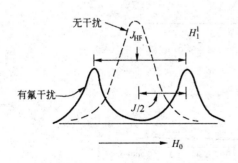

图 16-16　HF 中^1H核的共振峰

其总和与没有氟核干扰时的未裂分单峰一致，双重峰以未裂分单峰的峰位为中心，呈对称、均匀分布（图 16-16）。其中位于较高外磁场区的小峰系因^{19}F自旋核取向为↓、$m=-1/2$所引起；而另一位于较低外磁场区的小峰系因^{19}F自旋核取向为↑、$m=+1/2$所引起。小峰之间的距离为J_{HF}，称为耦合常数，它反映了磁核之间相互作用的强弱。同理，氢核对氟核也有同样的作用，但不同的核因具有的磁旋比不同，因而^{19}F核与^1H核共振信号所在磁场相差悬殊，故在同样的电磁辐射频率照射下，在 HF 的^1H-NMR 中不能看到^{19}F核的共振信号。

这种磁核之间的相互作用称为自旋-自旋耦合（spin-spin coupling），由自旋耦合所引起峰

的裂分现象称为自旋-自旋裂分(spin-spin splitting)。但这种裂分现象只有用高分辨 NMR 仪才能观察到。

自旋-自旋耦合是经过组成核间的化学键电子传递的。磁核的自旋取向在很短时间内就被化学键电子从一个核传到邻近的核,在饱和烃类化合物中,自旋耦合效应只能传递三个单键,超过三个键的耦合效应可忽略不计。

(二)自旋裂分规则

现在以乙酸乙酯的 NMR 波谱图为例讨论甲基的三重峰和亚甲基的四重峰(图 16-17)。与甲基邻近的亚甲基 C 原子上有两个质子,与甲基的质子相隔三个键,彼此之间有耦合作用。先讨论甲基质子三重峰的来源:对于亚甲基的两个质子,每个都有两种不同的自旋状态,用↑表示与外磁场同向,↓表示与外磁场反向,那么在耦合过程中,两个质子的自旋状态可以是↓↓结合,也可以是↑↓、↓↑或↑↑结合,共有四种结合方式。↓↓结合方式所产生的磁场起屏蔽作用,使甲基质子移向高场;↑↓或↓↑结合自旋作用相互抵消,对甲基质子没有影响,信号仍处在原来的位置;↑↑结合方式起去屏蔽作用,使甲基质子移向低场。由于↓↓、↑↓、↓↑和↑↑的结合几率相等,因此,小峰的强度比是 1:2:1,且每个小峰的间隔相等。由此可知,对所研究的质子,其邻近的两个相同质子,使它裂分为三重峰。

甲基质子也会对亚甲基质子有耦合作用。甲基三个质子的自旋状态可以有八种不同的组合,其相互作用的总结果可以分成四组(↑↑↑,↑↑↓、↑↓↑、↓↑↑,↓↓↑、↓↑↓、↑↓↓,↓↓↓),一组移向低场,一组稍低场,一组稍高场,一组移向高场,使亚甲基质子呈强度比为 1:3:3:1 的四重峰。因此,三个全同质子引起相邻质子裂分为四重峰,且小峰之间的间隔相等。

如图 16-17 是 1,1,2-三氯乙烷的 NMR 波谱图。δ 3.95 的双重峰是—CH_2—质子的共振峰,谱线强度之比约为 1:1。δ 5.77 的三重峰是—CH—质子的共振峰,谱线强度之比为 1:2:1。两组峰的小峰之间距离相同,都是 6Hz。

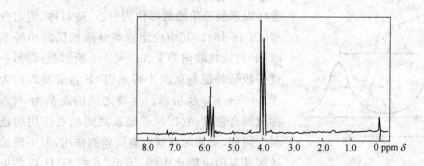

图 16-17　1,1,2-三氯乙烷的 NMR 谱

由此可知,某类质子精细结构(多重峰)的小峰数取决于邻近磁核所能给出不同磁矩的自旋方式结合的数目,而精细结构(多重峰)的小峰面积(强度)之比,相应于相邻磁核所能给出

相同磁矩的自旋方式结合数目之比,多重峰质子的化学位移则从它们的精细结构中心处测量。

某类质子的精细结构的小峰数目可用下式表示:

$$2nI+1$$

而多重峰中各小峰的面积之比,可按下列二项式展开后取每项前的系数

$$(a+b)^{2In}$$

以上二式中:n 表示邻近全同磁核的数目,I 表示邻近磁核的自旋量子数。

对于邻近氢核的干扰,由于 ^1H 的 $I=1/2$,故以上二式分别为 $n+1$ 和 $(a+b)^n$

需要指出的是,并非所有的原子核对相邻氢核都有自旋耦合干扰作用。$I=0$ 的原子核,如有机物中常见的 ^{12}C、^{16}O 等,因无自旋角动量,也无磁矩,故对相邻氢核将不会引起任何耦合干扰。

^{35}Cl、^{79}Br、^{127}I 等原子核,虽然 $I\neq0$,预期对相邻氢核有自旋耦合干扰作用,但因它们的电四极矩很大,会引起相邻氢核的自旋去耦作用(spin decoupling),因此依然看不到耦合干扰现象。

^{13}C、^{17}O 虽然 $I=1/2$,对相邻氢核可以发生自旋耦合干扰,但因两者自然丰度比甚小(^{13}C 为 1.1%,^{17}O 仅约为 0.04%),故影响甚微。以 ^{13}C 为例,由其自旋干扰产生的影响在 ^1H-NMR 谱中只在主峰两侧表现为"卫星峰"的形式,强度甚弱,常被噪音所掩盖。^{17}O 则更是如此,故通常均可不予考虑。

氢核相互之间发生的自旋耦合叫做同核耦合(Homo-coupling),在 ^1H-NMR 谱中影响最大。

二、核的等价性质

上节在讨论相邻两类质子的自旋-自旋耦合裂分作用时,将每一类质子看作由相同的质子组成,在 NMR 术语上称为全同质子。所谓全同质子是指这一类质子其化学环境相同,化学位移相同,而且对另一类质子的耦合作用也相同(即磁等价)。例如 CH_3-CH_3 中的六个质子是全同质子,它们相互间虽也有自旋干扰,但总的结果是出现一个相当于六个质子的单峰。只有磁不等价的氢核相互之间才会看到分裂现象。

(一)化学等价

分子中若有一组氢核,他们的化学环境完全相同,化学位移也严格相等,则这些核称为化学等价的核。化学等价(chemical equivalence)有对称化学等价和快速旋转化学等价两种。

1. 对称化学等价

分子构型中存在对称性,通过某种对称操作后,可以互换位置的质子则为化学等价。例如,反式 1,2-二氯环丙烷中 H_a 与 H_b,H_c 与 H_d 分别为化学等价质子(图 16-18)。因为分子有对称轴(通过 C_3 和 $C_1—C_2$ 键的平分点),分子绕对称轴旋转 180° 后,质子 a 和 b 及质子 c 和 d 可以交换,亦即旋转后结构与原来结构可以重叠在一起。

2. 快速旋转化学等价

两个或两个以上质子在单键快速旋转过程中位置可对应互换时,则为化学等价。如氯乙烷 CH_3CH_2Cl、乙醇 CH_3CH_2OH 中 CH_3 的三个质子为化学等价。

(二)磁等价

化学位移等价的一组核,若它们每个核对组外任何一个磁核的耦合常数彼此也相同(即以相同的大小耦合),则这组核称为磁等价(magnetic equivalence)的核。

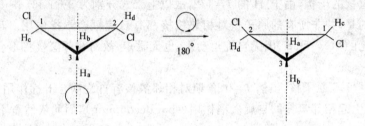

图 16-18 反式 1,2-二氯环丙烷的轴对称及绕轴旋转的作用

例如 1,1,2-三氯乙烷 $ClCH_2CHCl_2$ 中 $-CH_2-$ 的两个质子不仅化学位移相等,而且他们对邻位次甲基 $-C-H$ 中 ^1H 耦合常数也一致,$J_{H_cH_a} = J_{H_cH_b}$,故为磁等价核。即化学等价又磁等价的核称为磁全同核。磁全同核之间的耦合不必考虑。

(三)不等价质子的结构特征

(1)不对称取代的烯烃、芳烃。由于取代基的影响,烯氢、芳氢为不等价质子。化合物(Ⅰ)中 H_a、H_b、H_c 化学不等价,磁不等价。化合物(Ⅱ)中 a 类(a、a')与 b 类(b、b')质子化学不等价,a 与 a',b 与 b',化学等价,磁不等价。

$$
\begin{array}{c}
H_a \qquad\qquad H_c \\
\diagdown\;\;\diagup \\
C = C \\
\diagup\;\;\diagdown \\
H_b \qquad\qquad X \\
\text{(Ⅰ)}
\end{array}
\qquad\qquad
\begin{array}{c}
X - \bigodot\substack{a\;\;b\\a'\;\;b'} - Y \\
\text{(Ⅱ)}
\end{array}
$$

(2)双键同碳质子磁不等价。例如

$$
\begin{array}{c}
F_a \qquad\qquad H_a \\
\diagdown\;\;\diagup \\
C = C \\
\diagup\;\;\diagdown \\
F_b \qquad\qquad H_b
\end{array}
$$

H_a 和 H_b 两个质子化学等价,两个 ^{19}F 与 H_a 和 H_b 都有耦合作用,但由于双键不能自由旋转,$J_{H_aF_a} \neq J_{H_bF_a}$,$J_{H_aF_b} \neq J_{H_bF_b}$,所以 H_a、H_b 磁不等价。

（3）与不对称碳原子相连的 CH_2（称前手性氢）两个 H 是不等价的。例如

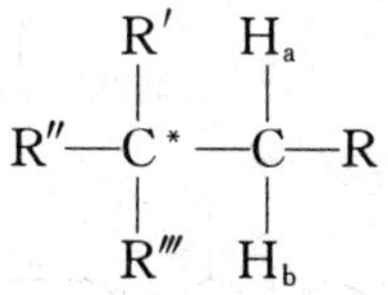

C^* 为不对称碳原子，无论 $R-CH_2-$ 的旋转速度有多快，$-CH_2-$ 的两个质子所处的化学环境总是不相同，所以 H_a 与 H_b 化学不等价。其旋转过程的 Newman 投影式如下：

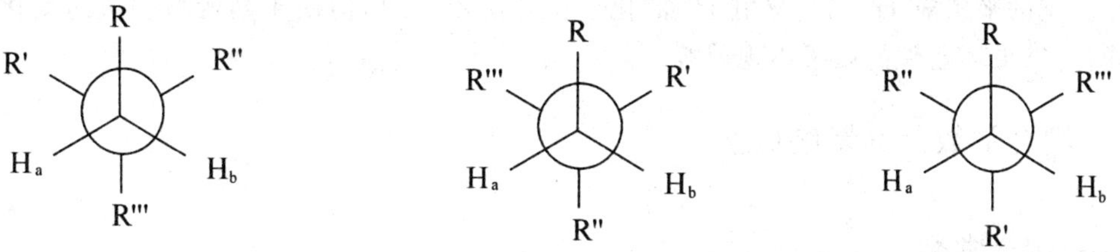

（4）单键带有双键性时，不能自由旋转，产生不等价质子。

例如二甲基甲酰胺分子中，氮原子上的孤对电子与羰基产生 p-π 共轭，使 C—N 键带有部分双键性质，两个 CH_3 为化学不等价质子，出现双峰。

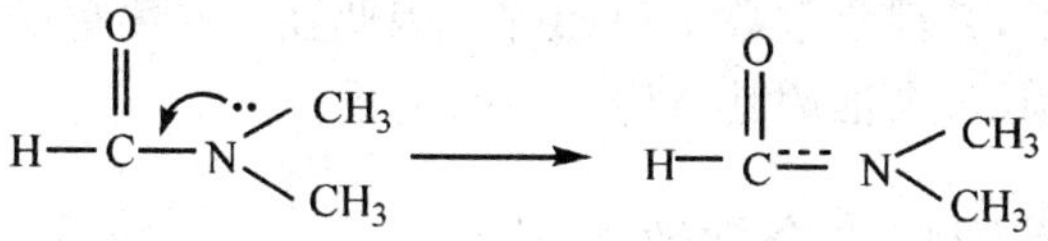

单键不能自由旋转时，也产生不等价质子。例如 $BrCH_2CH(CH_3)_2$ 有下列三个构象：

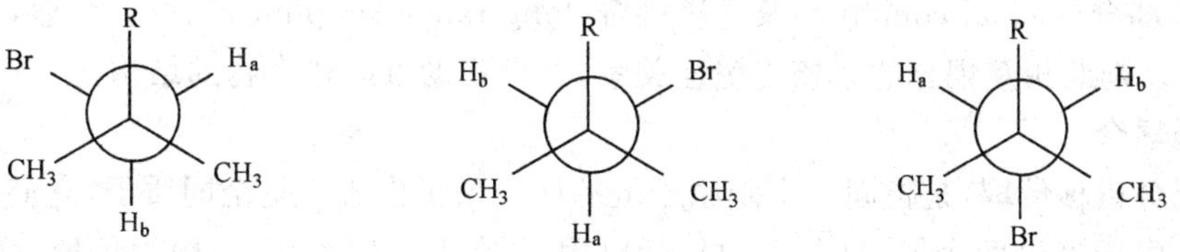

由构象的 Newman 投影式看出，$-CH_2-$ 中 2 个质子 H_a 和 H_b 处于不同的化学环境，应是不等价的。但实际上在室温或高温下，分子绕 C—C 轴快速旋转，使两个 H 核处于一个平均的环境中。因此 H_a 和 H_b 是等价的。而在低温时，这个化合物大部分由（Ⅰ）、（Ⅱ）两个构象组成，只有少量的（Ⅲ），于是 H_a 和 H_b 因所处环境差别成为不等价了。

（5）构象固定的环上 $-CH_2-$ 质子是不等价的。

如甾体化合物，甾体环是固定的，不能翻转。因此环上 CH_2 的平伏氢 H_a 与直立氢 H_e 表现出不等价性质，在 $1\sim2.5$ppm 间有复杂信号。

（结构式图）

环己烷的平伏氢 H_a 与直立氢 H_e 的化学位移虽不等价，但由于其构型的快速变化，而使其平均化，结果环己烷的质子出现单峰。

三、耦合常数及其影响因素

（一）耦合常数

磁核之间发生耦合作用时，质子的共振峰要发生裂分，多重峰的谱线之间有一定的间隔。由自旋耦合产生的谱线间距称为耦合常数（coupling constant），用符号 J 表示，单位是 Hz。J 值是核自旋裂分强度的量度，是化合物结构的属性，与外磁场无关，即只随氢核的环境不同而有不同数值，一般不超过 20Hz。

彼此相互耦合的质子，其耦合常数 J 值相等。因此在一些简单的 NMR 波谱中，往往根据两组峰的耦合常数是否相等，来推测其结构之间的关系。

（二）耦合类型及其影响耦合常数的因素

根据相互作用的氢核之间相隔键数的多少，可将耦合作用分为同碳耦合（geminal coupling）、邻碳耦合（vicinal coupling）及远程耦合（long-range coupling）三类。一般，从耦合常数 J 的大小可以判断相互耦合的氢核之键连关系，并可帮助推断化合物的结构。

1. 同碳耦合

同碳耦合也称偕耦，是指同一个碳原子上的两个质子由于不是全同质子，它们彼此间发生耦合裂分。由于经过两个键，H−C−H，所以用 ^2J 或 J_{gem} 表示。^2J 一般为负值，变化范围大，通常在 $10\sim16\text{Hz}$，其大小与结构有密切关系。

2. 邻碳耦合

邻耦是指相邻碳上质子的耦合，H−C−C−H，用 ^3J 或 J_{vic} 表示。^3J 一般为正值。在饱和体系中约为 $0\sim16\text{Hz}$，在开链化合物中，由于自由旋转的平均作用，^3J 可达 $6\sim8\text{Hz}$。

邻耦在质子磁共振中遇到的机会最多，下面简单介绍 ^3J 值与结构因素的关系：

（1）^3J 是双面夹角 ϕ 的函数。ϕ 是 H−C−C—H 键的双面夹角，如图 16-19 所示，^3J 与 $\cos^2\phi$ 成正比。ϕ 为 90°时 J 值最小，ϕ 为 0°

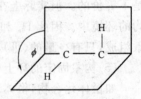

16-19　双面夹角示意图

和$180°$时J值最大,这对决定分子的立体化学结构具有重要意义。

(2)^3J与相连元素的电负性有关,在$H-C-CH-X$结构类型中,取代基X的电负性越大,^3J越小。

(3)^3J与$H-C-C$夹角有关,夹角越大,^3J越小。

(4)^3J与$C-C$键的键长有关,键长越长,^3J越小,所以,$^3J(C\equiv C)>^3J(C=C)>^3J(C-C)$

3. 远程耦合

在不饱和系统中,如烯属、炔属、芳香族、杂环及张力环(小环或桥环)系统中,相隔三个以上键时,自旋-自旋耦合作用也可以发生,这种耦合称为远程耦合。一般耦合常数较小,J值为$0\sim3Hz$。

(1)取代苯中,邻位、间位、对位质子之间的耦合常数分别为:$J_o=6\sim10Hz$,$J_m=1\sim3Hz$,$J_p=0\sim1Hz$。

(2)烯属$H-C-C=C-H$,$J=0\sim3Hz$,$H-C-C=C-C-H$的耦合常数可忽略不计。对于共轭多烯的耦合,甚至相隔九个键还会发生。

(3)在五元杂环中,2、4位质子之间的耦合常数在$0\sim2Hz$之间。

(4)饱和化合物结构中,间隔三个以上单键时,一般可以忽略不计。但若有"W"构型,则可通过四个σ键产生远程耦合,如下面化合物的J_{AB}是$7Hz$。

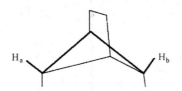

表 16-9　　　　　　　　　　　质子自旋-自旋耦合常数表

种　类	J_{ab}/Hz	种　类	J_{ab}/Hz
$\begin{array}{c}H_a\\ \diagdown\ /\\ C\\ /\ \diagdown\\ H_b\end{array}$	$10\sim15$	$\begin{array}{c}CH_b\\ /\\ C=C\\ /\\ H_a\end{array}$	$0\sim2$
$H_a-\overset{\mid}{C}-\overset{\mid}{C}H_b$	$6\sim8$	$C=CH_a-CH_b=C$	$9\sim12$
$H_a-\overset{\mid}{C}-\overset{\mid}{C}-\overset{\mid}{C}-CH_b$	0	$\begin{array}{c}H_a\quad\ H_b\\ \diagup\ C=C\ \diagdown\\ (环)\end{array}$	5 元环 $3\sim4$ 6 元环 $6\sim9$ 7 元环 $10\sim13$

续表

种　类	J_{ab}/Hz	种　类	J_{ab}/Hz
H_aC-OH_b（没有交换时）	$4\sim6$	H_a　　H_b（苯环）	邻位 $6\sim10$ 间位 $1\sim3$ 对位 $0\sim1$
H_aC-CH_b（羰基）	$2\sim3$	吡啶 4,3,5,6,2 环 N	$J_{2\text{-}3}5\sim6$ $J_{3\text{-}4}7\sim9$ $J_{2\text{-}4}1\sim2$ $J_{3\text{-}5}1\sim2$ $J_{2\text{-}5}0\sim1$ $J_{2\text{-}6}0\sim1$
$=CH_a-CH_b$（羰基）	$5\sim7$	呋喃 4,3,5,2 环 O	$J_{2\text{-}3}1.5\sim2$ $J_{3\text{-}4}3\sim4$ $J_{2\text{-}4}0\sim1$ $J_{2\text{-}5}1\sim2$
$C=C$（H_a,H_b 反式）	$15\sim18$		
$C=C$（H_a,H_b 同碳）	$0\sim2$	噻吩 4,3,5,2 环 S	$J_{2\text{-}3}5\sim6$ $J_{3\text{-}4}3.5\sim5$ $J_{2\text{-}4}1.5$ $J_{2\text{-}5}3.5$
$C=C$（H_a,H_b 顺式）	$6\sim12$		
$H_aC-C=C-CH_b$	$1\sim2$	吡咯 4,3,5,2 环 N-H_a	$J_{a\text{-}2}2\sim3$ $J_{a\text{-}3}2\sim3$ $J_{2\text{-}3}2\sim3$ $J_{3\text{-}4}3\sim4$ $J_{2\text{-}4}1\sim2$ $J_{2\text{-}5}2$
$C=C-CH_a$（H_b 烯丙）	$4\sim10$		

四、自旋系统分类与命名

分子中相互耦合的核构成一个自旋系统(spin system)，系统内的核相互耦合，但不与系统外任何核发生耦合。一个分子中可以有几个自旋系统。例如乙基异丙基醚中乙基和异丙基分属于两种不同的自旋系统。

按耦合的强弱,自旋系统可分为一级耦合与高级耦合。$\Delta\nu\gg J$ 为弱耦合,$\Delta\nu\approx J$ 为强耦合,但无绝对界限,目前多以 $\Delta\nu/J=10$ 为界。$\Delta\nu/J>10$ 为一级耦合(弱耦合);$\Delta\nu/J<10$ 为高级耦合或称二级耦合。按耦合核的数目,可分为二旋、三旋及四旋系统等。

相互耦合核的化学位移差值较大时($\Delta\nu/J>10$)),用不连续的大写英文字母 A、M、X 表示,字母右下脚的数字表示磁全同质子的数目。例如 $CH_3OCH_2CH_3$ 中—CH_2CH_3 是 A_3X_2 系统,CH_3O— 是 A_3 系统。A_3 表示 CH_3 中三个磁全同的氢,X_2 表示 CH_2 中二个磁全同的氢。化合物 $CH_3CH_2CH_2Cl$ 则为 $A_3M_2X_2$ 系统。

相互耦合核的化学位移差值较小时($\Delta\nu/J<10$),用连续的大写英文字母如 A、B、C 表示,字母右下脚的数字表示磁全同的质子数目。化学等价而磁不等价的核用相同的大写字母表示,其一字母右上角加撇,以示区别。例如,1,2,4-三氯苯 Cl—〈〉—Cl 为 ABC 系统。对氯苯胺 Cl—〈〉—NH_2 中,四个质子构成 $AA'BB'$ 系统。单取代苯

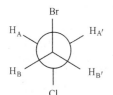

(C_6H_5X)为 $AA'BB'C$ 系统。$ClCH_2CH_2OH$ 为 A_2B_2 系统,这是由于 σ 键的快速旋转,使 CH_2 中的二个氢环境平均化,可认为是磁等价的核。但当基团较大时会引起空间障碍,使分子可能以某种构象占优势。$ClCH_2CH_2Br$ 就不是 A_2B_2 系统,而是 $AA'BB'$ 系统。这主要是由于 Cl、Br 原子半径较大,引起空间障碍,使分子以左图所示构象占优势,每个 CH_2 基的二个氢不是磁等价的,构成 $AA'BB'$ 系统。

五、一级波谱与二级波谱

核磁共振谱图分为一级波谱和二级波谱,一级波谱较容易解析。

(一)一级波谱

由于大多数有机化合物结构复杂,耦合裂分情况也复杂,使组峰之间出现严重的干扰现象。只有能满足下列两个条件的波谱,方可通过自旋-自旋裂分现象直接进行解析,这类波谱称为一级波谱(first order spectrum)。

(1)相互耦合的质子化学位移差 $\Delta\nu$ 至少是其耦合常数 J 的 10 倍,即 $\Delta\nu/J>10$,为一级耦合。

例如:CH_3CH_2OH 中,CH_3—质子和—CH_2—质子的化学位移差 $\Delta\nu$,在 60MHz 仪器上测得是 146Hz($\Delta\delta$ 为 2.43ppm),其耦合常数 J 为 7Hz。$\Delta\nu\approx21\gg10$,即属此类。

(2)相互耦合的两类质子,每类质子必须是全同质子。例如,CH_3—O—CH_2CH_3 能满足此条件。 Cl—〈〉—NO_2 由于与 Cl 原子或与 NO_2 邻位的两个质子只是化学位移相同,而磁不等同,所以不能满足这个条件。

一级波谱可以总结为以下几个特征:

①全同核之间彼此耦合,但不能引起峰的裂分。

②多重峰的数目由邻近基团的全同核数目决定。对质子而言,遵从 $n+1$ 规律。

③多重峰的强度对称,相对强度由二项式 $(a+b)^n$ 的展开系数给出,n 是邻近引起裂分的全同核的数目。

④耦合作用随距离增加而降低,除共轭系统和芳香系统或特殊情况外,很少超过三个键。

⑤相互作用的一对质子,其耦合常数相等。

⑥两组互相耦合的信号彼此有倾向性,即内侧峰增加,外侧峰减小,这个现象与耦合常数 J 结合在一起,在鉴定较复杂的波谱时,判断它们是否是一对相互耦合的质子很有价值。

图 16-20 是 60MHz 测定的氯乙烷 NMR 波谱,δ 0 是 TMS,δ 7.25 是 $CDCl_3$ 中 $CHCl_3$ 杂质,$-CH_2-\delta 3.57$ 和 $-CH_3 \delta 1.48$,两组质子分开 2.09ppm,换算为以 Hz 为单位的 $\Delta\nu$ 是 125Hz($\Delta\nu=\Delta\delta\times$仪器兆赫$=2.09\times 60=125$Hz),耦合常数 J 为 9Hz,$\Delta\nu/J=14$,是典型的一级波谱,为 A_3X_2 系统。

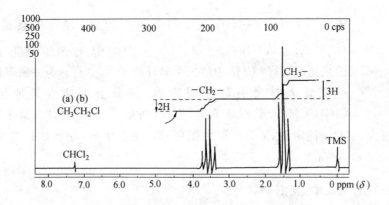

图 16-20 CH_3CH_2Cl 的 NMR 谱($CDCl_2$)60MHz

又如图 16-21 是 $CH_3CH_2CH_2NO_2$ 的 NMR 谱,是典型的 $A_3M_2X_2$ 系统,H_a 和 H_c 由两个 H_b 裂分,分别在 $\delta 1.02$ 和 $\delta 4.35$ 显示三重峰。而 H_b 经两次裂分,一次由 H_a 引起,一次由 H_c 引起,最后的裂分模式(图 16-22)是 12 条谱线的多重峰,但它们中有些小峰太弱,在实际波谱上不能观察到。

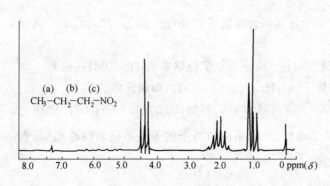

图 16-21 1-硝基丙烷的 NMR 谱

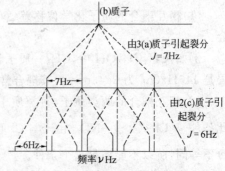

图 16-22 1-硝基丙烷中 b 质子的裂分模式

再如图 16-23 是异丙基苯 $\underset{\displaystyle CH_3}{\overset{\displaystyle CH_3}{\bigcirc\!-\!CH}}$ 的 NMR 谱，$\delta\,7.25$ 表示五个芳香质子，虽然它们

的化学位移不相等，但差别不大，常作为一个单峰在低场吸收。边链作为 A_6X 系统。CH_3 —信号呈双峰（$\delta\,1.25$），—CH—为七重峰（$1:6:15:20:15:6:1$）出现在 $\delta\,2.90$。应该指出，—CH—的信号由于是多重峰，外侧小峰可能被忽略，尤其是由一个质子吸收的谱线更是如此。

（二）二级波谱

有机化合物的 NMR 谱不都是简单的一级波谱，而多数是复杂的二级波谱（second order spectrum），与一级波谱相比它有以下几个特点：

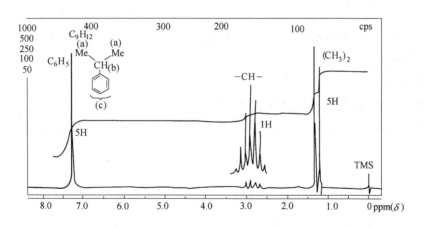

图 16-23　异丙基苯的 NMR 谱（$CDCl_3$）60MHz

（1）相互耦合的核其耦合作用较强，而化学位移又相差不大，$\Delta\nu/J<10$，为二级耦合。

（2）谱线裂分数不遵从 $n+1$ 规律。

（3）裂分后的谱线强度不再符合二项式展开式的各项系数比。

（4）耦合常数一般不等于谱线间距。

（5）化学位移一般不是多重峰的中间位置，常需由计算求得。

高级耦合中涉及的氢核通常用相邻近的字母表示，如二旋系统用 AB 表示，三旋系统用 ABC、AB_2（或 A_2B）、ABX 等表示。量子力学对复杂波谱有一套较完整的解析方法，能计算出各体系的理论谱线，包括谱线的数目、谱线强度等。根据理论谱线又总结了一些简化的规则，依据这些规则可以计算出化学位移和耦合常数。下面对二级波谱中 AB、ABX 系统作一简单介绍。

1. AB 系统

AB 系统是最简单的二级波谱。当 AX 系统（一级波谱）的两类质子化学位移差值不断缩小时，即 $\Delta\nu/J$ 开始小于 10，一直演化到 $\Delta\nu=J$，此时，耦合裂分情况就出现了骚扰。图 16-24

表示一个 AX 系统的裂分随 $\Delta\nu/J$ 的降低而变化,当 $\Delta\nu/J$ <10 时,双峰彼此接近(设 J 值不变),双峰内侧峰强度增加,外侧峰强度减小;当 $\Delta\nu=J=\sqrt{3}$ 时(如图 16-24 中 d),两组峰类似一个四重峰,好似由三个全同质子引起的裂分峰,这时 AX=AB 系统。

当 $\Delta\nu/J$ 等于 1 时(图 16-24 中 e)可能会使人产生误解,只注意到中间的双峰,而忽略了两旁的小峰;当化学位移差等于零时,中间峰合并为一个单峰,两旁小峰消失,也就是质子是全同质子,AB 系统变成 A_2 系统。

在 AX=AB 系统时,裂分模式出现了骚扰,裂分线的强度和位置并不遵循一级类型,两类质子的化学位移不在原来的双峰中间,而是在裂分双重峰的重心点,需要通过计算才能求得。

AB 系统由两组双重峰组成,质子 A 和 B 的裂分情况如图 16-25 所示。

2. ABX 系统

若三组质子耦合,其化学位移与耦合常数比值 $\Delta\nu/J$ >10 时属于 AMX 系统,它显示了三个化学位移及三种耦合常数(J_{AM}、J_{MX}、J_{AX})。

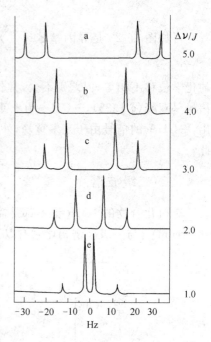

图 16-24　AX 系统的自旋耦合随 $\Delta\nu/J$ 降低的变化

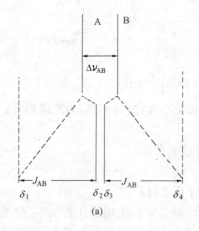

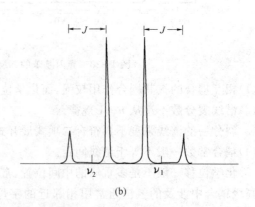

图 16-25　质子 A 和 B 的裂分情况

(a)表示 AB 系统裂分模式　(b)由于 $\Delta\nu/J$<10 位移位置由重峰中心($\nu_1\nu_2$)表示

在 AMX 系统中,如果 A、M 的化学位移值相近时,就构成 ABX 系统,谱线分裂情况与 AMX 相近似。最多可得 14 条谱线,通常可见 12 个小峰。图 16-26 表示 ABX 系统的裂分模式。H_A 和 H_B 裂分成两组四重峰,其中 1、3、5、6 为对称的四重峰,其相对位置及强度遵从 AB 系统的公式;2、4、7、8 也有相仿的情况。HX 则由 4～6 个小峰组成。

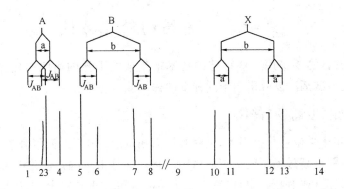

图 16-26 ABX 系统的裂分模式

3. AA′BB′系统：

由 A_2B_2 系统出发，若二个 A 核和二个 B 核分别是化学等性，磁不等性的核，则构成 AA′BB′系统。系统谱图的特征是对称性强。理论上有 28 条峰，AA′有 14 条峰，BB′有 14 条峰。因谱线重叠或某些峰太弱，实际谱线数目往往远少于 28。

常见 AA′BB′系统有对位双取代苯，邻位双取代苯及某些 XCH_2CH_2Y 体系，例如：

$$CH_3O-\!\!\!\!\bigcirc\!\!\!\!-CH_2Cl \ , \quad \bigcirc\!\!\!\!\begin{array}{c}OH\\OH\end{array} \ , \quad \bigcirc\!\!\!\!\begin{array}{c}Cl\\Cl\end{array} \ , \quad \bigcirc\!\!\!\!\begin{array}{c}CHO\\CHO\end{array} \ , ClCH_2CH_2Br$$

等。

AA′与 BB′化学位移差值较大时，AA′BB′系统谱线较少。随着 $\Delta\nu$ 减小，耦合增强，谱图变得复杂化，但仍是对称峰形，如图 16-27 所示。

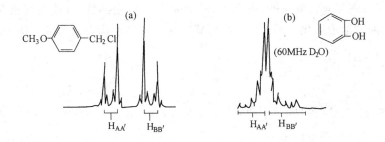

图 16-27 AA′BB′系统实例

对位双取代苯的 AA′BB′系统谱线较少，主峰类似于 AB 四重峰，每一主峰的两侧又有对称(指与主峰间距离对称)的二条小峰，如图 16-27 (a)。主峰 1、2 间距等于 3、4 峰间距，主峰两侧小峰间距近似等于 $2J_m$。$\delta_{AA'}$ 近似值由 1、2 主峰的"重心"读出，$\delta_{BB'}$ 近似值由 3、4 主峰的"重心"读出，或由经验式计算，理论计算复杂。

邻羟基苯酚、邻二氯苯等 AA′BB′系统谱线较多，较复杂，δ 值可近似估计。

第七节　谱图的简化方法

对复杂波谱常常需要采用一些特殊的技术把复杂的重叠的谱线简化。常用方法有去耦法、NOE 效应、位移试剂法以及采用不同强度的磁场测定等法。

一、使用高频(或高场)谱仪

当耦合裂分和化学位移相差不大,谱线难以解析时,采用不同磁场强度的仪器测定,会有助于谱图分析,特别是高磁场测定更能使谱图简化。这是由于耦合常数不随磁场变化,而化学位移却随着磁场强度(或射频频率)提高而变大,$\Delta\nu/J$ 可使重叠峰分开,因而有可能确定各峰的归属。

二、重氢交换法

1. 重水交换

重水(D_2O)交换对判断分子中是否存在活泼氢及活泼氢的数目很有帮助。—OH、—NH、—SH 在溶液中存在分子间的交换,其交换速度顺序为—OH>—NH>—SH,这种交换的存在使这些活泼氢的 δ 值不固定且峰形加宽,难以识别。可向样品管内滴加 $1\sim2$ 滴 D_2O,振摇片刻后,重测 ^1HNMR 谱,比较前后谱图峰形及积分比的改变,确定活泼氢是否存在及活泼氢的数目。若某一峰消失,可认为其为活泼氢的吸收峰。若无明显的峰形改变,但某组峰积分比降低,可认为活泼氢的共振吸收隐藏在该组峰中。注意:交换速度慢的活泼氢需振摇,放置一段时间后,再测试。样品中的水分对识别活泼氢有干扰。交换后的 D_2O 以 HOD 形式存在,在 $\delta 4.7$ 处出现吸收峰($CDCl_4$ 溶剂中),在氘代丙酮或氘代二甲亚砜溶剂中,于 $\delta 3\sim4$ 范围出峰。由分子的元素组成及活泼氢的 δ 值范围判断活泼氢的类型。

2. 重氢氧化钠(NaOD)交换

NaOD 可以与羰基 α-位氢交换,由于 $J_{DH}\ll J_{HH}$,NaOD 交换后,可使与其相邻基团的耦合表现不出来,从而使谱图简化。NaOD 交换对确定化合物的结构很有帮助。例如:

CDCl₃ 溶剂中测 ^1H—NMR,$\delta 1.3(d,3H)CH_3$;δ 约 $3.9(m,1H)CH$;$\delta 2.3\sim3.3(m,2H)$ CH_2。化合物 A 与 B 中,各组峰的 δ 值接近,耦合裂分一致,难以区分。

加 NaOD 振摇后重测 ^1H— NMR 谱,化合物 A 中 $\delta 1.3(s,3H)CH_3$;$\delta 2.3\sim3.3(q,2H)$ CH_2;δ 约 3.9 的多重峰消失。化合物 B 中 $\delta 1.3(d,3H)CH_3$;$\delta\sim3.9(q,1H)CH$;$\delta 2.3\sim3.3$ 的 m 消失。因此利用 NaOD 交换法可区分化合物 A 与 B。

三、位移试剂

在测定溶液中加入适量的位移试剂,能使不同的峰组拉开距离,简化谱图,增加分辨率。这是因为位移试剂是顺磁性物质,其不成对电子的磁矩很大,对样品中磁核的化学位移有强化作用,同时由于不成对电子导致邻核的快速弛豫,常使谱线明显地加宽。

常用的位移试剂是铕(Eu)和镨(Pr)的 β -二酮配位物,称为镧系位移试剂。它的优点是不致使谱线严重加宽。其结构为:

$$
\left[\begin{array}{c} R \\ | \\ C-O \\ \parallel \quad\diagdown \\ HC \qquad\quad M \\ \parallel \quad\diagup \\ C-O \\ | \\ R' \end{array}\right]_n \quad M（M 为铕或镨）
$$

如　　　　　Eu(DPM)$_3$,其中 $R=R'=C(CH_3)_3$,$n=3$。
　　　　　　Eu(FOD)$_3$,其中 $R=C(CH_3)_3$,$R'=C_3F_7$,$n=3$。

位移试剂具有磁各向异性,通过空间磁场效应使各个磁核化学位移强化而发生不同程度的位移,因此有可能使本来重叠的谱线分开。

图 16-28 说明 1-庚醇的 NMR 谱经用 Eu(DPM)$_3$ 后谱图简化。a 表示不加位移试剂,只能解释邻近—OH 的—CH$_2$—(δ 3.8)的三重峰和末端甲基(δ 0.9)的三重峰。加位移试剂后,邻近—OH 的—CH$_2$—移向低场,而且每个—CH$_2$—单位的峰都能分开。

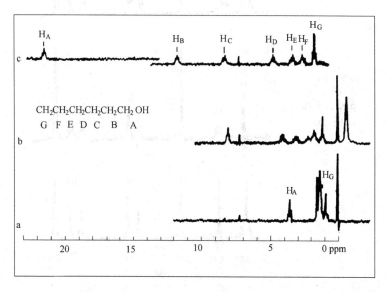

图 16-28　0.3000mol/L 的 1-庚醇 CDCl$_3$ 溶液 0.4mL,60MHz 的质子波谱
Eu(DPM)$_3$ 摩尔分数为(a)0.00;(b)0.19;(c)0.78　(30℃)

四、双照射去耦

除了激发核共振的射频场（H_{01}）外，还可施加另外一个射频场（H_{02}），这样的照射称双照射（double irradiation），亦称双共振。若再施加第三个射频场（H_{03}），则称三重照射或多重照射。根据被 H_{02} 场照射的核和通过 H_{01} 场所观测的核是否相同种类，双照射可分为同核双照射和异核双照射两类。使用双共振或双照射去耦可使谱图解析大为简化，进一步了解结构信息。

1. 自旋去耦（spin decoupling）

相互耦合的核 H_a、H_b，若以强功率射频 ν_2 照射 H_a 核，使其达到饱和，H_b 的信号就成为单峰，因为 H_a 受到 ν_2 较强照射时，其自旋核在两个自旋状态之间来回跃迁，这样 H_b"感受"到的是 H_a 平均化的环境（H_a 产生的局部磁场平均为零），从而去掉了对 H_b 的耦合作用，使 H_b 以单峰出现。若以射频场 ν_2 照射 H_b，同样使 H_a 去耦。这种实验技术称为自旋去耦。双照射自旋去耦可使谱图简化，找出相互耦合的峰和隐藏在复杂多重峰中的信号。

由于去耦法在 NMR 波谱解析中用处较大，下面举例说明：

图 16-29 是甲基-2,3,4-三-O-苯酰-β-L 来苏吡喃苷的部分谱图：(a)用重氢氯仿作溶剂测定的正常谱；(b)去耦法，照射 H_2 和 H_3；(c)去耦法，照射 H_4。仪器为 100MHz。

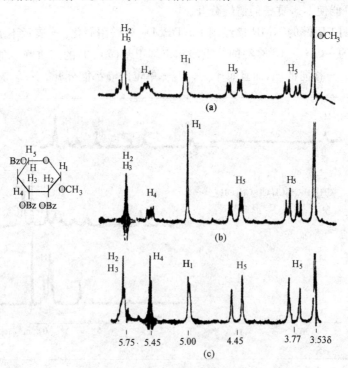

图 16-29　甲基-2,3,4-三-O-苯酰-β-L-来苏吡喃苷的部分谱图

由此可知：

①从高磁场到低磁场，各信号相当于 3、1、1、1、1、2H，δ 3.53 单峰为—OCH_3 的质子。

②照射 δ 5.75 时，δ 5.45 的多重峰变为四重峰，同时 δ 5.00 的双重峰变为单峰。

③照射 δ 5.45 时，δ 5.75 的多重峰明显变化，同时 δ 4.45 和 δ 3.77 的四重峰变为二重峰。

从该分子的结构来看，C_5 上的质子应该比 H_1、H_2、H_3、H_4 都在高场，根据②可以认为 δ 3.77（双重峰）、δ 4.45（双重峰）和 δ 5.45（四重峰）分别为 AMX 的 A、M 和 X 部分。根据③，δ 4.45（双重峰）和 δ 3.77（双重峰）是 AB 型谱线，这是两个 H_5 的信号，而 5.45 为 H_4 的信号。

在②中照射峰 δ 5.75 时，H_4 信号从多重峰变为四重峰。因此 δ 5.5 的多重峰为 H_2 和 H_3 的信号，剩下的 δ 5.0 是 H_1 信号。

2. 核 overhauser 效应（NOE）

核 overhauser 效应是另一种类型的双照射。它不仅可以找出相互耦合核之间的关系，而且可以找出虽不互相耦合，但空间距离接近的核之间的关系。

分子内有空间接近的两个质子（核间距在 3 以内），若用双照射法照射其中一个核并使其饱和，另一个核的信号就会增强，这种现象称核的 overhauser 效应，简称 NOE（nuclear overhauser effect）。

例如：

A   B

对 A 化合物，照射—CH_3 信号时，H_a 质子的信号面积增加 16%；而对 B 化合物，照射—CH_3 信号时，H_a 质子的信号面积不变。

利用 NOE 可以确定谱线中信号的归属。在很多情况下仅靠 δ 值、J 值等不能搞清其信号的归属，而用 NOE 就很容易找出它们之间的关系。如化合物 C，在 NMR 波谱上 δ 5.66 七重峰，是由于二个甲基的六个质子引起 H_a 的耦合裂分峰。在 δ 1.42 和 δ 1.97 处是两组双峰，由 H_a 的耦合裂分。当强照射 δ 1.42 时，H_a 的峰由七重峰减少为四重峰。但信号强度增加 17%，强照射 δ 1.97 时，H_a 的峰也改为四重峰，但面积没有增加。根据此现象可以指定 δ 1.42 是与 H_a 处于顺式的甲基信号，δ 1.97 为反式甲基信号。

C

第八节　核磁共振氢谱的解析

核磁共振谱由化学位移、耦合常数及峰面积积分曲线分别提供了含氢官能团、核间关系及氢分布等三方面的信息。谱图解析是利用这些信息进行定性分析及结构分析。

一、核磁共振氢谱解析的一般程序

1. 首先检查内标物的峰位是否准确,底线是否平坦,溶剂中残存的 ^1H 信号是否出现在预定的位置。

2. 根据已知分子式,可算出不饱和度 Ω。

3. 确定谱图中各峰组所对应的氢原子的数目,对氢原子进行分配。可从积分曲线的各相邻水平台阶的高度求出它们之间的简单整数比,即是各种氢的数目之比。当知道元素组成时,即知道共有多少个氢,据积分曲线便可确定各峰所对应的氢数目。如果不知道元素组成时,但谱图中若有能判断氢原子数目的峰组(如甲基、羟基、单取代苯环等),以此为基准也可以找到化合物中各种含氢官能团的氢原子数。

4. 可先在 $\delta<4.5$ 区域内找出如 CH_3O-、$CH_3N\diagup$ 、CH_3-Ar、CH_3CO-、$CH_3C=C\diagup$ 、

CH_3-C- 等孤立甲基峰(3H,s),并按其积分曲线高度去复核其他信号相应的氢数目。

5. 解析低场共振峰。醛基氢 $\delta\sim10$,酚羟基氢 $\delta\ 9.5\sim15$,羧基氢 $\delta\ 11\sim12$,烯醇氢 $\delta\ 14\sim16$。

6. 分子对称性的考虑。当分子中含有对称结构时,会使谱图出现的峰组数减少。

7. 把滴加 D_2O 后测得的谱图与滴加 D_2O 前比较,解释消失的活泼氢信号($-OH$、$-NH$、$-SH$、$-COOH$ 等)。

8. 计算 $\Delta\nu/J$,确定谱图中的一级与高级耦合部分。先解析谱图中的一级耦合部分,由共振峰的化学位移值小峰数目及耦合常数,解释低级耦合系统。

9. 解析谱图中高级耦合部分。①先查看 $\delta7$ 左右是否有芳氢的共振峰,按分裂图形确定自旋系统及取代位置。②难解析的高级耦合系统可先进行纵坐标扩展,若不解决问题,可更换高场强仪器或运用双照射等技术测定;也可用位移试剂使不同基团谱线的化学位移拉开,从而使谱图简化。

10. 必要时,可以采用前述的谱图简化方法,或用强磁场 NMR 仪测定,以简化谱图,便于解析。

11. 根据各组峰耦合关系的分析,推出若干结构单元,最后组合为几种可能的结构式。

12. 结构初定后,查表或计算各基团的化学位移核对。核对耦合关系与耦合常数是否合理。已发表的化合物,可查标准光谱核对。或利用 UV、IR、MS、$^{13}C-NMR$ 等信息加以确认。

二、解析实例

例 16-3　一个未知物，液体，沸点为 $218℃$，分子式为 $C_8H_{14}O_4$，其 IR 谱图显示有 $\nu_{c=o}$ 吸收。NMR 谱图如下：

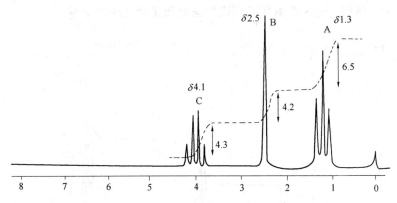

图 16-30　化合物 $C_8H_{14}O_4$ 的核磁共振氢谱

解：

(1)不饱和度 $\Omega=2$，其中至少有一个羰基。

(2)无苯基，有三种不同的质子。

(3)共有 14 个氢原子，每组氢原子个数为：

C 组：$14\times\dfrac{4.3}{4.3+4.2+6.5}=14\times\dfrac{4.3}{15}\approx4$

B 组：$14\times\dfrac{4.2}{15}\approx4$

A 组：$14\times\dfrac{6.5}{15}\approx6$

(4)A 组有 6 个氢，由 δ 值可知为甲基氢，所以有两个 CH_3。A 组氢分裂为三重峰，其邻近应有两个质子与其耦合。C 组有四个氢，可能为两个 CH_2。B 组为四个氢，且为单峰，可能是化学环境一样的两个—CH_2。由其化学位移及分子内含有羰基，初步推定有：—CO—CH_2CH_2—CO—。C 组有四个氢，化学位移值较大，应是与氧相连，所以有两组—O—CH_2CH_3。

(5)综合上述分析，该未知物为：

$$CH_3CH_2O—CO—CH_2CH_2—CO—O—CH_2CH_3$$

(6)核对所有数据与谱图，该化合物的结构是正确的。

例 16-4　已知一化合物的化学式为 $C_4H_6OF_3Br$，已测得其核磁共振波谱图如下，试推断其结构。

解：

(1)此化合物的不饱和度为 0,说明只可能是脂肪醇、脂肪醚。

(2)查阅图 16-31,从 $\delta=1.3$ 和 $\delta=4.0$ 处有吸收,结合化学式分析,此化合物是溴代和氟代乙醚。以上两化学位移处积分线的高度之比为 3∶2,以及它们的耦合裂分,进一步证明存在 $CH_3CH_2—O—$ 结构。也说明氟代和溴代烷基出现在醚链的同一端。

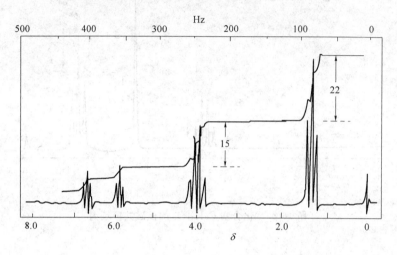

图 16-31 化合物 $C_4H_6OF_3Br$ 的核磁共振氢谱

(3)根据 $\delta=5.8$ 和 $\delta=6.7$ 处两组三重峰,只可能存在以下结构:

$$Br—CH—CF_2—O—$$
$$\quad\quad |$$
$$\quad\quad F$$

因为 ^{19}F 的 $I=1/2$,自然丰度也很高,它与 ^1H 一样,其核磁共振信号也容易得到,且与 ^1H 发生自旋耦合裂分。这种情况相当于一个质子与两组 $I=1/2$ 的氟核耦合。由于两组氟核的化学环境不同,其耦合常数也不同,因此共振信号裂分符合 $(n+1)(m+1)$ 规律。质子首先被同碳氟核裂分为二重峰,此二重峰又被邻碳两个氟核各自裂分成三重峰,最后得到六重峰。自然,三个氟核的其他连接方式,都不可能得到有两组三重峰组成的六重峰。

(4)结论:此化合物的结构式为

$$Br—CH—CF_2—O—CH_2—CH_3$$
$$\quad\quad |$$
$$\quad\quad F$$

例 16-5 某未知物分子式为 $C_8H_{12}O_4$。$\delta_a1.31(t),\delta_b4.19(q),\delta_c6.71(s),J_{ab}7Hz$。其核磁共振谱(60MHz)如图 16-32 所示,试确定其结构式。

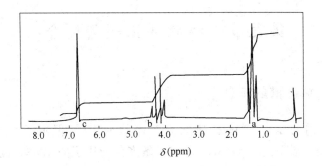

图 16-32 未知物 $C_8H_{12}O_4$ 的核磁共振氢谱

解:

(1)不饱和度 $\Omega=\dfrac{2+2\times8-12}{2}=3$,为脂肪族化合物。

(2)氢分布以 c 峰的积分高度为公约数,得氢分布比为 a:b:c = 3:2:1。分子式含氢数为 12,则为 6H,4H,2H。说明未知物是具有对称结构的化合物。

(3)耦合系统 a、b 间:$\Delta\delta/J=(4.19-1.31)\times60/7=24.7$,为一级耦合 A_2X_3 系统,根据氢分布,可知未知物含有二个化学环境完全一致的乙基(a:CH_3、b:CH_2)。

(4)$\delta\,6.71$ 的质子是烯氢,由于是单峰,说明两个烯氢的化学环境完全一致。烯氢的基准值为 5.28,说明烯氢与电负性较强的基团相邻。

(5)连接方式由分子式 $C_8H_{12}O_4$ 中减去二个乙基及一个乙烯基,余 C_2O_4,说明有两个—COO—基团。连接方式有二种可能:

①中 CH_2 与—COOR 相连,计算 $\delta_{CH_2}=1.20+1.05=2.25$

②中 CH_2 与—O—COR 相连,计算 $\delta_{CH_2}=1.20+2.98=4.12$

计算说明 $\delta\,4.12$ 接近未知物的 $\delta\,b$。因此未知物是按②的方式连接。

(6)综上所述,有二种可能结构:

顺式丁烯二酸二乙酯   反式丁烯二酸二乙酯

(7)查对标准光谱,反式丁烯二酸二乙酯烯氢的化学位移为 $\delta\,6.71$(Sadtler 10269M),顺式的烯氢为 $\delta6.11$(Sadtler 10349M)。进一步证明未知物是反式丁烯二酸二乙酯。

第九节　核磁共振碳谱简介

一、^{13}C 核磁共振波谱的特点

^{13}C 核磁共振波谱的原理与 ^{1}H 核磁共振波谱基本相同,但由于 ^{13}C 的天然丰度很低(1.1%),且磁旋比约为质子的 1/4,^{13}C 的相对灵敏度仅为质子的 1/5800,所以在早期的核磁共振研究中,一般只研究核磁共振氢谱,直至 1970 年以后,发展了脉冲傅里叶变换核磁共振谱应用技术,才使之逐步成为常规 NMR 方法。与氢谱相比碳谱有以下特点:

1. 信号强度低

^{13}C 的信号强度约为 ^{1}H 的六千分之一,故在 ^{13}CNMR 的测定中常常要进行长时间的累加才能得到一张信噪比较好的谱图。

2. 化学位移范围宽

对大多数有机分子来说,^{13}C 谱的化学位移在 $\delta 0 \sim 250$ 之间,与质子的化学位移相比要宽得多,这意味着在 ^{13}CNMR 中复杂化合物的峰重叠比质子 NMR 要小得多。

3. 耦合常数大

在一般样品中,由于 ^{13}C 丰度很低,碳谱中一般不考虑 ^{13}C—^{13}C 耦合,而主要考虑 ^{13}C—^{1}H 耦合,耦合常数为 $125 \sim 250$Hz,所以不去耦的碳谱,较为复杂。

4. 弛豫时间长

^{13}C 的弛豫时间比 ^{1}H 慢得多,有些化合物中的弛豫时间可长达几分钟。

5. 共振方法多,谱图简单

与核磁共振氢谱一样,碳谱中最重要的参数是化学位移、耦合常数、峰面积,另外在氢谱中不常用的弛豫时间如 T_1,在碳谱中也有广泛的应用。

二、^{13}C 的化学位移及影响因素

(一)^{13}C 的化学位移

一般来说,碳谱中化学位移(δ_c)是最重要参数。它直接反映了所观察核周围的基团,电子分布的情况,即核所受屏蔽作用的大小。碳谱的化学位移对核所受的化学环境是很敏感的,它的范围比氢谱宽得多,一般在 $0 \sim 250$ppm,对于分子量在 $300 \sim 500$ 的化合物,碳谱几乎可以分辨每一个不同化学环境的碳原子,而氢谱有时却严重重叠。图 16-33 是麦芽糖的氢谱和碳谱。

不同结构与化学环境的碳原子,它们的 δ_c 从高场到低场的顺序与它们所连的氢原子的 δ_H 有一定的对应性,但并非完全相同,图 16-34 是常见官能团中 ^{13}C 的化学位移值。

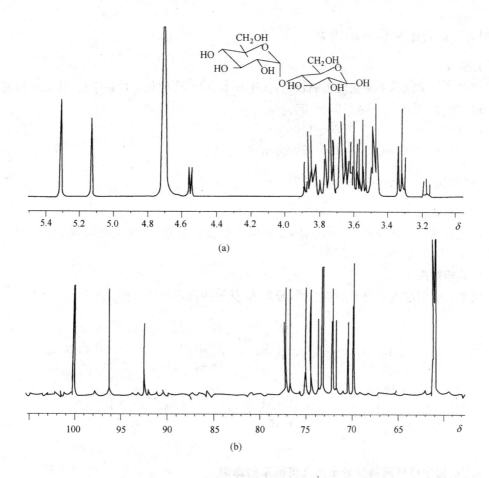

图 16-33 麦芽糖的 ^{1}H-NMR 谱（a）、^{13}C-NMR 质子噪声去耦谱（b）

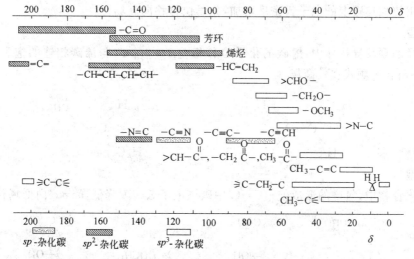

图 16-34 各类碳的化学位移范围

（二）影响化学位移的因素

1. 杂化

碳谱的化学位移受杂化的影响较大，次序基本上与 ^1H 的化学位移平行，其大致范围是：

sp^3 杂化　CH$_3$—　　　20～100ppm

sp 杂化　—C≡CH　　70～130ppm

sp^2 杂化　—C=CH$_2$　100～200ppm

sp^2 杂化　＼C=O　150～220ppm

2. 诱导效应

电负性基团会使邻近 ^{13}C 核去屏蔽，基团的电负性越强，去屏蔽效应越大。如卤代物中 $\delta_{C-F} > \delta_{C-Cl} > \delta_{C-Br} > \delta_{C-I}$。

3. 共轭效应

由于共轭引起电子分布不均匀性，导致 δ_C 低场或高场位移。如：

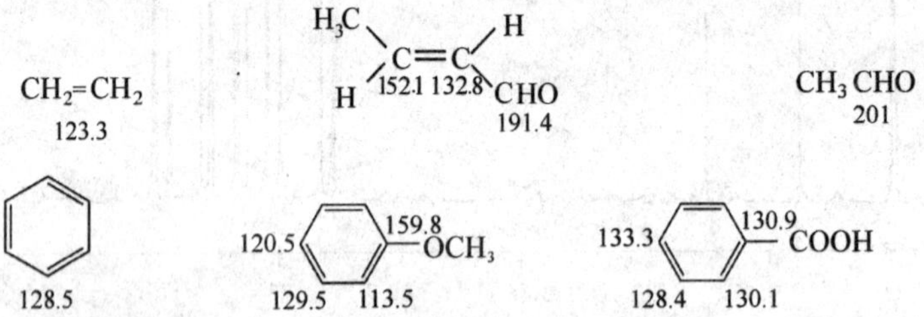

4. ^{13}C 化学位移还易受分子内几何因素的影响

相隔几个键的碳由于空间上的接近可能产生强烈的相互影响，空间上接近的碳上 H 之间的斥力作用使相连碳上的电子云密度增加，化学位移移向高场。

5. 构型

如烯烃的顺反异构体中，烯碳的化学位移相差 1～2ppm，与烯碳相连的饱和碳的化学位移相差 3～5ppm，顺式在较高场。

6. 氢键

下列化合物中，氢键的形成使—C=O 中碳核电子云密度降低，$\delta_{C=O}$ 向低场位移。

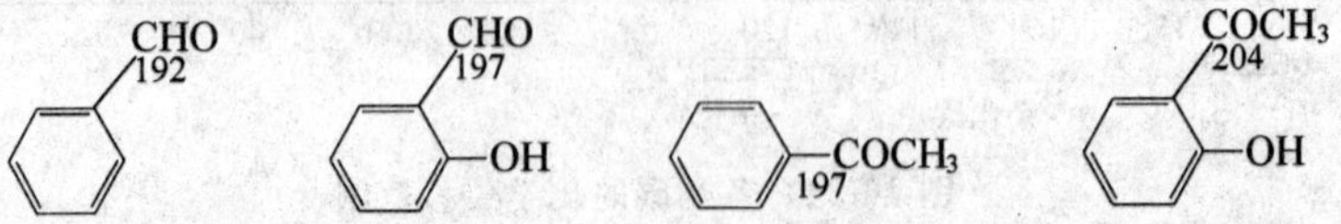

7. 其他影响

溶剂:不同溶剂测试的 $^{13}C-NMR$ 谱,δ_C 改变从几到十几 ppm,这通常是样品中的 H 与极性溶剂通过氢键缔合产生去屏蔽效应的结果。

温度:温度的改变可使 δ_C 有几个 ppm 的位移,当分子有构型、构象变化或有交换过程时,谱线的数目、分辨率、线型都将随温度变化而产生显著变化。

三、碳谱中的耦合现象和去耦技术

(一)碳谱中的耦合现象

碳谱中主要有三种耦合:$^{13}C-^{1}H$、$^{13}C-^{13}C$、$^{13}C-X$(X 为其他 $I=1/2$ 的自旋核)。$^{13}C-^{13}C$ 之间的耦合由于 ^{13}C 天然丰度低,其几率很小,可不予考虑。但 ^{1}H 的天然丰度为 99.98%,^{13}C 谱线总会被 ^{1}H 裂分。$^{13}C-^{1}H$ 的耦合常数 J 很大(110～320Hz),$^{13}C-C-^{1}H$ 和 $^{13}C-C-C-^{1}H$ 的远程耦合也相当可观。$^{13}C-^{1}H$ 耦合产生裂分使得碳谱变得复杂,为消除这些耦合作用,简化谱图,必须对质子进行干扰而去耦。亦即采用"异核共振"的方法消除干扰。

(二)碳谱中的去耦技术

1. 质子宽带去耦

质子宽带去耦(proton broad band decoupling)又叫质子噪声去耦,其方法是在扫描时,同时用一个强的耦射频在可使全部质子共振的频率区进行照射,使得 ^{1}H 对 ^{13}C 的耦合全部去掉。质子宽带去耦简化了谱图,每种碳原子都出一个峰。一般说来,在分子中没有对称因素和不含 F、P 等元素时,每个碳原子都出一个峰,互不重叠。对二甲氨基苯甲醛的质子宽带去耦谱见图 16-35(a)。

2. 偏共振去耦

质子宽带去耦虽大大提高了碳谱的灵敏度,简化了谱图,但同时也失去了许多有用的信息,无法识别伯、仲、叔、季不同类型的碳。

偏共振去耦(off-resonance decoupling)是采用一个频率范围很小、比质子宽带去耦功率弱很多的射频场,其频率略高于待测样品所有氢核的共振吸收位置,使 ^{1}H 与 ^{13}C 之间在一定程度上去耦,这不仅消除了 $^{2}J-^{4}J$ 的弱耦合,而且使 J 减小至 J^r($J^r \leqslant {}^{1}J$),J^r 称表观耦合常数。

根据($n+1$)规律,在偏共振去耦谱中,^{13}C 裂分为 n 重峰,单峰(s)为季碳的共振吸收,双峰(d)为 CH,三重峰(t)为 CH_2,四重峰(q)为 CH_3。

如对二甲氨基苯甲醛的偏共振谱如图 16-35(b)。

3. 质子选择性去耦

质子选择性去耦(proton selective decoupling)是偏共振的特例。它是用一个很小功率的射频以某一特定质子的共振频率进行照射,观察碳谱,结果与该质子直接相连的碳会发生全部去耦而变成尖锐的单峰,并且由于 NOE,峰信号增强。对于分子中其他的碳核,仅受到不同程度的偏移照射($\Delta\nu \neq 0$),产生不同程度的偏共振去耦。图 16-36 是 2-苄基-丙二酸二乙酯的选择性去耦谱。

4. 门控去耦

为了得到真正的一键或远程耦合则需要对质子不去耦。但一般获得耦合谱费时太长,需

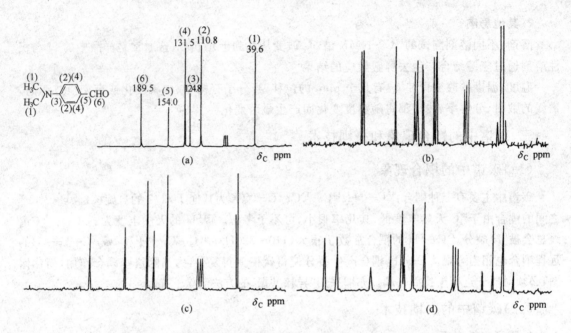

图 16-35　用各种方法测定的对二甲氨基苯甲醛的^{13}C NMR
(a)质子宽带去耦;(b)偏共振去耦;(c)门控去耦(非 NOE 方式,又叫反转门去耦);
(d)门控去耦(NOE 方式)溶剂:CDCl$_3$

要累加多次。为此常采用带 NOE 的不去耦技术,叫门控去耦法(gated decoupling),也叫交替脉冲法。门控去耦谱的强度比未去耦共振法的强度增强近一倍。如对二甲氨基苯甲醛的门控去耦谱[见图 16-35(c)]。

5. 反转门控去耦法

这是另一种门控去耦法,它的目的是得到宽带去耦谱,但消除 NOE,保持碳数与信号强度成比例的方法,可用于碳核的定量。而一般的宽带去耦由于 NOE 引起信号强度的增大会因各碳原子的杂化轨道状态和分子环境的不同而异,因此信号强度与碳原子个数不成比例。如对二甲氨基苯甲醛的反转门控去耦谱见图 16-35(d)。

6. 无畸变极化转移技术

无畸变极化转移(distortionless enhancement by polarzation transfer,DEPT)谱随着脉冲技术的发展,已发展了多种确定碳原子级数的方法,如 APT 法、INPET 法和 DEPT 法等。目前常用的是 DEPT 技术,获得的谱称为 DEPT 谱图。DEPT 谱有下列三种谱图:

DEPT45 谱:在这类谱图中除季碳不出峰外,其余 CH$_3$、CH$_2$ 和 CH 都出峰,并皆为正峰。

DEPT90 谱:在这类谱图中除 CH 出正峰外,其余碳均不出峰。

DEPT135 谱:在这类谱图中 CH$_3$ 和 CH 出正峰,CH$_2$ 出负峰,季碳不出峰。

四、碳谱的解析

^{13}C-NMR 的解析没有一个统一的程序,需视具体情况,有条件地和重点地选用指定技术。再利用"模型化合物",将其谱图参数和未知物谱图进行对比确认。

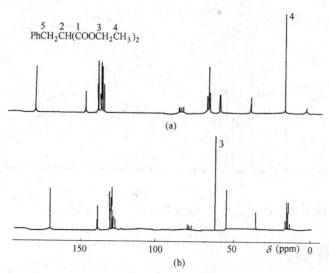

图 16-36　2-苄基丙二酸二乙酯的 ^{13}C NMR 选择性去耦谱

(a)$\nu_2 = \nu_{CH_3}$　　(b)$\nu_2 = \nu_{CH_2O}$

下面介绍 ^{13}C-NMR 解析的一般步骤。

1.首先了解已知的信息,如分子量、分子式、不饱和度、元素分析数据和其他波谱分析数据。

2.检查谱图是否合格,基线是否平坦,并找出溶剂峰。

3.确定谱线数目,推断碳原子数。当分子中无对称因素时,宽带去耦谱的谱线数等于碳原子数;当分子中有对称因素时,谱线数少于碳原子数。谱线数多于碳原子数时,则可能是由于①异构体存在;②溶剂峰;③杂质峰;④有耦合核 ^{19}F、^{31}P 等。

4.由 DEPT 谱确定各种碳的类型:季碳、叔碳、CH_2、$-CH_3$、$C=O$ 等。

5.分析各个碳的 δ_C 推断碳原子上所连的官能团及双键、三键存在的情况。

一般谱图从高场到低场可分为四个区域:

0～40ppm 为饱和碳区;40～90ppm 为与 N、O、S 等相连的烷碳;90～160ppm 为芳碳及烯碳区;＞160ppm 为羰基碳及叠烯碳区。

6.测定偏共振谱,确定谱线的多重性,如 $-CH_3$、CH_2、$-CH$、$-C-$ 基团是否存在。

7.推测可能的结构式,用类似化合物的 δ_C 的文献数据作对照,按取代基参数 δ_C,找出合理的结构式。

8.当分子比较复杂时,可结合其他技术确定碳之间的关系及连接顺序。

例 16-6　某未知物,分子式为 C_7H_9N,^{13}C-NMR 如下,试推断其结构式。

解:

(1)不饱和度 $\Omega = 4$。

(2)1 号峰为饱和碳,2～7 号峰为 sp^3 杂化碳。

(3)1 号峰为四重峰,故是 CH_3。按 δ_C 值可能为 CH_3-Ph 或 $CH_3-CH=CH_2$。

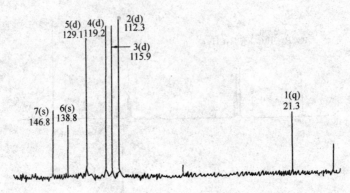

图 16-37 C_7H_9N 碳谱

(4)2~7 号峰从多重峰的组成及 δ_C 值看是双取代苯上的碳。

(5)除以上两个结构单元 CH_3 和 C_6H_4 外，还剩一个 NH_2。

(6)故可能结构为 $CH_3—Ph—NH_2$。

A   B   C

(7)因为结构 C 的取代苯上的碳只出 4 个峰，可排除。A 和 B 可用计算碳原子 δ_C 值，排除 A(具体计算方法详见有关参考书)。化合物为 B。

例 16-7 有一未知物，分子式为 C_8H_{18}，宽带去耦谱见下图(a)，偏共振谱见下图(b)。试推测其结构。

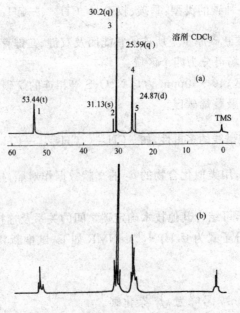

图 16-38 C_8H_{18} ^{13}C-NMR 谱

解:

(1)不饱和度 $\Omega=0$,故为饱和的链烃。

(2)谱线数小于8,应有对称性。谱线3是四重峰,δ_C 为30.21,应是甲基。其强度特别强,应有几个位移相同的甲基,可能为特丁基的甲基—$C(CH_3)_3$。谱线4强度为其他峰的2倍,可能是异丙基的甲基—$CH(CH_3)_2$。

(3)谱线1是三重峰,为—CH_2—,它的 δ_C 最大,故其 α 位取代最多。

(4)谱线2为季碳,为特丁基中季碳。

(5)谱线5为CH,是异丙基中次甲基。

(6)可能的分子式为:$(CH_3)_3C$—CH_2—$CH(CH_3)_2$。

(7)计算各碳化学位移与实验值对照:

	δ_{C-1}	δ_{C-2}	δ_{C-3}	δ_{C-4}	δ_{C-5}
实验值	53.44	31.13	30.21	25.59	24.87
计算值	53.47	31.75	30.27	24.63	23.85

与实验值符合得很好,故可以认为结构正确。

习 题

1.哪些类型的原子核能产生核磁共振信号?哪些核不能?举例说明。

2.某核的自旋量子数为5/2,试指出该核在磁场中有多少个磁能级?并指出每种磁能级的磁量子数。

$(6;5/2;3/2;1/2;-1/2;-3/2;-5/2)$

3.在强度为 2.4T 磁场中,^1H、^{13}C 和 ^{19}F 原子核的吸收频率各是多少?

$[1.0\times10^8 Hz;2.6\times10^7 Hz;9.6\times10^7 Hz]$

4.在 NMR 测定样品时,为什么要配成溶液?

5.什么是化学位移?影响化学位移的因素有哪些?简述自旋裂分和自旋耦合的原理。如何区分耦合常数和化学位移?

6.某化合物的 NMR 谱上有三个单峰,δ 值分别是7.27、3.07和1.57,它的分子式是 $C_{10}H_{13}Cl$,试推测其结构。

（一个苯环—CH_2—$\overset{\overset{\displaystyle CH_3}{|}}{\underset{\underset{\displaystyle CH_3}{|}}{C}}$—$Cl$）

7.某化合物的分子式是 $C_4H_{10}O$,NMR 波谱图见图 16-39,试推测其结构。

$(CH_3CH_2$—O—$CH_2CH_3)$

8.一个未知物的分子式为 $C_9H_{13}N$。δ_a 1.22(d)、δ_b2.80(sex)、δ_c3.44(s)、δ_d6.60(m,多重峰)及 δ_e7.03(m)。核磁共振谱如图 16-40 所示,试确定其结构式。

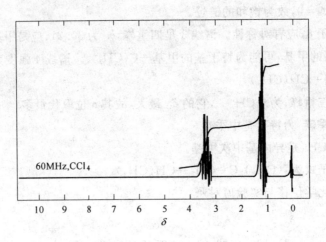

图 16-39　分子式为 $C_4H_{10}O$ 的化合物的 NMR 波谱图

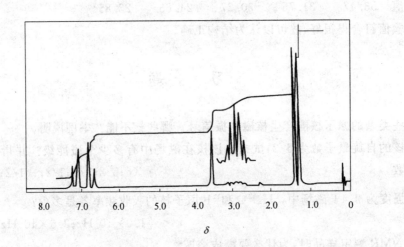

图 16-40　$C_9H_{13}N$ 的核磁共振谱

$$\left[\; H_2N{-}\!\!\!\!\bigcirc\!\!\!\!{-}CH(CH_3)_2 \; \right]$$

9. 某化合物的分子式为 $C_9H_{13}N$，NMR 波谱图见图 16-41，试推测其结构。

10. 某未知物分子式为 $C_6H_{10}O_2$，有如下核磁共振碳谱数据，试推测其结构。

δ(ppm)	14.3	17.4	60.0	123.2	144.2	166.4
谱线多重性	q	q	t	d	d	s

$$\left(\; CH_3{-}CH_2{-}O{-}\overset{\displaystyle O}{\overset{\displaystyle \|}{C}}{-}CH{=}CH{-}CH_3 \; \right)$$

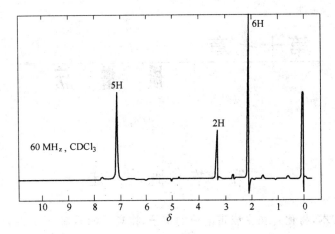

图 16-41 分子式为 $C_9H_{13}N$ 的化合物的 NMR 波谱图

11. 某化合物 $C_6H_6O_3$，从红外光谱可知其含有酯基，所测 ${}^{13}C$ 谱如图 16-42，推测其结构。

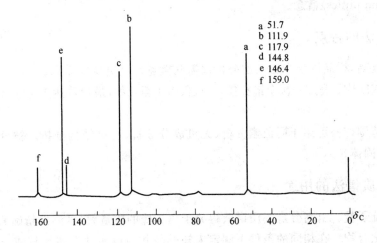

图 16-42 化合物 $C_6H_6O_3$ 的 ${}^{13}C$-NMR 谱图

第十七章

质 谱 法

第一节 概 述

利用离子化技术,将化合物变成带电荷的离子,按离子的质荷比(m/z)的大小依次排列而成的谱图称为质谱图,简称质谱(mass spectrum,MS)。用质谱来进行成分和结构分析的方法称为质谱法(mass spectroscopy)。质谱法按其研究对象可分为同位素质谱、无机质谱和有机质谱。

从本质上讲,质谱既不属于光谱也不属于波谱范畴,是物质粒子的质量谱,因此没有波谱学上常见的透光率和波长等概念,但是在仪器结构原理中,有类似于光学中的聚焦、色散等所谓离子光学(ion optics)概念。

一、质谱法的特点

(1)灵敏度高,样品用量少。一次分析仅需几微克甚至更少的样品。

(2)分析速度快。完成一次全谱扫描,一般仅需 1 至几秒,最快可达 1/1000 秒,可实现色谱-质谱的在线联用。

(3)应用范围广。可用于同位素分析、无机成分分析、有机结构分析。被分析的样品可以是气体、液体、固体。

二、有机质谱法的用途

(1)测定分子量。由高分辨率质谱获得分子离子峰的质量数,可测出精确的分子量。

(2)鉴定化合物。在相同的条件下测定未知样品并与谱库的谱图比较或与标准样品的谱图比较,可进行定性鉴别。

(3)推测结构。从分子离子峰、碎片离子峰等获得的信息推测分子结构。

(4)色谱-质谱、质谱-质谱联用进一步拓展了质谱的应用范围。

第二节 质 谱 仪

一、质谱仪的结构与工作原理

质谱仪由进样系统、离子源、质量分析器、检测器、数据处理系统及真空系统组成,其原理方框图如图 17-1 所示。

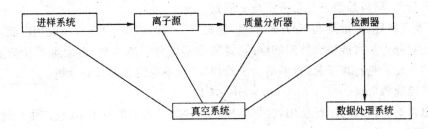

图 17-1 质谱仪方框图

样品由进样系统导入离子源,离子源使样品分子电离成分子离子,同时也可断裂为碎片离子。这些离子经过加速电极加速,以一定速度进入质量分析器,按质荷比(m/z)的大小进行分离,依次到达检测器被检测,经过数据处理后以质谱图或表格形式输出,并按其质荷比(m/z)的大小依次排列而形成质谱,图谱中离子的质量和相对强度代表了样品的性质和结构特点。通过解析质谱即可进行样品成分和结构的分析。

(一)进样系统

进样系统是将样品传输到真空状态的离子源的装置,为适合不同样品进入离子源,可以用不同的进样装置,如样品可以被直接送入电离室中的进样系统称为直接进样装置,它适用于纯品或纯度较高的样品研究。

(二)离子源

离子源的作用有两个方面:一是将被分析的样品电离成离子;二是把正离子引出,加速和聚焦。离子源种类很多,现将主要的离子源介绍如下:

1. 电子轰击离子源(electron impact source, EI)

结构如图 17-2 所示。

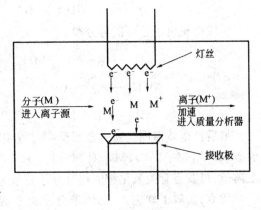

图 17-2 电子轰击离子源

在离子源中,气化的样品分子受到灯丝发射的电子束的轰击,电子的能量大于样品分子的电离能,将导致分子的电离,通常失去一个电子:

$$M+e(高速)\longrightarrow M^{\ddagger}+2e(低速)$$

式中 M 表示分子,$M^{\ddagger}$ 表示分子离子,分子丢失一个外层电子而形成的带正电荷的离子称为分子离子。轰击电子使有机化合物失去一个电子所需的能量在 10eV 左右,当轰击电子具有较高的能量时(50～100eV,一般为 70eV),除使分子电离为分子离子外,还有多余的能量使分子离子发生化学键的断裂,形成各种低质量数的碎片离子,正离子在一个小的推斥极的作用下进入加速区,被加速和聚集成离子束,并送入质量分析器,负离子和中性碎片未受推斥不进入质量分析器,所以质谱一般是指正离子质谱。

优点:重现性好,灵敏度高,碎片离子多,能提供丰富的结构信息,因而应用广泛,且方法成熟。缺点是对分子量大或稳定性差的样品,常常得不到分子离子峰,因而也不能测定分子量;样品需加热气化后进行离子化,故不适合于难挥发、热不稳定化合物的分析。

2. 化学电离源(chemical ionization source,CI)

化学电离源目前较为广泛使用,化学电离是一种"软"的电离技术,仅仅产生少量的碎片离子,有助于确定分子量。

化学电离是先将反应气电离,形成反应气离子,反应气离子和样品分子碰撞发生离子-分子反应产生离子。常用的反应气有 CH_4、NH_3、N_2 等。

现以甲烷(CH_4)为反应气,对样品(MH)简单介绍其化学电离过程:

反应气离子的形成:$CH_4 + e \longrightarrow CH_4^{\ddot{+}} + 2e$

$$CH_4^{\ddot{+}} \longrightarrow CH_3^+ + H \cdot$$

$$CH_4^{\ddot{+}} + CH_4 \longrightarrow CH_5^+ + \cdot CH_3$$

$$CH_3^+ + CH_4 \longrightarrow C_2H_5^+ + H_2$$

反应气离子和样品分子发生离子-分子反应:

$$CH_5^+ + MH \longrightarrow CH_4 + MH_2^+$$

$$C_2H_5^+ + MH \longrightarrow C_2H_4 + MH_2^+$$

$$CH_5^+ + MH \longrightarrow CH_4 + H_2 + M^+$$

生成的正离子还可能再分解。

$$MH_2^+ \longrightarrow M^+ + H_2$$

$$MH_2^+ \longrightarrow A^+ + C$$

$$M^+ \longrightarrow B^+ + D$$

最后产生质谱图。通过检测反应过程中所产生的 MH_2^+、($[M+1]^+$)、M^+、($[M-1]^+$)、A^+、B^+ 等正离子,可获得有关氢化物的相对分子质量等信息。

优点:①属于软电离方式,准分子离子峰(quasi molecularion,QM^+)($M \pm 1$ 峰)强度大,通过准分子离子确定分子量;②易获得有关化合物官能团的信息。

缺点:①重现性较差;②样品需要加热气化后进行离子化,故不适合于难挥发、热不稳定化合物的分析。

3. 场致电离源(field ionization source,FI)

如图 17-3 所示,在距离很近($d < 1mm$)的阳极和

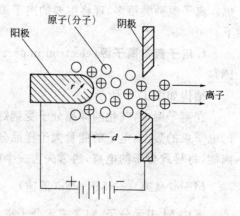

图 17-3 场致电离示意图

阴极之间,施加高电压(10～20kV)时,阳极的尖端附近产生强电场,利用这个强电场可将接近尖端的气态样品分子中的电子拉走,形成正离子。

特点:在场致电离时,给予分子离子的能量通常很小,所得到的质谱图简单,分子离子峰强,碎片离子峰较弱,易于辨认。

场致电离适用于气态样品的电离,不适用于不能气化或挥发度低的样品,图 17-4 是 3,3-二甲基戊烷的 EI(a)和 FI(b)质谱。在 EI(a)中,分子离子峰没有出现,但在 FI(b)中出现了较强的分子离子峰(m/z 100)。

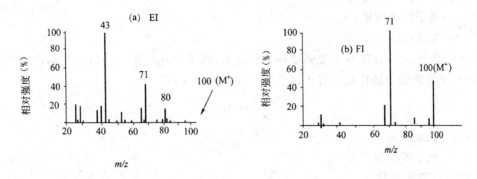

图 17-4　3,3-二甲基戊烷的质谱 EI(a),FI(b)

4. 场致解吸离子源(field desorption source,FD)

场致解吸是通过浸渍或注射被测样品在场致电离源的阳极表面形成一层液膜而进行的场致电离。该方法能用于电离不挥发或热不稳定的化合物。其缺点是所得到的总离子流比其他电离方法低。

5. 快原子轰击离子源(fast atom bombardment,FAB)

快原子轰击离子源是 20 世纪 80 年代发展起来的一种电离源。其原理是用电场使 Xe 原子电离并加速,产生快速离子,再直接通过 Xe 气室产生电荷交换得到快速原子:

$$Xe^+(快)+ Xe(热)\longrightarrow Xe(快)+ Xe^+(热)$$

快原子束轰击涂在金属板上的样品,使样品电离。

优点:①在离子化过程中样品不需要加热气化,故适用于强极性、大分子量难气化、热稳定性差的化合物的分析;②属于软电离方式,准分子离子峰强。

缺点:影响离子化效率的因素较多,图谱重现性差。

6. 电喷雾离子源(electro spray ionization,ESI)

ESI 是随着液相色谱-质谱联用技术(HPLC-MS)的发展而出现的一种新电离技术,它既能用作 HPLC-MS 的接口,又是一种软电离技术,其原理在此不作介绍。

(三)质量分析器

质量分析器(mass analyzer)是指质谱仪中将不同质荷比(m/z)的离子分离的装置,是质谱仪的一个重要部件。质量分析器种类较多,分离原理也不相同,常用的质量分析器有磁分析器、四极杆分析器、飞行时间质量分析器、三维四极离子阱分析器和傅里叶变换离子回旋共振分析器等。

1. 磁分析器

磁分析器分单聚焦和双聚焦质量分析器两种,单聚焦质量分析器的原理是离子源出来的离子被加速后,具有一定的动能,进入质量分析器。

$$\frac{1}{2}mv^2 = zV \tag{17-1}$$

式中:m——离子质量;

v——离子的运动速度;

z——离子的电荷量;

V——加速电压。

在分析器中,离子在磁场中受到磁场力的作用,离子将在与磁场垂直的平面内,作匀速圆周运动,离子受到的磁场作用力等于离子运动的离心力,即有

$$\frac{mv^2}{R} = HzV \tag{17-2}$$

式中:H——磁场强度;

R——离子的偏转半径。

其他符号定义同前。

由式 17-1 和 17-2 得到磁分析器的质谱方程式为:

$$\frac{m}{z} = \frac{H^2R^2}{2V} \tag{17-3}$$

由此可知:离子在磁场中运动的偏转半径(R)由加速电压(V)、磁场强度(H)和离子质荷比(m/z)三者决定。当加速电压和磁场强度均固定时,不同质荷比的离子有不同的偏转半径,这就是磁场的质量色散作用。当仪器 R 固定时,若保持 H 恒定而连续变化 V(电压扫描)或保持 V 恒定连续变化 H(磁场扫描,常用),可使离子依次按质荷比的大小顺序通过狭缝达到检测器,并被检测。

磁分析器根据结构又可分为单聚焦分析器和双聚焦分析器。

单聚焦质量分析器如图 17-5 所示,该分析器对离子束仅能实现质量色散和方向聚焦,不能实现能量聚焦,因而分辨率较低。

双聚焦质量分析器如图 17-6 所示,该分析器能对离子束实现质量色散,方向聚焦和能量聚焦,具有较高的分辨率和高灵敏度。

2. 四极杆质量分析器

又称四极滤质器,如图 17-7 所示。它由四根平行的圆柱形电极组成,对角电极连接成为两对。四极杆上加以一定的直流电压和射频电压,射频电压和直流电压产生震荡电场,当离子束射入四极杆时,将受到震荡电场的作用,在一定的直流电压和射频电压以及场半径 R 固定的条件下,只有某一种质荷比的离子能够到达检测器,其他的离子则被滤去。因此,将射频电压的频率固定,而连续改变直流电压和射频电压的大小,成为电压扫描。保持电压不变而连续改变射频电压的频率,称为频率扫描。用这两种方法均可使不同质荷比的离子依次通过四极杆到达检测器,记录到整个质谱图。

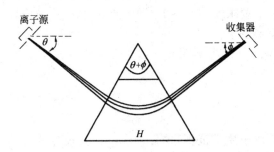

图 17-5 单聚焦质谱仪示意图

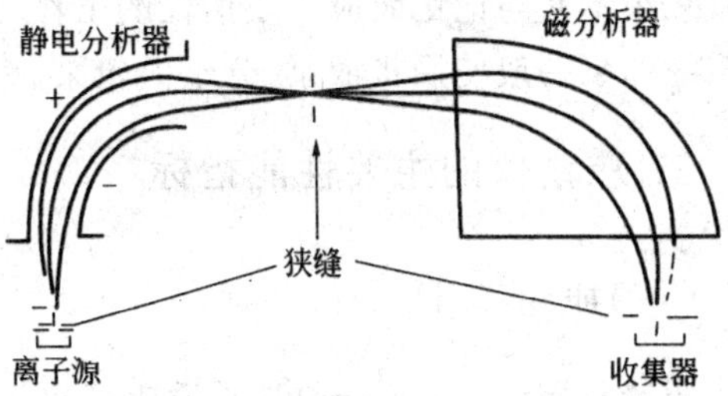

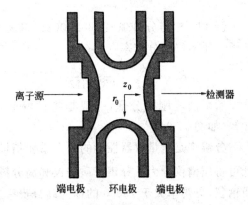

图 17-6 双聚焦质谱仪示意图

优点:体积小,扫描速度快,离子传输频率高。

不足之处:质量数范围不太宽,一般在 1000amu 以内。但研究级的四极杆质量分析器质量范围可达 m/z 4000,但不能提供亚稳离子峰。

3. 离子阱分析器

离子阱(ion trap)与前述的四极杆质量分析器类似,因此也称四极离子阱。离子阱是由一个环电极和两个端电极组成,直流电压和射频电压分别加在环电极和端电极之间。离子阱分析器结构见图 17-8。

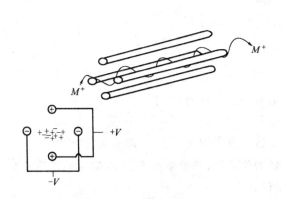

图 17-7 四极杆质量分析器

图 17-8 离子阱分析器

离子阱的特点是:结构小巧,灵敏度高,可将电离源产生的各种离子保存在离子阱中,具有很高的选择性,可以做多级串联质谱分析。

除上述几种质量分析器外,还有离子回旋共振分析器、飞行时间质量分析器等。

(四)检测器

检测器的作用是将质量分析器分离后的不同质荷比的离子流的信号接收和检测。常用的检测器有电子倍增器和微通道板检测器等。电子倍增器可以记录约 10^{-8}A 的电流,放大信号后送入记录及数据处理系统。

(五)真空系统

高真空系统是质谱仪正常工作的保障系统,离子的产生、分离及检测均是在高度真空状态下进行的,其目的是为了避免离子散射以及离子与残余气体分子碰撞引起的能量变化,同时也可以减小本底与记忆效应。质谱仪的工作环境一般要求在 $10^{-2} \sim 10^{-5}$Pa 的真空状态,维持真空系统的泵一般使用扩散泵、分子涡轮泵、离子泵等。

二、质谱仪的主要性能指标

(一)质量范围

质量范围(mass range)是指质谱仪可测定的离子质量范围,单位为 amu。四极杆分析器的质量范围在 $10 \sim 1000$ 左右,有的可达 3000,飞行时间质量分析器可达几十万。对于电喷雾离子源,由于形成的离子带有多电荷,尽管质量范围只有几千,但可以测定的分子量可达 10 万以上。所以,质量范围的大小取决于质量分析器。

(二)分辨率

分辨率(resolution,R)是指仪器分开相邻两质谱峰的能力。若将质量分别为 M 和 $M+\Delta M$ 的两个相邻的强度近似相等的离子峰正好分开,则质谱仪的分辨率 R 可定义为:

$$R = \frac{M}{\Delta M}$$

例 17-1 需分开氮气(28.0062u)和乙烯(28.0313u)两个离子。质谱仪的分辨率应为:

$$R = \frac{M}{\Delta M} = \frac{28.0062}{28.0313 - 28.0062} = 1116$$

所谓两峰刚刚分开,一般是指两峰间的"谷高"是峰高的 10%(如图 17-9)。

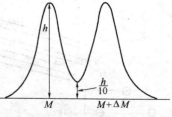

图 17-9 分辨率

分辨率是衡量仪器性能的一个重要指标。根据分辨率的高低可将质谱仪分为低分辨率质谱仪和高分辨率质谱仪两类,分辨率小于 1000 的称为低分辨率质谱仪,分辨率大于 10000 的称为高分辨率质谱仪。

(三)灵敏度

灵敏度(sensitivity)是质谱仪对样品在量的方面的检测能力,可分为绝对灵敏度和相对灵敏度两大类,有机质谱常采用绝对灵敏度,即在记录仪上得到可检测的质谱信号所需要的样品量。

除上述三项主要性能指标外,还有质量稳定性和质量精密度等。

三、质谱表示方法

(一)峰形图

由质谱仪记录下来的峰形图。

(二)棒形图

是经计算机处理后的棒图,图 17-10 是甲苯质谱的棒形图。

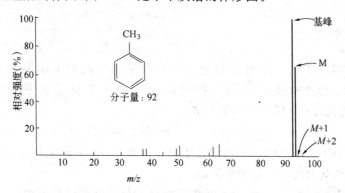

图 17-10　甲苯质谱图

图中,横坐标表示离子的质荷比(m/z),纵坐标表示离子丰度(ionabundance)即离子数目的多少,质谱中常用相对丰度(relative abundance,又称为相对强度),即把质谱图中最强峰的强度作为 100%,并将此峰称为基峰(base peak),然后以此最强峰强度去除其他各峰的强度,所得的分数即为其他离子的相对丰度。

(三)质谱表

把质谱图数据加以归纳,列成以质荷比为序列的表格形式。

表 17-1　　　　　　**甲苯的质谱**(相对丰度>3%的质谱)

m/z	相对峰强%	同位素丰度	
		m/z	$m\%$
38	4.4	92(M)	100
39	5.3	93($M+1$)	7.23
45	3.9	94($M+2$)	0.29
50	6.3		
51	9.1		
62	4.1		
63	8.6		
65	11		
91	100(基峰)		
92	68(M)		
93	4.9($M+1$)		
94	0.21($M+2$)		

第三节　离子的主要类型

一、分子离子

分子在离子源中失去一个外层价电子形成带正电荷的离子称为分子离子（molecular ion），用 $M^{\cdot +}$ 表示。分子中最易失去电子的是杂原子上的 n 电子，依次为 π 电子和 σ 电子，同是 σ 电子 $C-C$ 上的又较 $C-H$ 上的容易失去。

$$M + e \longrightarrow M^{\cdot +} + 2e$$

大多数分子易失去一个电子。因此分子离子的质荷比（m/z）值等于分子量，这就是利用质谱仪来确定有机化合物分子量的依据。

分子离子含奇数个电子，一般出现在质谱的最右侧。其相对强度取决于分解产物的稳定性。在有机化合物中，分子离子峰的稳定性有如下规律：芳香族化合物＞共轭链烯＞脂环化合物＞烯烃＞直链烷烃＞硫醇＞酮＞胺＞酯＞醚＞酸＞分支烷烃＞醇。

二、同位素离子

有机化合物一般由 C、H、O、N、S、Cl 及 Br 等元素组成，这些元素均有同位素，因此在质谱图上会出现含有这些同位素的离子峰，含有同位素的离子称为同位素离子（isotopic ion），由此产生不同质量的离子峰群（称为同位素峰簇），常见的同位素丰度比列于表 17-2，表中丰度比是以丰度最大的轻质同位素为 100％ 计算而得。

表 17-2　　　　　　　　　　　　　　同位素的丰度比

同位素	$^{13}C/^{12}C$	$^{2}H/^{1}H$	$^{17}O/^{16}O$	$^{18}O/^{16}O$	$^{15}N/^{14}N$	$^{33}S/^{32}S$	$^{34}S/^{32}S$	$^{37}Cl/^{35}Cl$	$^{81}Br/^{79}Br$
丰度比％	1.09	0.015	0.04	0.20	0.37	0.80	4.40	32.5	98.0

重质同位素峰与丰度最大的轻质同位素峰的峰强比，用 $\dfrac{M+1}{M}$、$\dfrac{M+2}{M}$ 表示。其数值由同位素的丰度比及分子中此种元素原子数目决定。

由于 ^{2}H 及 ^{17}O 丰度比太小，可忽略不计，有机物一般含碳原子数较多，故质谱中碳的同位素峰较常见，^{34}S、^{37}Cl 及 ^{81}Br 丰度比较大，因而可以利用同位素峰强度比推断分子中是否含有 S、Cl、Br 原子及其数目。举例说明如下：

若分子中含氯及溴原子

①含一个氯原子，$M : (M+2) = 100 : 32.5 \approx 3 : 1$。

②含一个溴原子，$M : (M+2) = 100 : 98 \approx 1 : 1$。如图 17-11 所示。

③分子中若含三个氯，如 $CHCl_3$，会出现 $M+2$、$M+4$ 及 $M+6$ 峰。如图 17-12 所示。

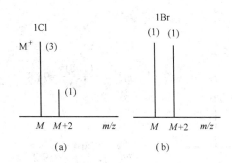

图 17-11 氯化物(a)与溴
化物(b)的同位素峰强比

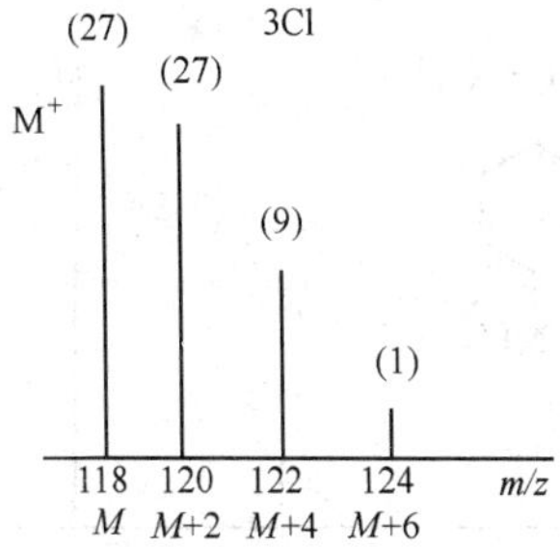

图 17-12 氯仿的同位素峰强比

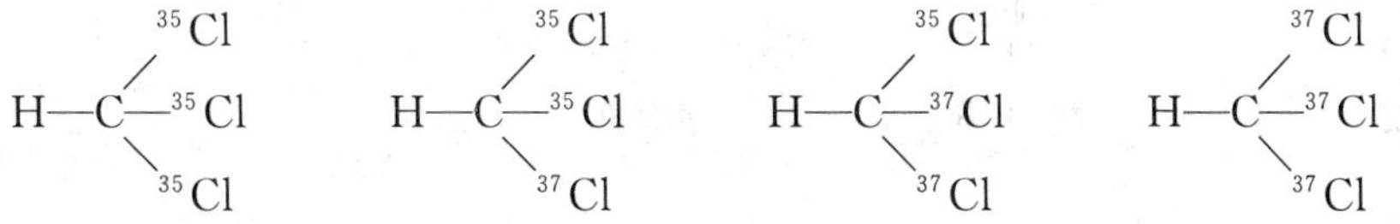

$$
\begin{array}{cccc}
& {}^{35}Cl & {}^{35}Cl & {}^{35}Cl & {}^{37}Cl \\
& | & | & | & | \\
H\!-\!C\!-\!{}^{35}Cl & H\!-\!C\!-\!{}^{35}Cl & H\!-\!C\!-\!{}^{37}Cl & H\!-\!C\!-\!{}^{37}Cl \\
& | & | & | & | \\
& {}^{35}Cl & {}^{37}Cl & {}^{37}Cl & {}^{37}Cl
\end{array}
$$

m/z：118   120   122   124

丰度比%：27   27   9   1

同位素峰强比可用二项式 $(a+b)^n$ 求出。a 与 b 为轻质及重质同位素的丰度比，n 为原子数目。例如分子中含三个氯：$n=3$，$a=3$，$b=1$，代入二项式，既可求出各同位素峰强比为：

$$(a+b)^3 = a^3 + 3a^2b + 3ab^2 + b^3 = 27 + 27 + 9 + 1$$

三、亚稳离子

亚稳离子是相对稳定离子和不稳定离子而言的，在离子源中形成，在到达检测器时，都没有碎裂的离子是稳定离子。如果离子在离子源中就已经发生碎裂，就是不稳定离子。某个离子(m_1^+)在离子源形成，在离开离子源后并在磁场分离前，在飞行中发生开裂而形成的低质量的离子(m_2^+)，这种离子的能量要比在离子源中产生的 m_2^+ 离子的小，所以这种离子在磁场中的偏转要比普通的 m_2^+ 离子大得多，在质谱图上将不出现在 m_2^+ 处，而是出现在比 m_2^+ 低的地方，这种飞行过程中发生裂解的离子称为亚稳离子(metastable ion)，常用 m^* 表示。由亚稳离子产生的峰称为亚稳离子峰或亚稳峰。

$$m_1^+ \longrightarrow m^* + 中性碎片$$

亚稳离子峰的特点：峰较钝而小，一般要跨到 2～5 个质量单位；质荷比通常不是整数，m^* 与 m_1^+、m_2^+ 离子有以下关系：

$$m^* = \frac{(m_2)^2}{m_1}$$

亚稳离子在谱图上很有用，它可以帮助寻找和判断离子在裂解过程中的相互关系。

例如，对氨基茴香醚产生亚稳离子的裂解如下：

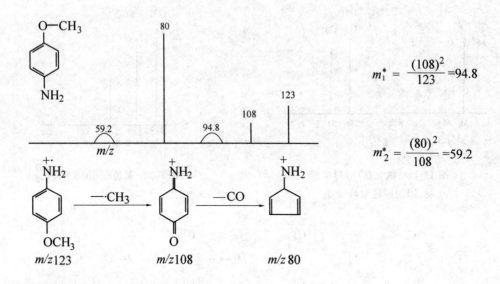

$$m_1^* = \frac{(108)^2}{123} = 94.8$$

$$m_2^* = \frac{(80)^2}{108} = 59.2$$

四、碎片离子

在离子源中除了生成分子离子外,当分子在电离源中获得的能量超过分子离子化所需的能量时,又会进一步使某些化学键断裂产生质量数较小的碎片,其中带正电荷的就是碎片离子(fragment ion),由此产生的质谱峰称为碎片离子峰。由于键断裂的位置不同,同一分子离子可产生不同质量大小的碎片离子,而其相对丰度与键断裂的难易与化合物的结构有关,因此,碎片离子的峰位及相对丰度可提供被分析化合物的结构信息。质谱中常见的碎片离子与中性碎片见附录5、附录6。

五、多电荷离子

分子失去一个电子后,成为单电荷离子,有时,某些分子非常稳定,能失去两个或更多的电子,在 $m/(nz)$(n 为失去的电子数)的位置出现多电荷离子(more charge ion)峰。例如,具有 π 电子的芳烃、杂环或高度共轭不饱和化合物就能产生稳定性较好的双电荷离子。

六、重排离子

在两个或两个以上键的断裂过程中,某些原子或基团从一个位置转移到另一个位置所生成的离子,称为重排离子(rearrangement ion)。重排离子的类型很多,其中最常见的是麦氏重排(Mclafferty rearrangement)。

第四节 分子的裂解

当轰击电子的能量较大时,分子离子就会进一步裂解成各种不同质荷比(m/z)的碎片离子。碎片离子峰的相对丰度与分子中键的相对强度、断裂产物的稳定性及原子和基团的空间排列有关。相对丰度大的碎片离子峰代表分子中易于裂解的部分。所以掌握有机化合物分子的裂解方式和规律,对确定分子的结构是非常重要的。

一、常见有机化合物的裂解特点

(一)裂解的表示方法

1.正电荷表示法

正电荷用"+"或"+ ·"表示。含偶数个电子的离子(even electron,EE)用"+"表示;含奇数个电子的离子(odd electron,OE)用"$\overset{+}{\cdot}$"表示。

(1)正电荷一般在杂原子或不饱和化合物的 π 键上,例如:

$$CH_3-\overset{\overset{+\bullet}{O}}{C}-CH_3 \qquad CH_3-\overset{\overset{+}{O}}{C} \qquad CH_2\overset{+\bullet}{=}CH-CH_3$$

(2)正电荷的位置不清楚时,可用 $[\ ]^{\overset{+}{\cdot}}$、$[\ ]^{+}$、$\overset{+}{\top}$、$\overset{+}{\top}$ 表示,例如:

$$[R-CH_3]^{\overset{+}{\cdot}} \longrightarrow [R]^{+} + \cdot CH_3$$

$$\text{（苯环）}-CH_2R^{\overset{+}{\cdot}} \longrightarrow \text{（苯环）}-CH_2^{+} + \cdot R$$

2.电子转移表示法

共价键或杂原子上的电子转移有两种方式:以鱼钩"⌒"表示一个电子的转移,以箭头"⌢"表示一对电子的同向转移。

(二)键的断裂方式

常见的化学键断裂方式有均裂、异裂和半均裂三种。

1.均裂(homolysis cleavage)

化学键断裂后,每个碎片各保留一个电子,即:

$$X \overset{\frown\frown}{-} Y \longrightarrow X\cdot + Y\cdot$$

2.异裂(heterolysis cleavage)

化学键断裂后的两个成键电子全部转移到某一个碎片上,即

$$X-Y \longrightarrow X^{+} + Y:$$

或

$$X-Y \longrightarrow X: + Y^{+}$$

3.半均裂(hemihomolysis cleavage)

已离子化键的开裂,即

$$X + \overset{\frown}{\cdot Y} \longrightarrow X^+ + \cdot Y$$

或 $\qquad \overset{\frown}{X \cdot} + Y \longrightarrow X \cdot + \ ^+Y$

（三）离子中的电子数和离子质量数之间的关系

离子的质量数与电子数的关系，取决于有机化合物元素的组成，如表 17-3 所示

表 17-3 离子的电子数和质量数的关系

离子组成	离子质量数	电子数	举 例
C、H、O 或偶数 N	偶数 奇数	奇数 偶数	$\overset{\overset{+}{O}}{\underset{}{H_3C-C-CH_3}}$ m/z 58 $CH_2=CH-\overset{+}{CH_2}$ m/z 41
C、H、O 或奇数 N	奇数 偶数	奇数 偶数	·73 58 $\quad H_3C-CH_2-\overset{+\cdot}{N}\diagdown^{CH_3}_{CH_3} - \overset{+\cdot}{CH_3} N\diagup$ $m/z \longrightarrow$ $H_7C_3\equiv \overset{+}{N}H$ m/z

二、裂解类型

裂解类型大体上可分为四种：简单裂解，重排裂解，复杂裂解，双重重排裂解。前两种在质谱上最为常见。

（一）简单裂解

发生简单裂解时，仅一个键发生断裂，并脱去一个游离基。简单裂解可分为 α-裂解和 β-裂解等。

1. α-裂解（α-cleavage）

正电荷的官能团与相连的 α-碳原子之间的化学键断裂。

例如

$$R \overset{\frown}{-} \overset{\overset{+\cdot}{O}}{\underset{\underset{\alpha}{\uparrow}}{C}} - R \longrightarrow \cdot R' + \overset{\overset{+}{O}}{\underset{}{\underset{\|}{C}}} - R$$

2. β-裂解（β-cleavage）

正电荷官能团的 C_α-C_β 键的断裂称为 β-裂解。

例如：

$$CH_3 \overset{\frown}{-} CH_2 \overset{\frown}{-} \overset{+\cdot}{N}\diagup^{CH_3}_{\diagdown CH_3} \longrightarrow H_2C=\overset{+}{N}\diagup^{CH_3}_{\diagdown CH_3} + \cdot CH_3$$
$$\quad\underset{\beta}{\uparrow} \quad \underset{\alpha}{\uparrow}$$

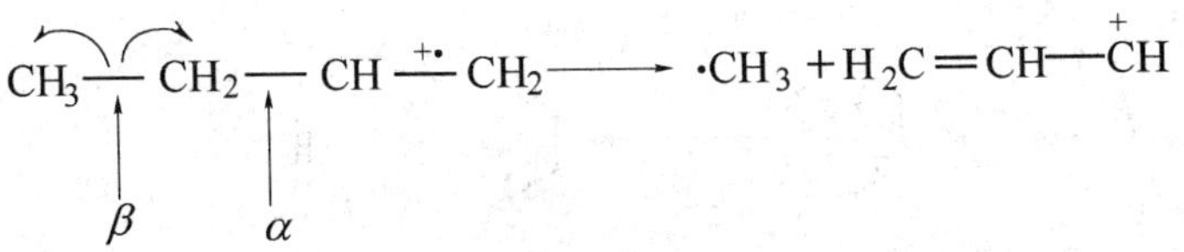

$$CH_3 \underset{\beta}{\overset{}{|}} CH_2 - CH \overset{+\cdot}{\underset{\alpha}{\overset{}{|}}} CH_2 \longrightarrow \cdot CH_3 + H_2C = CH - \overset{+}{C}H$$

(二)重排裂解

是通过断裂两个或两个以上的化学键,脱去一个中性分子,所以含奇数个电子的离子重排裂解后产生含奇数个电子的离子。而含偶数电子的离子重排裂解后一定产生含偶数个电子的离子。重排裂解得到的离子称为重排离子。重排方式很多,其中最常见、最重要的有Mclafferty重排和 RDA 裂解。

1. Mclafferty 重排

当化合物中含有不饱和 C=X(X 为 O、N、S、C)基团,而且与这个基团相连的键上具有 γ 氢原子时,在裂解过程中,γ 氢原子可以通过六元环中间体的过渡转移到 X 原子上,同时,β 键发生断裂,脱掉一个中性分子,这个重排规律性强,所以解析质谱时很有意义。其通式如下:

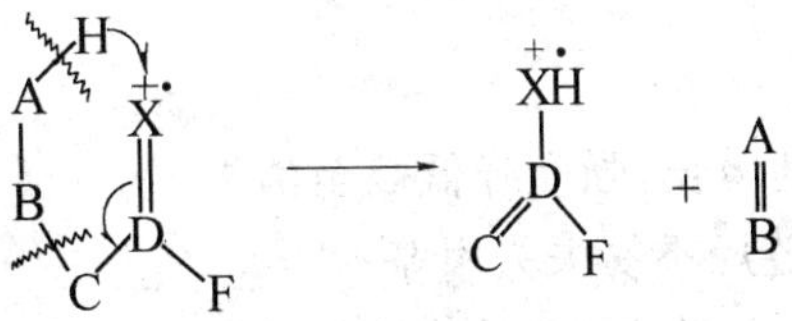

例如:戊酮-2 与正丙苯

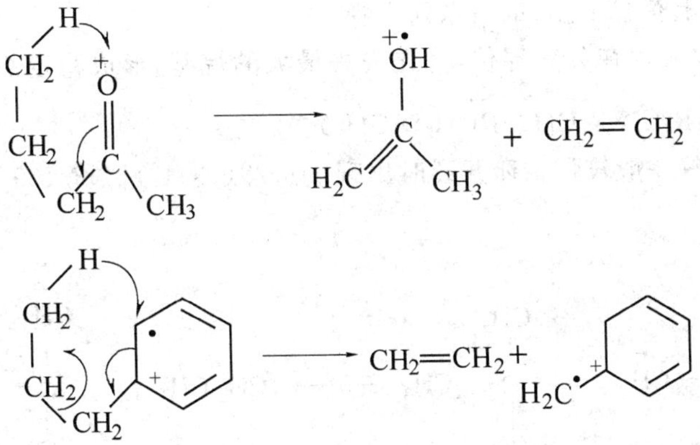

2. RDA 裂解

具有环己烯结构类型的化合物。可以进行 RDA 裂解(retro-diels alder fragmentation)。即一个六元环烯化合物裂解一般都产生共轭二烯离子和一个中性分子。这一特殊的重排裂解称为 RDA 裂解。在脂环化合物、生物碱、萜类、甾体和黄酮等化合物的质谱上,经常可以看到由这种重排产生的离子峰。

例如:

环己烯

萜二烯-[1,8](柠檬烯)

复杂裂解至少必须有两个键断裂,同时还涉及氢原子的转移,在这里不作介绍。

三、常见有机化合物的裂解方式和规律

(一)烷烃

1.分子离子峰较弱,随碳键增长,强度降低以至消失。

2.M－15 峰最弱,因为长链烃不易失去甲基。

3.直链烷烃出现一系列 m/z 相差 14 的 C_nH_{2n+1} 碎片离子峰(m/z 29,43,57···),m/z 43($C_3H_7^+$)或 m/z 57($C_4H_9^+$)峰总是很强(基准峰)。此外,在断裂过程中,由于伴随失去一个分子氢,从而在质谱图上有 C_nH_{2n-1} 的一系列小峰。

4.烷烃裂解容易发生在分支部位,优先失去最大的烷基,形成稳定的仲碳或叔碳阳离子(正离子稳定性顺序 $R_3\overset{+}{C}>R_2\overset{+}{C}H>R\overset{+}{C}H_2>\overset{+}{C}H_3$)。

5.环烷烃的 M 峰一般较强。环开裂时出现 $m/z28(C_2H_4)^+$、$m/z29(C_2H_5)^+$ 和 M－28,M－29 的峰。

例如：正壬烷的质谱

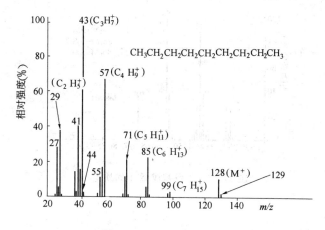

图 17-13 正壬烷的质谱

(二)烯烃

1. 分子离子峰较稳定,丰度较大。

2. 生成质量数相差 14 的 C_nH_{2n-1} 碎片离子峰(m/z 27、41、55、69…),其中 $m/z41$ 峰较强。

3. 烯烃易发生 β-裂解,形成碎片离子,存在共轭结构的该碎片离子较为稳定:

$$CH_2^{+ \cdot}\text{—}CH_2\text{—}CH_2\text{—}CH_2R \longrightarrow \overset{+}{C}H_2\text{—}CH=CH_2 + \cdot CH_2R$$

$$CH=CH\text{—}\overset{+}{C}H_2$$

4. 如果有 γ-H 存在,易发生 Mclafferty 重排,生成 C_nH_{2n} 离子。

5. 环烯烃能发生 RDA 裂解

例如:2-甲基戊烯-1 的质谱

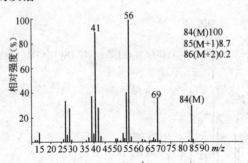

84(M)100
85(M+1)8.7
86(M+2)0.2

图 17-14　2-甲基戊烯-1 的质谱

(三)芳烃

1.有较强的分子离子峰,M+1 和 M+2 可精确量出,便于计算分子式。

2.烷基取代苯易发生 β-裂解,产生 m/z 91 离子($C_7H_7^+$),在质谱图上是强峰且多是基峰,是烷基取代苯的重要特征。

草鎓离子可进一步裂解生成环戊二烯及环丙烯离子。

$C_3H_3^+$ m/z 39　　$C_7H_7^+$ m/z 91　　$C_5H_5^+$ m/z 65

3.取代苯也能发生 α-裂解,产生 m/z 77 的苯离子。

$C_6H_5^+$ m/z 77

苯离子进一步裂解生成环丙烯离子及环丁二烯离子。

$-C_3H_2$　$C_3H_3^+$ m/z 39

$-CH≡CH$　$C_4H_3^+$ m/z 51

4.具有 γ-氢的烷基取代苯,经 Mclafferty 重排产生 $C_7H_8^+$ 离子(m/z 92)。

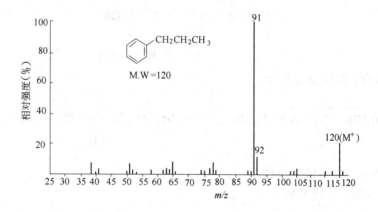

5.带有环已烯结构的芳烃也常发生 RDA 裂解。

如正丙苯的质谱图(见图 17-15)。

图 17-15　正丙苯的质谱图

(四)饱和脂肪醇和醚

1.饱和脂肪醇

(1)分子离子峰很弱且随碳链的增长而减弱以至消失。

(2)容易发生 β-裂解。

(3)易发生脱水的重排反应,产生 M-18 离子

2.醚

(1)脂肪醚的分子离子峰很弱,芳香醚的分子离子峰较强。

$$R-CH-CH_2-CH_2 \xrightarrow{} R-\overset{\cdot}{C}H-CH_2-\overset{+}{C}H_2 + H_2O$$

$$R-HC-CH_2-CH_2-CH_2 \xrightarrow{-H_2O} R-\overset{\cdot}{C}H-CHCH_2-\overset{+}{C}H_2$$

$$\longrightarrow R-\overset{\cdot}{C}H-\overset{+}{C}H_2 + CH_2=CH_2$$

(2)α-裂解,C—O 键发生断裂。

$$R-\overset{+\cdot}{O}-R' \xrightarrow{} R^+ + OR'^{\cdot}$$
$$\searrow R'^{\cdot} + \overset{+}{O}R$$

(3)β-裂解,较大的烷基易脱离。

$$CH_3CH_2-CH-\overset{+\cdot}{O}-CH_2CH_3 \longrightarrow CH_3CH_2\cdot + CH=\overset{+}{O}-CH_2CH_3$$
$$\underset{CH_3}{} \qquad \underset{CH_3}{}$$

生成的碎片离子还可继续重排。

芳醚、环醚在这里不做介绍。

(五)醛和酮

1.醛和酮类都有明显的分子离子峰。

2.醛和酮易发生 α-裂解。

$$R-\overset{+\cdot}{\underset{\parallel}{C}}-R' \xrightarrow{均裂} R\cdot + R'-\overset{+}{\underset{\parallel}{C}} \xrightarrow{-CO} R'^+$$

$$\xrightarrow{均裂} R'\cdot + R-\overset{+}{\underset{\parallel}{C}} \xrightarrow{-CO} R^+$$

$$R-\overset{+\cdot}{\underset{\parallel}{C}}-R' \xrightarrow{异裂} R^+ + \overset{\cdot}{\underset{\parallel}{C}}-R'$$

$$\xrightarrow{异裂} R-\overset{\cdot}{\underset{\parallel}{C}} + {}^+R'$$

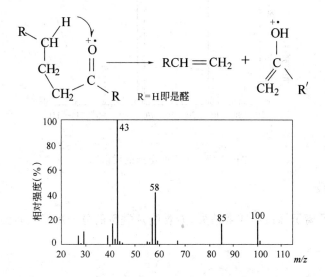

当 R 或 R′为 H 时,则为醛,在醛的质谱图上出现 $m/z29$ 和 M—1 峰,M—1 峰是醛的特征峰。

3.具有 γ-H 能发生麦氏重排。

图 17-16 甲基异丁基酮的质谱图

(六)酸和酯

1.脂肪酸及其酯的分子离子峰一般很弱,芳香酸及其酯类的分子离子峰强。

2.易发生 α-裂解。

R′=H 即是酸。

3.含有 γ 氢的酸和酯易发生 Mclafferty 重排,若 α 碳上无取代基时,酸最特征的峰是 m/z 60 的离子峰,甲酯为 m/z 74 离子峰。

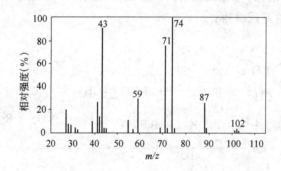

$$R=H \quad m/z\,60$$
$$R'=CH_3 \quad m/z\,74$$

图 17-17　正丁酸甲酯的质谱图

（七）胺和酰胺

1. 脂肪胺的分子离子峰很弱或者消失，芳香胺及酰胺的分子离子峰较强。

2. 发生 β -裂解：

$$R-CH_2-\overset{+\cdot}{N}H_2 \longrightarrow R^{\cdot} + CH_2=\overset{+}{N}H_2$$
$$m/z \quad 30$$

$$R-CH_2-\overset{O}{\underset{\parallel}{C}}-\overset{+\cdot}{N}H-CH_2-R' \longrightarrow R-CH_2-\overset{O}{\underset{\parallel}{C}}-NH=CH_2 + {\cdot}R'$$

3. 酰胺能发生 α -裂解。

$$R\overset{a}{-}\overset{O}{\underset{\parallel}{\overset{b}{C}}}\overset{b}{-}NHR \begin{array}{c} \xrightarrow{a} \overset{+}{\overset{O}{\underset{\parallel}{C}}}-NHR \quad \text{或} \quad R^+ \\ \\ \xrightarrow{b} R-\overset{+}{\overset{O}{\underset{\parallel}{C}}} \quad \text{或} \quad \overset{+}{N}HR \\ \quad\quad\quad \xrightarrow{-CO} R^+ \end{array}$$

4. 有 γ 氢的酰胺常发生 Mclafferty 重排。

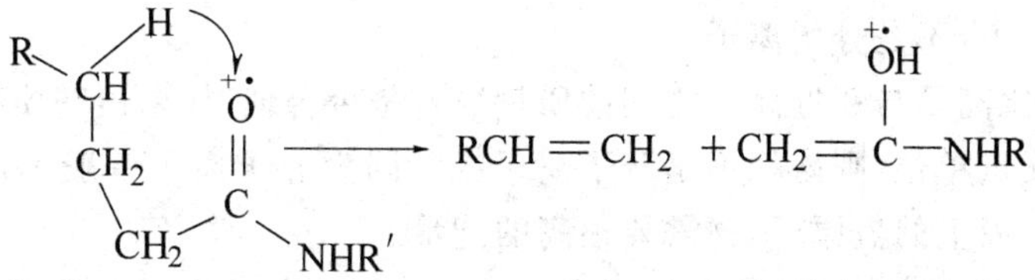

$$\text{(图: } \overset{H}{\underset{CH_2}{\overset{R-CH}{}}}\cdots O \xrightarrow{} RCH=CH_2 + CH_2=\overset{+OH}{C}-NHR$$

（八）卤化物

1.脂肪族卤化物的分子离子峰不明显,芳香族卤化物的分子离子峰较强。
2.α-裂解,C-X 键的裂解,即。

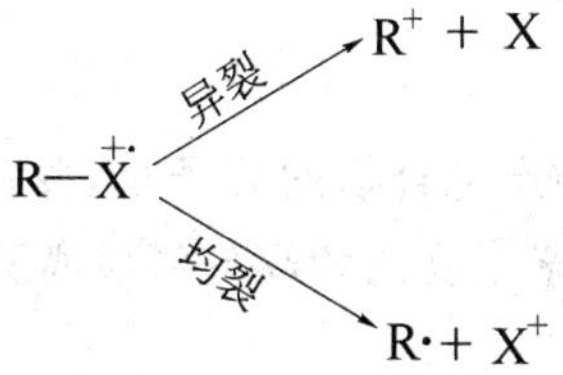

$$R-\overset{+}{X} \quad\begin{cases}\text{异裂} \to R^+ + X\\ \text{均裂} \to R\cdot + X^+\end{cases}$$

3.发生 β-裂解。

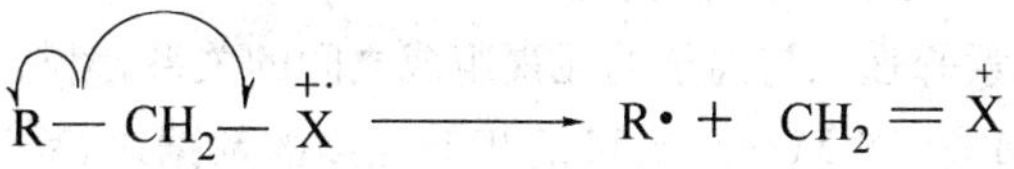

$$R-CH_2-\overset{+\cdot}{X} \longrightarrow R\cdot + CH_2=\overset{+}{X}$$

4.失去 HX 的裂解。

$$\overset{H}{\underset{CH_2}{|}}-(CH_2)_n-CH_2-\overset{+\cdot}{X} \to XH + \dot{C}H_2(CH_2)_n\overset{+}{C}H_2$$

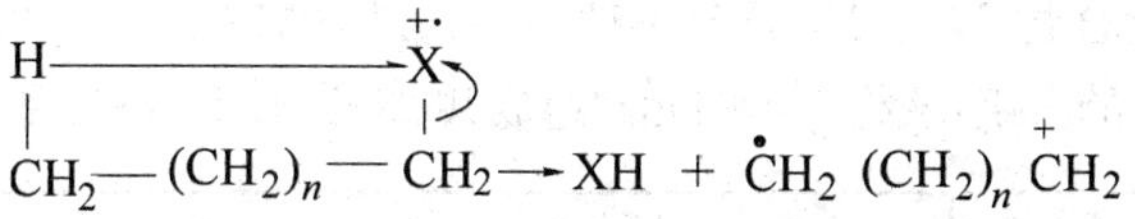

第五节 质谱解析

质谱主要用于定性及分子结构确定,在结构解析中,质谱主要用于测定分子量、分子式和作为光谱解析的佐证。对一些较简单的化合物,单靠质谱也可确定分子结构。因此,掌握质谱解析的方法是必要的。

一、分子离子峰的确定

在质谱解析中,分子离子峰是测定分子量与确定分子式的主要依据。分子离子应该是质谱图中最高质量的离子,但仍须说明两点:一是所谓高质量的离子是不考虑同位素离子和可能发生离子-分子反应所产生的离子;二是最高质量的离子可能不是分子离子。因此,在判断分子离子峰时,应考虑以下几点:

（1）分子离子含奇数个电子,含 C、H、O 及不含或含偶数个氮的化合物,分子离子峰的质量数是偶数;含奇数个氮,分子离子峰的质量数是奇数。这是因为在组成有机化合物的主要元素 C、H、O、N 与卤素等中,只有氮的化合价是奇数,而质量数是偶数,这个规律叫做氮(N)律。凡不符合这一规律者,不是分子离子。

(2)最高质荷比离子与邻近离子之间的质量数差是否合理,如果最高质荷比离子与邻近离子相差 4～14 个质量单位,则该峰不是分子离子峰。因为分子离子一般不可能直接失去一个亚甲基和失去 3 个以上的氢原子,这需要很高的能量。

(3)注意与 M±1 峰相区别,某些化合物的质谱上分子离子峰很小或根本找不到,而 M+1 峰却强,M+1 峰是由于分子离子在电离碰撞过程中捕获一个 H 而形成的,同样有些化合物如醛、醇或含氮的化合物易失去一个氢出现 M-1 峰

(4)分子离子的稳定性规律。分子离子的稳定性与分子结构密切相关,各类有机化合物分子离子的稳定性在分子离子项下已作介绍。

二、分子式的确定

质谱的一个很大用途是用来确定化合物的分子量,并由此得到分子式。通常利用质谱数据决定分子式有两种方法,即同位素丰度法和高分辨质谱所提供的精确分子量推算分子式。

(一)同位素丰度法

分为计算法和查表法,在此只介绍查表法。

Beynon 等人根据同位素峰强比与离子的元素组成之间的关系,编制了按离子质量数为序,只含 C、H、O、N 的分子离子的 M+1 和 M+2 与 M 的相对强度的数据表,称为 Beynon 表。在使用时只需将质谱所得的 M 峰的质量数,$(M+1)\%$ 及 $(M+2)\%$ 数据查 Beynon 表即可得出分子式。

例 17-2 某未知化合物 M 为 150,$(M+1)\%=10.2$,$(M+2)\%=0.88$。

查表:质量数为 150 的大组,该组表示的元素组成共 29 个,$(M+1)\%$ 在 9～11 之间的有 7 个。

分子式	$(M+1)\%$	$(M+2)\%$
$C_7H_{10}N_4$	9.25	0.38
$C_8H_8NO_2$	9.23	0.78
$C_8H_{10}N_2O$	9.61	0.61
$C_8H_{12}N_3$	9.98	0.45
$C_9H_{10}O_2$	9.96	0.84
$C_9H_{12}NO$	10.34	0.68
$C_9H_{14}N_2$	10.71	0.52

根据 N 律,分子式中只能是不含氮或含偶数个氮。因此可排除 $C_8H_8NO_2$,$C_8H_{12}N_3$,$C_9H_{12}NO$,在剩余的元素组成式中,$C_9H_{10}O_2$ 的 $(M+1)\%$、$(M+2)\%$ 与未知物最接近,因此可确定此化合物的分子式为 $C_9H_{10}O_2$。

为了判断分子中是否含有 S、Br、Cl 等原子应注意 $(M+2)\%$ 的百分比。由于 Beynon 表仅列出了含 C、H、N、O 的化合物。因此,当化合物中含有上述原子时,应从测得的 M 值中扣除 S、Br、Cl 等元素的质量,另外从 $(M+1)\%$ 和 $(M+2)\%$ 的百分比中减去它们的百分比,剩余的数值再查 Beynon 表。

例 17-3 某化合物的 M 为 132，$(M+1)\% = 8.62$，$(M+2)\% = 4.70$，试求分子式。

解：因 $(M+2)\% = 4.70 > 4.4$，可知分子中必含一个 S，扣除 S 的贡献，

$$M = 132 - 32 = 100$$
$$(M+1)\% = 8.62 - 0.78 = 7.84$$
$$(M+2)\% = 4.70 - 4.40 = 0.30$$

用剩余数查 Beynon 表，分子量为 100 的式子共有 18 个，其中 $(M+1)\%$ 及 $(M+2)\%$ 接近的离子只有四个。

分子式	$(M+1)\%$	$(M+2)\%$
$C_6H_{14}N$	7.09	0.22
C_7H_2N	7.98	0.28
C_7H_{16}	7.82	0.26
C_8H_4	8.71	0.33

其中 $C_6H_{14}N$ 和 C_7H_2N 含奇数个氮，不符合 N 律，应排除。剩下的式子中 C_7H_{16} 的 $(M+1)\%$ 与 $(M+2)\%$ 很接近，所以分子式应为 $C_7H_{16}S$。

(二)高分辨质谱法

高分辨质谱仪可测得小数点后四位甚至更小的数字，可对有机化合物的分子量进行精密测定。若配合其他信息，立即可以从可能的分子式中判断最合理的分子式。

例 17-4 用高分辨率质谱仪得到分子离子峰的 m/z 为 66.0459（测量误差为 ± 0.006），试确定化合物的分子式。

解：已知 $^{12}C = 12.000$　　$^1H = 1.0078$　　$^{16}O = 15.9949$　　$^{14}N = 14.0031$　$^{32}S = 31.9721$

按照原子量的排列组合计算分子量为 66（± 0.006）的可能有下列分子式：C_3NO（65.9980）、C_2N_3（66.0093）、C_4H_2O（66.0125）、$C_3H_2N_2$（66.0218）、C_4H_4N（66.0343）、C_5H_6（66.0468）

从上述六个分子式的分子量来看，C_5H_6（66.0468）最接近 66.0459（± 0.006），且符合 N 律，由此可以确定此化合物的分子式为 C_5H_6。

三、质谱解析步骤及实例

(一)质谱解析步骤

1.确认分子离子峰，确定相对分子质量。

2.用同位素丰度法或高分辨质谱法确定分子式。

3.计算不饱和度 Ω。

4.注意分子离子峰相对于其他峰的强度，以此为化合物类型提供线索。

5.根据分子离子峰与同位素峰的丰度比，确定是否含有高丰度的同位素元素，如 Cl、Br、S 等。

6.若有亚稳峰存在,要利用 $m^* = \dfrac{(m_2)^2}{m_1}$ 的关系式,找到 m_1 和 m_2,并推断出 m_1、m_2 的裂解过程。

7.解析质谱中主要峰的归属,按各种可能方式,连接已知的结构碎片及剩余的结构碎片,提出可能的结构式,并进行确认。

8.验证。

(二)实例

例 17-5 某化合物质谱图如下,m^* 显示 $m/z154 \rightarrow m/z139 \rightarrow m/z111$,推测其可能的结构。

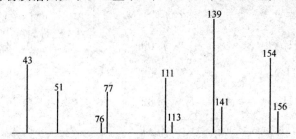

图 17-18 未知化合物的质谱图

解:(1)$M^{\cdot}$ 的 m/z 为偶数,提示为不含奇数氮原子,从同位素峰其丰度比大致为 3∶1,提示含一个 Cl 原子。

(2)m^* 提示 $m/z154 \rightarrow m/z139 \rightarrow m/z111$。

$m/z154 \rightarrow m/z139$ 失去 —CH_3,表明 $m/z154$ 为分子离子峰。

$m/z139 \rightarrow m/z111$ 失去 CO 或 $CH_2=CH_2$。

$m/z43$ 峰出现,提示有 $C_3H_7^+$ 或 CH_3CO^+ 存在。

$m/z51 \backslash 76 \backslash 77$ 表明含苯环。

因此可能的结构为。

A $CH_3-\overset{\overset{\textstyle O}{\|}}{C}-\langle\bigcirc\rangle-Cl$

B $C_3H_7-\langle\bigcirc\rangle-Cl$

若为 B 结构,则不可能出现 $m/z139 \rightarrow m/z111$ 的裂解过程,而结构 A 符合此裂解,其裂解过程如下

$CH_3-\overset{\overset{\textstyle O}{\|}}{C}-\langle\bigcirc\rangle-Cl \xrightarrow{-\cdot CH_3} Cl-\langle\bigcirc\rangle-C\equiv O^+ \xrightarrow{-CO} \langle\bigcirc\rangle-Cl$

$m/z\ 154 \qquad\qquad m/z\ 139 \qquad\qquad m/z\ 111$

$ \Big\downarrow \langle\bigcirc\rangle-Cl$

CH_3CO^+
$m/z\ 43$

但—Cl 和—$COCH_3$ 彼此处在什么位置不能确定,需借助于其他光谱才能确定。

例 17-6 一个有机化合物的分子式为 $C_8H_8O_2$，它的 IR 在 3100～3700cm^{-1} 间无吸收，质谱图如图 17-19，试推断其结构式。

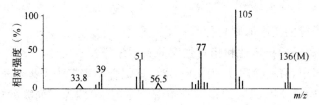

图 17-19 未知化合物的质谱图

解:(1) m/z 136 为分子离子峰。

$$\Omega = \frac{2+2n_4+n_3-n_1}{2} = \frac{2+2\times8-8}{2} = 5 \qquad 可能含苯环$$

(2) 由 m^* 56.5 $\qquad \frac{(m_2)^2}{m_1} = \frac{77^2}{105} = 56.5 \qquad$ 提示有 $m/z105 \rightarrow m/z77$

$\qquad\qquad m^*$ 33.8 $\qquad \frac{(m_2)^2}{m_1} = \frac{(51)^2}{77} = 33.8 \qquad$ 提示有 $m/z77 \rightarrow m/z51$

$m/z105$ 查附录五可能是 $C_6H_5CO^+$ 的离子峰，若该结构正确，还应有 $m/z77$ 和 $m/z51$ 的碎片离子峰，质谱图上有这三种离子峰，证明有 $C_6H_5CO^+$ 存在。

(3) 剩余的碎片组成为 OCH_3，可能的结构为—OCH_3 或 CH_2OH。

从 IR 可知在 3100～3700cm^{-1} 间无吸收，因此没有—OH，所以只能是—OCH_3。

因此该化合物的结构式为 $C_6H_5COOCH_3$。

验证 $\qquad\qquad \Omega = 5$

碎片离子的归属:

上述各离子均能在未知物质谱上找到，证明结构正确。

习 题

1. 判断分子离子峰的基本原则是什么?

2. 在质谱图上,离子的稳定性和相对强度的关系怎样?

3. 在一张 MS 图中,$M:(M+1)$ 为 $100:24$,该化合物有多少个碳原子?　　　　(22)

4. 某芳烃($M=134$),MS 图上于 $m/z91$ 处显一强峰,可能为下列哪种化合物?

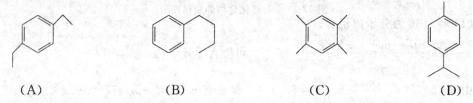

(A)　　　　　　　(B)　　　　　　　(C)　　　　　　　(D)

5. 下列质谱是苯甲酸甲酯($C_6H_5COOCH_3$)的,还是乙酸苯酯($CH_3COOC_6H_5$)的,并说明理由及峰的归属。

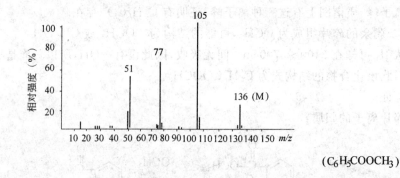

($C_6H_5COOCH_3$)

6. 未知化合物的分子式为 $C_7H_{14}O$,质谱图如下,推出可能的结构。

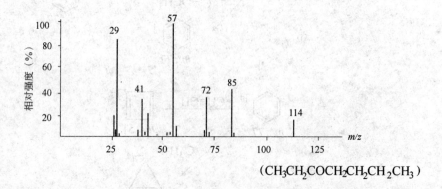

($CH_3CH_2COCH_2CH_2CH_2CH_3$)

7. 下列两个化合物和两张质谱图,请指认哪一个化合物对应哪一张质谱图,并说明原因。

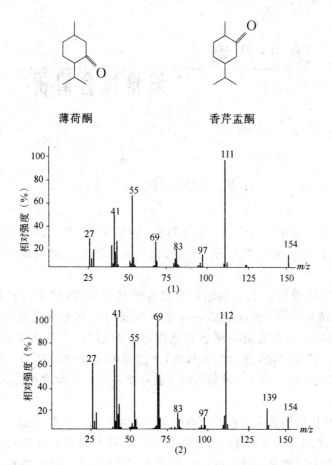

薄荷酮　　　　　　　　香芹盂酮

(1)

(2)

[(1)香芹盂酮；(2)薄荷酮]

8.下图是未知化合物的质谱,根据这个质谱,写出结构式。

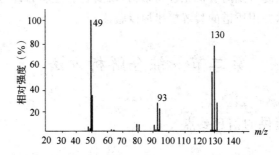

(BrCH$_2$Cl)

第十八章

波谱综合解析

第一节　概　　述

在实际工作中,确定一个有机化合物的结构,首先要了解样品的来源和化合物的元素组成,然后再对紫外光谱、红外光谱、核磁共振波谱及质谱所提供的信息进行综合解析。

不同的波谱方法提供的有机物结构信息各有其侧重点,但又各有其局限性。因此对较复杂化合物的结构分析,仅仅凭借一种或两种谱图数据来确定其结构,往往有很多困难,甚至是不可能的。只有充分利用各种谱图提供的信息,并将必要的物理、化学性质结合起来,彼此补充,相互印证,进行综合解析,才能推断出正确的结构。片面追求各种谱图俱全是没有必要的,有时二种或三种谱图配合也可解决问题,因此要按实际需要选择适当的方法。

而如何对各种谱图和数据进行综合解析至今并没有统一的格式或一套较完整的系统方法,往往因所需解决问题的具体特点和复杂程度而异,也和研究者的知识结构、实际经验及思维方式有关。本章介绍的是一种常用方法,它只是综合解析的一般思路和程序,其步骤可能比较繁琐,但是系统性和逻辑性较强。当经过实践,能比较熟练地掌握后,综合解析的步骤是可以大大简化的。总之,最终得到的有机化合物结构,既要符合逻辑推理过程,又要能与各波谱提供的结构信息相对应,并用质谱的裂解规律加以验证。

第二节　综合解析方法

一、各种谱图可提供的信息要点

(一)质谱图(MS)

1. 由分子离子峰确定相对分子量、分子式,计算不饱和度。

2. 由谱图概貌可判断分子稳定性,对化合物类型进行归属。

3. 由氮律、断裂形式推断是否含氮原子。

4. 由碎片离子推测官能团及可能的结构片段。

（二）紫外光谱图（UV）

1. 判断是否存在芳香环及共轭体系。
2. 推测发色团种类。
3. 由 Woodward-Fieser 规则估计共轭体系大小及取代基位置。

（三）红外光谱图（IR）

1. 主要提供官能团的信息，特别是含氧、氮官能团和芳香环。
2. 判断化学键的类型（如炔烃、烯烃及其他双键类型等）。
3. 有关芳香环的信息。

（四）^{1}H 核磁共振谱图（^{1}H-NMR）

1. 判断分子中氢原子数目，含氢基团类型及连接顺序。
2. 判断各类质子个数比。
3. 判断与杂原子、不饱和键相连的甲基、亚甲基和次甲基。
4. 从自旋耦合作用研究其相邻的取代基。
5. 加入重水鉴定活泼氢。

（五）^{13}C 核磁共振与二维核磁共振谱图（^{13}C-NMR，2D-NMR）

1. 确定碳原子数。
2. 由 2D-NMR 及 DEPT 谱确定各种碳的类型。
3. 推断碳原子上所连官能团及不饱和键存在的情况。

二、综合解析的一般程序

（一）测试样品的纯度

在利用各种波谱数据进行综合解析之前，必须了解样品的来源，并利用各种方法来确定样品的纯度（如纯物质具有确定的熔点、沸点和折光率等，色谱法也可判断样品的纯度）。如果样品达不到所需要的纯度会导出错误的结论，对谱图的解析也就毫无意义，只有确定样品为纯品时，才能对各种波谱数据进行综合解析。若样品不纯，则必须通过蒸馏、分馏、萃取、重结晶、色谱等分离手段进一步纯化后再进行各种谱图测试及综合解析。

（二）分子量的测定

目前常用的方法是质谱法，而且具有样品用量少，分析速度快等优点。

(三)确定分子式

1.根据元素分析测得的 C、H、O、N 等元素的含量,计算出各元素的原子比值,拟定实验式,再按照分子量来推断分子式。

2.高分辨质谱在测定精确相对分子质量的同时,还能直接推出分子式。低分辨质谱也可通过测得的同位素丰度比推断分子中元素的组成或通过查阅 Beynon 表,进而得到可能的分子式。

3.利用元素定量分析数据结合分子量计算分子中各元素的原子数,从而确定分子式。

4.结合各种谱图推测分子式。从核磁共振氢谱的积分曲线高度比可以得到氢原子的数目(分子结构对称时,氢原子数目可能是计算值的整数倍);由红外光谱、质谱及核磁共振谱确定杂原子类型及数目;由碳核磁共振谱得到碳原子数目(若结构具有对称性时,碳原子数大于谱峰数)。碳原子数也可由下式估计出:

$$C 原子数目 = \frac{分子量 - 分子中 H 原子质量 - 其他原子质量}{12}$$

若计算结果为非整数,则说明氢原子或其他杂原子的数目有误(如分子有对称性,氢原子数是原先确定数值的整数倍),同时,分子式中 C、H 原子数目应满足下式:$0.5n_4 \leqslant n_1 \leqslant 2n_4 + n_3 + 4$。可以通过此不等式来检查分子式的合理性。

5.综合各种波谱数据确定分子式或检查所推断的分子式的合理性。

(四)计算不饱和度

确定分子式后,就可以计算出不饱和度(Ω),从而推测样品的骨架类型。

$$\Omega = \frac{2 + 2n_4 + n_3 - n_1}{2}$$

(五)结构式的确定

确定化合物的分子量及分子式后,对紫外、红外、核磁共振及质谱谱图所提供的数据进行初步的归纳整理,找出可能存在的结构单元并找出各结构单元间的关系,确定分子中这些结构单元的正确连接顺序,结合其他化学分析和理化性质,将简单的结构单元组合成较复杂的结构单元,从而提出一种或数种化合物的可能结构式。

(六)验证

初步确定可能的结构式后,即应对照各种谱图对推断的结构式加以验证,并做出正确的结论。

1.利用红外谱图核对所推断结构式的官能团。

2.利用碳核磁共振谱图核对碳的类型和对称性。

3.利用氢核磁共振谱图核对氢核的化学位移及相互耦合关系。

4.利用二维核磁共振谱图确定基团的连接顺序。

5.核对其他已知条件(如被测物的物理、化学性质,来源及用途等)。

6.最后确定一种可能性最大的结构,用质谱裂解规律证明结构式推断无误。

7.必要时用标准化合物进一步验证。

第三节　综合解析实例

例 18-1　某化合物,各谱数据如图,试判断此化合物的结构。

MS 谱图

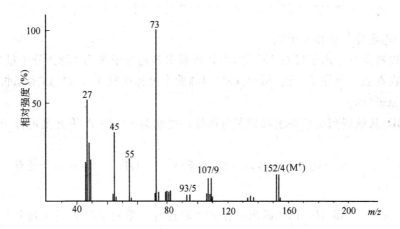

IR 谱图

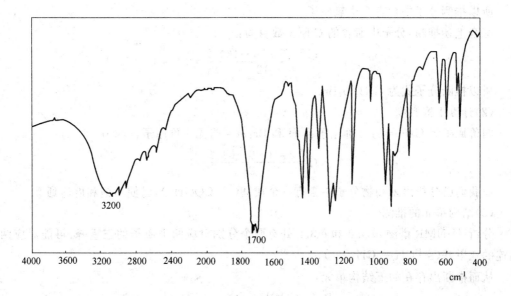

^{1}H-NMR 谱图

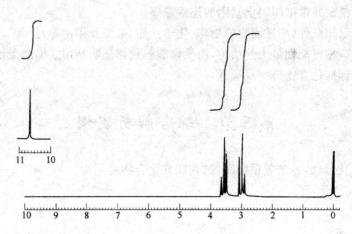

解 (1)确定分子量和分子式

MS:可以看出分子离子峰在 152 处,可以推断未知物分子量为 152。分子量为偶数,可知分子中不存在奇数个氮原子。而(M)与(M^{+2})峰的丰度比接近 1:1,所以未知物分子中可能含有一个溴原子(Br)。

^{1}H-NMR:从低场到高场各组峰的积分曲线高度比为 1:2:2,因此推测分子中存在 5 个氢原子(H)。

IR:2500~3200cm^{-1} 处有一宽峰,说明存在羟基(—OH),1700cm^{-1} 处有一个强峰说明

存在羰基($-\overset{\overset{\displaystyle O}{\|}}{C}-$),而 ^{1}H-NMR 谱图中在 δ11 附近有一单质子峰应对应羧基(—COOH)中的氢原子,因此可推测分子中含有羧基(—COOH)。

所以推测分子中含有 2 个氧原子。

综合上述推断,分子中所含的 C 原子数目为:

$$\frac{152-5-79-16\times 2}{12}=3$$

所以推断分子式为 $C_3H_5O_2Br$。

(2)计算不饱和度

四价原子为 C:$n_4=3$;一价原子为 H 和 Br:$n_1=6$;无三价原子:$n_3=0$

$$\Omega=\frac{2\times 3+0-6+2}{2}=1$$

而我们已分析出未知物分子中含有一个羧基(—COOH),已使不饱和度达到 1。

(3)结构单元的推测

分析 ^{1}H-NMR 谱图:δ 3.0 和 δ 3.5 处有两个分别对应两个质子的三重峰,可能对应两个相连的亚甲基(—CH$_2$—CH$_2$—)。

从而推断出存在如下结构单元:

—Br,—COOH,—CH$_2$—CH$_2$—

（4）各结构单元的组合

分析[1]H-NMR 谱图：$\delta 3.0$ 处的两质子三重峰对应亚甲基质子，此亚甲基可能与羧基相连；而 $\delta 3.5$ 处的两质子三重峰对应的亚甲基可能与杂原子 Br 相连。

未知物分子的不饱和度为 1，存在羧基，因此，此分子结构应为链状，综合上述分析，可以推断未知物分子结构为：

$$Br—CH_2—CH_2—COOH$$

（5）验证

MS 谱图中碎片离子峰 $m/z107$ 为分子失去一个羧基（—COOH）得到；而 $m/z73$ 为分子失去溴（Br）得到，由于 C 与杂原子的键易断，所以这个碎片离子峰的丰度最大。

因此我们可以确定未知物的分子结构为：

$$Br—CH_2—CH_2—COOH$$

例 18-2 根据某化合物的 MS、IR 及[1]H-NMR 谱图，判断此化合物的分子结构。

MS 谱图

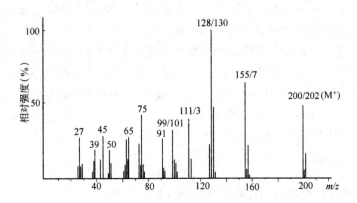

IR 谱图

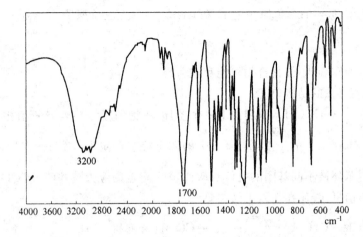

^{1}H-NMR 谱图

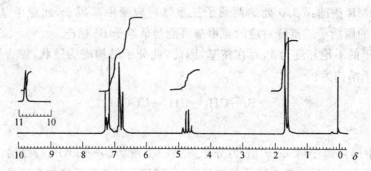

解 （1）确定分子量与分子式

MS：分子离子峰在 m/z 200 处，可确定化合物分子量为 200，M^+ 峰与 $(M+2)^+$ 峰相对丰度近似为 $3:1$，因此可以确定分子中含有 1 个氯原子。

IR：$2500\sim3200cm^{-1}$ 处有一宽峰，说明存在羟基（ —OH ），$1700cm^{-1}$ 处有一个强峰说明存在羰基（ $-\overset{\overset{\text{O}}{\|}}{\text{C}}-$ ），而 ^{1}H-NMR 谱图中在 $\delta11$ 附近有一单质子峰应对应羧基（ —COOH ）中的氢原子，因此可推测分子中含有羧基（ —COOH ）。

^{1}H-NMR：从低场到高场各组峰的积分曲线高度比为 $1:2:2:1:3$，由此推断共有 9 个氢原子（H）。谱图中 $\delta4.7$ 处的单质子峰可能对应与氧原子相连的次甲基上的氢原子（ —O—CH ），结合 IR 谱图 $1200\sim1250cm^{-1}$ 处有一个强峰，证实分子中可能存在醚键（ —O— ）。所以推断分子中存在 3 个氧原子。

由此可推断分子中所含 C 原子数目为：

$$\frac{200-9-16\times3-35}{12}=9$$

由以上分析可初步推测分子式可能为 $C_9H_9ClO_3$。

（2）计算不饱和度

四价原子为 C：$n_4=9$；一价原子为 H 和 Cl：$n_1=10$；无三价原子：$n_3=0$

$$\Omega=\frac{2\times9+0-10+2}{2}=5$$

由不饱和度计算表明，该化合物可能存在芳环。

（3）判断可能存在的结构单元

前已说明存在 —COOH ，双键加上一个苯环，不饱和度为 5，与计算值相符。

分析 ^{1}H-NMR：$\delta1.7$ 的二重峰与 $\delta4.7$ 的四重峰组合应为 $\diagdown\!\text{CH}\!-\!\text{CH}_3$ $\delta7$ 附近两个变形的二重峰说明苯环被不同基团的对位双取代，$\delta11$ 附近则应为羧基（ —COOH ）上的 H。

综合各谱图信息，表明存在以下结构单元：

—Cl ， $\diagdown\!\text{CH}\!-\!\text{CH}_3$ ， —〈 ◯ 〉— ， —COOH 和醚键 —O—

这些结构单元组合满足分子式要求。而且醚键应与次甲基相连,即存在如下结构:
—O—CH—CH₃

用这些结构单元可以组成下面两种可能结构:

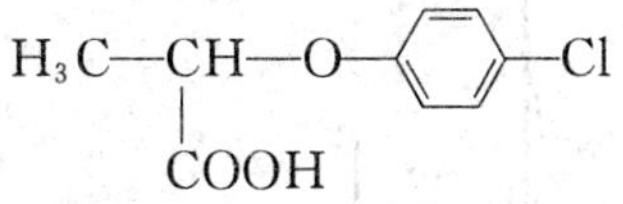

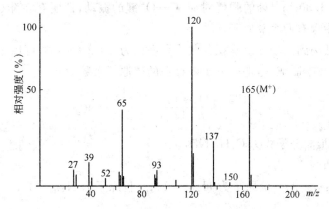

$$H_3C—CH—O—\text{〈〉}—Cl$$

COOH

（A）

$$H_3C—CH—O—\text{〈〉}—COOH$$

Cl

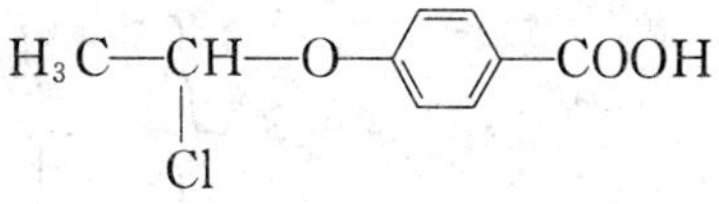

（B）

（4）验证

可利用质谱数据进行结构验证。

高质量端三个碎片离子 m/z155、128 和 111 均含有 Cl 原子,说明 Cl 原子与苯环直接相连,因为这时 Cl 上的孤对电子与苯环发生 p-π 共轭,不易被丢失。所以未知物的结构应为(A)。

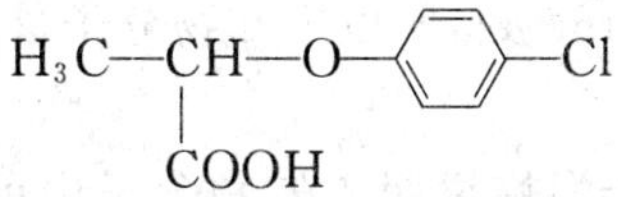

$$H_3C—CH—O—\text{〈〉}—Cl$$

COOH

此结构可解释 MS 谱图中的主要碎片离子峰,从而验证了所推断的结构式正确。

例 18-3 根据某化合物的 MS、IR 及 ¹H-NMR 谱图,判断此化合物的分子结构。

MS 谱图

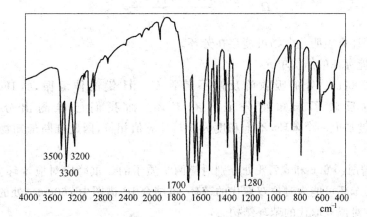

IR 谱图

^{1}H-NMR 谱图

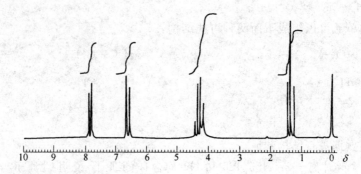

解 (1)确定未知物分子量和分子式

MS：可以看出分子离子峰在 165 处，所以未知物分子量为 165。分子量为奇数，因此可能存在奇数个氮原子。

IR：3300～3500cm^{-1}处的两个强峰说明未知物分子中可能含有氨基（—NH$_2$），所以推测分子中含有一个氮原子(N)；1700cm^{-1}处有一个强峰说明存在羰基（$-\overset{\overset{\displaystyle O}{\|}}{C}-$），且不与氨基相连，可能为酯；而 1280cm^{-1}处的强峰对应 C—O 键的振动，证明存在酯（—COO—）的结构，因此推测分子中含有两个氧原子。

^{1}H-NMR：从低场到高场各组峰积分曲线高度比为 2∶2∶4∶3，可以推断分子中存在 11 个氢原子。如果上述推断成立，那么分子中存在的碳原子个数为：

$$\frac{165-11-14-16\times 2}{12}=9$$

因此可以初步推测分子式为 C$_9$H$_{11}$NO$_2$。

(2)计算不饱和度

四价原子为 C：$n_4=9$；一价原子为 H：$n_1=11$；三价原子为 N：$n_3=1$

$$\Omega=\frac{2\times 9+1-11+2}{2}=5$$

由不饱和度计算表明化合物可能存在芳环。

(3)推测可能存在的结构单元

IR 谱图：3200cm^{-1}处的吸收峰反映了芳香 C—H 键的伸缩振动，1600～1400cm^{-1}处的强吸收峰也反映了未知分子具有芳环。而我们已推测出分子中存在羰基，这样一个双键加上一个苯环，不饱和度为 5 与计算值相符，因此推断未知分子中含有苯环。

^{1}H-NMR 谱图：δ6.6 和 δ7.8 处分别对应两个质子的二重峰应对应苯环上的质子，说明未知物分子中的苯环可能为对位双取代的苯环，再结合 IR 谱图中 760cm^{-1}处的峰证实未知分子中确实存在对位双取代的苯环结构。

^{1}H-NMR 谱图:δ1.3 处对应三个质子的峰可能对应甲基上三个质子($-CH_3$),此峰裂分为三重峰,说明此甲基应与一个亚甲基($-CH_2-$)相连,因此推测分子中存在如下结构:$-CH_2-CH_3$ 。而 δ4.2 附近四个质子的多重峰就对应氨基和亚甲基的质子。

综合上述分析,推测未知物分子中存在如下结构单元:

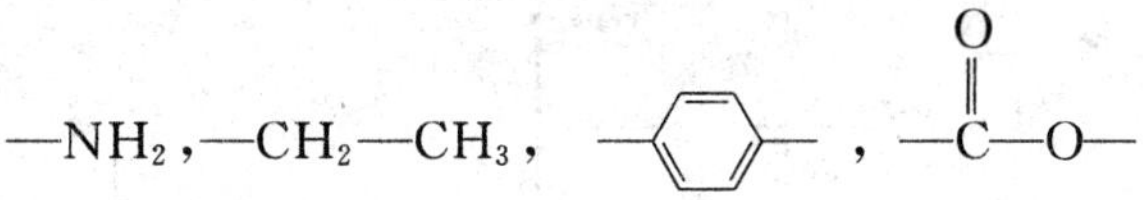

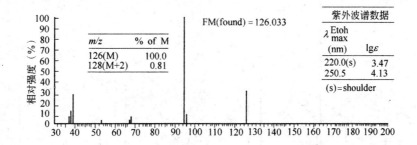

(4)结构单元的组合

根据以上结构单元,可以推测未知物分子结构如下:

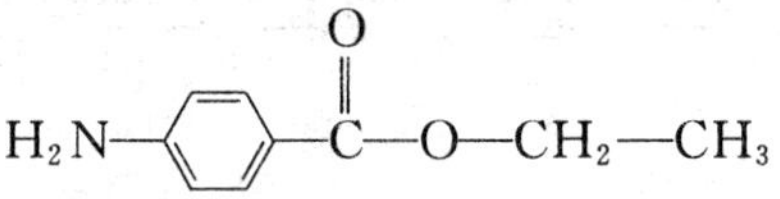

$$H_2N-\langle\bigcirc\rangle-\overset{\overset{\displaystyle O}{\|}}{C}-O-CH_2-CH_3$$

最后可以通过质谱图对此结构进行验证:

MS 谱图中丰度 100 的峰 m/z120 处应为 C—O 键处断裂,失去 $-OCH_2CH_3$ 后所致,因此以上推断是正确的。

例 18-4 某化合物,各谱数据如图,试判断此化合物的结构。

MS 谱图

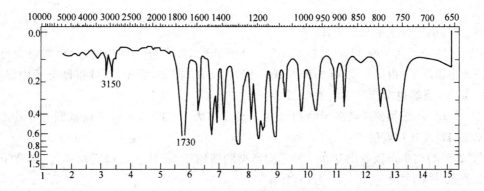

IR 谱图

^{1}H-NMR 谱图(60MHz)

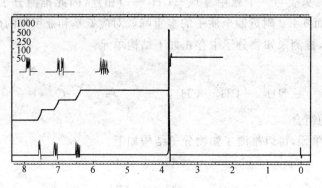

^{13}C-NMR 谱图

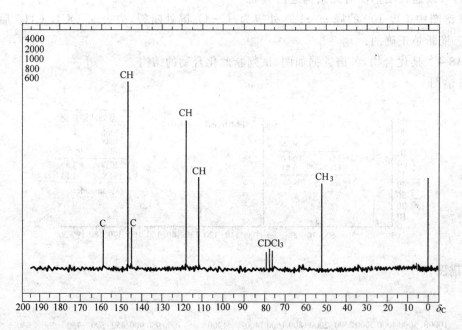

解 （1）确定分子量和分子式

MS：表明分子离子峰在 m/z126 处，因此分子量为 126。分子量为偶数，由氮规则可知不存在奇数个氮原子；由(M+2)峰的强度可知不存在 S，Cl 或 Br 原子；因此推断分子中仅含 C、H 和 O 原子（当然也可能存在偶数个 N 原子）。

^{1}H-NMR：从低场到高场各组峰积分曲线高度比为 1∶1∶1∶3，可以推断分子中存在 6 个氢原子(H)或其整数倍。

^{13}C-NMR：谱中可以看出存在 6 种不同类型的碳原子，若分子结构无对称性，则分子中应有 6 个碳原子(C)。

如果以上推断成立，那么要满足分子量为 126，就应有 O 原子 3 个：

$$\frac{126 - 6 \times 12 - 6}{16} = 3 \qquad 因此可以初步推断分子式为 C_6H_6O_3。$$

(2)计算不饱和度

四价原子 C：$n_4 = 6$；一价原子 H：$n_1 = 6$；无三价原子：$n_3 = 0$

$$\Omega = \frac{2 \times 6 + 0 - 6 + 2}{2} = 4 \qquad 表明未知物中可能含有芳环。$$

(3)结构单元的推测

IR：$3150cm^{-1}$ 处的吸收峰反映了芳香 C—H 键的伸缩振动，$1600 \sim 1400cm^{-1}$ 处的强吸收峰也反映了未知物分子具有芳香性，这也可从 ^{1}H-NMR 谱图中低场处的峰得到证实，因此分子中存在芳香环。

IR：可发现 $1730cm^{-1}$ 处有一个强吸收峰，显然这说明分子中存在羰基（C=O）。

UV：显示未知物在 250.5nm 处有强吸收，说明羰基（C=O）应与芳香环共轭。

MS：$m/z95$ 的峰应为分子离子峰损失了质量数 31 后得到，可以推测是失去一个甲氧基形成（—OCH_3）。结合 ^{1}H-NMR 和 ^{13}C-NMR 可以证实这种推测，因为 ^{1}H-NMR 中 $\delta 3.81$ 处有一个三质子峰，为与氧原子相连的甲基上的三个质子；^{13}C-NMR $\delta 51.8$ 处的峰应反映了甲氧基的 C 原子。从 ^{13}C-NMR 谱中 $\delta 159.1$ 处的峰还可判断出羰基可能与甲氧基相连，也就是存在

—$\overset{\displaystyle O}{\overset{\|}{C}}$—$OCH_3$ 结构。这样 $m/z95$ 的峰就应为失去甲氧基后的结构单元 (C_4H_3O)—C≡O 。所以未知物分子的芳香性不可能是因为存在苯环，因此推测 (C_4H_3O)— 为一单取代的芳香杂环

——呋喃环 ，这从 ^{1}H-NMR 谱图中低场处的三个单质子峰也可得到证实，这三个质子正是呋喃环上未被取代的三个氢原子。

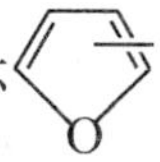

现在，我们已经推断出存在如下结构单元，并且满足分子式 $C_6H_6O_3$：

(4)结构单元的组合

根据以上分析结果可推测出未知物有以下两种可能结构：

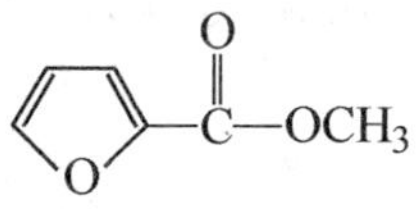

（A） 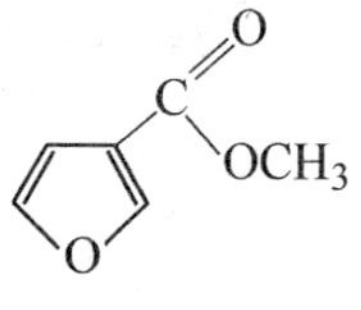　　　　　　　　　　　　（B）

也就是取代究竟是发生在呋喃环的 2 位 C 上还是 3 位 C 上，再仔细分析 ^{1}H-NMR 谱图中

低场处三个峰的裂分情况后,可以发现δ6.45处的峰为一个四重峰,而只有分子结构为(A)所示时(即取代发生在环的2位C上时),环的4位C上的质子与相邻质子发生耦合才会出现四重峰,综合以上分析,可以确定未知物的分子结构为:

$$\text{呋喃} - \overset{\displaystyle O}{\underset{}{C}} - OCH_3$$

习 题

1. 一化合物的分子式为$C_6H_{10}O_3$,其谱图如下,判断该化合物是什么?

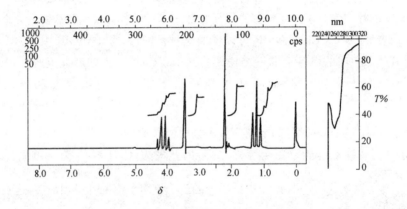

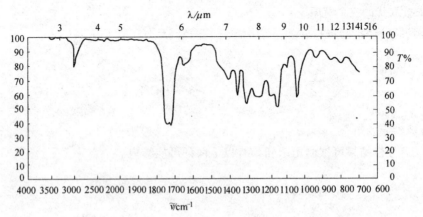

$$(CH_3COCH_2COOCH_2CH_3)$$

2. 已知某化合物分子式为$C_9H_{10}O_2$,其谱图如下,试写出该化合物的结构式。

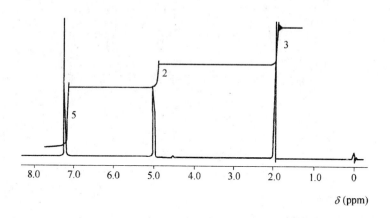

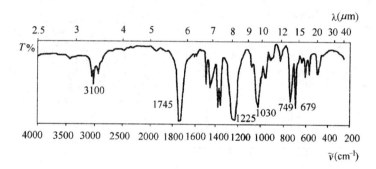

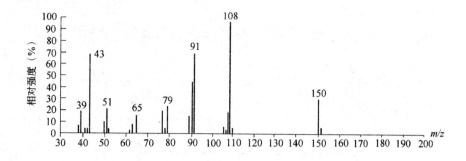

3.某化合物元素分析及各谱图如下,试判断该化合物的结构式。

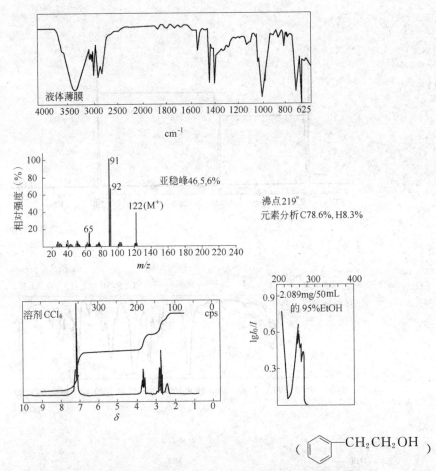

沸点219°
元素分析C78.6%, H8.3%

亚稳峰46.5,6%

(⬡—CH₂CH₂OH)

4. 已知某化合物分子式为 $C_{10}H_{10}O$，其谱图如下，试写出该化合物的结构式。

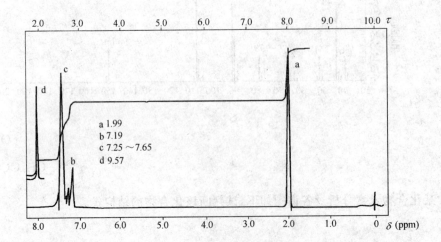

a 1.99
b 7.19
c 7.25～7.65
d 9.57

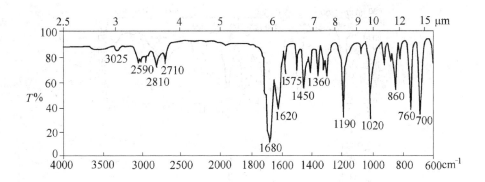

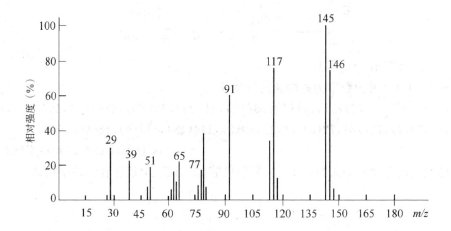

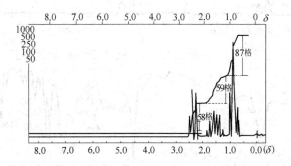

5. 一化合物为无色液体,沸点 144℃,其谱图如下,试推测其结构。

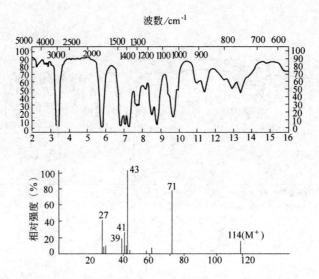

UV：$\lambda_{\max}=275nm(\varepsilon_{\max}=12)$

MS（m/z）：（括号内数字为各峰相对丰度）

27(40)，28(7.5)，29(8.5)，31(1)，39(18)，41(26)，42(10)，43(100)，44(3.5)，55(3)，57
(2)，58(6)，70(1)，71(76)，72(3)，86(1)，99(2)，114(13)，115(1)，116(0.06)。

$$（CH_3CH_2CH_2COCH_2CH_2CH_3）$$

6. 已知某化合物分子式为 $C_9H_{10}O_3$，其谱图如下，试写出该化合物的结构式。

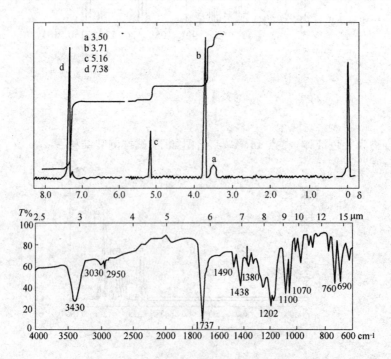

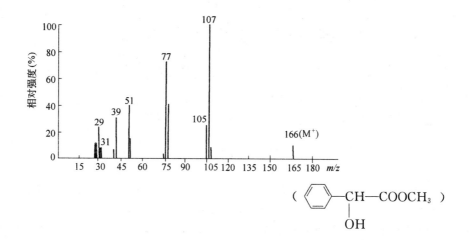

第十九章

色谱法导论

第一节 概 述

色谱法(chromatography)是一种物理或物理化学分离分析方法,与蒸馏、重结晶、溶剂萃取及沉淀法一样,也是一种分离技术,特别适宜于分离多组分的试样,是各种分离技术中效率很高和应用最广的一种方法。它是利用各物质在两相中具有不同的分配系数,当两相作相对运动时,这些物质在两相中进行多次反复的分配来达到分离的目的。

一、色谱法的起源和发展

俄国植物学家 M. Tswett 于 1906 年首次提出色谱法。他把植物绿叶的色素混合液加在一根装有碳酸钙颗粒的玻璃长管上端,然后加入石油醚自上而下流过,在石油醚不断冲洗下,色素混合液向下移动,由于色素中各组分与碳酸钙作用力大小不同,逐渐形成了不同颜色的清晰谱带,"色谱"一词由此得名,因此称这种方法为色谱法。以后此法逐渐用于无色物质的分离,"色谱"二字已失去原来的含义,但仍被人们沿用至今。

在色谱法中,将填入玻璃柱内静止不动的一相(固体或液体)称为固定相(stationary phase),自上而下流动的一相(液体、气体或超临界流体)称为流动相(mobile phase),装有固定相的柱子称为色谱柱(chromatographic column)。

1940 年,英国科学家 Martin 和 Syngr 提出了液-液分配色谱法(liquid-liqiuid pration chromatography,LLC),即固定相是吸附在硅胶上的水,流动相为某种液体。1941 年 Martin 和 Syngr 提出了用气体作流动相的可能性,11 年后 James 和 Martin 发表了从理论到实践比较完整的气-液色谱方法(gas-liquid chromatography),即气相色谱法。在此基础上 1957 年 Golay 开创了开管柱气相色谱法(open-tubular column gas chromatography),即毛细管柱气相色谱法(capillary column gas chromatography),从此以后,气相色谱技术才得以广泛应用。到了 20 世 60 年代,随着人们在气相色谱方面知识的积累,并制作出多种高效微粒填充剂,如高压输液泵与光学检测器相结合的高效液相色谱法(high performance liquid chromatography,HPLC),大大提高了液相色谱的分离效力,加快了液相色谱的分析速度。20 世 80 年代初,毛细管柱应用于超临界流体色谱技术中,超临界流体色谱(supercritical fluid chromatography,SFC)兼有气相色谱和液相色谱的优点,目前已成为填补二者之间空白的主要手段。20 世 80 年代末发展起来的毛细管电泳(capillary electrophoresis,CE),结合了毛细管色谱技术及色谱微量检测方法,解决了 DNA 及其片断、蛋白质及多肽等一般色谱技术难以解决的分离分析问题。

目前,气相色谱与液相色谱的发展并驾齐驱、相辅相成,各有其应用的领域,事实上,这些色谱方法已经成了化学家分离分析复杂混合物不可缺少的手段。

二、色谱法的分类

色谱法的分类可有多种不同的方法。

(一)按两相状态分类

以流动相状态分类,用气体作为流动相的色谱法称为气相色谱法(GC),用液体作为流动相的色谱法称为液相色谱法(LC),以超临界流体作为流动相的色谱法称为超临界流体色谱法(SFC)。按固定相的状态不同,气相色谱又可分为气-固色谱法(GSC)和气-液色谱法(GLC)。液相色谱法也可分为液-固色谱法(LSC)和液-液色谱法(LLC)。

(二)按分离机理分类

1. 吸附色谱法(adsorption chromatography)
利用组分在吸附剂(固定相)上的吸附能力强弱不同而得以分离的方法。

2. 分配色谱法(partition chromatography)
利用组分在固定液(固定相)中溶解度(或分配系数)不同而达到分离的方法。

3. 离子交换色谱法(ion exchange chromatography)
利用组分在离子交换剂(固定相)上的亲和力大小不同而达到分离的方法。

4. 尺寸排阻色谱法(size exclusion chromatography)
利用大小不同的分子在多孔固定相中的选择渗透而达到分离的方法。

除以上四种外,还有亲和色谱法(affinity chromatography),是利用不同组分与固定相(固定化分子)的高专属性亲和力进行分离的方法。

(三)按操作形式分类

1. 柱色谱法(column chromatography)
将固定相装于柱管内的色谱法,称为柱色谱法。按色谱柱的特点可分为填充柱色谱和毛细管柱色谱。

2. 平面色谱法(plane chromatography)
(1)纸色谱法(paper chromatography) 以滤纸为载体,以纸纤维吸附的水分(或吸附的其他物质)作为固定相,样品点在滤纸一端,用流动相展开进行分离的色谱方法。

(2)薄层色谱法(thin layer chromatography) 将吸附剂(或载体)均匀地铺在平板(玻璃板或塑料板)上形成薄层,在此薄层上采用与纸色谱类似的操作进行分离的色谱方法。

(3)薄膜色谱法(thin film chromatography) 将分子固定相制成薄膜,采用与纸色谱类似的操作方法。

根据以上所述,色谱法的分类如下:

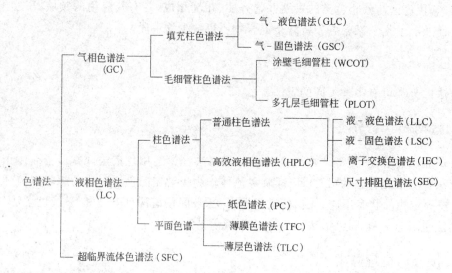

也有按使用仪器不同分为经典色谱法和现代色谱法者,如 20 世纪 50 年代以后发展起来的气相色谱法、高效液相色谱法和超临界流体色谱法等都属于现代色谱法。

第二节　色谱流出曲线及有关概念

一、色谱流出曲线

在色谱法中,当试样加入后,各组分经色谱柱分离,先后流出色谱柱,由检测器得到的信号大小随时间变化形成的色谱流出曲线,也叫色谱图。如图 19-1 所示,曲线上突起部分就是色谱峰,一般色谱峰是一条高斯分布曲线。

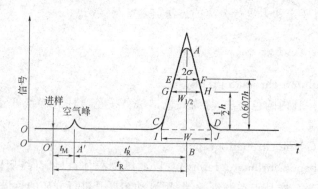

图 19-1　色谱流出曲线

二、基线

操作条件稳定后,仅有流动相通过检测器时,仪器记录到的信号称为基线(base line)。它反映了随时间变化的检测器系统噪声,稳定的基线是一条平行于横轴的直线。

三、峰高

色谱峰顶点与基线之间的垂直距离称为色谱峰高,用 h 表示。如图 19-1 中 BA 段。

四、色谱峰区域宽度

色谱峰宽有三种表示方法:

(一)标准偏差 σ

即 0.607 倍峰高处色谱峰宽度的一半,如图 19-1 中 EF 距离的一半。

(二)半峰宽 $W_{1/2}$

即峰高一半处对应的宽度,如 19-1 中 GH 间的距离,它与标准偏差的关系为

$$W_{1/2} = 2\sigma\sqrt{2\ln 2} = 2.355\sigma \tag{19-1}$$

(三)基线宽度 W

即色谱峰两侧拐点上切线在基线上截距间的距离。如图 19-1 中 IJ 距离,它与标准偏差和半峰宽的关系是:

$$W = 4\sigma = 1.699 W_{1/2} \tag{19-2}$$

五、拖尾因子

拖尾因子(tailing factor)又叫对称因子(symmetry factor),用于衡量色谱峰的对称性。拖尾因子的计算公式为:

$$T = \frac{W_{0.05h}}{2d_1} \tag{19-3}$$

式中 $W_{0.05h}$ 为 0.05 峰高处的峰宽;d_1 为峰极大至峰前沿之间的距离。T 应在 0.95~1.05 之间,此时色谱峰为对称峰,见图 19-2。

六、保留值

保留值为试样中各组分在色谱柱中滞留时间的数值,常用时间或将组分带出色谱柱所需流动相的体积来表示。

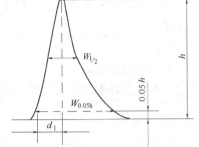

图 19-2 拖尾因子计算示意图

(一)保留时间

1. 死时间 t_M

不被固定相吸附或溶解的组分(如空气、甲烷),从进样开始到出现峰极大值所需的时间称

为死时间,它正比于色谱柱的空隙体积,如图 19-1 中 $O'A'$。因为这种物质不被固定相吸附或溶解,故其流动速度与流动相流动速度相近。测定流动相平均线速 μ 时,可用柱长 L 与 t_M 比值计算,即:

$$\mu = \frac{L}{t_M} \tag{19-4}$$

2. 保留时间 t_R

组分从进样开始到在色谱柱后出现峰极大点所需的时间,称为保留时间,如图 19-1 中 $O'B$。

3. 调整保留时间 t_R'

某组分的保留时间扣除死时间后,称为该组分的调整保留时间,即

$$t_R' = t_R - t_M \tag{19-5}$$

由于组分在色谱柱中的保留时间 t_R 包含了组分随流动相通过柱子所需的时间和组分在固定相中滞留所需的时间,所以 t_R' 实际上是组分在固定相中保留的时间。

保留时间是色谱法定性的基本依据,但同一组分的保留时间常受到流动相流速的影响,因此有时用保留体积来表示保留值。

(二)保留体积

1. 死体积 V_M

死体积系指色谱柱内固定相颗粒间所剩余的空间、色谱仪中管路和连接头间的空间及检测器的空间的总和。当后两项很小可忽略不计时,死体积可由死时间与流动相的流速 F_C（mL/min）计算,即

$$V_M = t_M F_C \tag{19-6}$$

2. 保留体积 V_R

指从进样到被测物质在柱后出现浓度极大点所通过的流动相体积。保留体积与保留时间的关系为

$$V_R = t_R \cdot F_C \tag{19-7}$$

3. 调整保留体积 V_R'

某组分的保留体积扣除死体积后就是该组分的调整保留体积,即

$$V_R' = V_R - V_M = t_R' \cdot F_C \tag{19-8}$$

(三)相对保留值 $r_{i,s}$

某一组分 i 的调整保留值与标准物 s 的调整保留值之比,称为组分 i 对标准物 s 的相对保留值 $r_{i,s}$

$$r_{i,s} = \frac{t_{R_i}'}{t_{Rs}'} = \frac{V_{R_i}'}{V_{Rs}'} = \frac{K_i}{K_s} \tag{19-9}$$

$r_{i,s}$ 仅随柱温及固定相变化。当柱温、固定相不变时,即使柱径、柱长、流动相流速有所改

变, $r_{i,s}$ 值仍保持不变, 故可作为色谱定性分析的参数。

从以上色谱流出曲线可以得到许多重要信息:

(1)根据色谱峰的个数,可以判断试样中所含组分的最少个数。

(2)根据色谱峰的保留值,可以对组分进行定性分析。

(3)根据色谱峰的面积或峰高,可以对组分进行定量分析。

(4)利用色谱峰的保留值及区域宽度,可评价柱效。

(5)根据色谱峰间的距离,可评价色谱条件的选择是否合理。

七、分配系数和容量因子

(一)分配系数(K)

组分在固定相和流动相之间发生的吸附、脱附和溶解、挥发的过程,叫做分配过程。色谱分离是基于组分在两项中的分配情况不同,可用分配系数(partition coefficient)描述。分配系数是在一定温度和压力下,组分在固定相和流动相中平衡浓度的比值,用 K 表示

$$K = \frac{C_s}{C_m} \tag{19-10}$$

式中: C_s 为组分在固定相中的浓度(g/mL), C_m 为组分在流动相中的浓度(g/mL)。

分配系数是由组分、固定相和流动相的热力学性质决定的,它是每一个组分的特征值。它与两相性质和温度有关,与两相体积、柱管特性及所使用仪器无关。同一条件下,如两组分的 K 值相等,则色谱峰重合。若两组分 K 值不同,则 K 小的组分在流动相中浓度大,先流出色谱柱;反之,则后流出色谱柱。

(二)容量因子(k)

容量因子(capacity factor)又称分配比,表示在一定温度和压力下,两相平衡时,组分在两相中的质量比,用 k 表示

$$k = \frac{m_s}{m_m} \tag{19-11}$$

式中, m_s 为组分在固定相中的质量; m_m 为组分在流动相中的质量。分配系数与容量因子的关系式如下:

$$k = \frac{C_s \cdot V_s}{C_M \cdot V_M} = K \cdot \frac{V_s}{V_m} = \frac{m_s}{m_m} \tag{19-12}$$

$$K = k \cdot \frac{V_m}{V_s} = k \cdot \beta \tag{19-13}$$

式中 β 称为相比率,它是反映各种色谱柱柱型特点的一个参数。例如对填充柱,其 β 值一般为 6～35;对毛细管柱,其 β 值一般为 60～600。

不难理解,组分在两相中的质量比(k)应等于组分在固定相中停留的时间与在流动相中的

停留时间之比,即

$$k = \frac{t_R - t_M}{t_M} = \frac{t_R'}{t_M} \qquad (19\text{-}14)$$

可见 k 数值可据上式直接由色谱图数据求得。从式 19-14 还可得到

$$t_R = t_M(1 + k) \qquad (19\text{-}15)$$

式 19-15 表示保留时间与容量因子的关系。可见,组分的容量因子越大,则保留时间越长。

八、容量因子与保留因子(R')的关系

对于真正的动态平衡来说,一个样品分子在流动相中出现的几率,即在流动相中停留的时间分数,以 R' 表示。对于大量分子而言,它与存在于流动相中质量数的分数有关。则

$$R' = \frac{\text{溶质在流动相中的分子数}}{\text{溶质分子的总数}}$$

当 $R' = 1$ 时,溶质全部随流动相前移,不能进入固定相,不被保留;当 $R' = 0$ 时,溶质全部在固定相,不随流动相前移。可见 R' 在 $0 \sim 1$ 之间,它可以衡量溶质被保留的情况,所以又称保留因子(R')。

$$R' = \frac{C_m V_m}{C_m V_m + C_s V_s} = \frac{V_m}{V_m + \frac{C_s}{C_m} V_s}$$

$$= \frac{1}{1 + K \frac{V_s}{V_m}} = \frac{1}{1 + k} \qquad (19\text{-}16)$$

由式 19-15 和式 19-16 得

$$t_R = \frac{t_m}{R'} = t_m(1 + k) \qquad (19\text{-}17)$$

此式说明,在给定的条件下,容量因子(k)越大,或保留因子(R')越大,溶质的保留时间(t_R)越长。

第三节   色谱法基本理论

一、塔板理论

塔板理论是把色谱柱假想成一个精馏塔,由许多塔板组成,在每个塔板上,组分在两相间瞬时达成一次分配平衡。经过多次分配平衡后,各组分由于分配系数不同而得以分离。分配系数小的组分先到达塔顶(相当于先流出色谱柱)。当塔板数足够多时,色谱流出曲线(色谱峰)可用高斯分布表示:

$$C = \frac{C_0}{\sigma\sqrt{2\pi}} \cdot e^{-\frac{(t-t_R)^2}{2\sigma^2}} \tag{19-18}$$

式中：C 为时间 t 时组分的浓度；C_0 为进样浓度（相当于色谱峰面积）；t_R 为保留时间；σ 为标准偏差。

当 $t = t_R$ 时，此时浓度最大，用 C_{max} 表示。

$$C_{max} = \frac{C_0}{\sigma\sqrt{2\pi}} \tag{19-19}$$

C_{max} 即流出曲线上的峰高，也可用 h_{max} 表示。将 h_{max} 及 $W_{1/2} = 2.355\sigma$ 代入式 19-19 得

$$C_0 = \frac{\sqrt{2\pi}}{2.355} \cdot W_{1/2} \cdot h_{max} \tag{19-20}$$

式中 C_0 即为色谱峰面积 A。

$$A = 1.065 \times W_{1/2} \times h_{max} \tag{19-21}$$

假设色谱柱长为 L，每达到一次分配平衡所需的柱长为 H（塔板高度），则理论塔板数（n）为

$$n = \frac{L}{H} \tag{19-22}$$

标准偏差（σ）是对峰宽的评价，反映柱效的高低，与塔板高度（H）、柱长（L）的关系为

$$H = \frac{\sigma^2}{L} \tag{19-23}$$

由上式看出，当柱长 L 固定时，每次平衡所需的理论塔板高度 H 愈小，或者说峰宽越小（σ 小），则理论塔板数（n）就愈大，柱效率就愈高。理论塔板数的表达式为

$$n = \left(\frac{t_R}{\sigma}\right)^2 = 5.54\left(\frac{t_R}{W_{1/2}}\right)^2 = 16\left(\frac{t_R}{W}\right)^2 \tag{19-24}$$

由上式可知，组分保留时间越长，峰形愈窄，理论塔板数愈大。因而 n 或 H 可作为描述柱效能的指标，高柱效有大的 n 值和小的 H 值。

若考虑到死时间的影响，n 和 H 不能确切地反映柱效，因此用 t_R' 代替 t_R 算出的理论塔板数称为有效理论塔板数（$n_{有效}$），理论塔板高度为有效理论塔板高度（$H_{有效}$）。

$$n_{有效} = \left(\frac{t_R'}{\sigma}\right)^2 = 5.54\left(\frac{t_R'}{W_{1/2}}\right)^2 = 16\left(\frac{t_R'}{W}\right)^2 \tag{19-25}$$

$$H_{有效} = \frac{L}{n_{有效}} \tag{19-26}$$

塔板理论在解释流出曲线的形状、浓度极大点的位置及计算评价柱效等方面都取得了成功。但塔板理论是半经验性理论，它的某些假设不完全符合色谱的实际过程。例如，纵向扩散是不能忽略的，色谱过程也不可能达到真正的平衡状态。因此，它只能定性地给出塔板高度的

概念,不能找出影响塔板高度的因素,也不能解释峰形展宽(扩张)的原因。

二、速率理论

1956 年荷兰学者 Van Deemter 等在研究气液色谱时,提出了色谱过程动力学理论-速率理论。

他们吸收了塔板理论中板高的概念,并充分考虑了影响塔板高度的动力学因素,导出了塔板高度 H 和载气线速度 u 的关系。Van Deemter 方程(或称速率方程)的数学简化式为

$$H = A + \frac{B}{u} + Cu \qquad (19\text{-}27)$$

式中:u 为载气的线速度;A、B、C 为常数,分别代表涡流扩散项系数、分子扩散项系数、传质阻力项系数。从速率方程及图 19-3 可清楚地看到流速对柱效的影响,当 u 小时,B/u 项大,Cu 项小;当 u 大时,B/u 项小,Cu 项大,因此,只有 u 最佳,才能使 H 较小。

从式 19-22 和图 19-3 还可看出,当 u 为最佳时,要使 H 足够小,还与 A、B、C 三项中各参数有关,只有 A、B、C 较小时,H 才能小,柱效才会高。

最小塔板高度 $H_{\min}$ 和最佳线速 u_{opt} 可通过对式 19-27 微分,并令其等于 0,求得

$$\frac{dH}{du} = -\frac{B}{u^2} + C = 0$$

则 H 的极小值为 $H_{\min} = A + 2\sqrt{BC}$ $\quad$ (19-28)
此时的载气最佳流速

$$u_{\text{opt}} = \sqrt{\frac{B}{C}} \qquad (19\text{-}29)$$

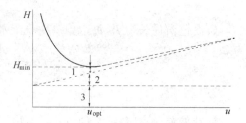

图 19-3 塔板高度-流速曲线
1. B/u;2. Cu;3. A

(一)涡流扩散项 A

涡流扩散项亦称多径项,它是因气流碰到填充物颗粒时,不断改变流动方向,使组分在流动相中形成紊乱的类似涡流的流动。由于填充物颗粒大小的不同及填充物的不均匀性,使组分在流动相中路径长短不一,因此,同时进入色谱柱的组分到达色谱柱出口所用的时间也不相同,使谱峰扩张,如图 19-4 所示

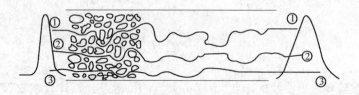

图 19-4 涡流扩散对峰扩张的影响

$$A = 2\lambda d_p \tag{19-30}$$

式中:λ 为常数项,称为填充不规则因子,与填料颗粒均匀度及填充均匀性有关;d_p 为填充物的平均颗粒直径(cm)。

A 与 λ、d_p 有关,一般用较小颗粒填料比用较大颗粒易得到均匀的填充。填充均匀性与柱内径大小也有关,用中等内径(2~5mm)柱易获得均匀柱床。A 与载气性质、线速度和组分性质无关。

对于空心毛细管柱,因无填充物,不存在涡流扩散,故 $A=0$。

(二)分子扩散项 B/u

分子扩散项亦称纵向扩散项,其中 B 为分子扩散系数。它使谱带展宽的情况如图 19-5 所示。

$$B = 2rD_g \tag{19-31}$$

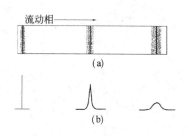

式中,r 为气相色谱的弯曲因子,D_g 为组分在气相中的扩散系数(单位为 cm/s)。r 与填充物有关,空心毛细管柱中,$r=1$;填充柱中,由于填料的阻碍,使扩散程度降低,$r<1$。硅藻土担体,$r=0.5\sim0.7$。

由于组分被载气带入色谱柱后,是以"塞子"的形式存在于色谱柱中。由于塞子前后存在着纵向浓度梯度,从而使组分沿纵向产生扩散。

D_g 与组分的性质、载气的性质、温度、压力等有关。D_g 与载气分子量的平方根成反比;温度升高,D_g 增大。因此,为了减小分子扩散项,可采用较高的载气流速,使用相对分子量较大的载气,控制较低的柱温。

图 19-5　纵向分子扩散使峰扩张
(a)柱内组分浓度分布;(b)相应的色谱峰形

(三)传质阻力项 Cu

Cu 包括气相传质阻力和液相传质阻力。

$$C=C_g+C_l \tag{19-32}$$

式中 C 为传质阻力系数,C_g 为气相传质阻力系数,C_l 为液相传质阻力系数。

气相传质过程是指试样组分从气相移动到固定相的过程,这一过程中试样组分将在两相间进行质量交换,即进行浓度分配。有的分子还来不及进入两相界面,就被气相带走;有的则进入两相界面又来不及返回气相,这样使得试样在两相界面上不能瞬间达到分配平衡,引起滞后现象,由此引起色谱峰扩张。对于填充柱气相传质阻力系数为

$$C_g = \frac{0.01k^2}{(1+k)^2} \cdot \frac{d_p^2}{D_g} \tag{19-33}$$

由上式可知,气相传质阻力与填充物粒度 d_p 的平方成正比,与组分在载气中的扩散系数 D_g 成反比。因此,为了减小 C_g,提高柱效,可选用粒度小的填充物及分子量小的气体作载气。与气相传质阻力一样,在气液色谱中,液相传质阻力也会引起色谱峰的扩张。液相传质阻力是

指组分分子从气液界面到液相(固定相)内部并发生质量交换,达到分配平衡,然后又返回气液界面的传质过程。此过程需一定时间。与此同时,气相中组分随载气不断向柱出口方向运动,引起峰形扩张(见图 19-6)。液相传质阻力系数 C_l 为

$$C_l = \frac{2}{3} \cdot \frac{k}{(1+k)^2} \cdot \frac{d_f^2}{D_l} \tag{19-34}$$

式中 d_f 为固定相液膜厚度;D_l 为组分在液相的扩散系数。

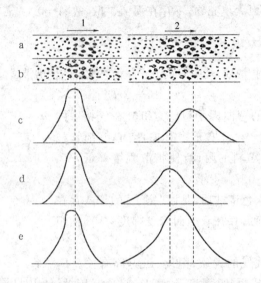

图 19-6 传质阻抗对色谱峰扩张的影响

1. 无液相传质阻抗;2. 有液相传质阻抗

a. 流动相;b. 固定相;c. 流动相中组分的分布;

d. 固定相中组分的分布;e. 色谱峰扩张

由上式可见,减小固定液膜厚度 d_f,增大组分在液相中的扩散系数 D_l,可以降低 C_l,但 k 随之变小,又会使 C_l 增大。当固定液含量一定时,液膜厚度随载体的比表面积增加而降低。因此,常采用比表面积较大的载体来降低液膜厚度。但比表面积太大,由于吸附会造成拖尾峰,也不利于分离。虽然提高柱温可增大 D_l,但会使 k 减小。为了保持适当的 C_l 值,应控制适宜的柱温。应当指出的是,当固定液含量较多、液膜较厚、载气又在中等的线速下时,H 主要受 C_l 的影响。此时 C_g 数值很小,可以忽略。然而,当采用低固定液含量柱和载气高线速进行分析时,气相传质阻力就会成为影响 H 的重要因素。

由上述情况可以看出:速率方程对于分离条件的选择具有指导意义。它可以说明,色谱柱填充均匀程度、担体粒度、载气种类、流速、柱温和固定液膜厚度等对柱效、峰扩张的影响。

三、分离度

分离度是指相邻两组分保留时间之差与两组分基线宽度平均值的比值,用 R 表示

$$R = \frac{t_{R_2} - t_{R_1}}{1/2(W_1 + W_2)} = \frac{2(t_{R_2} - t_{R_1})}{W_1 + W_2} \tag{19-35}$$

式中 t_{R_1}、t_{R_2}，分别为相邻两组分的保留时间，W_1、W_2 分别为两组分峰宽，如图 19-7。

R 值越大，表明相邻两组分分离越好。一般来说，当 $R<1$ 时，两峰有部分重叠；当 $R=1$ 时，分离程度可达 98%；当 $R=1.5$ 时，分离程度达 99.7%。通常用 $R=1.5$ 作为相邻两组分完全分离的标志。

四、色谱分离方程式

分离度 R 的定义并没有反映影响分离度的因素。实际上，分离度还受柱效 (n)、选择因子 (α) 和容量因子 (k) 三个参数的控制。选择因子是指难分离物质对的调整保留值之比。

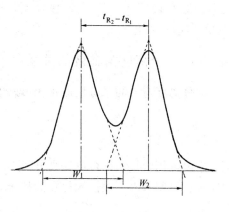

图 19-7 分离度的计算示意图

$$\alpha = \frac{t_{R_2}'}{t_{R_1}'} = \frac{k_2}{k_1} = \frac{K_2}{K_1} \tag{19-36}$$

对于难分离物质对，由于它们的分配系数差别小，可合理地近似 $k_1 \approx k_2 = k$，$W_1 \approx W_2 = W$
由式 19-35 得

$$R = \frac{2(t_{R_2}' - t_{R_1}')}{W_1 + W_2} = \frac{t_{R_2}' - t_{R_1}'}{W}$$

$$W = \frac{(t_{R_2}' - t_{R_1}')}{R} \tag{19-37}$$

将式 19-37 代入式 19-25，并将式 19-36 代入，得

$$n_{有效} = 16\left(\frac{t_{R_2}' \cdot R}{t_{R_2}' - t_{R_1}'}\right)^2 = 16R^2\left(\frac{\alpha}{\alpha - 1}\right)^2 \tag{19-38}$$

从式 19-24 和式 19-25 可得

$$n_{有效} = \left(\frac{k}{1+k}\right)^2 \cdot n \tag{19-39}$$

将上式整理后得色谱分离基本方程式

$$R = \frac{\sqrt{n}}{4} \cdot \left(\frac{\alpha - 1}{\alpha}\right) \cdot \left(\frac{k}{k+1}\right) \tag{19-40}$$

$$(a) \quad (b) \quad (c)$$

$$或 \quad R = \frac{\sqrt{n_{有效}}}{4} \cdot \left(\frac{\alpha - 1}{\alpha}\right) \tag{19-41}$$

在式 19-40 中,(a)项为柱效项,(b)项为柱选择项,(c)项为容量因子项,分离度与 (a)、(b) 、(c)三项有关。

(一)分离度与柱效的关系

分离度与 n 的平方根成正比,增加柱长可改进分离度,即

$$\left(\frac{R_1}{R_2}\right)^2 = \frac{n_1}{n_2} = \frac{L_1}{L_2} \tag{19-42}$$

可见用较长的柱可以提高分离度,但延长了分离时间,将引起峰扩张,因此用提高分离度的方法可制备出一根性能优良的柱子,通过降低板高来提高分离度。

(二)分离度与选择因子的关系

由基本色谱方程式(19-40)判断,当 $\alpha = 1$ 时,$R = 0$,两组分是无法分离的。显然 α 大,选择性好,两组分容易分离。如 α 值为 1.10 时,获得分离度为 1.0 的色谱柱的有效理论塔板数为 1900,但是 α 增至 1.15,在同一柱上的分离度就可超过 1.5 以上。一般通过改变固定相和流动相性质和组成或降低柱温,可有效增大 α 值。

(三)分离度与容量因子的关系

容量因子 k 值增大时,对 R 有利。当 $k > 10$ 时,$\frac{k}{k+1}$ 的改变不大,对 R 改进不明显,故 k 值最佳范围是 $1 < k < 10$,这样,既可得到较大的 R 值,又可减少分析时间和峰的扩展。对于 GC,通过改变柱温,可选择合适的 k 值,以改进分离度。而对于 LC,只要改变流动相的组成,就能有效控制 k 值,从而改善分离度。

在实际中,基本色谱方程式是很有用的公式,它将柱效、选择因子、分离度三者的关系联系起来了,知道其中两个指标,就可计算第三个指标。

例 有一根 1m 长的柱子,分离组分 1 和 2,色谱图数据为:$t_M = 50s$,$t_{R_1} = 450s$,$t_{R_2} = 490s$,$W_1 = W_2 = 50s$。若欲得到 $R = 1.2$ 的分离度,有效塔板数应为多少?色谱柱要多长?

解:

选择因子
$$\alpha = \frac{t_{R_2}}{t_{R_1}} = \frac{490 - 50}{450 - 50} = 1.1$$

分离度
$$R = \frac{2(t_{R_2} - t_{R_1})}{W_1 + W_2} = \frac{2 \times (490 - 450)}{50 + 50} = 0.8$$

由式 19-25 求有效塔板数
$$n_{\text{有效}} = 16\left(\frac{t_{R_2'}}{W}\right)^2 = 16 \times \left(\frac{490 - 50}{50}\right)^2 = 1239(\text{块})$$

由式 19-38 得

$$n_{需要}=16\times R^2\times\left(\frac{\alpha}{\alpha-1}\right)^2=16\times(1.2)^2\times\left(\frac{1.1}{0.1}\right)^2=2788(块)$$

因此,欲使分离度达到1.2,需要有效塔板数2788块,则所需柱长为

$$L=\frac{2788}{1239}\times1=2.25(m)$$

习　题

1. 色谱法中,哪些参数可用于定性? 哪些参数可用于定量?

2. 评价色谱柱效常用哪些参数?

3. 论述影响柱效的原因有哪些?

4. 什么是分离度? 如何提高分离度?

5. 用3m的填充柱,分离两个组分的色谱图如下:

(1)用组分2计算色谱柱的理论塔板数n及塔板高度H;

(2)计算$t_{R_2}{}'$及$t_{R_1}{}'$;

(3)计算组分2的有效理论塔板数及有效塔板高度;

(4)使两组分分辨率为1.5,柱子长度最短需多少?

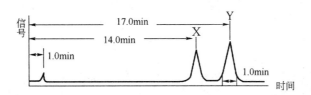

$[(1)4624,6.49\times10^{-2}cm;(2)16.0min,13.0min;(3)4096,7.32\times10^{-2}cm;(4)75.0cm]$

6. 在一根理论塔板数为8100的色谱柱上,测得异辛烷和正辛烷的调整保留时间为800s和815s,设$(k+1)/k\approx1$,试问:

(1)上述两组分在此柱上的分辨率是多少?

(2)假定调整保留时间不变,使$R=1.5$,所需要的塔板数是多少?

$[(1)0.414 ;(2)106277块]$

7. 某色谱柱长为1m,已知某组分在此柱上峰的底宽为40s,保留时间为400s,计算此柱的理论塔板数及塔板高度。

(1600块,0.625mm)

8. 某色谱柱长100cm,流动相流速为0.1cm/s,已知组分A的洗脱时间为40min,求t_M及组分A的k为多少?

(16.67min,1.40)

9. 在某气液色谱柱上组分A流出需15.0min,组分B流出需25.0min,而不溶于固定相的

物质 C 流出需 2.0min,计算:

(1)B 组分对于 A 组分的相对保留时间是多少?

(2)A 组分对于 B 组分的相对保留时间是多少?

(3)组分 B 在柱中的容量因子是多少?

[(1)1.77;0.57;(3)11.5]

10. 在某色谱分析中得到下列数据:保留时间(t_R)为 5.0min,死时间(t_M)为 1.0min,固定相体积(V_s)为 2.0mL,柱出口载气流速(F_C)为 50mL/min,试计算:

(1)容量因子 k;

(2)死体积 V_m;

(3)分配系数 K;

(4)保留体积 V_R;

(5)调整保留体积 V_R'。

[(1)4.0;(2)50mL;(3)100;(4)250mL;(5)200mL]

第二十章

经典液相色谱法

经典液相色谱法包括经典柱色谱法和平面色谱法,是在常压下靠重力或毛细作用输送流动相的色谱方法。经典色谱法与现代色谱法的区别主要在于输送流动相方式、固定相种类和规格、分离效能、分析速度和检测灵敏度等方面。现代色谱法灵敏度高,分离效率高。但经典色谱法也有许多优点,设备简单,操作方便,分析速度快,在药物研究、食品化学、环境化学、临床化学、法检分析及化学化工等行业都有广泛的应用。特别是在天然药物的分离研究及定性鉴别等方面发挥着独特的作用,是鉴别中药的主要手段之一。

第一节　吸附色谱法

一、基本原理

(一)吸附与吸附平衡

吸附是吸附剂、溶质、溶剂分子三者之间的复杂相互作用。对每一种溶质而言,在给定的色谱条件(吸附剂、洗脱剂、温度)下,洗脱过程是洗脱剂分子与吸附的溶质分子发生竞争吸附的过程,存在着一个吸附和解吸的动态平衡,即有一吸附平衡常数 K。K 值表示溶质在固定相和流动相中的浓度比:

$$K = \frac{溶质在固定相中的浓度}{溶质在流动相中的浓度} = \frac{C_s}{C_m} \tag{20-1}$$

不同的溶质有不同的 K 值,一个组分的色谱特性完全由吸附平衡常数 K 决定。K 值大,说明该物质被吸附得牢,在固定相中停留时间长,在柱中移动速度慢;如果 $K=0$,就意味着溶质不能进入固定相而随流动相迅速流出。要使混合物中各个组分实现相互分离,则它们的 K 值相差必须足够大,且 K 值相差越大,各组分越容易彼此分离。因此,应根据被分离物质的化学结构和性质(极性)选择适当的固定相和流动相,就可以使混合物中各组分完全分离。

(二)吸附等温线

吸咐等温线(absorption isotherm)是指在一定温度下,某一组分在固定相和流动相之间达到平衡时,以组分在固定相中的浓度 C_s 为纵坐标,以组分在流动相中的浓度 C_m 为横坐标得到的曲线。等温线的形状是重要的色谱特性之一,它有三种类型:线型、凸型和凹型。通常在低浓度时,每种等温线均呈线型,而高浓度时,等温线则呈凸型或凹型。

1. 线型吸附等温线

当吸附平衡常数 K 一定时,其吸附等温线为线型,即达到平衡时,组分在固定相中的浓度 C_s 与其在流动相中的浓度 C_m 成正比($C_s = KC_m$),直线的斜率为 K。线型吸附等温线是理想的等温线,在特定的色谱条件下,每一种溶质的平衡常数 K 与溶液的浓度无关。线型吸附等温线具有的基本色谱特性是流出曲线呈对称形。如图 20-1A 所示。

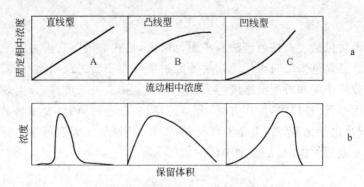

图 20-1　吸附等温线的形状和色谱峰形

A. 线型;B. 凸型;C. 凹型

a. 吸附等温线;b. 相应的洗脱峰型

必须指出,只有当流动相中溶质浓度极小,或在无限稀释的理想情况下,吸附等温线才呈线型。保留值参数(如 t_R、V_R 或 K)和塔板高度 H 不受样品量的影响。

2. 非线型吸附等温线

在几乎所有的实际情况下,吸附等温线都有些弯曲而呈非线型。一般液-固吸附色谱系统大多呈现凸形吸附等温线。

吸附等温线呈非线型的原因很复杂,其中主要原因之一是固体吸附剂表面的不均一性。例如硅胶表面上有几种吸附能力不同的吸附点位,不同溶质在不同的吸附点位上的吸附平衡常数不同,溶质分子总是先占据强的吸附点位(K 值大),所以 K 值总是在强吸附点位被饱和后随着溶质浓度的增加而逐渐减小,从而使吸附等温线多数呈凸型,如图 20-1B 所示,即随着流动相中溶质浓度的增大相对吸附量缓慢减小,t_R 变小,而色谱流出峰的极大值向组分谱带的前沿移动,导致峰形拖尾。

凸型吸附等温线表明,溶质的吸附能力较强,并易于取代吸附剂表面上所吸附的溶剂。有时会见到溶质在低浓度不易被吸附,到一定浓度后则吸附能力明显增强,此时吸附等温线呈凹型,如图 20-1C 所示。

因此,为了保证流出曲线的对称性,防止拖尾,在色谱分析中就应该控制溶质的量,每种色谱方法有一定的线性范围,超出了这一范围,不对称峰就会出现。

二、吸附剂

吸附色谱法对吸附剂有下面几点基本要求:① 有较大的表面积,有足够的吸附能力,但对不同物质其吸附能力又不一样;② 与洗脱剂、溶剂及样品不起化学反应,并在所用溶剂和洗脱剂中不溶解；③ 粒度均匀，粒度要细。

（一）常用的吸附剂

吸附剂可分为有机和无机两大类。有机类有活性炭、淀粉、菊糖、蔗糖、乳糖、聚酰胺以及纤维素等；无机类有氧化铝、硅胺、氧化镁、硫酸钙、碳酸钙、磷酸钙、滑石粉、硅藻土等。其中以硅胶和氧化铝、聚酰胺较为常用。

1. 硅胶

色谱用硅胶常以 $SiO_2 \cdot XH_2O$ 表示，是多孔性的硅氧（ $—Si—O—Si—$ ）交链结构。其骨

架表面的硅醇（ $—Si—OH$ ）基，能吸附大量水分，这种表面吸附水称为"结合水"，加热至

$105℃～110℃$ 左右能除去，除去的水分越多，吸附能力越强。硅胶的活性与含水量有关，"结合水"高达 17% 以上时，吸附能力降低。硅醇基有两种形式，一种是游离羟基（Ⅰ），另一种是键合羟基（Ⅱ），当硅胶加热到 200℃ 以上时，失去水分，使表面羟基变为硅醚结构（Ⅲ），后者为非极性，不再对极性化合物有选择性保留作用而失去色谱活性。

硅胶表面羟基一般作为质子给予体，通过氢键形式将溶质吸附在硅胶表面。由于硅胶具有弱酸性，所以选择性地保留胺类和其他碱性化合物。

硅胶分离效率的高低与其粒度、孔径及表面积等几何结构有关。薄层用硅胶的技术参数见表 20-1。

表 20-1　　　　　　　　　　　　　　**薄层用硅胶的技术参数**

参　　数	范　　围	典　型　值
密度（g/cm²）	0.3～0.5	0.4
比表面积（m²/g）	400～600	500
孔径（Å）	20～150	60
pH	5～7	7.0
粒度（μm）	10～50	40

2. 氧化铝

氧化铝为一种吸附力较强的吸附剂，具有分离能力强、活性可以控制等优点。色谱用氧化铝有碱性、中性和酸性三种。

碱性氧化铝（pH9～10）适用于碱性和中性化合物的分离。

中性氧化铝(pH7.5)适用范围广,凡是酸性、碱性氧化铝可以使用的,中性氧化铝也都适用。尤其适用于分离生物碱、挥发油、萜类、甾体、蒽醌以及在酸碱中不稳定的苷类、酮、内酯等成分。

酸性氧化铝(pH5～4)适用于分离酸性化合物,如有机酸、酸性色素及某些氨基酸、酸性多肽类以及对酸稳定的中性物质。

(二)吸附剂的活性

吸附剂的活性和含水量有一定的关系。含水量愈高,其吸附活性愈低,活性级数愈大,吸附力就愈弱。反之亦然,含水量愈低,其活性愈高,活性级数愈小,吸附力就愈强,如表20-2所示。故吸附剂使用前必须先经过活化处理。在一定温度下,加热除去水分以增强活性的过程称之为活化。反之,加入一定量水分便可使其活性降低,亦称为失活或减活。

表 20-2   硅胶、氧化铝含水量与活性的关系

硅胶含水量(%)	活性级别	氧化铝含水量(%)
0	I	0
5	II	3
15	III	6
25	IV	10
38	V	15

同一种吸附剂,如果制备和处理方法不同,吸附剂的吸附性能相差较大,使分离结果的重现性也较差。因此应尽量采用相同的批号与同样方法处理的吸附剂。

分离极性小的物质,一般选用吸附活性大的吸附剂,反之,分离极性大的物质则应选用活性小的吸附剂。

三、色谱条件的选择

极性较大的化合物可以比较强地从溶液中被吸附剂吸附,需要极性较大的洗脱剂才能洗脱下来。常见化合物按其极性由小到大顺序为:

烷烃＜烯烃＜醚＜硝基化合物＜二甲胺＜酯类＜酮类＜醛类＜硫醇＜胺类＜酰胺类＜醇类＜酚类＜羧酸类。

常用溶剂的极性顺序为:石油醚＜环己烷＜四氯化碳＜三氯乙烯＜苯＜甲苯＜二氯甲烷＜乙醚＜氯仿＜乙酸乙酯＜丙酮＜正丁醇＜乙醇＜甲醇＜水＜乙酸等。

选择色谱分离条件时,必须从吸附剂、被分离物质、流动相(展开剂)三方面综合考虑。现用图来表示这三者之间的关系和流动相的选择原则。如图20-2所示。

也可用点滴实验法选择展开剂。将要被分离的物质的溶液间隔地点在薄层板上,待溶剂挥干后,用吸满不同展开剂的毛细管点到不同样品点的中心。借毛细管作用,展开溶剂从圆心向外扩展,这样就出现了不同的圆心色谱,经过比较就可以找到最合适的展开剂及吸附剂。如图20-3所示,苯是最合适的展开剂。

上述仅为一般原则,具体应用时尚须灵活掌握,往往需要通过实验以寻求最适宜的条件。尤其对样品中化学性质相近似的各组分仅采用单一洗脱剂,往往不易获得较好的分离效果。

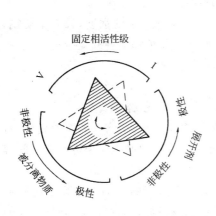

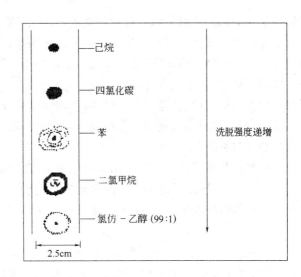

图 20-2 被分离组分、吸附剂、展开剂关系图　　　　图 20-3 点滴实验法

为了提高分离能力,有时需要采用两种或两种以上的溶剂按一定比例组成流动相,使用混合溶剂可以调整流动相的极性、酸碱性、互溶性和黏度,这样才能达到混合物相互分离的目的。

四、操作方法

(一)柱色谱

1. 色谱柱的制备

常用的柱体有玻璃柱、石英柱及尼龙柱。其规格根据被分离物质的情况而定,内径与柱长的比例,一般在 1∶10～20 之间,如有特殊需要,为了提高分离效率可采用细长型色谱柱,如欲从溶液中吸去某种成分或滤去不溶物以及使用活性炭脱色时滤去细微的活性炭颗粒,可采用短粗色谱柱。吸附剂的颗粒大小一般应在 100～200 目。吸附剂的用量应根据被分离的样品量而定,氧化铝用量为样品重量的 20～50 倍,对于难分离化合物氧化铝用量可增加至 100～200 倍,如果用硅胶作固定相其比例一般为 1∶30～60,如为难分离化合物,可高达 1∶500～1000。

(1)**玻璃柱**　填装的要求是填装均匀,且不能有气泡,若松紧不一致则分离物的移动速度不规则,影响分离效果。装柱时首先将玻璃柱垂直地固定于支架上(管下端塞有少量棉花或带有玻璃砂芯滤板),以保持一个平整的表面,有助于分离。

干装法　将吸附剂均匀地倒入柱内,中间不应间断,通常在管上端放一玻璃漏斗,使吸附剂经漏斗成一细流,慢慢加入管内。必要时轻轻敲打色谱柱使填装均匀,尤其在装较粗的色谱柱时更应细心。柱装好后,可剪一直径大小适合的滤纸放入吸附剂上面,防止倒入样品或洗脱剂时将吸附剂冲起,再打开下端活塞,然后沿管壁轻轻倒入溶剂,待吸附剂湿润后,要注意柱内必须没有气泡,如有气泡可再加溶剂并在柱的上端通入压缩空气,使气泡随溶剂由下端流出。

湿装法　先将准备使用的洗脱剂装入管内,然后把吸附剂(或将吸附剂以相同洗脱剂拌湿后)慢慢连续不断地倒入柱内,此时应将管下端活塞打开,使洗脱剂慢慢流出。吸附剂慢慢沉于管的下端,待加完吸附剂后,继续使洗脱剂流出,直到吸附剂的沉降不再变动。此时吸附剂上面加少许棉花或直径与柱内径大小合适的滤纸片,将多余的洗脱剂放出,至吸附剂上面的洗脱剂将尽时,把被分离样品的溶剂轻轻加于柱顶部,开始洗脱。

(2)尼龙柱　用于色谱分离的尼龙柱,应具备下列条件:①应有一定的强度,且易于切割;②对有机溶剂呈惰性,且能用手工热封;③能透过紫外线,便于将无色物质在柱上定位。

填充时将一端封闭,底部塞入玻璃棉并打上小孔,装匀即可。

2. 加样与洗脱

首先将被分离样品溶于一定体积的溶剂中,选用的溶剂极性应低,体积要小。

上样前,应将柱上端的溶剂放出至近吸附剂表面。沿管壁加入样品溶液,溶液加完后,打开活塞使液体慢慢放出,至液面与吸附剂面相齐,必要时再用少量溶剂冲洗原来盛有样品的容器,全部加入色谱柱内,开始收集流出的洗脱液。

在洗脱时,用分液漏斗连续不断地加入洗脱剂,并保持一定高度的液面。在收集洗脱液时,应采用等份收集。将收集液用薄层色谱或纸色谱定性检查,根据检查结果,将成分相同的洗脱液合并,回收溶剂,得到某单一成分。如为几个成分的混合物,可再用其他方法进一步分离。

3. 检出

可以通过分段收集流出液,采用相应的物理和化学方法进行检出。常用的检出方法很多,如化学反应法、TLC 法及其他方法。

(二)薄层色谱

薄层色谱法(thin layer chromatography ,TLC)是近几十年发展起来的一种微量、快速、简便的分离分析技术。

薄层色谱法按分离机理可分为吸附、分配、离子交换、排阻色谱等;按薄板的分离效能,又可分为经典薄层色谱法(TLC)及高效薄层色谱法(high performance thin layer chromatography, HPTLC)两类。本节主要讨论应用最为广泛的吸附薄层色谱法。

薄层色谱有下列一些特点:①展开时间短,一般只需十几分钟到几十分钟即可获得结果;②分离能力较强,一块板可分离多达 20 个组分;③灵敏度高,通常使用的样品量为几至几十微克,甚至 $0.01\mu g$ 的样品也可检出;④显色方便,与纸色谱比较,TLC 可直接喷洒腐蚀性的显色剂(浓硫酸和浓盐酸等)进行显色(用淀粉和纤维素作黏合剂者除外);⑤所用仪器简单,操作方便;⑥既能分离大量样品,也能分离微量样品。

1. 薄层板的制备

(1)手工制板　手工制板一般分为不含黏合剂的软板及含黏合剂的硬板两种。软板疏松,操作不方便,目前很少使用,故在此不作介绍。

手工制板所用的玻璃板,除另有规定外,一般为 10cm×10cm,10cm×15cm,20cm×10cm 或 20cm×20cm 的 2mm 厚规格,要求板面平整,洗净后放置在薄层板放置架上备用。然后用手动或自动涂布器将已调好的固定相均匀地涂铺在玻璃板上。手动涂布器常因推进速度的不同,使薄层厚度不均匀,因此最好用自动涂布器。手动简易涂布器见图 20-4。

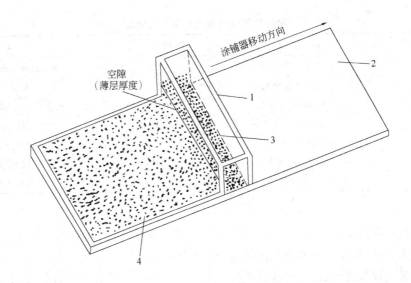

图 20-4　简易涂布器示意图

1.涂铺器；2.玻璃板；3.含黏合剂或不含黏合剂的吸附剂；4.涂铺过吸附剂的薄层

薄层自动铺板器集匀浆、制板功能为一体，可铺制不同规格的薄层板，制板厚度一般为 0.3、0.4、0.5 及 0.6mm 四种规格，以适应不同的需要。

制备含黏合剂的硬板，要先制备固定相的匀浆，由于固定相及黏合剂类型不同，匀浆时加水量也不同。不同类别薄层制备时用水量及活化条件见表 20-3。

表 20-3　　　　　　　　　　**各类薄层制备时的用水量及活化条件**

薄 层 类 别	固定相(g)：加水量(mL)	活 化 条 件
硅胶 G	1：2～1：3	110℃　30min
硅胶　CMC-Na*	1：3(0.2%～0.5% CMC-Na 水溶液)	110℃　30min
硅胶 G　CMC-Na	1：3(0.2% CMC-Na 水溶液)	110℃　30min
氧化铝　G	1：2～1：2.5	110℃　30min
氧化铝-硅胶 G(1：2)	1：2.5～1：3	80℃30min 或 110℃　30min
硅胶-淀粉	1：2	105℃　30min
硅藻土　G	1：2	110℃　30min
纤维素	1：5	

* CMC-Na：羧甲基纤维素钠

调制固定相的匀浆时可将一定量的固定相按上表比例加入适量水或黏合剂，在研钵中或在匀浆器中调匀，倒入手动或自动涂布器中涂布。室温下阴干，活化后备用。定性定量分析时薄层厚度为 0.3～0.5mm，制备薄层厚度为0.5～2mm。

(2)预制板　预制板是由工厂生产出来的商品板，使用方便，涂布均匀，薄层光滑，牢固结实，分离效果及重现性好。品种繁多，规格齐全，能满足不同的分析要求。常见的预制板包装上的符号及含义见表 20-4。

表 20-4   薄层预制板包装上的符号及含义

符 号	含 义	符 号	含 义
G	石膏为黏合剂	C	薄层已被分成条带
H	无外加黏合剂	RP	反相
$F_{254,365}$	荧光指示剂激发波长	RP-8、RP-18	C-8、C-18 烷基改性
F_{254S}	抗酸性荧光指示剂	NH_2	氨基改性亲水层
40、60…	吸附剂平均孔径(Å)	CN	氰基改性固定相
R	特别纯化的	CHIR	手性固定相
P	制备用	W	水可湿性的

2. 点样

点样体积经典薄层一般为 $1\sim10\mu L$,高效薄层为 $100\sim500nL$,样品浓度一般在 $0.01\%\sim1.00\%$ 范围内,点样量大会造成斑点拖尾或分离不好。

点样形状一般为圆形点,点样基线距底边 $1.0\sim1.5cm$,点样直径为 $2\sim3mm$,高效薄层原点直径约为 $1mm$,要尽可能避免多次点样。点间距离可视斑点扩散情况而定。一般经典薄层为 $1\sim2cm$,高效薄层为 $0.5cm$。

常用的点样器具为定量毛细管(0.5、1、2、3、4、5 和 $10\mu L$)和铂铱合金毛细管($100nL$ 和 $200nL$),另一类是注射器式的可变体积微量点样器和毫微点样器。用手工点样时常用定量毛细管。点样时注意勿损伤薄层表面。

薄层点样示意图见图 20-5。

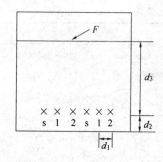

图 20-5 薄层点样示意图

s-对照品溶液;1.2-样品溶液;×-原点;d_1-点间距离;
d_2-原点与板底边距离;d_3-展距;F-溶剂前沿

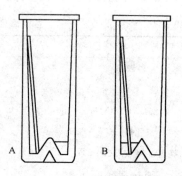

图 20-6 双底展开槽(上行展开)
A 饱和;B 展开

3. 展开

点样后的薄层,置密闭的玻璃槽(见图 20-6)中,用合适的展开剂展开。展开剂浸入薄层下端高度不应超过 $0.5cm$。点样处不可接触展开剂,展距一般为 $8\sim15cm$。硬板可以进行近水平、上行、下行、径向、楔形、双向、多次展开等。

对于样品成分复杂的混合物,可采用双向展开法,此法所用的薄层板是方形的,在薄层板的相邻两边分别划一条底线,相交于一点为原点,将试样溶液点于此原点(见图 20-7),先用一种溶剂沿着一个方向展开,完毕后取出。吹干展开剂。将薄层板转 90°,再放在另一种展开剂中进行第二次展开,这样对某些成分复杂的混合物可获得满意的分离结果。

点于同一薄层的同一物质的斑点,在色谱展开过程中,靠薄层边缘处斑点的 R_f 值与中心区域斑点的 R_f 值有所不同,此称边缘效应,如图 20-8 所示。产生边缘效应的薄层,其色谱多数呈凹形。

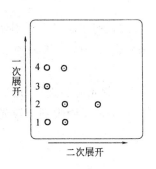

图 20-7　双向展开　　　　　　　　　　　　　图 20-8　边缘效应

边缘效应多数出现在极性强弱不等的混合溶剂展开系统中,用单一组分展开剂,边缘效应较为少见。薄层置于不饱和箱时,如果薄层板较大,展开时间较长,而展开剂挥发的速率不同,即当混合展开剂在薄层上移行时,由于被吸附剂吸附较弱的弱极性溶剂或沸点较低的溶剂,在薄层边缘较易挥发,从而使边缘部分溶剂极性比中心区大,因此,边缘斑点的 R_f 值大于中间

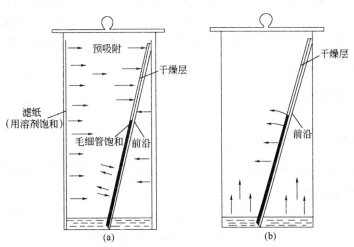

图 20-9　薄层展开时气相的影响

(a)饱和箱;(b)不饱和箱

的,又因薄层背面蒸气较稀薄,致使边缘处蒸气向背面移动,而边缘处蒸发掉的溶剂,由溶剂贮存器得到补充,边缘与中心区相比,有更多的展开剂沿边缘移动,溶质斑点也因此移动得高些。饱和及未饱和展开箱示意图见图 20-9。

为了减少边缘效应,可采取下列办法:①最好用较小体积的展开箱或将薄层在箱内放置一定时间,待溶剂蒸气达到饱和后再行展开;②在展开箱内壁贴上浸湿展开剂的滤纸条;③如采用 3cm 以下的狭小薄板,只点 2~3 个点时,也会减小边缘效应。

4.斑点的检出

(1)光学检出法

①化合物本身有色,在自然光下可直接观察斑点。

②有些化合物在可见光下不显色,但可吸收紫外光,且能发射更长波长的光而显示不同颜色的荧光斑点,故在紫外灯下显现不同颜色。紫外分析仪有短波型(254nm)和长波型(366nm)两种灯。不同的物质需用不同的检测波长。

③在可见紫外光下都不显色,也没有合适显色方法的化合物,可以用荧光薄层进行分离。化合物在紫外光灯下可在发亮的背景上显示暗斑。这是由于这些化合物减弱了吸附剂中荧光物质的紫外吸收强度,引起荧光的淬灭。

(2)试剂显色法

①喷雾显色:将显色剂用电动薄层喷雾器直接喷洒于硬板上,根据显色剂的不同,可直接显色或加热显色。一般选择能与被测化合物有专属性反应的各种试剂作为显色剂。有些化合物如果没有较灵敏的反应,也可以喷以硫酸使斑点炭化(采用 CMC-Na 黏合薄层时不适用)显色,或者用碘的氯仿溶液、碱性高锰酸钾和磷钼酸等通用显色剂。

②浸渍显色:也可用浸渍法处理薄层,使生成颜色稳定、轮廓清楚、灵敏度高的色斑。利用某些物质的蒸气与样品作用生成不同颜色或产生荧光,也可用于斑点的检出。

③蒸气检出法:多数有机化合物能吸附碘蒸气而显示黄色斑点。有些化合物遇碘蒸气后发生紫外吸收的变化或产生极强的荧光。挥发性的酸、碱,如盐酸、硝酸、浓氨水、乙二胺等蒸气也常用于斑点的检出。

五、定性与定量分析

(一)定性分析

在薄层色谱法中,常用比移值 R_f 来表示各组分在色谱中的位置。比移值 R_f(R_f 与 R' 具有相同的含义)的定义为:

$$R_f = \frac{\text{原点至斑点中心的距离}}{\text{原点至溶剂前沿的距离}} \tag{20-2}$$

原点至斑点中心的距离越接近溶剂前沿,则说明溶质在溶剂(流动相)中的分子数越大,不容易被固定相保留,R_f 值越大。

据式 19-16 可知,R_f 与分配系数 K 及容量因子 k 之间的关系为:

$$R_f = \frac{1}{1 + K\frac{V_s}{V_m}} = \frac{1}{1+k}$$

在给定条件下，R_f 值为常数，其值在 $0\sim1$ 之间。当 R_f 值为 0 时，表示化合物在薄层上不随溶剂的扩散而移动，仍在原点位置；R_f 为 1 时，表示溶质不进入固定相，即表示溶质和溶剂同步移动。一般要求 R_f 值在 $0.2\sim0.8$ 之间。

影响 R_f 值最重要的因素是吸附剂的性质与展开剂的极性和溶解能力。当应用同一种吸附剂和同一种展开系统时，被测物质的 R_f 值又受下列因素的影响：

1. 薄层厚度

厚度小于 0.2mm 时对 R_f 值的影响较大，厚度超过 0.2mm 时则可以认为没有影响，但不能超过 0.35mm。

2. 展开距离

展开距离最好固定，否则对 R_f 值也会有影响。展开距离加大时，有些物质 R_f 值会稍有增大，而有些物质又稍有减小。

3. 展开容器中展开剂蒸气的饱和度

如果展开容器中没有被展开剂的蒸气饱和，就可能产生边缘效应，影响 R_f 值。

4. 点样量

点样量过多时，会使斑点变大，甚至拖尾，R_f 值也会随之变化。

5. 薄层含水量

特别是黏合薄层板，如干燥不均匀，或其他原因使薄层各部分含水量不一致，就会影响 R_f 值。

此外，展开方式、薄层板浸入展开剂中的深度以及起始线的位置等也会对 R_f 值产生影响。

为了解决由于 R_f 值重现性差，定性困难的问题，常采用相对比移值 R_{st} 来定性。

相对比移值 R_{st}（relative R_f value）的定义为：

$$R_{st} = \frac{原点至样品斑点中心的距离}{原点至参考物斑点中心的距离} \tag{20-3}$$

R_{st} 值是相对 R_f 值，是样品与参考物移动距离之比，可消除许多系统误差。参考物另外加入也可以直接以样品中某一组分作为参考物。R_{st} 值可以大于 1。

（二）定量分析

1. 间接定量法

又称洗脱测定法，薄层展开后，将被测物斑点或区带捕集，用溶剂洗脱，然后再用适当的分析方法（比色法、分光光度法、气相色谱、荧光分析法等）测定含量，将样品液在薄层板的起始线上点成一条状，两边点上已知纯品作为定位剂（如图 20-10A）。样品液必须定量点加，并注意避免任何损失，以减少由于点样而产生的误差。

定位时，不可在薄层上直接喷试剂显色。如果被测物质本身有色或在紫外灯下能识别斑点或区带位置时，则可置紫外灯下观察定位，无需在两边点加纯品作为定位剂。如果必须喷显色剂时，则应将待测物质的薄层部分用玻璃板悬空盖住，再喷显色剂使两边的对照点显色定位。定位后，如为软板，可将被测的带状区域用捕集器收集（如图 20-10B）；如为硬板，也可直接用捕集器收集或者用刀片将样品区带的吸附剂定量地刮下,再用适当溶剂洗脱(如图 20-10C)后,进行定量分析。洗脱时,一般选用极性较大且对被测化合物溶解度较大的溶剂。

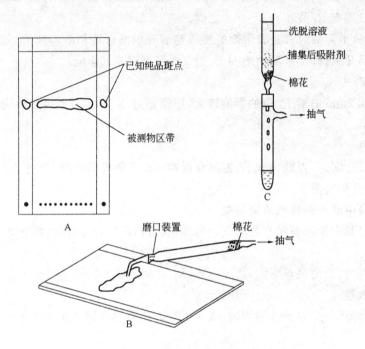

图 20-10 斑点捕集洗脱示意图

2. 薄层扫描法

用薄层扫描仪直接测量板上被分离化合物斑点的吸收光、反射光、荧光等进行定量的方法,称为薄层扫描法。该法快速、简便,结果灵敏、准确,适用于多组分物质和微量组分的定量。它是用一束长宽可以调节、一定波长、一定强度的光线,按照一定的方式照射到薄层板上,对整个斑点进行扫描,用仪器纪录通过斑点时光束强度的变化,从而达到定量的目的。

(1)薄层扫描仪 根据测光方式和扫描方式,薄层扫描仪可分为不同的类型。测光方式可分为透射、反射、荧光三种。其光学系统构造如图 20-11 所示。

①测定方式及原理

吸收测定法 可见区(370~700 nm)用钨灯,紫外区(200~370nm)用氘灯作光源。光源的光,通过固定的入口狭缝至分光器 G,从分光器出口狭缝射出的光通过凹面镜 M_3 向上反射后,再通过平面镜向下反射。

反射测定法 光束照到薄层斑点上,测量反射光强度,选用反射测量用光电倍增管 PM_M 检测。同时另一部分光通过石英片 Q_P 的表面反射,可以用监测用光电倍增管 PM_M 检测出来。将两个检测器的输出比,用对数形式表示为吸光度信号。反射法灵敏度较低,受薄层表面不均匀度的影响较大,但对薄层厚度要求不高,基线比较稳定,因此信噪比较大,重现性较好。

透射测定法 光束照到薄层斑点上,测量透射光强度,则使用透射测量用光电倍增管 PM_T,将透过薄层斑点的光检测出来,再将监测用光电倍增管 PM_M 与 PM_T 的输出比,用对数

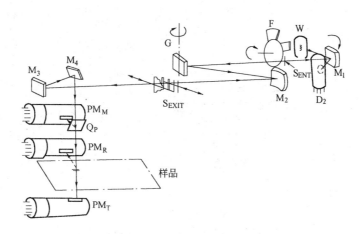

图 20-11　薄层扫描仪光学系统结构示意图

W 乌灯；D_2 氘灯；G 光栅；S_{ENT} 入口狭缝；S_{EXIT} 出口狭缝；M_1 光源转换镜；M_2 分光器准直镜；M_3 凹面镜；M_4 平面镜；F 截止滤波器；Q_P 石英平板；PM_M 监测用光电倍增管；PM_R 反射测量用光电倍增管；PM_T 透射测量用光电倍增管

表示为吸光度信号。

由于薄层板存在明显的散射现象，斑点中物质的浓度与吸光度的关系需用 Kubelka-Munk 理论及曲线来描述。Kubelka-Munk 理论以斑点的相对反射率和相对透光率计算薄层色谱斑点的吸光度，说明固定相的散射参数 SX 对斑点中物质的浓度与吸光度间关系的影响，获得不同散射参数 SX 时斑点的 A-KX 理论曲线，即 Kubelka-Munk 曲线，见图 20-12。

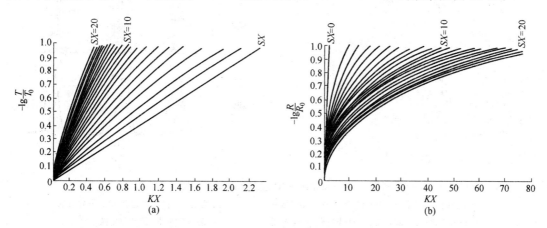

图 20-12　不同 SX 时，吸光度、反射度与 KX 间关系曲线

(a)透射法测定 $-\lg(T/T_0)$ 与 KX 间的曲线；(b)反射法测定 $-\lg(R/R_0)$ 与 KX 间的曲线

吸收参数（KX）与样品浓度成正比，所以无论是反射法还是透射法，测得值与样品之间都不呈线性，当 $SX=0$ 时，即符合比耳定律。

透射法测定时，SX 值越大，吸光度越大；反射法测定时，SX 值越大，反射度越小。SX 值取决于薄层吸附剂的性能、粒度和分布情况。SX 值要预先测定，通过仪器的线性补偿器，用电路系统将弯曲的曲线校正为直线后用于定量，见图 20-13。

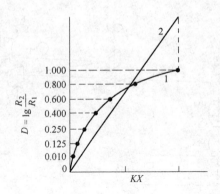

图 20-13　线形校正

1-校正前的标准曲线；2-校正后的标准曲线

荧光测定法　以汞灯或氙灯（200～700 nm）为光源，反射测量用光电倍增管 PM_M 的输出被放大后，不用进行对数变换，就可以直接输入到模拟-数字信号转换器。

Kubelka-Munk 理论不适用于薄层荧光扫描，荧光扫描无需进行曲线校直。定量分析时，用斑点荧光强度的积分值（色谱峰面积）与斑点中组分的含量关系，$F=2.3K'I_0ECl$ 或 $F=KC$ 进行计算。式中 F 为荧光强度，K' 为与荧光效率有关的常数，I_0 为激发光强度，E 为吸光系数，C 为样品浓度，l 为薄层厚度。通过测量 F 即可求出样品浓度 C。

②扫描方式：扫描方式分线性（直线）扫描法和锯齿（曲折）扫描法，如图 20-14。

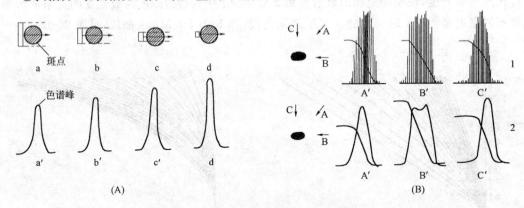

图 20-14　扫描方式对色谱峰面积值的影响

(A)直线式扫描时光带长度对色谱峰面积值的影响　　(B)扫描方向不同时对色谱峰面积的影响

a. 光带太宽；b. 光带正常；c. 光带较窄；d. 光带太窄　　1. 锯齿扫描；2. 直线式扫描

a′,b′,c′,d′为对应色谱峰　　A,B,C 为扫描方向；A′,B′,C′为对应色谱峰

实验结果表明，采用狭缝作线性扫描时，扫描的方向不同，积分值有所不同。但锯齿扫描时，不论从哪一方向扫描，积分值均无差异，见图 20-14（B）。所以，锯齿扫描方式能消除展开后斑点形状不规则而引起的误差，可获得满意的定量结果。

③双波长法扫描：光源的光分两路，通过两个分光器出来两束不同波长的光。一路用于测量样品，称样品波长 λ_S；另一路作为对照，称参比波长 λ_R。先用参比波长 λ_R 对色谱斑点扫描一次，并将结果贮入记忆存储器中，然后再用样品波长 λ_S 对同一通道色谱斑点扫描一次，最后

输出为两次测定值之差 ΔA，或 λ_S 和 λ_R 两束光通过斩光器以一定频率交替照射到薄层斑点上，测定此二波长的吸光度之差 ΔA。双波长法可以消除斑点处薄层本身的干扰，消除由于薄层厚度不均匀而引起的基线波动，能可靠地检测痕量组分。

（2）定量方法

①外标法：外标法又可分为外标一点法和外标二点法。

外标一点法　工作曲线通过原点（截距为零）时可用外标一点法定量，如图 20-15。且需点一种浓度的对照品溶液。

与供试液同板展开，测定各自峰面积，计算组分含量，计算公式为：

$$C = F_1 \cdot A \qquad\qquad (20\text{-}4)$$

式中：C 为样品的浓度或重量，A 为样品的峰面积，F_1 为直线的斜率或比例常数，可通过测量对照品的峰面积和已知的对照品的浓度求出。

外标二点法　工作曲线不通过原点时，只能用外标二点法定量，至少要点在同一薄层板上两种不同浓度（每个浓度可点 2～4 个点，取平均值）的对照品溶液（或一种浓度两种点样量），才能决定一直线，如图 20-16 所示。

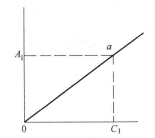

图 20-15　外标一点法

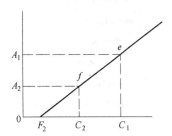

图 20-16　外标二点法

其计算公式为：

$$C = F_1 A + F_2 \qquad\qquad (20\text{-}5)$$

式中：F_2 为直线与纵坐标或横坐标的截距。

由
$$C_1 = F_1 A_1 + F_1 \qquad\qquad (20\text{-}6)$$

$$C_2 = F_1 A_2 + F_2 \qquad\qquad (20\text{-}7)$$

可以导出
$$F_1 = \frac{C_1 - C_2}{A_1 - A_2}$$

$$F_2 = \frac{1}{2}(C_1 + C_2) - \frac{1}{2}F_1(A_1 + A_2)$$

F_1 和 F_2 都是通过测量随行的对照品溶液的浓度（C_1 和 C_2）和峰面积（A_1 和 A_2）求出，所以这种方法又叫随行标准法。

②内标法：本法与外标法的主要区别在于，用内标法时面积累计值为被测样品和内标物的

面积之比。由于内标物与被测物的测定是在同一通道上,因此要求内标物的吸收波长接近被测物质的吸收波长,并与被测物质的斑点要完全分开。因而,内标物的选择比较困难。外标法是更为常用的定量方法。

六、高效薄层色谱

高效薄层色谱法是在 20 世纪 70 年代中期由常规 TLC 发展形成的,也称毫微(克)量薄层色谱(nano−TLC)。高效薄层色谱法具有快速、高效、灵敏的特点。与常规 TLC 的比较见表20-5。

表 20-5   **HPTLC 与 TLC 的比较**

项 目	HPTLC	TLC
薄层板(cm×cm)	10×20	20×20
点样量(μL)	0.1~0.2	1~5
原点大小(mm)	1~1.5	3~6
展开后斑点大小(mm)	2~5	6~15
展开距离(cm)	3~6	8~15
展开时间(min)	3~20	30~200
板高(μm)	<12	~30
有效塔板数	~5000	<600
可分离混合物数	10~20	10
平均粒度(μm)	5	20
颗粒分布(μm)	窄	10~60
检测限:吸光(ng)	0.1~0.5	1~5
荧光(pg)	5~10	50~100
点样数/板	36	10

从上表可以看出,常规 TLC 的塔板高度为 $30\mu m$,而 HPTLC 可低到 $12\mu m$,这样在展开距离为 3~7cm 时,塔板数可达数千之多,因此分离效能大大提高。常规 TLC 展开 10~15cm 的距离约 30~200 分钟,而 HPTLC 只需 3~20 分钟就能展开 3~7cm,并可获得很满意的结果。故与常规 TLC 相比较,HPTLC 有许多优越之处。

高效薄层色谱之所以能达到高效,主要取决于吸附剂的性能及涂板、点样和展开等微量操作技术。

吸附剂要求颗粒度小,约 5~10μm,薄板尺寸为 10cm×10cm 或 10cm×20cm,厚度200μm,较常规 TLC 稍薄。HPTLC 点样是一个重要操作步骤,与定量误差及重现性十分密切。点样原点直径不大于 2mm,一般微量注射器或玻璃毛细管太粗,故采用定容毛细管[铂-铱合金制成一定体积的毛细管(100nL,200nL),与 EVA-Chrom 点样器相配,后者通过摇臂杆将毛细管垂直稳定地在高效薄层板上点样,该技术可使 10 次点样的标准偏差小于 0.25%]或将 1μL 的注射器与螺旋测微计相配合点样。展开方式分线性和圆形展开两类,线性展开是将薄板放在小型展开槽中,使流动相朝一个方向移动,在 10cm×10cm 的板上可点十多个甚至几十个样,这对大量例行分析特别有用;圆形展开是在一种自动 U 形展开槽中,流动相从薄板中心向外展开,亦可将许多样品点成圆形,展开结果见图 20-17。

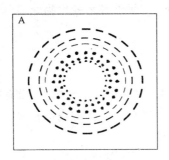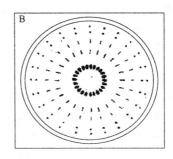

图 20-17　圆形展开

高效薄层色谱法定量多用薄层扫描法。

高效薄层色谱法因具有分辨率和灵敏度高等特点,现在已在药物化学、生物化学、有机化学、环境化学、药物分析等各个领域得到日益广泛的应用。它作为一种强有力的分离、分析手段,可与高效液相色谱法及气相色谱法相媲美,是两者的有力补充手段,今后将会得到更大的发展。

第二节　分配色谱法

一、基本原理

分配色谱是将某种溶剂涂布在吸附剂颗粒表面或纸纤维上,形成一层液膜,称为固定相,吸附剂颗粒或纸纤维称为支持剂(solid support)或载体、担体(carrier)。溶质就在固定相和流动相之间发生分配。各组分因在两相中的分配不同而获得分离。

分配平衡常数 K 与保留值的关系:色谱过程是物质在相对运动的两相间平衡分布过程,若混合物中各组分的分配系数 K 不同,那么被流动相携带移动的速度就不等,由于差速迁移而被分离。

同理,据式 19-16 和式 19-17 可知,溶质分子在色谱柱中经过同样路程的保留体积 V_R 将是流动相体积 V_m 的 $1/R'$ 倍。

$$V_R = \frac{V_m}{R'} = V_m\left(1 + K\frac{V_s}{V_m}\right) \tag{20-8}$$

$$V_R = V_m + KV_s \tag{20-9}$$

在同样条件下,有时用校正保留体积(corrected retention volume)V_R'

$$V_R' = V_R - V_m = KV_s \tag{20-10}$$

在分配色谱中,是用溶剂极性来描述分配作用的。极性溶剂与极性溶质之间有较强的分子间作用力,而非极性溶剂与非极性溶质之间也有较强的分子间作用力,因此溶解度的"相似者相溶"经验规则可用于分配色谱中。几乎各种类型的化合物皆可应用分配色谱法,特别适宜于亲水性物质及能溶于水又稍能溶于有机溶剂者,如极性较大的生物碱、苷类、有机酸、酸性成分、糖类及氨基酸的衍生物等。

二、载体

在分配色谱法中载体只起负载固定相的作用。对它的要求是惰性,没有吸附能力,能吸留较大量的固定相液体。载体必须纯净,颗粒大小均匀,大多数的商品载体在使用之前需要精制、过筛。常用的载体有:

（1）硅胶　它可以吸收相当于本身重量的 50% 以上的水仍不显湿状。但其规格不同,往往使分离结果不易重现。

（2）硅藻土　是现在应用最多的载体,由于硅藻土中氧化硅性质较为致密,几乎不发生吸附作用。

（3）纤维素　是纸色谱的载体,也是分配柱色谱常用的载体。

此外,还有淀粉作载体的。近几年来也有采用有机载体的,如微孔聚乙烯粉等。

三、固定相及其选择

分配色谱根据固定相和流动相的相对极性,可以分为两类:一类称为正相分配色谱,其固定相的极性大于流动相,即以强极性溶剂作为固定相,而以弱极性的有机溶剂作为流动相;另一类为反相分配色谱,其固定液极性较小,而流动相则极性较大。

在正相分配色谱中,固定相有水、各种缓冲溶液、稀硫酸、甲醇、甲酰胺、丙二醇等强极性溶剂及它们的混合液等等。按一定的比例与载体混匀后填装于色谱柱,用被固定相饱和的有机溶剂作洗脱剂进行分离。被分离成分中极性大的亲水性成分移动慢,而极性小的亲脂性成分移动快。

在反相分配色谱中,常以硅油、液体石蜡等极性较小的有机溶剂作为固定液,而以水、水溶液或与水混合的有机溶剂作流动相。此时,被分离成分的移动情况与正相分配色谱相反,即亲脂性成分移动慢,在水中溶解度大的成分移动快。

四、流动相及其选择

一般正相色谱常用的流动相有石油醚、醇类、酮类、酯类、卤代烷类、苯等,或它们的混合物。反相色谱常用的流动相则为正相色谱中的固定液,如水、各种水溶液（包括酸、碱、盐及缓冲液）、低级醇类等。

固定相与流动相的选择,要根据被分离物中各组分在两相中的溶解度之比即分配系数而定。可先使用对各组分溶解度大的溶剂为洗脱剂,再根据分离情况改变洗脱剂的组成,即在流动相中加入一些别的溶剂,以改变各组分被分离的情况与洗脱速率。

五、操作方法

(一)柱色谱

1. 固定相的涂布与装柱

装柱前,首先将固定液与载体混合。如果用硅胶、纤维素等作载体时,可直接称出一定量的载体,再加入一定比例的固定液,混匀后按吸附剂装柱法装入柱内,也分干法和湿法两种。但应注意的是,因为分配柱色谱法使用两种溶剂,所以必须先使这两相互相饱和,即将两相放在一起振摇,等分层后再分开,分别取用。至少流动相应先用固定相饱和后再使用,否则,在以后洗脱时当通过大量的流动相时,就会把载体上的固定液逐渐溶解掉。

如果以硅藻土为载体,加固定液直接混合的办法不大容易得到均匀的混合物。为此先把硅藻土放在大量的流动相中,在不断搅拌下,逐渐加入固定液,加入不宜太快,加完后继续搅拌片刻。有时因局部吸着水分(固定液)过多,硅藻土会聚成大块,可用玻璃棒把它打散,使硅藻土颗粒均匀,然后填充柱,分批少量地倒入柱中,用一端平整的玻璃棒把硅藻土压实压平,随时把过量的溶剂放出。待全部装完后应得到一个均匀填好的色谱柱。

反相分配柱色谱法中多采用纤维素为载体,载体与固定液混合方法按一般柱色谱法操作进行。

2. 加样和洗脱

加样的方法有三种:① 被分离物配成浓溶液,用吸管轻轻沿管壁加到含固定液载体的上端,然后加流动相洗脱;② 被分离物溶液用少量含固定液的载体吸附,待溶剂挥发后,加在色谱柱载体的上端,然后加流动相洗脱;③用一块比色谱柱内径略小的圆形滤纸吸附被分离物质溶液,待溶剂挥发后,再加在色谱柱载体上,然后加流动相洗脱。

(二)纸色谱

纸色谱法(paper chromatography)是以滤纸作为载体,以构成滤纸的纤维素所结合水分为固定相,以水饱和的有机溶剂为展开剂的色谱分析方法。构成滤纸的纤维素分子中有许多羟基,被滤纸吸附的水分中约 6% 与纤维素上的羟基以氢键结合成复合态,这一部分水是纸色谱的固定相。由于这一部分水与滤纸纤维结合比较牢固,所以流动相既可以是与水不相混溶的有机溶剂,而且可以是与水混溶的有机溶剂如乙醇、丙醇、丙酮甚至水。流动相借毛细管作用在纸上展开。除水以外纸纤维也可以吸留其他物质如甲酰胺等作为固定相。前面介绍的色谱方程式在纸色谱法中也适用。

1. 色谱纸的选择和处理

(1)滤纸的选择　纸色谱使用的滤纸应具备如下条件:①滤纸的质地要均匀,厚薄均一,纸面必须平整;②具有一定的机械强度,被溶剂润湿后仍能悬挂;③具有足够的纯度,某些滤纸常含有 Ca^{2+}、Mg^{2+}、Cu^{2+}、Fe^{3+} 等杂质,必要时需进行净化处理;④滤纸有厚型和薄型、快速和慢速之分,要选择纤维松紧适宜,厚薄适当,展开剂移动速度适中的滤纸。

(2)滤纸的处理　有时为了适应某些特殊化合物分离的需要,可对滤纸进行处理,使滤纸具有新的性能。有些化合物受 pH 值的影响而有离子化程度的改变,例如多数生物碱在中性溶剂系统中分离,往往产生拖尾现象,如将滤纸预先用一定 pH 值的缓冲溶液处理就能克服。有时将滤纸上加有一定浓度的无机盐类借以调整纸纤维中的含水量,改变在两相间的分配比例,促使混合物相互分离,如某些混合生物碱类的分离就采用此法。

反相纸色谱:将亲脂性液层固定在滤纸上作为固定相,水或亲水性液层作为流动相,即为反相纸色谱。适用于一些亲脂性强、水溶性小的化合物的分离。操作时先需制备疏水性滤纸,以改变滤纸的性能,使适合水或亲水性溶剂系统的展开。另一种方法是将滤纸纤维经过化学处理使其产生疏水性。如,乙酰化滤纸就是比较常用的一种。

2. 点样

纸色谱的点样方法与薄层色谱相似,这里不再赘述。

3. 展开剂的选择

纸色谱最常用的展开剂是水饱和的正丁醇、正戊醇、酚等。此外,为了防止弱酸、弱碱的解离而引起拖尾,常加少量的弱酸或弱碱,如乙酸、吡啶等。有时加入一定比例的甲醇、乙醇等以增加水在正丁醇中的溶解度,使展开剂极性憎大,增强它对极性化合物的展开能力。

如用正丁醇-乙酸作流动相,应当先在分液漏斗中把它们与水振摇,分层后,分离被水饱和的有机层使用。流动相如果没有预先被水所饱和,则展开过程就会把固定相中的水夺去,使分配过程不能正常进行。

4. 展开

在展开前,先用溶剂蒸气饱和容器内部,或用浸有展开剂的滤纸条贴在容器内壁,下端浸入溶剂中,使容器尽快地被展开剂所饱和。然后再将滤纸浸入溶剂中进行展开。

纸色谱的展开方式,通常采用上行法,如图 20-18 所示。让展开剂借毛细管效应自下向上移动。若要同时进行较多样品的色谱分离,可在方形滤纸一端每隔 2～2.5cm 进行点样,然后缝成圆筒形,在圆形缸中展开。上行法操作简便,但溶剂渗透较慢,对于 R_f 值相差较小的组分分离困难,故上行法一般用于分离 R_f 值相差较大的物质的分离。

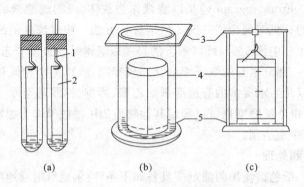

(a)　　　　　　(b)　　　　　　(c)

图 20-18　上行展开装置

1.悬钩;2.滤纸条;3.玻璃盖;4.滤纸筒;5.展开剂

对于 R_f 值较小的样品,可以用下行法,借助于重力使溶剂由毛细孔向下移动,这样斑点移动距离大,可使不同组分获得较好的分离。

5. 检出

纸色谱的检出方法和 TLC 基本相同,但纸色谱不能用腐蚀性显色剂如硫酸等,对有抗菌作用的成分,可应用生物检定法,此法是将纸色谱加到细菌的培养基内,经过培养后,根据抑菌圈出现的情况,来确定化合物在纸上的位置。也可以用酶解方法,例如无还原性的多糖或苷类在纸色谱上经过酶解,生成还原性的单糖,就能应用氨性硝酸银试剂显色。也可以利用化合物中所含有的示踪同位素来检识化合物在纸色谱上的位置。

六、应用

吸附色谱主要适用于亲脂性物质的分离,对于强极性物质,如脂肪酸和多元醇等,在极性吸附剂上分离很不理想,分配色谱的产生,使这些强极性亲水性物质得到了很好的分离。

分配色谱法的优点在于有较好的重现性,并可根据 K 值预示分离结果。分配系数在较大的浓度范围内是常数,其洗脱峰多数为对称峰,峰形尖锐,在大多数情况下,均能找到一组合适的溶剂进行分离,因而适用于各种类型化合物的分离。

第三节　离子交换色谱法

以离子交换剂为固定相,用水或与水混合的溶剂作为流动相,利用它在水溶液中能与溶液中离子进行交换的性质,根据离子交换剂对各组分离子亲和力的不同而使其分离的方法称为离子交换色谱法(ion exchange chromatography,IEC)。离子交换剂可分为无机离子交换剂和有机离子交换剂,其中以有机离子交换剂在分离分析中应用最广泛,种类也较多,目前国内生产和应用最多的是离子交换树脂(ion exchange resin)。

一、离子交换树脂及其特性

(一)离子交换树脂

离子交换树脂主要由高分子聚合物的骨架和活性基团所组成,它的骨架具有特殊的网状结构。依据树脂合成时所用的原料不同,目前的树脂可分为酚醛型、聚苯乙烯型、环氧型和丙烯酸型,其中以聚苯乙烯型比较普遍,其化学性质稳定,交换容量大。根据树脂所含活性基团的性质,以及所交换离子的电荷又可分为阳离子交换树脂和阴离子交换树脂。

1. 阳离子交换树脂

以阳离子作为交换离子的树脂叫阳离子交换树脂,它们含有—SO_3H,—COOH,—OH,—SH,—PO_3H_2 等酸性基团,其中可电离的 H^+ 离子与溶液中某些阳离子进行交换。当树脂上可交换的离子是 H^+ 时,称为氢型树脂;若为某金属离子时,称为盐型树脂,商品一般为钠型。依据其酸性强度,又可分为强酸型或弱酸型阳离子交换剂。树脂的酸性强度一般按下列次序递减:R—SO_3H>HO—R—SO_3H>R—PO_3H_2>R—COOH>R—OH

苯乙烯树脂是由苯乙烯和二乙烯苯经聚合、磺化而成,是最常用的阳离子交换树脂,结构如图 20-19 所示。

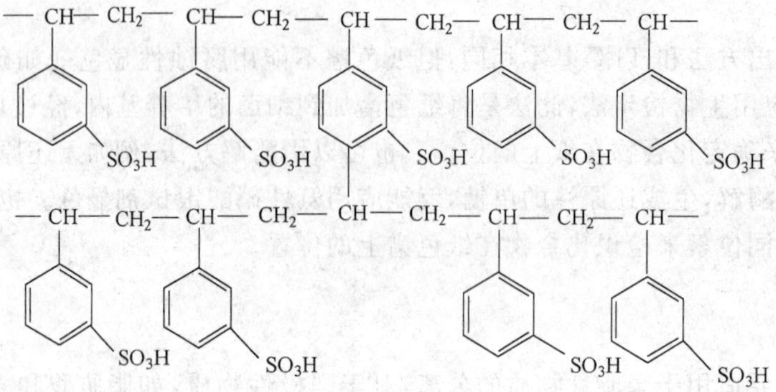

图 20-19 磺化苯乙烯树脂的结构

这类树脂的热稳定性较高,不溶于水和许多有机溶剂,化学性质稳定,即使在 100℃也不与强酸、强碱、氧化剂和还原剂作用,是一类应用最普遍的离子交换树脂。

因磺酸基离解度大,磺酸型阳离子交换树脂属于强酸型阳离子交换树脂,其上的氢离子可与溶液中的阳离子交换,例如与 NaCl 溶液交换反应为:

$$R—SO_3H + Na^+ + Cl^- \rightleftharpoons R—SO_3Na + H^+ + Cl^-$$

Na^+ 交换到树脂上,而溶液中是以 Na^+ 离子交换下来的 H^+,离子交换树脂变为钠型,需要用酸进行处理再生,再变为氢型继续应用。

2. 阴离子交换树脂

树脂的母体和苯乙烯型树脂相同,但在母体上连接—NH_2,—NHR,—NR_2,或—$N^+R_3X^-$ 等活性基团。含有季铵者为强碱性,含有—NH_2、=NH、≡N 等基团者为弱碱性。此类树脂在水溶液中形成羟基型,商品一般为氯型。

强碱性阴离子交换树脂在酸、碱和有机溶剂中较稳定,可在酸性、碱性和中性溶液中进行阴离子交换,其交换容量不随溶液的 pH 值而变。

弱碱性阴离子交换树脂对 OH^- 离子的亲和力大,故只能在酸性介质中与阴离子交换,它的交换容量随溶液的 pH 值而改变。含有≡N 基团的碱性较强,含=NH 或—NH_2 基团的碱性较弱。

(二)离子交换树脂的特性

选择离子交换树脂进行色谱分离时,对树脂的颗粒大小、比重、机械强度、多孔性、溶胀特性、交换容量和交联度等因素均应考虑。

1. 交联度(degree of cross-linking)

交联度表示离子交换树脂中交联剂的含量,通常以重量百分比来表示。即在合成树脂时,二乙烯苯在原料中所占总重量的百分比。例如,上海树脂厂生产的聚苯乙烯型强酸性阳离子交换树脂,产品牌号为732(强酸1×7),其中1×7表示交联度为7%。

高交联度树脂呈紧密网状结构,网眼小,刚性较强,能承受一定的压力;孔穴较多;溶胀较小,吸水量少。低交联度的树脂虽具有较好的渗透性,但存在着易变形和耐压差等缺点。在选用时,除考虑这些情况外,主要应根据分离对象而定。例如分离氨基酸等小分子物质,则以8％树脂为宜,而对多肽等分子量较大的物质,则以 2％～4％树脂为宜。

2. 交换容量(exchange capacity)

是指每克干树脂中真正参加交换反应的基团数。常用单位为 mmol/g,也有用 mmol/mL 表示的,即每 1mL 干树脂中真正参加交换反应的基团数。

对于离子交换色谱而言,交换容量是一个重要的实验参数,它表示离子交换树脂进行离子交换的能力大小。交换容量的大小取决于合成树脂时引进到母体骨架上的酸性或碱性基团的数目,这在合成时就可以预知。但实际上并非如此,因为交换容量还和交联度、溶胀性、溶液的 pH 值以及分离对象等因素有关,通常是以实测为准。例如溶液的 pH 值对电离度较小的弱酸、弱碱型树脂有较大的影响,它们的交换容量将随溶液的 pH 值变化而变化。又如对某一选定交换树脂,其交换大分子量物质与小分子量物质的交换容量也不同。

3. 溶胀(swelling)

树脂存在着大量的极性基团,具有很强的吸湿性。因此,当将树脂浸入水中后,有大量水进入树脂内部,引起树脂膨胀,此现象称为溶胀。溶胀的程度取决于交联度的高低,交联度高,溶胀小;反之,溶胀大。一般说来,1g 树脂最大吸水量为 1g,溶胀程度还与所用树脂是氢型还是盐型有关,例如弱酸性阳离子交换树脂,在氢型时吸水量不大,当氢型转变为盐型时,将吸入大量的水,使树脂溶胀。

4. 粒度

离子交换树脂的颗粒大小,一般是以溶胀状态所能通过的筛孔来表示。交换纯水常用 10～50 目树脂,分析用树脂常用 100～200 目。颗粒小,离子交换达到平衡快,但洗脱流速慢,在实际操作时应根据需要选用不同粒度的树脂。

二、离子交换平衡和分离机理

(一)离子交换平衡

离子交换反应可用下式表示:

$$R^- A^+ + B^+ \rightleftharpoons R^- B^+ + A^+$$

树脂的离子交换反应是可逆的,完全符合化学计量原则和质量作用定律。当达到平衡时,其平衡常数为

$$K_{A/B} = \frac{[R^- B^+][A^+]}{[R^- A^+][B^+]} \tag{20-11}$$

$[R^-A^+]$、$[R^-B^+]$分别表示在树脂相中 A^+、B^+ 的离子浓度,$[A^+]$、$[B^+]$分别表示 A^+、B^+ 离子在溶液中的浓度。当各离子强度和树脂的填充状况一定时,$K_{A/B}$为常数,或称平衡常数。$K_{A/B}$是树脂对 A^+、B^+ 两种离子的相对选择性系数,亦称交换系数。

若 $K_{A/B} > 1$，说明树脂对 B 比对 A 有更大的亲和力，各种阴阳离子交换性质的不同，可由离子水合理论来解释。因为离子交换受库仑静电引力所支配，而这取决于参加交换的两个离子的离子半径和电荷，离子在水溶液中是水合的，离子的水合程度与其电荷成正比，与其离子的裸半径成反比。因而离子的相对亲和力将随水合离子半径的增加和电荷的减小而降低。

各种离子在大多数交换体系中其交换能力的顺序基本一致，根据已有的研究成果，可以总结出以下经验规律：

① 在低浓度水溶液中和常温下，阳离子的交换亲和力随其电荷的升高而增大。如：$Th^{4+} > Al^{3+} > Ca^{2+} > Na^+$。

② 常温下，在低浓度水溶液中，等价阳离子的交换亲和力随水合离子半径增大而变小，随其裸离子半径增大而变大。$Cs^+ > Rb^+ > K^+ > Na^+ > L_i^+$；$Ra^{2+} > Ba^{2+} > Sr^{2+} > Ca^{2+} > Mg^{2+} > Be^{2+}$。

在强酸性阳离子交换树脂中，一价阳离子的亲和力顺序为：$Ag^+ > Tl^+ > Cs^+ > Rb^+ > K^+ > NH^{3+} > Na^+ > H^+ > Li^+$。

二价阳离子的亲和力顺序为：$Ba^{2+} > Pb^{2+} > Sr^{2+} > Ca^{2+} > Ni^{2+} > Cd^{2+} > Cu^{2+} > Co^{2+} > Zn^{2+} > Mg^{2+} > UO_2^{2+}$。

稀土元素的亲和力随原子序数增大而减小，这是由于镧系收缩现象所致，其亲和力顺序为：$La^{3+} > Ce^{3+} > Pr^{3+} > Nd^{3+} > Sm^{3+} > Eu^{3+} > Gd^{3+} > Tb^{3+} > Dy^{3+} > Y^{3+} > Ho^{3+} > Ev^{3+} > Tm^{3+} > Yb^{3+} > Lu^{3+} > Sc^{3+}$。

③ 阴离子的亲和力受阴离子的电荷数，离子的大小，交换离子的浓度，以及树脂的性质所影响。

在强碱性阴离子交换树脂中，阴离子的亲和力顺序为：柠檬酸根 $> PO_4^{3-} > SO_4^{2-} > C_2O_4^{2-} > I^- > HSO_4^- > NO_3^- > CrO_4^{2-} > Br^- > CN^- > NO_2^- > Cl^- > HCOO^- > CH_3COO^- > OH^- > F^-$。

在弱碱性阴离子交换树脂中，OH^- 的亲和力变为最大，其顺序为：$OH^- > SO_4^{2-} > CrO_4^{2-} >$ 柠檬酸根 $>$ 酒石酸根 $> NO_3^- > AsO_4^{3-} > PO_4^{3-} > MnO_4^{2-} > CH_3COO^- = I^- > Br^- > Cl^- > F^-$。

④ 在高浓度的水溶液中和常温下，由于离子失去水合分子，其交换亲和力的差异可能变小或顺序颠倒。因此，分离工作在稀溶液中进行较为有利。

⑤ 在高温和非水溶液中，同价离子对树脂的亲和力并不随其离子半径增大而增大，而是彼此相似，甚至变小。

⑥ H^+ 和 OH^- 的亲和力随树脂交换基团的性质不同而有很大的差异，这取决于 H^+ 和 OH^- 与交换基团所形成的酸和碱的强度，酸碱强度愈大，其亲和力愈小。故 H^+ 对弱酸性树脂，OH^- 对弱碱性树脂具有最大的亲和力。

⑦ 高分子量的有机离子和金属配离子，对树脂有较大的亲和力。

⑧ 能与树脂的交换基团生成配合物或难溶化合物的离子都对树脂具有较大的亲和力。

（二）分离机理

1. 利用样品组分的选择性系数不同而进行分离

如上所述，各种离子对离子交换树脂的亲和力不同，当两种或两种以上的离子共存时，可以利用它们的选择性系数的不同，在离子交换柱上进行洗脱时，它们的移动速度也不同，达到分离的目的。但这种分离机理主要用于金属离子的分离。

2. 利用各组分离解度的差别而进行分离

对于弱酸性组分而言，当 pH 值高于该组分的 pK_a 值时，则以离子形式出现。而对碱性组分而言，则恰与上述情况相反。故适当地调整流动相的 pH 时，即可使组分中的各个不同成分或以离子型或以游离型的不同形式出现。由于游离型（中性分子）成分不被交换树脂所吸附，而和离子型成分相分离。例如用强酸性树脂来分离氨基酸即利用此原理。在色谱柱中有中性、酸性及碱性氨基酸混合组分，用 pH5.25（0.35mol/L）的缓冲溶液作为流动相，中性和酸性氨基酸很快被洗脱出柱。然后是不同碱性的氨基酸、赖氨酸、组氨酸及精氨酸依次被洗脱并获得分离。

3. 形成配离子后进行离子交换分离

对于选择性系数相同的两个组分，如 A 与 B，可使其与适当的配合剂形成络离子，然后利用不同配离子与离子交换树脂的亲和力不同而进行分离。如胺类、氨基酸、氨基糖等，均可用 Zn^{2+}、Cu^{2+} 及 Ni^{2+} 等处理过的离子交换树脂来进行分离。又如糖为中性分子，在通常情况下不能与离子交换树脂发生离子交换而被滞留，但在硼酸溶液中可形成糖的硼酸配离子，不同结构的糖其硼酸配离子的稳定性不同，因而在阴离子交换树脂上可获得分离。

三、操作方法及应用

离子交换色谱一般在柱中进行，因为在柱中随流而下的样品相继与新的树脂接触，所以不会产生逆交换。

（一）树脂的处理和再生

离子交换树脂在使用前必须经过处理，以除去杂质并使其全部转变为所需要的形式。如阳离子交换树脂一般在使用前将其转变为氢型，阴离子交换树脂通常将其转变为氯型或羟基型。具体操作是：先将树脂浸于蒸馏水中使其溶胀，然后用 5%～10% 盐酸处理阳离子交换树脂使其变为氢型；对阴离子交换树脂用 10%NaOH 或 10%NaCl 溶液处理，使其变为羟基型或氯型。最后用蒸馏水洗去多余的酸或碱并洗至中性，即可使用。已用过的树脂可使其再生，恢复交换能力，反复使用。再生的方法是将用过的树脂用适当的酸或碱、盐处理即可。

（二）装柱

把已处理好的树脂放在烧杯中，加水充分搅拌，将气泡全部赶掉，放置几分钟使大部分树脂沉降，倾去上面泥状微粒，反复上述操作到上层液透明为止。粒度小的树脂，搅拌后要放置稍久，因为较难沉降。如果急于倒水，损失往往较大。

先在色谱柱底部放一些玻璃丝,因玻璃丝一般含有少量水溶性碱,必须用水反复洗涤到洗涤液呈中性,用玻璃棒压平,厚约1～2cm即可。再将上述准备好的树脂加少量水搅拌后倒入保持垂直的色谱柱中,使树脂沉降,让水流出,注意不要让气泡进入树脂层中,如果有气泡进入,样品溶液和树脂的接触不均匀。并且在操作过程中还要注意把液面保持在树脂层的上面,可接一侧管,侧管末端要与液面高度在同一水平面上,如图20-20。最后在树脂层上面盖一层玻璃丝,以免在加样时将树脂冲起。

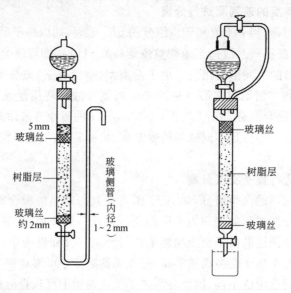

图 20-20　离子交换色谱装置

（三）洗脱

由于水是优良的溶剂,具有电离性,因此大多数用离子交换色谱进行分离时,都是在水溶液中进行的。有时也加入少量的有机溶剂,如甲醇、乙醇、乙腈等,也可用弱酸弱碱和缓冲溶液。

（四）应用

离子交换色谱法分离设备简单,操作方便,而且树脂可以再生,因而获得了广泛应用。例如,除去干扰离子、测定盐类含量、微量元素的富集、有机物或生化溶液脱盐等,并在药物生产、抗生素及中草药的提取分离和水的纯化等方面都已广泛应用。

第四节　尺寸排阻色谱法

尺寸排阻色谱法（size exclusion chromatography）是 20 世纪 60 年代发展起来的一种色谱分离方法。又称为凝胶色谱法（gel chromatography）、分子排阻色谱法（molecular exclusion chromatography）、凝胶过滤色谱法（gel filtration chromatography）、分子筛色谱法（molecular sieve chromatography)和凝胶渗透色谱法(gel permeation chromatography)等,是液相色谱的一种。主要用于大分子物质如蛋白质等的分离。固定相凝胶为化学惰性、具有多孔网状结构的物质,凝胶的每个颗粒的结构,犹如一个筛子,小的分子可以进入胶粒内部,而大的分子则排阻于胶粒之外,从而达到分离的目的。

一、基本原理

(一)分子筛效应

分子排阻色谱是根据溶质分子大小的不同即分子筛效应而进行分离的。图 20-21 为分子排阻色谱分离示意图。在一根长的玻璃柱中填充用适当溶剂溶胀的凝胶颗粒,这些凝胶颗粒内部充满着孔隙,孔隙大小不一,孔径有一定的范围。把几种分子大小不同的混合溶液加到色谱柱的顶部,然后用溶剂进行淋洗。此时溶液中分子量大的溶质组分完全不能进入凝胶颗粒内的孔隙中,只能经过凝胶颗粒之间的孔隙随溶剂移动,当流完自由空间后就从柱的下端流出。而分子量小的组分,可渗入凝胶颗粒内的孔隙中,因此在流完自由空间和全部凝胶颗粒的内孔隙之后,才从柱的下端流出。介于大小分子中间的组分,只能进入一部分颗粒内较大的孔隙,淋洗时此组分是流过全部自由空间加上它能进入的颗粒内孔隙,才从柱的下端流出。由此可见,在这一色谱柱的淋洗过程中,大分子的流程短,移动速度快,先流出色谱柱;小分子的流程长,移动速度慢,后流出色谱柱;而中等分子居两者之间。这种现象叫分子筛效应。多孔性的凝胶就是分子筛。各种凝胶的孔隙大小分布有一个范围,有最大极限和最小极限。分子直径比最大孔隙直径大的,这种分子就全部被排阻在凝胶颗粒以外,此情况叫做全排出,两种或两种以上这样的分子即使大小不同,也不能有分离效果。直径比最小孔隙直径小的分子能进入凝胶颗粒的全部孔隙,如果两种或两种以上这样的小分子都能进入全部孔隙,它们即使分子大小不同,也无分离效果。而某些分子大小适中,能进入凝胶颗粒孔隙中孔径大小相应部分,进入的部分因分子大小各异,利用分子筛效应,这些大小不同的分子就能进行分离。

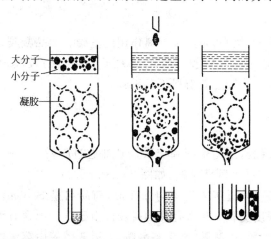

图 20-21 分子排阻色谱示意图

（二）分配系数

色谱方程式 $V_R = V_m + KV_s$ 同样适用于分子排阻色谱。在分子排阻色谱中,是以凝胶颗粒孔隙内的液相作为固定相的,其体积用 V_i 表示,称之为内水体积;而以凝胶颗粒之间的液体作为流动相,其体积用 V_0 来表示,称之为外水体积。因此,保留体积

$$V_R = V_0 + KV_i \tag{21-12}$$

如果溶质分子足够小,能自由进出凝胶颗粒内部,而且对凝胶的内水和外水亲和力相等,此时洗脱体积就等于外水体积和内水体积之和,即 $V_R = V_0 + V_i$,则 $K=1$;如果溶质分子足够大,以致完全排阻于凝胶颗粒之外,此时洗脱体积就等于外水体积,即 $V_R = V_0$,则 $K=0$。在通常的工作范围内,对一切溶质来说,K 是一个常数（$0 \leqslant K \leqslant 1$）。对于 $K=0$ 的分子,洗脱体积就等于外部溶剂的体积,即 $V_R = V_0$;$K=1$ 的分子则 $V_R = V_0 + V_i$。因此在 V_0 和 $V_0 + V_i$ 之间一切分子均可洗脱,如图20-22。但有时也会出现 $K > 1$ 的情况,这就说明某些凝胶并不是完全惰性的,在溶质与凝胶之间形成了特殊的吸附,如形成氢键或出现离子交换等。

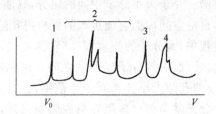

图20-22　分子排阻色谱的洗脱顺序

1.$V_R = V_0$,完全不能进凝胶颗粒内部的物质;2.不同程度进入凝胶颗粒内部的物质;3.$V_R = V_0 + V_i$,能自由进出颗粒内部的物质;4.$V_R > V_0 + V_i$,具有特殊吸附作用的物质

二、凝胶的分类

凝胶是分子排阻色谱的核心,是产生分离作用的基础。商品凝胶是干燥的颗粒状物质,只有吸收大量溶剂溶胀后方称为凝胶。吸水量大于7.5g/g的凝胶,称为软胶,吸水量小于7.5g/g的凝胶,称为硬胶。凝胶主要有以下几种:

（一）葡聚糖凝胶

葡聚糖凝胶是常用凝胶,由葡聚糖和交联剂甘油通过醚桥（—O—CH$_2$—CHOH—CH$_2$—O—）相互交联而形成的多孔性网状结构,如图20-23所示。

早期产品颗粒为无定形,近年来为均匀球珠形,商品名是Sephadex。控制交联剂和葡聚糖的量,可以得到不同程度交联度和多孔性的凝胶。由于分子内含有大量羟基而具有极性,在水和其他极性溶剂如乙二醇、甲酰胺、二甲基甲酰胺、二甲亚砜等中溶胀成凝胶颗粒,因醚键的不活泼性,故具有较高的稳定性。交联度大的孔隙小,吸液膨胀也少,可用于小分子量物质的分离。交联度小的孔隙大,吸液膨胀也大,则适用于大分子量物质的分离。交联度可用吸水量或

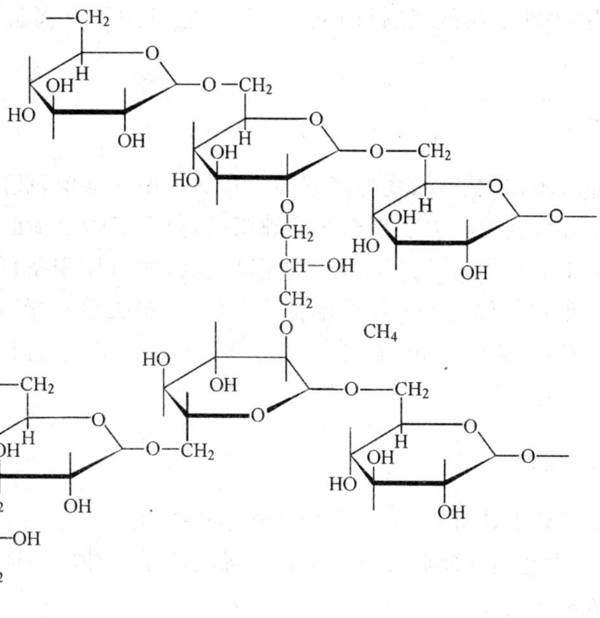

图 20-23　葡聚糖凝胶的立体网状结构

膨胀重量来表示,即用每克干凝胶所吸收的水分重量来表示。商品凝胶的型号,多用吸水量的 10 倍数字来表示,例如,每克干凝胶吸水量为2.5g,则其型号为 G -25。葡聚糖凝胶在水、盐溶液、弱酸及弱碱溶液中稳定性较好,但长期与强酸及强氧化剂接触,胶粒会被破坏。微生物可使其降解,要注意防止发霉。

(二)聚丙烯酰胺凝胶

聚丙烯酰胺凝胶是由丙烯酰胺与 N,N′-亚甲基-二丙烯酰胺交联聚合而成。其化学结构如图 20-24 所示。

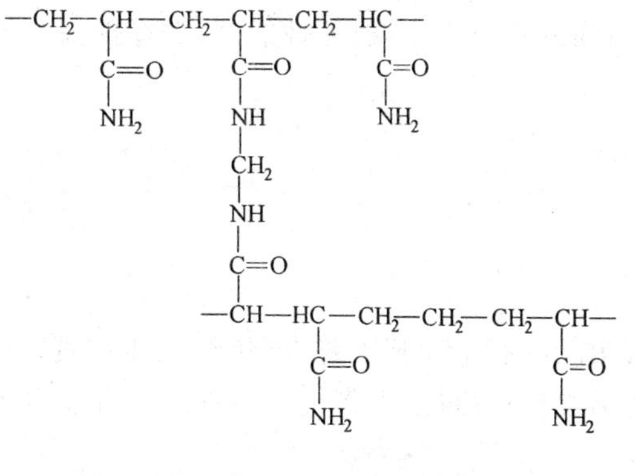

图 20-24　聚丙烯酰胺的化学结构

聚丙烯酰胺的商品名为生物凝胶-P(Bio-P),商品以颗粒状干粉供应。用时需溶胀。它与葡聚糖凝胶使用情况相似,但最大的弱点是不耐酸,遇酸时酰胺键水解会产生羧酸,使凝胶有一定的离子交换作用,因此使用的范围是 pH 2～11。它可用于分离蛋白质、核酸及多糖等物质。

(三)琼脂糖凝胶

琼脂来源于一种海藻,为乳糖的线性多聚体。在热水中易溶解,低温时则凝固成胶状。琼脂糖凝胶是琼脂经过分级沉淀除去了带电荷的琼脂胶,留下不带电荷的琼脂糖产品,然后再在油相中分散成球。由于链状琼脂糖分子相互以氢键交联,所以使用条件较严格,一般在 0℃～40℃,pH4～9 使用。但它的优点是分子量的使用范围宽,最大分子量可达 10^8。

琼脂糖凝胶商品有:瑞典的 Sepharose、美国的 Bio-GelA、英国的 Sagavc、丹麦的 Gelarose 等,使用时参看商品说明书。

(四)聚苯乙烯凝胶

上述三种凝胶都是亲水性凝胶,适宜于分离水溶性样品。对于一些难溶于水或有一定程度的亲脂性样品,则可用亲脂性凝胶分离。聚苯乙烯凝胶是一种应用很广的亲脂性凝胶,它是由苯乙烯和二乙烯苯聚合而成。

商品名为 Styragel,可在有机溶剂中溶胀,机械性能好,孔隙分布比较宽,因此分子量使用范围较大,多应用于合成高分子材料的分离和分析。

(五)葡聚糖凝胶 LH-20

另一种亲脂性凝胶,是在葡聚糖凝胶 G-25 分子中引入羟丙基以代替羟基的氢,成醚键结合状态:R—OH→R—O—CH$_2$—CH$_2$—CH$_2$—OH,因而具有了一定程度的亲脂性,在许多有机溶剂中也能溶胀。适用于分离黄酮、蒽醌、色素等有机物。

(六)无机凝胶

作为无机凝胶有多孔性硅胶和多孔性玻璃。由于这些无机凝胶不会溶胀或收缩,不论什么溶剂均可使用;并且有精确的孔径大小,机械性能好,选择性高。但因吸附较大,在处理极性大的样品时需加注意。

三、操作方法及应用

(一)凝胶的选择

分子排阻色谱法对所用凝胶有下列基本要求:化学性质惰性,不与溶质发生任何作用,可以反复使用而不改变其色谱性质;尽可能不带电荷以防止发生离子交换作用;颗粒大小均匀,机械强度尽可能高。

除以上基本要要求外,可根据分离对象和分离要求选择适当型号的凝胶。

1. 组别分离

即从小分子物质($K＝1$)中分离大分子物质($K＝0$)或从大分子物质中分离小分子物质,

即对于分配系数有显著差别的分离叫组别分离。如制备分离中的脱盐大多采用硬胶(G-75 型以下),既容易操作,又可得到满意的流速,常选用葡聚糖凝胶 G-25、G-50;对于小肽和低分子量物质(1000~5000)的脱盐可采用葡聚糖凝胶 G-10、G-25 及聚丙烯酰胺凝胶 P-2 和 P-4。

2. 分级分离

当被分离物质之间分子量比较接近时,根据其分配系数的分布和凝胶的工作范围,把某一分子量范围内的组分分离开来,这种分离称之为分级分离。分级分离的分辨率比组别分离高,但流出曲线之间容易重叠。例如,将纤维素部分水解,然后用葡聚糖凝胶 G-25 可以分离出 1~6 个葡萄糖单位纤维糊精的低聚糖,它们的分子量范围从 180~990,恰在葡聚糖 G-25 的工作范围(100~5000)之内。

分级分离常用于分子量的测定。分级分离根据分离要求选用凝胶。这种分离要使物质完全分离是比较困难的。

3. 亲脂性有机化合物的分离

可选用亲脂性凝胶,如黄酮、蒽醌、色素等的分离可选用葡聚糖凝胶 LH-20。

在选用凝胶型号时,如果几种型号都可使用,就应根据具体情况来考虑。例如要从大分子蛋白质中除去氨基酸,各种型号的葡聚糖凝胶均可使用,但最好选用交联度大的 G-25 或 G-50,因为这样易于装柱且流速快,可缩短分离时间,如果想把氨基酸收集于一较小体积内,并与大分子蛋白质完全分离,最好选用交联度小的凝胶,如 G-10、G-15,这样可以避免由于吸附作用而使氨基酸扩散。由此可见,从大分子物质中除去小分子物质时,在适宜的型号范围内选用交联度大的型号为好;反之,如果欲使小分子物质浓缩并与大分子物质分离,则在适宜型号范围内,以选用交联度较小的型号为好。

(二)装柱

将所需的干凝胶浸入相当于其吸水量 10 倍的溶剂中,缓慢搅拌使其分散在溶液中,防止结块,但不能用机械搅拌器,避免颗粒破碎。溶胀时间依交联度而定,交联度小的吸水量大,需要时间长,也可加热溶胀。所制备的凝胶匀浆不宜过稀,否则装柱时易造成大颗粒下沉,小颗粒上浮,致使填充不均匀。

在分子排阻色谱中,影响分离度的柱参数中最重要的是柱长度、颗粒直径及填充的均匀性。虽然理论上认为用足够长的柱可以获得不同程度的分离度,柱长加倍,分离度增加 40%,但流速至少降低 50%,在分子排阻色谱中原来就存在着分离速度较慢的缺点,因此很少应用长于 100cm 的柱。当分离 K 值较接近的组分时,柱长确需超过 100cm 时,则可采用几根短柱串联。

装柱填充时不应有气泡,填充后用同一种洗脱剂以 2~3 倍总体积使柱平衡。填充均匀与否则可以 0.2%蓝色葡聚糖(分子量 2000,溶于同一洗脱剂中)溶液经过柱床,观察其在柱内移动情况来判断填充的均匀程度。

分子排阻色谱的上样量可比其他色谱形式大些,如果是组别分离,上样量可以是柱床体积的 25%~30%;如果分离 K 值相近的物质,上样量为柱床体积的 2%~5%。柱床体积指每克干凝胶溶胀以后在柱中自由沉积所成床的体积。

(三)洗脱

在分子排阻色谱中,洗脱剂的作用原则上没有其他液相色谱要求严格,因为样品的分离并不依赖于溶剂和样品间的相互作用力。一般要求洗脱剂应与浸泡溶胀凝胶所用的溶剂相同,因为如果换溶剂,凝胶体积会发生变化,从而影响分离效果。除非含有较强吸附的溶质,一般洗脱剂用量也仅需一个柱体积。完全不带电荷的物质可用纯溶剂如蒸馏水洗脱,若分离物质有带电基团,就需要用具有一定离子强度的洗脱剂如缓冲溶液等,浓度至少 0.02M。

对吸附较强的组分也有使用水与有机溶剂的混合液,如水-甲醇、水-乙醇、水-丙酮等,以降低吸附,将组分洗下。洗脱液可用人工或自动收集器按一定体积分段收集,然后用适当的方法分析组分流出和分离情况。

(四)应用

分子排阻色谱法由于能解决了一般方法不易分离的问题,而得到了广泛的应用。主要用于分离、脱盐、浓缩、混合物的分离和纯化、缓冲液的转换及分子量的测定。还应用于放射免疫测定、细胞学研究、蛋白质和酶的研究等。它不仅在分离大分子物质方面卓有成效,而且在分离小分子物质方面也取得了进展。

大分子物质分子量的测定是分子排阻色谱法的重要应用之一,特别是蛋白质的分子量。分子量在 3500～820000 之间,洗脱体积与分子量的对数之间有线性关系,可用下式表示:

$$V_R = K_1 - K_2 \lg M \tag{21-13}$$

式中 K_1 和 K_2 为常数,M 为分子量。

测定时,先用同类型不同分子量的化合物,在适当的凝胶上找出洗脱体积和分子量之间的关系,绘出工作曲线,由此曲线根据其洗脱体积求出未知样品的分子量。

第五节　聚酰胺色谱法

聚酰胺是由酰胺聚合而成的一类高分子化合物。既可装柱又可制成薄膜。聚己内酰胺的结构可用下式表示:

$$\left[\begin{array}{c} \\ CH_2 \quad CH_2 \quad CH_2 \quad \overset{\displaystyle O}{\overset{\displaystyle \|}{C}} \\ CH_2 \quad CH_2 \quad CH_2 \quad N \\ \quad\quad\quad\quad\quad\quad\quad H \end{array}\right]_n$$

聚己内酰胺是由己内酰胺聚合而成,又称为锦纶-6。锦纶-66 又称之为聚己二酸己二胺,是由己二酰氯(或己二酸)与己二胺聚合而成:

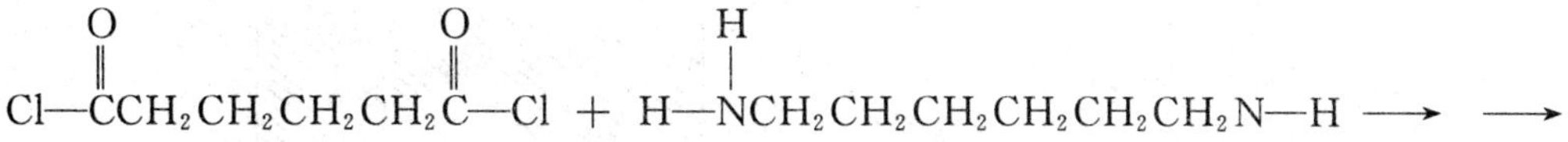

$$Cl-CCH_2CH_2CH_2CH_2C-Cl \;+\; H-NCH_2CH_2CH_2CH_2CH_2N-H \longrightarrow \longrightarrow$$

己二酰氯　　　　　　　　　　己二胺

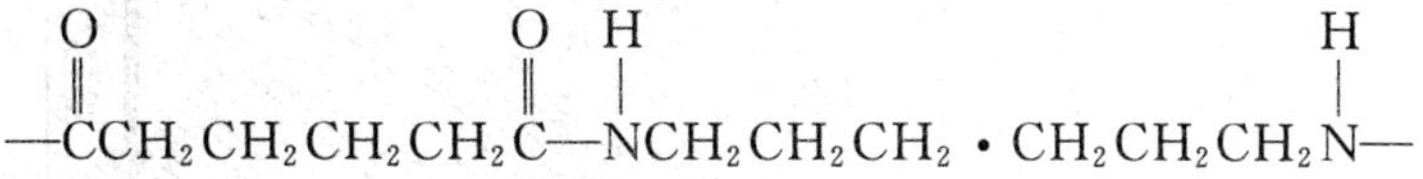

$$-CCH_2CH_2CH_2CH_2C-NCH_2CH_2CH_2 \cdot CH_2CH_2CH_2N-$$

锦纶-66

锦纶-6 和锦纶-66 是两种最为常用的色谱用聚酰胺,它们的亲水亲脂性能都好,是当前一种既能分离极性物质,又能分离非极性物质,应用广泛的色谱材料。聚酰胺除了上述两种之外,还有锦纶-46、锦纶-11、锦纶 1010 等。

用聚酰胺色谱法可分离的物质有黄酮类、酚类、醌类、有机酸、生物碱、萜类、甾体、苷类、糖类、氨基酸衍生物、核苷类等。尤其对黄酮类、酚类、醌类等物质的分离,要比其他方法优越,其特点是:对黄酮类等物质的分离是可逆的,分离效率高,可分离性质极相近的类似化合物。方法简便,速度快,且样品容量大,适于制备色谱。

锦纶-6 和锦纶-66 可溶于浓盐酸、甲酸,微溶于乙酸、苯酚等溶剂;不溶于水、甲醇、乙醇、丙酮、乙醚、氯仿、苯等常用溶剂。对碱较稳定,对酸特别是无机酸稳定性差,温度高时更敏感。分子量的大小对聚酰胺的理化性质及色谱性能有影响。锦纶-6 和锦纶-66 的分子量在 16000～20000 较好。其熔点在 200℃以上。

一、基本原理

关于聚酰胺色谱的机理目前有两种解释:

(一)氢键吸附

聚酰胺分子内有许多酰胺键,可与酚类、酸类、醌类、硝基化合物形成氢键,因而对这些物质产生了吸附作用。如图 20-25 所示。吸附能力的大小与形成氢键能力的强弱有关。例如酚类(包括黄酮类、鞣质等)和酸类是羟基或羧基与酰胺键的羰基形成氢键。芳香硝基化合物(包括 DNP-氨基酸)和醌类是由硝基(或醌基)与酰胺键的游离氨基形成氢键。

形成氢键的能力与溶剂有关,在水中形成氢键的能力最强,在有机溶剂中较弱,在碱性溶液中最弱,在水溶剂系统中各种化合物与聚酰胺形成氢键的能力,有下列规律:

(1) 形成氢键的基团数越多,吸附力越强,如:

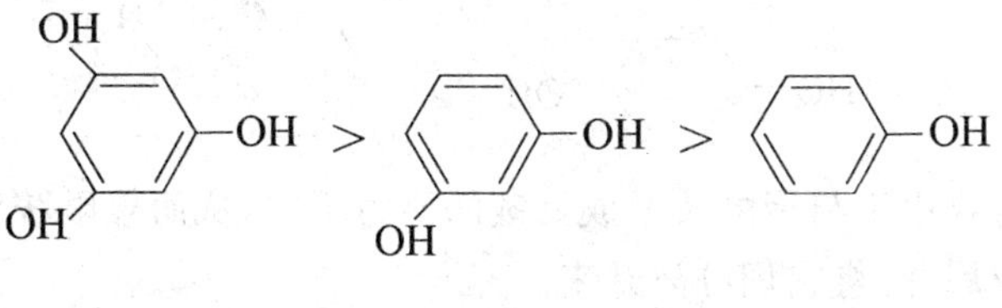

（结构式：三羟基苯 > 二羟基苯(间位) > 苯酚）

(2) 形成氢键的能力与形成氢键的基团的位置有关,例如间位、对位酚羟基使吸附力增大,邻位使吸附力减小。

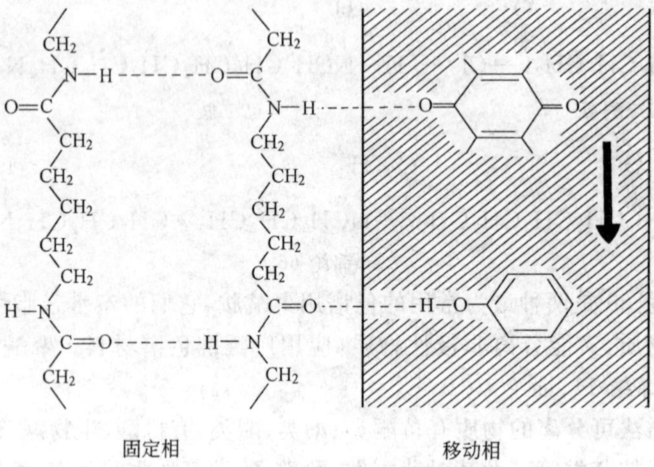

图 20-25 聚酰胺吸附作用

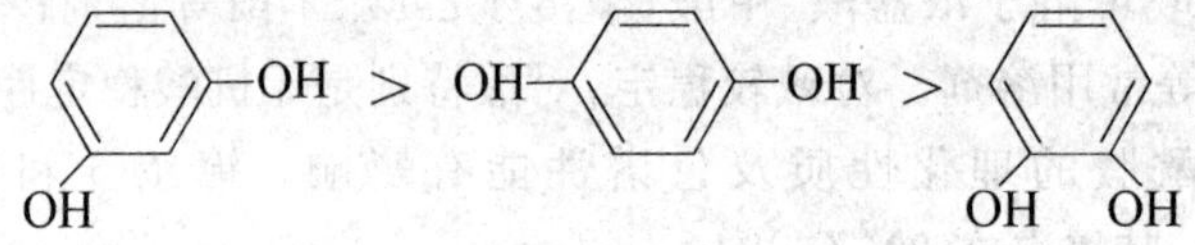

(3) 芳香核、共轭双键越多,吸附力越大。

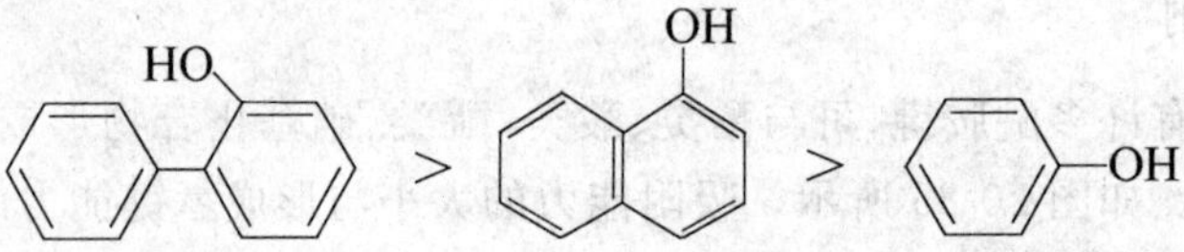

(4) 分子内氢键的形成使化合物吸附力减小。

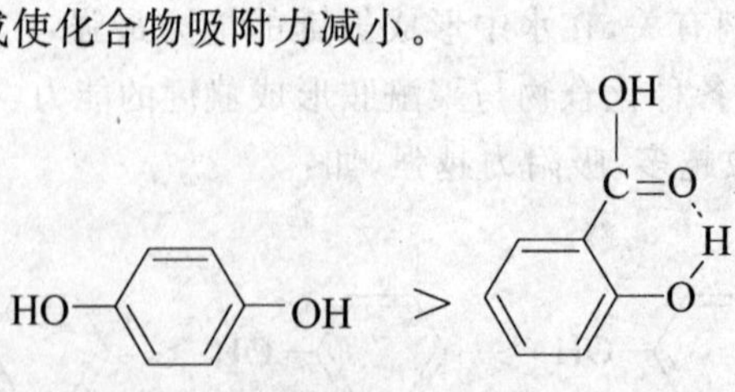

　　不同结构的化合物由于与聚酰胺形成氢键的能力不同,从而聚酰胺对它们的吸附力不同,用适当的溶剂洗脱或展开,将它们分离开来。

(二)双重层析

　　随着聚酰胺色谱应用的发展,有许多现象难以用氢键吸附解释,如对萜类、甾类、生物碱等也可以用聚酰胺分离;又如黄酮苷元与苷的分离,若以甲醇-水作洗脱剂,黄酮苷比其苷元先被洗脱,而用非极性溶剂作洗脱剂,结果恰恰相反。

聚酰胺分子中既有亲水基团又有亲脂基团,当用极性溶剂(如含水溶剂)作流动相时,聚酰胺中的烷基作为非极性固定相,其色谱行为类似于反相分配色谱,因黄酮苷的极性大于苷元,所以黄酮苷比苷元容易洗脱;当用非极性流动相(如氯仿-甲醇)时,聚酰胺则作为极性固定相,其色谱行为类似于正相分配色谱。黄酮苷元的极性小于黄酮苷,因而黄酮苷元易被洗脱。此即是聚酰胺色谱的双重层析。

但双重层析只适用于难与聚酰胺形成氢键或形成氢键能力弱的化合物,如萜类、甾体、生物碱、糖类、某些酚类、黄酮类、酸类等。它对于指导寻找这些化合物的聚酰胺色谱溶剂系统及推测这些化合物的结构特征有一定的意义。

二、聚酰胺色谱操作

聚酰胺色谱按其操作形式可分为薄层色谱和柱色谱。

(一)聚酰胺薄层色谱

聚酰胺薄膜是将锦纶在涤纶片基或玻璃片上涂一层薄膜而制成,但涂在涤纶片基上便于操作和保存。国内有聚酰胺薄膜成品出售。

聚酰胺薄膜可以反复使用,色谱分离后用丙酮和浓氨水或丙酮与90%甲酸(9:1)浸泡6小时,除去污物,再用甲醇洗涤,晾干后可重复使用。

聚酰胺薄层色谱广泛应用于酚性成分,包括黄酮、香豆素以及氨基酸衍生物的分离。展开时间短,且图谱分离清晰,适合于微克量的蛋白质、肽的 N 端氨基酸的分析与测定,亦可用来测定中药制剂中的微量游离氨基酸。

(二)聚酰胺柱色谱

1. 装柱

将聚酰胺颗粒研磨成小于100目的细粉,并预先将聚酰胺粉混悬于溶剂(常用水)中,湿法装柱。若用含水溶剂系统洗脱,常用水装柱;以非极性溶剂系统洗脱时,常以溶剂系统中极性低的组分装柱。若以氯仿装柱,加样时应将柱底端的氯仿层放出,并立即加样,加样后顶端以棉花塞紧。洗脱完毕时应将顶端多余氯仿液放出。

2. 加样

聚酰胺的样品容量较大。每 100mL 聚酰胺粉可上样1.5~2.5g。若利用聚酰胺除去鞣质,样品上柱量可大大增加。通常观察鞣质在柱上形成橙色色带的移动,当样品加到该色带移至柱的近底端时,停止加样。样品常用洗脱剂溶解,浓度在 20%~30%,不溶样品可用甲醇、乙醇、丙酮、乙醚等易挥发性溶剂溶解,拌入聚酰胺干粉中,拌匀后将溶剂减压蒸去,以洗脱剂浸泡装入柱中。

3. 洗脱

聚酰胺色谱的洗脱剂常用水、由稀至浓的乙醇液(10%、30%、50%、70%、95%),或氯仿、氯仿-甲醇(19:1、10:1、5:1、2:1、1:1),依次洗脱。若仍有物质未洗脱,可采用3.5%

的氨水洗脱。洗脱剂的更换,溶剂性质改变不宜太快,一般根据洗脱液的颜色,当颜色变为很淡时更换下一种溶剂。以适当体积分瓶收集,分瓶浓缩。各瓶浓缩液以聚酰胺薄膜色谱检查其成分,成分相同者合并,以适当溶剂结晶,即可得到晶体。

若用锦纶分离芳香硝基化合物或 DNP-氨基酸,因对锦纶的吸附很窄,上述洗脱剂很难洗脱,可用二甲基甲酰胺-醋酸-水-乙醇(5∶10∶30∶20)混合液洗脱。

三、应用

聚酰胺色谱是分离黄酮类及某些酚类最有效的方法。用柱色谱可将植物粗提物中的黄酮与非黄酮、黄酮苷元与苷分开。聚酰胺对鞣质的吸附特别强,高分子鞣质对聚酰胺的吸附是不可逆的,因此可利用聚酰胺将植物粗提物中的鞣质除去。用于聚酰胺色谱的溶剂有含水溶剂系统和非极性溶剂系统。见表 20-6。

表 20-6 　　　　　　　　　　　　　　聚酰胺色谱常用溶剂系统

化合物类别	溶　剂　系　统
黄酮苷元	氯仿-甲醇(94∶6 或 96∶4),氯仿-甲醇-丁酮(12∶2∶1),苯-甲醇-丁酮(90∶6∶4 或 84∶8∶8),氯仿-甲醇-甲酸(60∶38∶2)
黄酮苷	氯仿-甲醇-吡啶(70∶22∶8),氯仿-甲醇-苯酚(64∶28∶8),甲醇-醋酸-水(90∶5∶5),甲醇-水(4∶1),乙醇-水(1∶1),丙酮-水(1∶1),异丙醇-水(3∶2),30%～60%醋酸,醋酸乙酯-95%乙醇(6∶4),氯仿-甲醇(7∶3),正丁醇-乙醇-水(1∶4∶5),氯仿-甲醇-丁酮(65∶25∶10)
酚　类	丙酮-水(1∶1),苯-甲醇-醋酸(45∶8∶4),环己烷-醋酸(93∶7),10%醋酸
醌　类	10%醋酸,正己烷-苯-醋酸(4∶1∶0.5),石油醚-苯-醋酸(10∶10∶5)
糖　类	醋酸乙酯-甲醇(8∶1),正丁醇-丙酮-水-醋酸(6∶2∶1∶1)
生物碱类	环己烷-醋酸乙酯-正丁醇-二甲胺(30∶2.5∶0.9∶0.1),水-乙醇-二甲胺(88∶12∶0.1)
氨基酸类衍生物	苯-醋酸(8∶2 或 9∶1),50%醋酸,甲酸-水(1.5∶100 或 1∶1),醋酸乙酯-甲醇-醋酸(20∶1∶1),0.05M 磷酸三钠-乙醇(3∶1),二甲基甲酰胺-醋酸-水-乙醇(5∶10∶30∶20),氯仿-醋酸(8∶2)
甾体萜类	己烷-丙酮(4∶1),氯仿-丙酮(4∶1)
甾体苷	甲醇-水-甲酸(60∶35∶5),醋酸乙酯-甲醇-水-甲酸(50∶20∶25∶5)

习　题

1.简答下列问题:

(1)经典液相色谱中最常用的吸附剂有哪些? 其最适于分离哪类物质?

(2)混合物样品用吸附柱色谱分离时,出柱顺序能否预测? 哪种组分最先出柱?

(3)以吸附剂氧化铝为固定相,含 25%苯的石油醚为流动相,分离顺、反偶氮苯,哪种化合物先出柱? 为什么?

(4)什么是正相色谱？什么是反相色谱？

(5)TLC 中影响 R_f 值的因素有哪些？

(6)何谓聚酰胺色谱中的氢键吸附和双重层析？

(7)已知吗啡、可待因和蒂巴因的 R_f 值各为 0.07、0.51 和 0.67，试问在色谱分离中何者的平衡常数最大，何者最小？

2. 在某色谱柱上分离麻黄碱与 d-伪麻黄碱时，已知洗脱剂流出色谱柱的时间为 1 分钟，麻黄碱与 d-伪麻黄碱的容量因子各为 500 和 600，问两者的保留时间各为若干？何者有大的 K 值？

3.有两种性质相似的组分 A 和 B，共存于同一溶液中。用纸色谱分离时，它们的比移值分别为 0.45 和 0.63.欲使分离后两斑点中心间距离为 2cm，问滤纸条至少应为多长（起始线距底边为 2cm）？

(13.1cm)

4.混合酸经纸上层析后，知原点到柠檬酸斑点中心的距离为 6.5cm，原点至溶剂前沿的距离为 10cm，当分配系数 $K=0.4$ 时，消耗展开剂的体积为 8mL，求在此条件下纸上固定液的体积为多少毫升？柠檬酸的保留体积为多少毫升？

(10.8mL,12.32mL)

5. 3.000g 黄连提取液，定容为 10.00mL，取 2μL 点于硅胶 H 板上，在同一块板上，点浓度为 2.00μg/μL 的小檗碱标准液 2μL，经层析展开后，在薄层扫描仪上测得 $A_标=58541.8AU$；$A_检=78308.3AU$。已知工作曲线通过原点，求黄连中小檗碱的含量？

(8.92mg/g)

6.在硅胶 A 的薄层板上，以苯-甲醇(1：3)为溶剂系统，喹唑啉的 R_f 值为 0.5，在硅胶 B 的薄层板上，用同样的溶剂系统，同一喹唑啉样品的 R_f 值为 0.4，哪一种硅胶样品活性较大？

7.在某给定的凝胶柱上，蔗糖和蓝色葡聚糖的洗脱体积分别为 55.5mL 和 9mL。(1)若某物的 $K=0.4$，求其洗脱体积；(2)若某物的洗脱体积为 25.0mL，求其 K 值。

(27.6mL, 0.33)

8.组分 A 在薄板上从样品原点迁移 7.6cm，溶剂前沿迁移至样品原点以上 16.2cm，试求：(1)组分 A 的 R_f 值；(2)在相同的薄板上，溶剂前沿移动到样品原点以上 14.3cm，组分 A 的斑点应在此薄板上何位置？

[(1)0.47cm；(2)6.7cm]

9.对一根特定的凝胶色谱柱，蔗糖分子足够小，能够完全进入凝胶孔内，高分子量化合物蓝色葡聚糖，其分子量大于凝胶的排阻极限，细胞色素 C 在该柱上的分配系数为 0.81，如果蔗糖的保留体积为 195mL，蓝色葡聚糖的保留体积为 39mL，计算细胞色素 C 的保留体积。

(165mL)

10.已知物质 A 和 B 在一个 30.0cm 柱上的保留时间分别为 16.40 和 17.63 分钟。不被保留组分通过该柱的时间为 1.30 分钟，A 和 B 的峰宽分别为 1.11 和 1.21 分钟。计算：(1)柱的分辨率；(2)柱的平均塔板数；(3)塔板高度；(4)达到 1.5 分辨率所需的柱长度。

[(1)1.06；(2)3445；(3)8.71×10⁻³cm；(4)60.1cm]

第二十一章

气相色谱法

第一节 概　述

气相色谱法(gas chromatography,GC)是以气体为流动相的柱色谱法,它是由惰性气体将气化后的试样带入加热的色谱柱,并携带分子渗透通过固定相,达到分离的目的。气相色谱法按固定相所处的两种状态,可分为气-固色谱(GSC)和气-液色谱(GLC);按色谱柱的直径和填充情况可分为填充柱色谱和毛细管柱色谱;按分离原理可分为吸附色谱和分配色谱;按用途可分为分析型色谱和制备型色谱。

由于物质在气相中传递速度快,气态样品中的各组分与固定相相互作用的次数多,可供选择的固定液物质种类繁多,可供使用的检测器灵敏度高、选择性好,因此气相色谱法用来分离分析物质显示出高选择性、高灵敏度、高分离效能、快速和应用范围广等特点。气相色谱法与其他分析方法比较,突出的优点在于既能对混合物进行分离,又可对各被分离组分进行定性和定量分析。

气相色谱法主要用于分析色谱柱温度下有一定蒸气压,且热稳定性好的样品。可直接分析气体和易挥发的有机物。如对不易挥发或热不稳定的物质可将其衍生化制成挥发性大和热稳定性好的化合物进行分析;部分无机物可用反应气相色谱即将其转化为金属卤化物或金属螯合物等进行分析;部分高分子或生物大分子可用裂解气相色谱法分析。

气相色谱法广泛应用于石油、化工、有机合成、环境保护、食品分析、农药分析、临床化学、药物分析和纯物质制备等领域。在药物分析中成为对挥发性成分检查和含量测定的重要方法。

毛细管气相色谱与其他仪器的联用更加拓宽了气相色谱法的应用范围。与质谱(MS)、红外光谱(IR)、核磁共振波谱(NMR)等这些具有很强的结构判断能力的分析仪器联用的 GC-MS、GC-FTIR、GC-NMR 等分析仪器,有效地弥补了气相色谱定性分析能力差的弱点,成为当今分析复杂混合物的有力工具。

第二节　气相色谱仪

一、气相色谱仪的基本流程

气相色谱仪的基本流程如图 21-1 所示。在分析样品前,先把由气源提供的载气经降压、净化后调节到所需的流速。把气化室、色谱柱和检测器调至最佳工作状态。用微量进样器或气体进样阀把被分析样品注入进样器气化室后,立即被气化并被载气带入色谱柱进行分离。分离后的各组分按分配系数由小到大依次进入检测器,检测器将各组分的浓度(或质量)信号转变成可测的电信号,放大后在记录仪上记录下来,得到峰形色谱图。色谱图即色谱流出曲线,就是样品在检测器上产生的信号对时间所作的图。利用各物质在色谱图上有一定的保留值进行定性,用其峰面积或峰高进行定量。

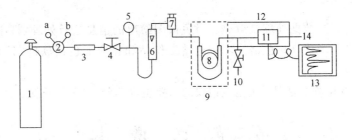

图 21-1　气相色谱仪示意图

1.载气瓶;2.压力调节器(a.瓶压;b.输出压力);3.净化器;4.稳压阀;5.柱前压力表;6.转子流量计;7.进样器;8.色谱柱;9.色谱柱恒温箱;10.馏分收集口(柱后分馏阀);11.检测器;12.检测器恒温箱;13.记录器;14.尾气出口

二、气相色谱仪的基本结构

气相色谱仪可归纳为气路系统、进样系统、分离系统、检测系统、温度控制系统、记录和数据处理系统等六个系统。

(一)气路系统

气相色谱仪的气路系统是一个载气连续运行的密闭管路系统。载气由气源(一般用高压气瓶或气体发生器作载气源)出来后经过减压阀、压力表、净化器、气体流量调节阀、转子流量计、气化室、色谱柱、检测器,然后放空。

(二)进样系统

进样系统包括进样装置和气化室。液体样品进样和固体样品用溶剂配制成溶液的进样,一般采用微量注射器量取样品从进样口注入。气体进样常用气体进样阀或0.25~5mL注射器直接量取0.2~1mL样品进样。样品进入气化室在适当温度下瞬间气化后被载气带入分离系统。

(三)分离系统

分离系统由色谱柱和柱温箱组成,是气相色谱仪的关键部分。

(四)检测系统

检测器是将载气中被分离组分的浓度或质量信号转变成易于测量的电信号,由记录仪记录成色谱图,供定性、定量分析用。

(五)温度控制系统

温控系统是用来设定、控制、测量气化室、色谱柱室和检测器室三处的温度,直接影响色谱柱的选择性、分离效率以及检测器的灵敏度和稳定性。

(六)数据处理系统

由记录仪、积分仪、数据处理机组成。对色谱图给出的信息进行处理,打印出操作条件、定性和定量分析结果。现代气相色谱仪可带色谱工作站和相应的色谱软件,具有数据处理及控制实验条件等功能。

色谱柱、检测器和数据处理系统是色谱仪的重要组成部分,也是不断发展、创新的重要部分。

第三节 色 谱 柱

色谱柱由柱体和柱内的固定相组成,是气相色谱仪的心脏部分。气相色谱分析中,样品中各组分能否完全分离主要取决于色谱柱的效能和选择性。

按色谱柱的柱内径和固定相填充方式可分为填充柱和毛细管柱等。填充柱是指将固定相填充在内径约 $3\sim6mm$ 的螺旋柱管内而制成的色谱柱。毛细管柱是内径只有 $0.2\sim0.5mm$ 的高效能色谱柱。

一、固定相

固体固定相可分为吸附剂、聚合物固定相、化学键合固定相。它们大多数有在高温下使用的优点,用于分析永久性气体及其他气体混合物、高沸点混合物或极性较强的物质。

液体固定相大多为高沸点的有机化合物,在操作条件下呈液态,称为固定液。固定液不能直接装在色谱柱内,而是将它涂渍在一种称为载体(或担体)的颗粒状固体表面上,制成固定相。

(一)吸附剂

气相色谱吸附剂主要有强极性的硅胶、非极性的活性炭与石墨化碳黑、中极性的氧化铝和特殊吸附作用的分子筛。分子筛是一种强极性的特殊吸附剂,具有良好的孔穴结构和吸附性能。在永久性气体和烃类的碳数族组成分析中,占有重要的地位。

分子筛是合成的硅铝酸的钠盐或钙盐,化学元素组成是 $MO \cdot Al_2O_3 \cdot xSiO_2 \cdot yH_2O$。其中,M 为 Na、K、Li 等一价阳离子,或为 Ca、Ba、Sr 等两价阳离子。气-固色谱中常用的是 Na 型(4A,13X)和 Ca 型(5A,10X)分子筛。

(二)聚合物固定相

聚合物固定相即高分子多孔微球(GDX),是一类新型固定相。可以高温活化后直接用于分离,也可以作为载体涂渍固定液后再用于分离。多孔聚合物是由苯乙烯或乙基乙烯苯等单体与交联剂二乙烯苯交联共聚而成的高聚物。用不同的单体和共聚条件,可共聚成极性及物理结构均不同(如比表面积和孔径分布)的小球,且有不同的分离效能。

聚合物固定相可用于分析氨、氯气、氯化氢等,有的可分离多种气体及腈、卤代烷、烃类和醇、醛、酮、酸、酯等含氧有机物。

(三)固定液

1. 对固定液的要求

(1)蒸气压低,热稳定性和化学稳定性好。操作温度高于固定液最低使用温度时呈液体,低于固定液最高使用温度时不流失、不分解。不与载体、载气、组分发生化学反应。

(2)对样品中各组分溶解度大、选择性高。即对样品中各组分的分配系数有较大的差别,对难分离的物质有较高的分离能力。

(3)能在载体表面形成均匀液膜,以获得较高的柱效。

2. 固定液的分类

目前可用作固定液的化合物,已达数百种之多,常按固定液极性和化学类型分类。

(1)按极性分类　1959 年罗胥耐得(Rohrschneider)提出用相对极性(P)标定固定液的分离特性。规定非极性固定液角鲨烷的相对极性为 0,强极性固定液 β,β'-氧二丙腈相对极性为 100。选取一对物质:苯与环己烷(或正丁烷与丁二烯),分别测定它们在以上选定的两种固定液和被测固定液上的相对保留值的对数,即

$$q = \lg \frac{t'_{R(苯)}}{t'_{R(环己烷)}} \quad 或 \quad q = \lg \frac{t'_{R(丁二烯)}}{t'_{R(正丁烷)}} \tag{21-1}$$

再将其代入下式计算相对极性 P_x:

$$P_x = 100 - 100 \frac{q_1 - q_x}{q_1 - q_2} \tag{21-2}$$

式中 q_1、q_2 和 q_x 分别为苯和环己烷在 β,β'-氧二丙腈、角鲨烷和待测固定液上的 q 值。

将按上述方法计算得的固定液相对极性从 0～100 分成 5 级(5 级分度法),每隔 20 分为 1 级。P 在 0～20 为非极性固定液,21～40 为弱极性固定液,41～60 为中等极性固定液,61～100 为强极性固定液。

常用固定液的性质见表 21-1。

表 21-1　　　　常用固定液的极性数据

固定液	P	级别	固定液	P	级别
角鲨烷	0	+1	聚乙二醇 20000(PEG—20M)	68	+3
SE—30,OV—1	13	+1	己二酸二乙二醇聚酯(DEGA)	72	+4
阿皮松	7～8	+1	聚乙二醇 600(PEG—600)	74	+4
DC—550	20	+2	双甘油	89	+5
己二酸二辛酯	21	+2	β,β'-氧二丙腈	100	+5
邻苯二甲酸二壬酯 DNP	25	+2	聚苯醚 OS—124	45	+3
邻苯二甲酸二辛酯 DOP	28	+2	XE-60	52	+3

（2）按化学类型分类　为了增大组分的分配系数，依据"相似相溶"的原则，选择性质与组分有某些相似的固定液，常将具有相同官能团的固定液排列在一起，即化学分类法。表 21-2 列出了按化学结构分类的各种固定液。

表 21-2　　　　　　　　　　　　按化学结构分类的固定液

固定液的结构类型	极　　性	固定液举例	分离对象
烃类	最弱极性	角鲨烷、石蜡油	分离非极性化合物
硅氧烷类	应用范围广，从弱极性到强极性	甲基硅氧烷、苯基硅氧烷、氟基硅氧烷、氰基硅氧烷	不同极性化合物
醇类和醚类	强极性	聚乙二醇	强极性化合物
酯类和聚酯	中强极性	苯甲酸二壬酯	应用较广
腈和腈醚	强极性	氧二丙腈、苯乙腈	极性化合物
有机皂土			分离芳香异构体

色谱工作者还按某些常数将固定液进行分类，其中最有价值的是按麦氏常数和进行分类。在实际工作中，有 12 种最常用的固定液（如表 21-3 所示）。一般来说，麦氏常数和越大者，该固定液的极性越强。

表 21-3　　　　　　　　　　　　12 种常用固定液

序号	固定液名称	型号	麦氏常数和	最高使用温度（℃）
1	角鲨烷	SQ	0	150
2	甲基硅油或甲基硅橡胶	*SE-30,OV-101,SP-2100,SF-96	205～229	350
3	苯基（10%）甲基聚硅氧烷	OV-3	423	350
4	苯基（20%）甲基聚硅氧烷	OV-7	592	350
5	苯基（50%）甲基聚硅氧烷	*OV-17,DC-710,SP-2250	827～884	375
6	苯基（60%）甲基聚硅氧烷	OV-22	1075	350
7	三氟丙基（50%）甲基聚硅氧烷	*QF-1,OV-210,SP-2401	1500～1520	275
8	β-氰乙基（25%）甲基聚硅氧烷	XE-60	1785	250
9	聚乙二醇-20000	*Carbowax-20M	2308	225
10	聚己二酸二乙二醇酯	DEGA	2764	200
11	聚丁二酸二乙二醇酯	*DEGS	3504	200
12	1,2,3-三（2-氰乙氧基）丙烷	TCEP	4145	175

* 使用概率大

3. 固定液的选择

样品中组分已知时，固定液选择的依据是使最难分离的物质对达到要求的分离度，同时又要有适宜的分析时间。在选择固定液时，一般按"相似相溶"的规律来选择，另外还可以从以下几方面考虑。

（1）对于非极性组分，一般选非极性固定液。如在非极性固定液上，无论样品是非极性或极性的，它们之间作用力主要是色散力。在这类固定液上，组分基本按沸点顺序出柱。低沸点的先出柱，高沸点的后出柱。

（2）对于中等极性的组分，一般选用中等极性固定液。这类固定液分子中含有极性和非极性基团。与组分分子间作用力为色散力与诱导力，没有特殊的选择性，基本按沸点顺序出柱。

但对沸点相同的极性和非极性组分,则诱导力起主要作用,非极性组分先出柱。如苯与环己烷在 DNP 柱上,环己烷先出柱,并与苯完全分离。

(3)对于强极性组分,选用强极性固定液。这类固定液分子中含有强极性基团,组分与固定液分子间作用力主要为定向力,而诱导力与色散力处于次要地位。样品中各组分按极性顺序出柱。非极性与弱极性组分先出柱,极性组分后出柱。

(4)对于能形成氢键的组分,如醇、酚、胺和水等的分离一般可选用极性或氢键型固定液。样品中各组分流出顺序按与固定液分子间形成氢键的能力大小,不易形成氢键的先流出,易形成氢键的后流出。

(5)当选择的固定液分子所具有的化学官能团与组分分子的官能团相同时,则相互作用力最强,选择性高。如分析酯类化合物时,选用酯或聚酯类固定液;分析醇类化合物时,可选用聚乙二醇等醇类固定液。

(6)按主要差别选择。如果样品中各组分之间以沸点差别为主时,选用非极性固定液;以极性差别为主时,可选用极性固定液。

(7)使用混合固定液。在分析一些复杂样品或异构体时,使用一种固定液有时达不到分离的目的,往往需要采用混合固定液。混合固定液是指两种或两种以上极性不同的固定液,按一定比例混合后,涂布于载体上(混涂),或将分别涂有不同固定液的载体,按一定比例混匀装入一根管柱中(混装),或将不同极性的色谱柱串联起来使用(串联),以使难分离的组分得到很好的分离。

(8)按指定固定液进行选择。从最常用的固定液中进行实验测定,即先用固定液为 SE-30(+1)、OV-17(+2)、QF-1(+3)、PEG-20M(+3)、DEGS(+4)的五根色谱柱,用尝试法选择。样品分别在五根色谱柱上,在适当的操作条件下进行初步分离,观察未知物色谱图的分离情况,适当调整或改换固定液的极性,或调整实验条件至分离度合乎要求,选择出较好的一种固定液。

二、载体

载体又称担体,是一种化学惰性多孔性固体颗粒。固定液在载体上提供了一个大的化学惰性表面,形成一均匀薄层液膜,使固定液具有比较大的物质交换表面,样品易于在气液两相间建立分配平衡。

1. 对载体有以下要求

(1)有足够大的比表面积,具有良好的孔穴结构,以使固定液均匀分布成一薄膜。

(2)具有化学惰性,不与样品和固定液起化学反应,不具吸附性,但对固定液应有较好的浸润性。

(3)形状规则,大小均匀,具有一定的机械强度。粒度范围为 60～80 目或 80～100 目。

2. 载体的分类和选择

气相色谱常用的载体种类很多。按化学成分可分为两大类:硅藻土型载体与非硅藻土型载体。硅藻土型载体根据制造方法不同又可分为红色载体和白色载体。

(1)硅藻土型载体

①红色载体:将硅藻土与黏合剂在 900℃煅烧后,粉碎、过筛而成。因煅烧时,硅藻土中所含的铁形成氧化铁,使载体呈淡红色,称红色载体,如 6201、201、202 等。机械强度高,比表面积大(约 $4m^2/g$),吸附性和催化性较强,特别是对强极性化合物。适于作非极性固定液的载体,分析非极性化合物如烃类等。

②白色载体:将硅藻土与 20% 的碳酸钠(作助溶剂)混合煅烧而成。硅藻土中的氧化铁在高温下与碳酸钠作用,生成无色的铁硅酸钠配合物,而呈白色,称白色载体,如 101、102 等。比表面积小(约 $1m^2/g$),机械强度低,吸附、催化性弱,适宜作极性固定液载体,分析极性化合物。

(2)非硅藻土型载体 仅在一些特殊分析对象中使用非硅藻土型载体,其应用远不如藻土型载体普遍,可分为:

①玻璃微球:是一种有规则的颗粒小球,比表面积小,为非多孔性载体,常用的为 60~80 目。

②氟载体:聚四氟乙烯是广泛使用的非硅藻土型多孔性载体。其特点是吸附性小,耐腐蚀性强,最适宜分析强腐蚀性物质,但由于表面非浸润性,其柱效低。

3. 载体的表面处理

理想的载体表面,应该对组分和固定液均是惰性的。但硅藻土型载体由于表面存在硅醇基团(—Si—OH),它与极性组分形成氢键,从而引起色谱峰的拖尾。此外,硅藻土型载体由于含有矿物杂质,如氧化铝、氧化铁等,可能使组分或固定液发生催化降解作用,对酸性或碱性化合物产生很严重的吸附作用。为此,常采用酸碱洗法、硅烷化法、釉化法等方法对硅藻土型载体进行表面处理。

(1)酸洗法 酸洗可除去载体表面大部分 Al、Fe 等无机杂质,表面吸附能力显著下降。酸洗的载体适用于作分析酸性和酯类化合物。

(2)碱洗法 碱洗主要是除去 Al_2O_3 等杂质。适于分析碱性化合物。

(3)硅烷化法 硅烷化法是除去载体表面硅醇基最有效的方法之一。它是使载体表面的硅醇基与硅烷化试剂发生反应,生成硅醚,去掉了形成氢键的硅醇基,从而消除了形成氢键的能力。主要用于分析易形成氢键的组分如醇、酸和胺类等。

(4)釉化法 釉化法是在载体表面产生一玻璃状的"釉层",这一釉层屏蔽或惰化了载体的吸附极性中心,因而降低了色谱峰的拖尾,也增加了载体的机械强度。

第四节 检 测 器

检测器是将流出色谱柱的载气中各组分的浓度或质量转变成相应的电信号(电流、电压等)的一种装置。

气相色谱法的检测器按检测特性可分为浓度型检测器和质量型检测器。

浓度型检测器输出信号的大小取决于载气中组分的浓度。当载气流速在最佳流速附近,组分的进样量一定时,色谱峰高基本上与载气流速无关,而色谱峰面积则与载气流速成反比。此类检测器有热导检测器(thermal conductivity detector,TCD)、电子捕获检测器(electron capture detector,ECD)等。

质量型检测器输出信号的大小取决于组分在单位时间内进入检测器的量。当组分进样量一定时,色谱峰面积则与载气流速无关,而色谱峰高与载气流速成正比。此类检测器有氢焰离子化检测器(flame ionization detector,FID)、火焰光度检测器(flame photometric detector,FPD)、氮磷检测器等。

一、热导检测器

(一)结构与原理

将热敏元件(热丝)装入池体,构成热导池,再将热导池与其他部件组成惠斯登电桥,即为热导检测器。热敏元件常用钨丝或铼钨丝等制成,它们的电阻随温度的升高而增大,并且具有较大的电阻温度系数。热传导检测器可分为双臂热导池和四臂热导池。将两个材质、电阻相同的热敏元件 R_1、R_2,与两个阻值相等的固定电阻 R_3、R_4 组成桥式电路构成双臂热导池(图21-2)。一臂连接在色谱柱之前,只通载气,称为参考臂;另一臂连接在色谱柱之后,称为测量臂。用四个材质、电阻相同的热敏元件构成四臂热导池(图21-3)。在同样条件下其灵敏度是双臂热导池的两倍。

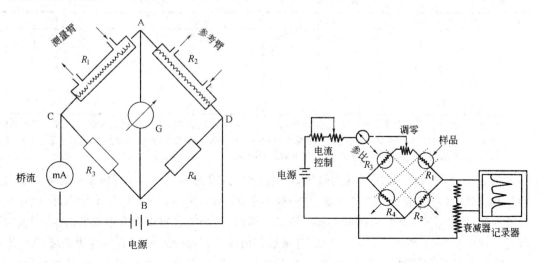

图 21-2 双臂热导池检测器原理   图 21-3 四臂热导池测量线路

当载气以恒定的速度通入热导池,并以恒定的电压给热导池的热丝加热时,热丝温度升高。所产生的热量,主要经载气,由热传导方式传给温度低于热丝的池体;其余部分,由载气的"强制"对流所带走,热辐射散失的热量很少,可忽略不计。当热量的产生与散失建立热动平衡后,热丝的温度恒定。若测量臂无样气通过,只通载气时,两个热导池钨丝的温度相等,$R_1=R_2$。根据惠斯登电桥原理,当 $R_1/R_2=R_3/R_4$ 时,A、B两点间的电位差 $V_{AB}=0$,此时检流计 G 中无电流通过($I_G=0$),检流计指针停在零点。

当样品由进样器注入并经色谱柱分离后,某组分被载气带入测量臂时,若组分与载气的热导率不等,则测量臂的热动平衡被破坏,钨丝的温度将改变。当组分的热导率($\lambda_{组分}$)小于载气的热导率($\lambda_{\text{载气}}$)时,则热传导散热减少,钨丝的温度升高,电阻 R_1 增大。因 R_2 未变,则 $R_1 > R_2$;$R_1/R_2 \neq R_3/R_4$,$V_{AB} \neq 0$,$I_G \neq 0$;检流计指针偏转。当组分完全通过测量臂后,指针又恢复至零点。若用记录器(电子毫伏计)代替检流计,则可记录 V-t 曲线,即色谱流出曲线。

由于 V_{AB} 的大小决定于组分与载气的热导率之差以及组分在载气中的浓度,因此在载气与组分一定时,峰高(V_{AB})或峰面积可用于定量。

(二)特点

热导检测器具有构造简单、测定范围广、热稳定性好、线性范围宽、样品不被破坏等优点,是一种通用型检测器,但其缺点是灵敏度较低。

(三)载气的选择

在热导池体温度与载气流速等实验条件恒定时,检测器的灵敏度决定于载气与组分热导率之差 $\Delta\lambda$,两者相差越大,电阻 R_1 改变越大,越灵敏。若 $\lambda_{\text{组分}} = \lambda_{\text{载气}}$,则不产生信号。现将几种物质的热导率列于表 21-4 中。

表 21-4　　　　　　　　**几种气体与有机物液体蒸气在 373K(100℃)的热导率**

化合物	$\lambda \times 10^2$	化合物	$\lambda \times 10^2$
氢气	22.36	乙烯	3.10
氦气	17.42	丙烷	2.64
空气	3.14	苯	1.84
氮气	3.14	乙醇	2.22
甲烷	4.56	丙酮	1.76

* 热导率(热导系数):热导率是衡量物质热性能的指标,用 λ 表示。定义:当物质的横截面积为 1m^2、厚 1m,两侧温差为 1 开尔文(K)时,每秒传导过此物质的热量称为热导率。热导率大,导热性能好,保温性能差,反之则导热性能差。按国际单位规定:热导率的单位为瓦/(米·开)[W/(m·K)]。

由表 21-4 可看出,若用氮气为载气,样品为空气,因为 $\lambda_{N_2} = \lambda_{\text{空气}}$,则样品不出峰。氮气的热导率比较小,与多数有机物的热导率[一般小于 3×10^{-2} W/(m·K)]相差较小,因此用氮气为载气时,灵敏度低,有时出倒峰是又一缺点。例如,一个混合物中含有甲烷及丙烷,用氮气为载气。因 $\lambda_{\text{甲烷}} > \lambda_{N_2}$ 和 $\lambda_{\text{丙烷}} < \lambda_{N_2}$,因此,分离后若丙烷为正峰($\Delta\lambda > 0$),则甲烷为倒峰($\Delta\lambda < 0$)。

在用热导检测器时,选氢气为载气,与其他载气相比,检测灵敏度最高,而且不出倒峰,并可用空气测定死时间,但必须注意安全。氦气较理想,但价格较贵。

二、氢焰离子化检测器

(一)结构与原理

氢焰离子化检测器(hydrogen flame ionization detector, FID)简称氢焰检测器。这类检测器由收集极(阳极)与极化环(阴极)及点火线圈组成(图 21-4)。

有机化合物进入氢火焰,在燃烧过程中直接或间接产生离子。检测器的收集极(阳极)与极化环(阴极)间加有电压,使离子在收集极与极化环间作定向流动而形成离子流。离子流强

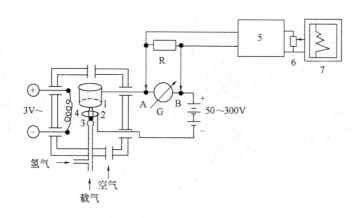

图 21-4 氢焰检测器检测原理示意图

1.收集极;2.极化环;3.氢火焰;4.点火线圈;5.微电流放大器;6.衰减器;7.记录仪

度与进入检测器中组分的质量及分子中的含碳量有关,因此在组分一定时,测定电流(离子流)强度可以对物质进行定量。

在没有有机物通过检测器时,氢气燃烧,在电场作用下,也能产生极微弱的离子流,一般只有 $10^{-12} \sim 10^{-11}$ A,此电流称为检测器的本底。在有微量有机物引入检测器后,电流急剧增加,可达到 10^{-7} A。电流大小与有机物引入的质量成正比。当电流产生微小的变化时,则在高电阻上产生很大的电压变化,再经放大器放大后由记录器(电子电位差计)记录电压随时间的变化,而得到色谱流出曲线(V-t 曲线)。

氢焰检测器不仅可应用在恒定柱温的色谱分析中,对那些宽沸程、多组分的混合物,使用程序升温时氢焰检测器仍可使用,并可有效地控制基线漂移,提高仪器的稳定性。

(二)特点

氢焰检测器具有灵敏度高、响应快、线性范围宽等优点,是目前最常用的检测器之一。但这种检测器是专属型检测器,一般只能测定含碳有机物,而且检测时样品被破坏。

三、其他检测器

(一)电子捕获检测器

电子捕获检测器(electron capture detector,ECD)是一种放射性离子化检测器,属于浓度型专属性检测器,结构见图 21-5。

ECD 以 β 放射源(常用 ^{63}Ni)为能源。β 放射源不断放射出 β 粒子(初级电子)。当载气进入检测器时,载气(Ar 或 N_2)分子不断受到 β 粒子轰击而离子化,形成了次级电子和正离子。在电场(直流或脉冲电压)的作用下,初级和次级电子一齐向阳极运动,并为阳极所收集,产生约 $10^{-9} \sim 10^{-8}$ A 的基始电流(基流),也称背景电流(I_0),它反映在色谱仪的记录器上是一条平直的基线。

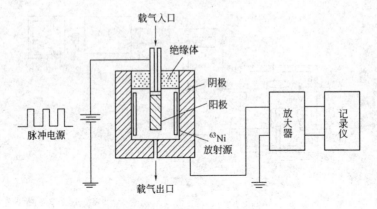

图 21-5 电子捕获检测器示意图

$$N_2 \xrightarrow{\beta} N_2^+ + e^-$$

当含有电负性元素的组分 AB 进入检测器后,就会捕获电子而生成稳定的负离子:

$$AB + e^- \longrightarrow AB^-$$

生成的负离子又与载气正离子复合成中性化合物,并被载气带出检测器:

$$AB^- + N_2^+ \longrightarrow N_2 + AB$$

由于被测组分捕获电子,结果导致基流下降,产生负信号而形成倒峰。被测组分浓度越大,响应信号强度越大。

电子捕获检测器是目前分析痕量电负性有机化合物最有效的检测器。它对含卤素、硫、氮、硝基、羰基、氰基、共轭双键体系、多核芳烃、甾族化合物和一些有机金属化合物等均有很高的检测响应值,但对烷烃、烯烃和炔烃等的响应值很低。如对四氯化碳的响应值是己烷的 4×10^8 倍,可检测出 10^{-14} g/mL 的 CCl_4。这种检测器线性范围窄,只有 10^3 左右,且响应易受操作条件的影响,分析的重现性较差。

近年来,电子捕获检测器广泛用于环保、农药等领域。在农药残留量测定研究中,常用于测定有机氯农药。

(二)氮磷检测器

氮磷检测器(nitrogen phosphorous detector, NPD)是一种热离子化检测器,属质量型检测器。现已成为对痕量含氮和含磷有机物检测的具有高灵敏度、高选择性、线性范围宽的新型检测器。

氮磷检测器的结构基本与氢焰离子化检测器相似,但在其火焰喷嘴附近与收集极之间,放置了碱盐源。碱盐源铷珠是的含硅酸铷的玻璃或陶瓷珠,用铂金丝作支架并与铷珠加热器相连。铷珠能增加含氮或含磷化合物所生成的离子从而使电信号增强。产生的信号经放大后送到记录和数据处理系统。

氮磷检测器有 NP 型和 P 型操作方式,前者用于含氮或含磷化合物的测定,后者则只用于测定含磷化合物。

在中药农药残留量测定研究中用于含氮、含有机磷农药残留量的测定。

(三)火焰光度检测器

火焰光度检测器(flame photometric detector,FPD)属于质量型检测器,是对微量硫、磷化合物具有高选择性和高灵敏度的检测器,因此又称为"硫磷检测器"。它对磷的敏感度可达 1.7×10^{-12} g/s,对硫达 2.0×10^{-12} g/s。主要用于检测大气痕量污染物及农药有机硫和有机磷残留量的测定。火焰光度检测器的缺点是线性范围较窄。

检测原理是在富氢火焰中,含硫或含磷化合物燃烧均生成化学发光物质,并产生特征波长的光(磷最强光波长为 526nm,硫最强光波长为 394nm),投射到光电倍增管上产生电流,经放大器放大后记录下来。通过特征波长光强度的测量,可计算出含硫或含磷化合物的量。

四、检测器的性能指标

(一)灵敏度(sensitivity,S)

又称响应值或应答值,是用来评价检测器质量和与其他类型检测器相比较的重要指标。实验表明,一定浓度或一定量的样品进入检测器后,产生一定的信号强度(R)。进样量改变 ΔQ,信号强度也将改变 ΔR,这样任何类型检测器灵敏度(S)均可表示为:

$$S = \frac{\Delta R}{\Delta Q} \tag{21-3}$$

(1)浓度型检测器灵敏度(S_C) 它是以 1mL 载气中含有 1mg 的某组分通过检测器时,所产生的电信号值(mV)表示。S_C 常用于固体或液态样品,单位为 mV·mL/mg。气体样品时单位为 mV·mL/mL。计算公式为:

$$S_C = \frac{F_0 A}{W} = \frac{h}{C} \tag{21-4}$$

式中,A 为色谱峰面积(mV·min);h 为色谱峰高(mV);C 为物质在流动相中的浓度(mg/mL);F_0 为校正检测器温度和大气压时的载气流速,即色谱柱出口流速(mL/min);W 为进样量(mg)。

(2)质量型检测器灵敏度(S_m) 以每秒钟有 1g 的某组分,被载气携带通过检测器时所产生的电信号值(mV 或 A)表示。单位为 mV·s/g。它的计算公式为:

$$S_m = \frac{A}{W} \tag{21-5}$$

式中 A,W 含义同前。

(二)检测限(detectability,D)

又称敏感度。检测器性能的优劣只用灵敏度来说明是不够的,因为它不能反映出检测器噪音水平的高低。要使检测器的灵敏度提高,可以通过放大器把信号放大到所需要的水平,但同时也将检测器本身的噪音放大。若信号较弱而噪音较大,即使放大后信号仍难以辨认。可见性能优良的检测器,不仅灵敏度要高,且本身的噪音要小。

检测限是以检测器恰能产生 3 倍噪音信号(峰高、毫伏)时,单位时间引入检测器的组分量或单位体积载气中所含的组分量来表示的,并记为 D。由于低于此限的某组分的色谱峰,将被淹没在噪音中,无法检出,故称为检测限。它的计算式为:

$$D = \frac{3N}{S} \qquad (21\text{-}6)$$

式中,N 为检测器的噪音,指由各种因素引起的基线波动的响应数值(单位为 mV);S 为检测器的灵敏度。D 值越小,说明仪器越敏感。

(三)线性范围(liner range)

指检测器的响应信号强度与被测物质浓度(或质量)之间成线性关系的范围,并以线性范围内最大浓度与最小浓度(或最大进样量与最小进样量)的比值来表示。良好的检测器其线性相关系数 r 接近 1,线性范围宽。线性范围与定量分析有密切关系。

总之,一个理想的检测器应具有灵敏度高,检测限小,响应快,线性范围宽,稳定性好的性能。

第五节　色谱条件的选择

色谱条件的选择主要依据是分离度方程和 Van Deemter 方程。

一、色谱柱的选择

固定液的配比与样品性质有关,高沸点化合物样品,最好采用低配比。采用低配比,可使用较低的柱温,使固定液的选择受"最高使用温度"的限制较少,可供选择的固定液数目增多。低配比时若保留时间仍过长,可再适当减少。但过低配比,固定液不易涂渍均匀,常会造成色谱峰拖尾。低沸点化合物样品,宜用高配比,以便在分配系数很小的情况下,只通过增加固定液的量(V_s)来增加 R 值,以达到良好的分离。

关于色谱柱柱长对分离度的影响可从分离度方程 $(R_1/R_2)^2 = L_1/L_2$ 中看出。柱长加长,分离度提高,但分析时间也随之延长,峰宽加大。气相色谱填充柱长度一般为 2～6m,柱内径为 3～6mm。

二、柱温的选择及程序升温

(一)柱温的选择

柱温是改善分离度的重要参数,主要在于影响分配系数(K)、容量因子(k)、组分在流动相中的扩散系数(D_m)和组分在固定相中的扩散系数(D_s),从而影响分离度和分析时间。降低柱温的好处是:增大 K 值,增加固定相的选择性;降低 D_m,从而降低了组分在流动相中的纵向扩散;减少固定液的流失,延长柱寿命和降低检测器的本底。降低柱温的缺点是:由于 D_s 减小,增大了传质阻抗,造成峰展宽;保留时间变长,分析时间延长。

柱温选择的原则是使难分离物质在达到要求的分离度条件下,尽可能采用低柱温。

(二)程序升温

程序升温是指在一个分析周期中色谱柱温度由程序升温控制器按预先设定的程序随时间呈线性或非线性增加,这样混合物中所有组分将在其最佳柱温下流出色谱柱,从而得到良好的分离效果。

气相色谱法中常遇到宽沸程多组分样品,选择恒定柱温常不能兼顾不同沸点组分的分离。低沸点组分因柱温太高,色谱峰出柱过快,峰窄而相互重叠;而高沸点组分又因柱温太低,出柱慢,峰宽而平,有的组分甚至不能流出。因而要采用程序升温法进行分离。程序升温方式及分离效果见图 21-6、图 21-7。

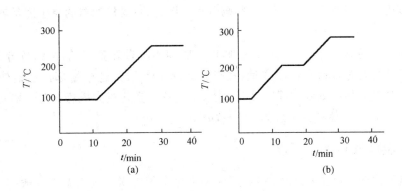

图 21-6 程序升温方式

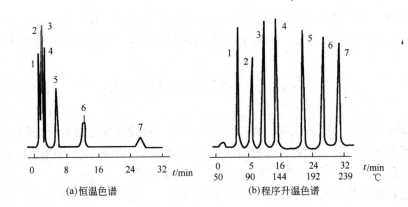

图 21-7 恒温和程序升温色谱比较

程序升温气相色谱法应根据样品的性质、组分的保留温度、初期冻结现象、沸点的间隔选择升温方式、起始温度、升温速率、终止温度等程序升温色谱条件,设定适合的升温程序。

三、载气及流速的选择

选择载气主要从三个方面考虑:对柱效、柱压降和检测器灵敏度的影响。当载气流速比较低时,分子扩散占主导地位,为提高柱效,宜用分子量较大的载气,如 N_2;当流速高时,传质阻抗占主导地位,宜用低分子量的载气,如 H_2 或氦气。用低分子量载气,有利于提高线速,实现快速分析。对于较长的色谱柱,由于在柱上会产生较大的压力,此时宜用 H_2 作载气,因其黏度较小,柱压降低。考虑对检测器灵敏度的影响时,用热导检测器,应选用 H_2 或氦气;氢焰检测器,一般用 N_2。

为缩短分析时间,一般载气流速稍高于最佳流速,而柱效下降很少,却节省很多分析时间。常用的载气流速为 $20\sim80mL/min$。

四、进样量

进样量越大色谱峰越宽,甚至拖尾,影响分离。因此,只要检测器的灵敏度足够高,进样量越小,越有利于得到良好分离。

当进样量较小时,峰高与进样量成比例,保留时间不随进样量变化,两组分分离情况也保持不变。当进样量超过最大允许进样量(柱板数下降10%时的进样量)时,色谱柱已超载,柱效大大降低。特别是使用低配比固定液时,柱效对进样量变化更为敏感。对于填充柱,气体样品一般为 $0.1\sim1mL$,液体样品一般为 $0.1\sim1\mu L$。

五、气化温度和检测室温度

气化温度取决于样品的挥发性、沸点范围及进样量等因素。气化温度一般相当于样品沸点或高于沸点,以保证瞬间气化。但一般不要超过沸点50℃以上,以防样品分解。对一般色谱分析,气化温度比柱温高10℃～50℃即可。

检测室温度一般需要高于柱温,可避免色谱柱流出物在检测器中冷凝污染检测器。一般高于柱温30℃,或等于气化温度。检测室温度过高,使用热导检测器时,灵敏度降低。

第六节　定性分析方法

气相色谱定性主要是鉴定试样中各组分即每个色谱峰代表的是何种化合物。气相色谱因不能提供分子结构特征而难以对未知物直接定性,近年来,与其他方法(如质谱、波谱)联用,为未知物定性提供了有力的手段,可获得比较可靠的定性结果。

目前以色谱保留值进行定性仅是一个相对的方法。从色谱检测技术来看,多数检测器给出的信号,缺乏典型的分子结构特征。因此,色谱定性只能鉴定已知物,对未知新化合物的定性常需要结合其他方法来进行。

一、已知物对照法

依据同一种物质在同一根色谱柱上,相同的色谱操作条件下,具有相同的保留值来定性。将已知的标准物质加入样品中,对比加入前后的色谱图,若某色谱峰相对增高,则该色谱峰所代表的组分与标准物质可能为同一物质。但由于使用的色谱柱不一定适合于标准物质与待定性组分的分离,虽为两种物质,色谱峰也可能产生相互叠加的现象。为此,可采用双柱定性,选一只与上述色谱柱极性差别较大的色谱柱,在相同的色谱条件下分析。若在两个柱子上均产生叠加现象,才可认定待测物与标准物是同一物质。

二、保留值定性法

相对保留值乃是指任一组分(i)与标准物质(s)的调整保留值的比值,即

$$r_{is} = \frac{t'_{R(i)}}{t'_{R(s)}} = \frac{V'_{R(i)}}{V'_{R(s)}} = \frac{K_i}{K_s} \tag{21-7}$$

从式 21-10 可以看出,相对保留值 r_{is} 仅取决于它们的分配系数。而分配系数,又取决于组分性质、柱温与固定液的性质。它与固定液的用量、柱长、柱填充情况及载气流速等无关。因此在气相色谱手册中,可以查找到某物质的相对保留值,进行定性分析。

利用此法定性,可根据手册规定的实验条件及所用标准物质进行实验。将规定的标准物质加入被测样品中,混匀,进样,求算出 r_{is},再与手册数据对比定性。

也可将此法与已知物对照法相结合,用此法缩小定性物质范围,再用已知物进行对照,进一步确认。

三、联用仪器定性法

由于气相色谱仪对未知化合物的定性和结构识别能力有限,质谱仪和其他波谱仪如红外光谱仪、核磁共振仪等对化合物的结构阐明特别有效,因此将气相色谱仪与这些仪器联用,组成气相色谱-质谱(GC-MS)、气相色谱-傅里叶红外光谱(GC-FTIR)、气相色谱-核磁共振波谱(GC-NMR)等联用仪器。用质谱仪(MS)和傅里叶变换红外光谱仪(FTIR)等代替了常用的气相色谱检测器,可对色谱峰进行组分鉴定。

第七节 定量分析方法

在定量分析时,需要对检测器的输出信号进行校正。定量分析的依据是组分的量(W_i)或其在载气中的浓度与检测器的响应信号(色谱图上的峰面积或峰高)成正比,即 $m_i = f'_i A_i$。要准确进行定量分析,必须准确地测量峰面积 A_i 和比例常数 f_i(又称校正因子),还要正确运用定量分析方法,严格控制分析误差。

一、峰面积的测量

对于不同峰形的色谱峰,应采取不同的测量方法。在常见的色谱峰中,对称因子在 0.95~1.05 之间的称为对称峰;小于 0.95 为前延峰;大于 1.05 为拖尾峰。正常色谱峰的峰面积 $A = 1.065hW_{1/2}$。

现在的色谱仪都配有专用微机或色谱工作站,这些仪器可直接测量和自动记录、储存色谱峰高、面积等数据,并能进行定量运算,给出定量结果以及打印报告等。

二、定量校正因子

(一)定量校正因子

色谱定量分析的基础是,被分析组分的量或其在载气中的浓度与检测器的响应信号成正比。即物质的量正比于色谱峰面积或峰高。依据峰面积进行定量计算时,为使面积值(A_i)与其物质的质量(m)相对应,须将面积乘上一个校正因子或除以一个响应值:

$$m = f'_i A_i \quad 或 \quad m = A_i / S_i \tag{21-8}$$

f'_i 为比例常数,称为绝对校正因子,其物理含义为单位峰面积(或峰高)所代表的某组分的量。S_i 为单位物质的面积响应值,简称响应值。f'_i、S_i 称为绝对定量校正因子,单位相同时两者互为倒数:

$$f'_i = 1/S_i \tag{21-9}$$

f'_i、S_i 是以峰面积作为定量依据的。用峰高定量时,需求出峰高校正因子(F_i 或 S_i^h)

$$m = h_i F_i \tag{21-10}$$

绝对定量校正因子是由仪器的灵敏度及色谱条件而决定的,缺乏通用性。在实际工作中,一般以相对定量校正因子代替绝对定量校正因子。

(二)相对定量校正因子

相对定量校正因子指某物质与标准物质绝对定量校正因子之比。标准物质的选择取决于所用检测器的类型。文献手册中,热导检测器用苯作标准物质;氢焰检测器用正庚烷作标准物质。

常用面积相对重量校正因子。面积相对重量校正因子,简称为重量校正因子或相对校正因子:

1. 重量校正因子

$$f_W = \frac{f'_{W_i}}{f'_{W_s}} = \frac{W_i/A_i}{W_s/A_s} = \frac{A_s W_i}{A_i W_s} \tag{21-11}$$

式中 f_W 称为相对重量校正因子;A_i、A_s、W_i 和 W_s 分别代表被测物质 i 和标准物质 s 的峰面积和重量。

相对重量校正因子因使用比较方便,在定量分析中应用较多,具有实用价值;而相对响应值特别是相对摩尔响应值(S'_M),其数值大小直观反映组分响应信号大小,并与分子量、碳原子数间有线性关系,具有理论价值。

热导与氢焰检测器的重量校正因子可查手册。一般手册中的校正因子,原则上是一个通用常数,其数值与检测器的类型有关(热导检测器与氢焰检测器的校正因子不同),而与检测器具体结构及色谱操作条件(柱温、流速、固定液性质等)无关。

2. 校正因子的测定与计算

准备好待测校正因子的物质 i 的纯品。再选取一种标准物质 s,准确称量这两种物质,并配成一溶液。取一定体积的溶液,进样,得到两个色谱峰面积 A_i 与 A_s,则待测物质的重量校正因子 f_i 可按式 21-11 和下式求得

$$f_W = \frac{f_{W_i}}{f_{W_s}} \qquad (21\text{-}12)$$

氢焰检测器的校正因子与载气性质无关;热导检测器当用氢气或氦气作载气时,其重量校正因子可以通用,误差不超过 3%,但用氮气为载气时,其重量校正因子相差很大,不能通用。

三、定量分析方法

(一)归一化法

如果样品中所有组分都能流出色谱柱,且在检测器上均可得到相应的色谱峰,同时已知各组分的校正因子时,可按下式求出各组分的含量:

$$C_i\% = \frac{m_i}{m} \times 100\% = \frac{A_i f_i}{A_1 f_1 + \cdots + A_i f_i + \cdots + A_n f_n} \times 100\% \qquad (21\text{-}13)$$

上式表述为校正面积归一化法。若样品中各组分的定量校正因子相近,可将校正因子消去,直接用面积进行归一化计算,即

$$C_i\% = \frac{A_i}{A_1 + \cdots + A_i + \cdots + A_n} \times 100\%$$

$$= \frac{A_i}{\sum\limits_{i=1}^{n} A_n} \times 100\% \qquad (21\text{-}14)$$

归一化法的特点是:简便、准确,当操作条件略有变动,或进样量控制得不十分准确时,对分析结果影响很小。缺点是要求所有组分均要产生色谱峰,一般还需要知道各组分的校正因子。

若操作条件稳定,在一定进样量范围内,峰的半宽度不变,可进一步简化为峰高归一化法:

$$C_i\% = \frac{h_i F_i}{h_1 F_1 + \cdots + h_i F_i + \cdots + h_n F_n} \times 100\%$$

$$= \frac{h_i F_i}{\sum\limits_{i=1}^{n} h_n F_n} \times 100\% \qquad (21\text{-}15)$$

式中 F_i 为峰高定量校正因子。

利用峰高进行定量,快速、方便,甚至对分离在半峰宽以上的峰也能定量。一般出峰早、半峰宽窄的组分宜用峰高定量。但以峰高定量时,应注意峰高与组分量之间的线性关系比峰面积与组分量之间的线性关系窄,以及操作条件要保持恒定等。峰高定量校正因子与峰面积定量校正因子不能互相通用,需另外测定。

(二)内标法

当样品的所有组分不能都流出色谱柱,或检测器不能对每个组分都产生信号或只需测定样品中某几个组分含量时,可采用内标法。

将一定量的内标物加入到样品中,再经色谱分离,根据样品重量(m)和内标物重量(m_s)以及待测组分峰面积 A_i 和内标物的峰面积 A_s,就可求出待测组分(m_i)的含量。

$$\frac{m_i}{m_s} = \frac{A_i f_i}{A_s f_s} \qquad C_i\% = \frac{m_i}{m} \times 100\% = \frac{A_i f_i m_s}{A_s f_s m} \qquad (21\text{-}16)$$

所选内标应满足如下要求:内标物应为样品中所不含有的组分;内标物的保留时间应与待测组分的保留时间相近,但彼此能完全分开,否则无法准确测定各自的面积;内标物应为纯物质。

内标法只要求待测组分与内标物出峰即可,因此,适合药物或复方药物中某些有效成分的含量测定以及药物中微量杂质的测定。

但是,内标法的缺点是样品配制比较麻烦,有时内标物不易寻找。使用内标法可减小仪器稳定性差,进样不准确等带来的误差。常用的内标测定方法如下:

1. 标准曲线法

标准曲线法是在待侧组分各种浓度的标准溶液中,加入相同量的内标物,进样,分别测量标准物与内标物峰面积(或峰高),以其峰面积比 A_i/A_s 对$(C_i)_s$ 绘制标准曲线,或求出回归方程进行计算。

样品的测定方法同上,将与上述相同量的内标物加至样品溶液中,用相同方法处理后,进样,分别测量标准物与内标物峰面积(或峰高),以两者峰面积之比由标准曲线查出或用回归方程计算样品中待侧组分的含量。

2. 内标对比法

这是在不知道校正因子时,内标法的一种应用。在药物分析中,校正因子多是未知的,就可利用此法进行测定。

先称取一定量的内标物,加入到标准品溶液中,组成标准品溶液。然后将相同量的内标物,加入到同体积样品溶液中,组成样品溶液。将两种溶液分别进样,由下式计算出样品溶液中待测组分的含量。

$$\frac{(A_i/A_s)_{样品}}{(A_i/A_s)_{标准}} = \frac{(C_i\%)_{样品}}{(C_i\%)_{标准}}$$

$$(C_i\%)_{样品} = \frac{(A_i/A_s)_{样品}}{(A_i/A_s)_{标准}} \times (C_i\%)_{标准} \qquad (21\text{-}17)$$

式中$(A_i/A_s)_{样品}$、$(A_i/A_s)_{标准}$为样品溶液和标准品溶液中,待测组分(i)与内标物(s)峰面积的比。$(C_i\%)_{样品}$与 $(C_i\%)_{标准}$分别为待测组分 (i)在样品溶液中和组分标准品在标准溶液中的百分含量。

配制标准品溶液的目的实际上是用来测定校正因子。对于正常峰,可用峰高 h 代替峰面积 A 计算含量,即

$$(C_i\%)_{样品} = \frac{(h_i/h_s)_{样品}}{(h_i/h_s)_{标准}} \times (C_i\%)_{标准} \qquad (21\text{-}18)$$

(三) 外标法

以试样的标准品作对照物质,与对照物质对比求算试样含量的方法称为外标法。

1. 标准曲线法

准确量取等体积一系列浓度不同的标准溶液分别进样,以峰面积 A 对 C 作标准曲线,或求出回归直线方程。在完全相同的条件下,准确量取等体积进样,测得样品的峰面积(A),从标准曲线上查出对应的浓质或代入回归直线方程计算样品的含量。

2. 外标一点法

当标准曲线过原点,即曲线的截距为零时,可采用外标一点法(直接比较法)定量。用一种浓度的 i 组分的标准溶液,进样一次或同样体积进样多次,取峰面积平均值,与样品溶液在相同条件下进样,所得峰面积用下式计算含量:

$$m_i = \frac{A_i}{(A_i)_s}(m_i)_s \tag{21-19}$$

式中 m_i 与 A_i 分别代表在样品溶液进样体积中所含 i 组分的重量及相应的峰面积。$(m_i)_s$ 与 $(A_i)_s$ 分别代表 i 组分纯品标准溶液,在进样体积中所含 i 组分的重量及相应的峰面积。

外标一点法简便易行,但要求进样量准确及实验条件恒定。为降低误差,应尽量使配制的标准溶液的浓度与样品中 i 组分的浓度相近,进样体积也最好相等。若进样体积相等,则上式也可写成:

$$C_i = \frac{A_i}{(A_i)_s}(C_i)_s \tag{21-20}$$

式中 C_i 与 $(C_i)_s$ 分别为样品中 i 组分的浓度及标准溶液的浓度。

外标法的优点是不需要知道校正因子,被测组分出峰、无干扰、保留时间适宜,即可进行定量分析。缺点是进样量必须准确和操作条件要稳定,否则定量误差大。

3. 外标二点法

当标准曲线不过原点,即截距不等于零时,说明存在系统误差,须采用外标二点法。即用两种浓度标准溶液,相同进样体积(或一种浓度标准溶液,两种进样体积)与样品溶液对比的定量方法。

在标准曲线线性范围内,样品溶液的浓度或含量可用下式计算。

$$(C_i)_样 = b(A_i)_样 + a \quad 或 \quad (m_i)_样 = b(A_i)_样 + a \tag{21-21}$$

$(A_i)_样$ 为样品溶液中 i 组分的峰面积,C_i 与 m_i 分别为样品中 i 组分的浓度和含量,a 为截距,b 为斜率,a 和 b 可由标准溶液峰面积和标准溶液的进样浓度或进样量求得。

(四)内加法

内加法又称叠加法。可分为两种方法:

(1)把待侧组分 i 的标准品加至待测样品溶液中,测定增加标准品后的溶液比样品溶液中 i 组分的峰面积增量,计算组分 i 的含量。计算公式如下:

$$\frac{m_i}{\Delta m_i} = \frac{f_i A_i}{f_i \Delta A_i} = \frac{A_i}{\Delta A_i}$$

$$m_i = \frac{A_i}{\Delta A_i}\Delta m_i \tag{21-22}$$

式中,A_i 为未加待测物纯品时,样品溶液中 i 组分的峰面积;Δm_i 为待侧组分 i 的标准品的增加量,ΔA_i 为相应增加的峰面积。

(2)多组分样品的定量分析时,可选择一个适宜的组分为参比峰(r),用 A_i / A_r 代替 A_i,则计算方法同内标法:

$$m_i = \frac{(A_i/A_r)}{(A_i'/A_r') - (A_i/A_r)}\Delta m_i \tag{21-23}$$

式中,A_i 与 A_r 分别为待测物与参比物的原峰面积;A_i' 与 A_r' 分别为增加待测物纯品后的峰面积。

(五)应用实例

薄荷醇的含量测定(内标法)

1. 色谱条件

5% Carbowax-20M,101 白色担体 80～100 目,色谱柱 2m×ϕ3mm。以癸醇为内标物,测定桑菊感冒丸中的薄荷醇。氢焰离子化检测器,柱温 85℃,氮气 30mL/min,氢气 57mL/min,空气 300mL/min。

2. 标准曲线的绘制

(1)内标溶液的制备　精密称取癸醇 15mL,置 5mL 容量瓶中,用四氯化碳稀释至刻度,浓度为 3 mg/mL,备用。

(2)对照品溶液的制备　精密称取薄荷醇 10、8、6、4、2、1 mg,各置 10 mL 容量瓶中,分别加入 1mL 的内标溶液,用四氯化碳稀释至刻度,使定容后的内标物浓度为 0.30 mg/mL。

每分溶液分别进样 1μL,共进样 4 次,以薄荷醇量与癸醇量之比(W_i/W_s)和薄荷醇峰面积与癸醇峰面积之比(A_i/A_s)作图,得一通过原点的直线。

3. 内标校正因子的测定

该标准曲线经过原点,故采用单点校正法求内标物校正因子,该单点测定次数不少于 6 次,测定结果平均值 $f_i/f_s = 0.8778$(f_i 和 f_s 表示薄荷醇标准品和内标的重量校正因子)。

4. 样品测定

精密称取样品 2.5g,置索氏提取器中,用二氯甲烷在水浴上提取 3 小时,浓缩。定量转移至 10 mL 容量瓶中,同时加入内标癸醇 3mg,用四氯化碳稀释至刻度,摇匀,用脱脂棉过滤,作供试品溶液用。精密吸取供试品溶液 1μL,在上述气相色谱条件下进行测定,用内标法计算样品中薄荷醇的含量。

第八节　毛细管气相色谱法简介

毛细管气相色谱法的出现和发展,提高了色谱分离能力,加快了色谱分析速度,促进了色谱的应用。利用高效毛细管柱,实现了气相色谱与质谱、光谱等的联用技术,成功地分析了挥发性多组分复杂混合物和难分离的物质。

一、毛细管色谱柱

毛细管柱具有柱效高和分析速度快的特点。这种柱的内径只有 0.2～0.5mm，固定液的厚度为 0.3～1.5μm，而柱长达数米、数十米甚至上百米（金属管、玻璃管或石英管）。理论塔板数可达 10^6，因而柱效极高，大大提高了气相色谱法对复杂物质的分离能力。毛细管柱按制备方法可分为开管柱和填充色谱柱，以前者较常用。开管柱如图 21-8 所示。

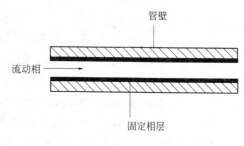

图 21-8 开管柱示意图

（一）开管型毛细管柱

1. 涂壁开管柱（wall coated open tubular column，WCOT）

内壁直接涂渍固定液。由于管柱内容量小，固定液涂渍量有限，因而分离能力低；容量因子小，样品容量小，不适合痕量分析。由于表面张力，玻璃对许多固定液，特别是对极性固定液是非浸润型的，易造成固定液涂渍不均匀，使柱效下降。

2. 多孔层开管柱（porous layer open tubular column，PLOT）

在管壁上涂一层多孔性吸附剂，如分子筛、氧化铝及高分子多孔小球等，不再涂固定相，此为气-固色谱开管柱，可使非极性与极性化合物都可很好分离，应用范围广泛。

3. 涂载体开管柱（support coated open tubular column，SCOT）

先在毛细管内壁涂布多孔颗粒，再涂渍上固定液，液膜较厚，柱容量较 WCOT 高，但柱效略低。

开管柱类型如图 21-9 所示。

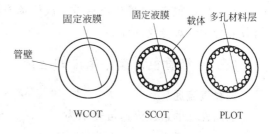

图 21-9 开管柱类型示意图

（二）填充型毛细管柱

在毛细管内均匀紧密填充色谱载体或吸附剂，或均匀但较松地填充色谱固定相，此类柱少用。

二、毛细管气相色谱的基本理论

（一）毛细管色谱的速率方程

1958 年，戈雷（Golay）提出了毛细管色谱的速率理论，并导出类似填充柱速率方程的 $H\text{-}u$ 方程：

$$H = \frac{B}{u} + (C_g + C_l)u$$

$$H = \frac{2D_g}{u} + \frac{1 + 6k + 11k^2}{24(1+k)^2} \cdot \frac{r^2}{D_g} u + \frac{2k}{3(1+k)^2} \cdot \frac{d_f^2}{D_l} u \tag{21-24}$$

式中，B/u 为分子扩散项（纵向扩散项），B 为纵向扩散系数；D_g 为溶质在气相中的扩散系数。

$C_g u$ 为气相传质项，C_g 为气相传质项系数；

$C_l u$ 为液相传质项，C_l 为液相传质项系数。

毛细管色谱理论和填充柱色谱理论基本相同，对于开口毛细管柱，其 A 项为零。毛细管柱的操作条件，可从速率理论导出。

(二)毛细管色谱柱效

毛细管色谱柱具有柱的容量小、柱效能高、分离效能高、重现性和稳定性好等特点。毛细管色谱柱理论塔板数和有效塔板数与分离度(R)、容量因子(k)和毛细管柱内径(r)分别有下列关系：

$$n = 16R\left(\frac{k+1}{k}\right)^2 \cdot \left(\frac{1}{r-1}\right)^2$$

$$n_{\text{eff}} = n\left(\frac{k}{1+k}\right)^2 \tag{21-25}$$

毛细管柱的容量小，在同样条件下分析同一物质对，毛细管柱的理论塔板数和有效塔板数比填充柱要高很多，其理论塔板数一般比填充柱高 10～100 倍。采用毛细管柱可分离复杂多组分混合物和难分离的样品。

(三)毛细管色谱操作条件的选择

1. 载气流速

毛细管柱的最佳流速可表示为：

$$u_{\text{opt}} = \sqrt{\frac{B}{C_m}} \tag{21-26}$$

由上式计算出的 u_{opt} 很小，分析时间需要很长，在实际操作时载气流速要高于最佳流速。当 $u > u_{\text{opt}}$ 时毛细管柱柱效降低不多。在选择载气流速时也应注意兼顾柱效。载气流速一般约 1～3mL/min。

2. 柱内径

柱内径的选择要注意柱效、分析速度和柱容量等因素。理论上，柱内径越小越好，但柱内径太小，柱渗透性差，固定液涂渍量降低，柱容量小，操作不便。使用时一般均大于 0.25mm。

3. 液膜厚度

液膜厚度(d_f)是毛细管柱最重要的柱参数。降低液膜厚度是提高柱效的重要方法。液膜厚度的选择要注意柱效、柱容量、柱稳定性、分离度和分析时间等因素。WCOT 柱液膜厚度一般是 0.1～1μm，SCOT 柱液膜厚度一般是 0.8～2μm。

4. 柱温

柱温的选择要尽可能在较低的柱温下操作,兼顾柱效、柱选择性、柱稳定性、分离度和分析时间等各方面。降低柱温分配系数增加,既定分离所需的塔板数会降低。提高柱温有利于提高柱效,缩短分析时间,但也降低了柱的选择性和总分离效能,还加剧了纵向分子扩散,需要适当提高载气流速加以改善。另外,由于开管柱中空,内径小,传热性能好,十分有利于作程序升温气相色谱。

5. 进样量

进样量也称样品容量。每根色谱柱都有一定的样品容量,这取决于色谱柱固定液的含量。当进样量超过允许量时,柱效降低,色谱峰扩张,出现不对称峰。一般把柱效降低 10% 时的进样量定义为最大允许进样量。理论可证明,最大允许进样量与柱直径的平方、柱长和容量因子成正比,与理论塔板数成反比。当进样量超过最大允许进样量时,柱效急剧降低。

三、进样系统

毛细管柱内径细,柱容量小,进样量必须小。毛细管色谱的进样一般采用分流进样法,可分为动态法和静态法,目前多用动态法。由分流器完成分流,即在气化室出口处分成两路,一路将绝大部分气样放空,另一路将极微量的气样引入毛细管柱中,这两部分的比例称为分流比。分流比由分流器的放空处所接的毛细管阻力装置调节。

四、检测系统

毛细管色谱的检测器必须具有灵敏度高、响应迅速和死体积小的特点。常用氢焰离子化检测器、火焰光度检测器和电子捕获检测器。因毛细管柱柱径很小,载气流量低,要求检测器及柱后连接管道死体积小,以减小色谱峰扩张。毛细管柱与检测器的连接可采用两种方法,一种是将毛细管柱尾端直接插入检测器,另一种是在毛细管柱与检测器之间附加一个尾吹装置。

第九节　气相色谱-质谱(GC-MS)联用技术简介

气相色谱联用技术中,气相色谱仪可视为其他谱仪的进样和分离装置,而其他谱仪则可视为气相色谱仪的检测器。目前气相色谱-质谱联用(GC-MS)以及气相色谱-傅里叶变换红外光谱联用(GC-FITR)最为成功。激光拉曼光谱、光声光谱、微波等离子体原子光谱以及原子发射光谱等与气相色谱联用的研究也很活跃。

一、气相色谱-质谱(GC-MS)联用的特点

气相色谱-质谱(GC-MS)联用是把气相色谱从多组分混合物中分离出的单组分,以"在线"方式直接逐一地送入质谱仪,用质谱法进行定性分析。GC-MS利用了气相色谱分离能力强、分析速度快的优点和质谱鉴别能力强、灵敏度高、响应速度快的长处,对复杂混合物进行定性、半定量的分析方法。它适合于做多组分混合物中未知组分的定性鉴定,可以判断化合物的分子结构;准确地测定未知组分的分子量;修正色谱分析的错误判断;利用多离子检测技术,可以检定出部分分离甚至未分离开的色谱峰。

二、气相色谱-质谱联用仪的基本结构

气相色谱-质谱联用仪由色谱单元、中间装置(接口)、质谱仪三部分组成,用计算机控制仪器和进行综合数据处理。

(一)色谱单元

为适应气-质联用的特点,对色谱仪部分的柱型、固定液、载气、样品量、接口温度等条件有所要求。应注意选择适当的填充柱或毛细管柱;选择适合的固定液,并要求其流失不得干扰质谱检测;选择电离电位较高的氦气或氢气做载气;接口温度应略低于柱温,保持接口整体各部位温度均匀等。

(二)中间装置

中间装置亦称接口,是气相色谱-质谱联用仪的关键技术,其功能主要有两方面,一是使色谱柱出口压力与质谱仪离子源的压力相匹配,二是排除大量载气和过量色谱流出物,使色谱流出组分经浓缩后适量地进入离子源。常用的中间装置有分子分离器(包括喷射式分子分离器、微孔玻璃分子分离器、硅橡胶膜分子分离器)、开口分流分离器和用毛细管直接连接三种。

(三)质谱单元

气相色谱-质谱联用仪对质谱仪部分要求,灵敏度应与色谱系统匹配;质谱仪真空系统的抽气速度能适应进入质谱仪的载气流量,不应使仪器的真空度严重下降;分辨率应满足分析要求,扫描速度应与色谱峰流出速度相适应;质谱系统不应有任何记忆效应。

三、气相色谱-质谱联用仪工作原理

多组分混合样品先经色谱单元,分离后的各单一组分按其不同的保留时间和载气一起流出色谱柱,经中间装置进入质谱仪的离子源。有机分子在高真空下,受电子流轰击或强电场作用,离解成各具特征质量的碎片离子和分子离子,这些带正电荷的离子具有不同质荷比(即相对离子质量与电荷之比),在磁场中被分离。收集、记录这些离子的信号及强度,可得总离子流色谱图和各组分的质谱图。由质谱图可获得有关质量与结构方面的信息。气相色谱-质谱联用还可以给出色谱保留值、质量色谱图、选择离子监测图等。

四、数据的采集

在 GC-MS 联用分析中,只要设定好分析器的扫描范围和扫描时间,计算机可控制仪器的运行,将获得的各种数据存于硬盘中,经分析处理后可给出多种信息。

(一)总离子流色谱图

总离子流色谱图(total ion current chromatogram,TIC)相当于色谱图,但以总离子流强度代替色谱仪器检测器的输出(横坐标为时间,纵坐标为离子流强度)。它与一般色谱图的区

别在于使用质谱仪作为检测器。总离子流色谱图也可以用三维图表示（见图 21-10），x 轴表示质荷比（m/z），y 轴表示时间，z 轴表示丰度。

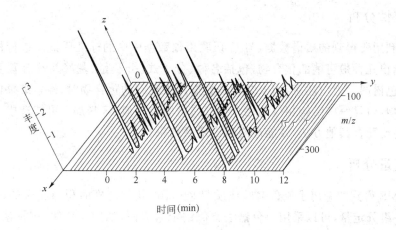

图 21-10　某混合物的总离子流色谱图的三维显示

（二）质量色谱图

总离子流色谱图是将每个质谱的所有离子加合得到的色谱图。同样，由质谱中任何一个质量的离子也可以得到色谱图，即质量色谱图（mass chromatogram, MC）。由于质量色谱图是由一个质量的离子得到的，因此，质谱中不存在这种离子化合物就不会出现色谱峰，一个样品只有几个甚至一个化合物出峰。也可以通过选择不同质量的离子做离子质量色谱图，使不能分开的两色谱峰实现分离，以便进行定量分析，见图21-11。

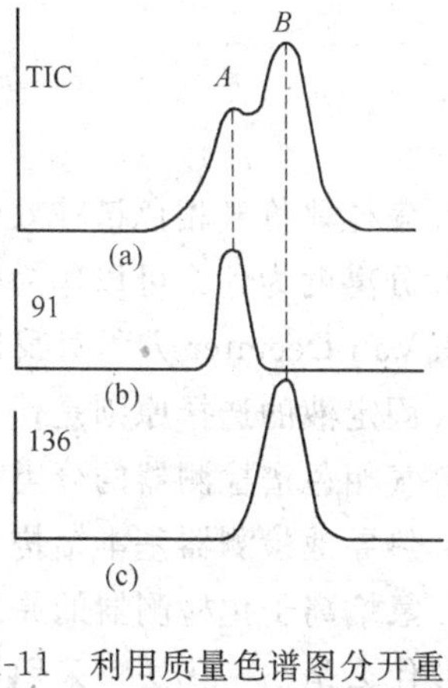

（三）选择离子监测图

图 21-11　利用质量色谱图分开重叠峰
(a)总离子流色谱图；(b)以 m/z 91 所作的质量
色谱图；(c)以 m/z136 所作的质量色谱图

选择离子监测图（selective ion monitoring, SIM）是对预先选定的特征质量峰进行检测，而获得的质荷比的离子流强度随时间的变化曲线。它可以测定一种离子，也可以测定多种离子。前者称单离子检测，后者为多离子检测。这种方法灵敏度高，并可消除其他组分对待测组分的干扰，是进行微量成分定量分析常用的检测方式。

（四）质谱图

由总离子流色谱图可以得到任一组分的质谱图。一般情况下，为了提高信噪比，通常由色谱峰顶处得到相应的质谱图。

五、应用

(一)定性分析

主要是利用所得到的质谱数据,与气-质联用仪数据库中的标准质谱图进行检索对比。检索结果,可给出几种最可能的化合物,包括名称、分子式、分子量、基峰及符合程度。并可给出检索结果的色谱图。但应注意,当未知物是数据库中没有的化合物时,检索结果也会给出几个相近的化合物,而且一些结构相似的化合物其质谱图也相似,这些都有可能造成检索结果的不可靠,因此还要配合其他方法,才能最终给出定性结果。

(二)定量分析

由 GC-MS 得到的总离子流色谱图或质量色谱图,其色谱峰面积与相应的组分含量成正比,若对某一组分定量,可以采用与色谱法类似的定量方法,如归一化法、内标法、外标法等进行。与色谱方法不同的是,当利用质量色谱图进行定量时,可排除其他成分的干扰。也可以采用选择离子检测进行定量。

习 题

1.怎样评价气相色谱柱效能?

2.分离度为什么可以作为衡量两组分分离情况的指标?

3.Van Deemter 方程对我们选择哪些实验条件有指导意义?

4.固定液的选择原则是什么?

5.气相色谱检测器的分类有哪几种?

6.热导池检测器基本结构和基本原理是什么?

7.氢焰离子化检测器的原理是什么?

8.什么是归一化法? 采用该法的条件是什么?

9.什么是内标法定量? 其优缺点是什么?

10.某试样中含对、邻、间甲基苯甲酸及苯甲酸,并全部都在色谱图出峰,各组分相对重量和校正因子及色谱图中测得的各峰面积列于下,用归一化法求出各组分的百分含量($P\%$)。

	苯甲酸	对甲基苯甲酸	邻甲基苯甲酸	间甲基苯甲酸
f	1.20	1.50	1.30	1.40
A	80(mm)^2	450 (mm)^2	40(mm)^2	90(mm)^2

(10.12%;71.13%;5.48%;13.28%)

11.分析某样品中 E 组分的含量,先配制已知含量的正十八烷内标物和 E 组分标准品混合液作气相色谱分析,按色谱峰面积及内标物 E 组分标准品的量计算得到相对重量校正因子 $f_{E/S}=f_E/f_S=2.4$,然后精密称取含 E 组分样品8.6238g,加入内标物1.9675g。测出 E 组分峰

面积为 $72.2cm^2$,内标物峰面积为 $93.6cm^2$ 。试计算该样品中 E 组分的百分含量。

(42.24%)

12.用热导检测器分析仅含乙二醇、丙二醇和水的某试样,测得结果如下,求各组分的质量分数。

组分	乙二醇	丙二醇	水
峰高(mm)	87.9	18.2	16.0
半峰高(mm)	2.0	1.0	2.0
相对校正因子(f_i')	1.0	1.16	0.826

(乙二醇 0.787;丙二醇 0.095;水 0.118)

13.用内标法测定二甲苯氧化母液中的乙苯和二甲苯异构体,该母液中含有杂质甲苯和甲酸等,称取样品 0.2728g,加入内标物正壬烷 0.0228g,测得结果如下:

组分	正壬烷	乙苯	对二甲苯	间二甲苯	邻二甲苯
相对校正因子(f_i')	1.02	0.97	1.00	0.96	0.98
峰面积(cm^2)	0.89	0.741	0.906	1.42	0.880

试求样品中乙苯和二甲苯各异构体的质量分数。

(乙苯 0.0662;对二甲苯 0.0834;间二甲苯 0.1255;邻二甲苯 0.0794)

14.用内标法测定环氧丙烷中的水分含量,称取 0.0115g 甲醇,加到 2.2679g 样品中,进行了两次色谱分析,数据如下:水分峰高为 150mm 和 148.8mm,甲醇峰高为 174mm 和 172.3mm,已知水和内标甲醇的相对重量校正因子为 0.55 和 0.58,计算水分的百分含量。

(0.415%)

第二十二章

高效液相色谱法

第一节　概　述

高效液相色谱法（high performance liquid chromatography，HPLC）是 20 世纪 60 年代末在经典液相柱色谱法的基础上引入了气相色谱的理论和技术，采用高压泵、高效固定相，以及高灵敏度检测器发展而成的分离分析方法。

经典柱色谱法流动相是在常压或低压下运行，传质速度慢，所用固定相颗粒粗，柱效低，分离时间长；色谱柱不能连续使用；样品用量大，灵敏度低；除了用于制备分离外，不能在线检测。HPLC 和 GC 的基本理论一致，定性定量原理完全一样，均可用计算机控制色谱条件和色谱的处理程序进行在线检测。其不同点为：①流动相不同：GC 用气体为流动相，载气种类少，性质接近，改变载气对柱效和分离效率影响小。HPLC 以液体为流动相，且液体种类多，性质差别大，可供选择范围广，是控制柱效和分离效率的重要因素之一。②固定相差别：GC 多是固体吸附剂或在担体表面上涂渍液体固定相，且粒度粗。HPLC 大都是新型的固体吸附剂、化学键合相等，粒度小（一般为 $3\sim10\mu m$）。③使用范围更广：GC 主要用于挥发性、热稳定性好的物质的分析。因此，GC 只能分析占有机物总数 $15\%\sim20\%$ 的物质。HPLC 可分析高沸点、难挥发和对热不稳定的化合物、离子型化合物和高聚物乃至生物大分子等物质。

HPLC 采用高灵敏度检测器，如紫外检测器的最小检测量可达纳克（10^{-9}g）级，荧光检测器的灵敏度可达 10^{-11}g。HPLC 的特点：分离效率高、分析速度快、灵敏度高、色谱柱可反复使用、流动相可选择范围宽、流出组分容易收集、操作自动化、适用范围广等。

20 世纪 80 年代初发展起来的超临界流体色谱（supercritical fluid chromatography，SFC）是色谱的一个分支，是以超临界流体作为流动相的色谱方法，本章将做简要介绍。

第二节　高效液相色谱仪

近年来，高效液相色谱技术得到迅速发展，虽然仪器型号多种多样，无论在复杂程度及各种部件的功能上都有很大的差别，但基本原理和色谱流程都是相同的，仍然由流动相输送系统、进样系统、色谱分离系统、检测记录数据处理系统组成。

典型的高效液相色谱仪流程如图 22-1 所示，

溶剂贮器 1 中的流动相经混合室 2 混匀，被泵 3 吸入，然后输出，导入进样器 5。被分析样

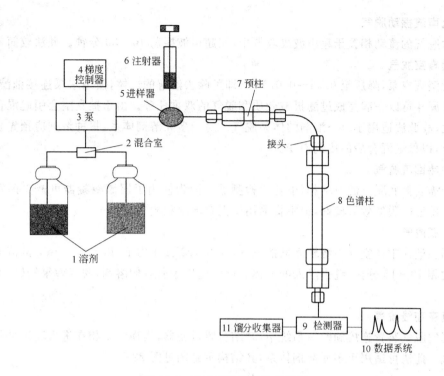

图 22-1　HPLC 仪器结构示意图

品用注射器 6 由进样器处注入,并随流动相一起依次通过预柱 7、色谱柱 8 后进入检测器 9。检测信号经过数据系统 10 处理,记录色谱峰面积和色谱图。若是制备色谱,可以使用馏分收集器 11。复杂样品采用梯度洗脱(借助于梯度控制器 4),使样品各组分均得到最佳分离。整个仪器可由微处理机操纵,包括数据处理和操作控制。

一、输液系统

(一)流动相贮器

流动相贮器俗称贮液瓶,它对大多数有机化合物呈化学惰性,耐酸碱腐蚀。常见质地为玻璃或塑料,容量约为 0.5~2.0L,通常无色透明,若流动相需避光,有棕色瓶供选择。贮液瓶放置位置要高于泵体,以便保持一定的输液静压差。使用过程贮液瓶应密闭,以防溶剂蒸发引起流动相组成的改变,防止空气中的 O_2、CO_2 重新溶解已脱气的流动相中。

(二)脱气装置

流动相在使用前必须进行脱气处理,目的是除去其中溶解的气体。在装入贮液瓶之前必须经过 0.45μm 滤膜过滤。为了使溶剂便于脱气,贮液瓶常需贮备抽真空及吹入惰性气体装置。在洗脱过程中如存在气泡会增加基线噪音,严重时使分析灵敏度降低。此外溶解在流动相中的氧气,会造成荧光猝灭,影响荧光检测器的检测,还可能导致样品中某些组分被氧化或使柱中固定相发生降解而改变柱的分离性能。常用的脱气方法有如下几种:

1. 超声波振动脱气

将欲脱气的流动相置于超声波提取器中,用超声波振荡10~30分钟。此法较简单、常用。

2. 抽真空脱气

用微型真空泵,降压至0.05~0.07MPa即可除去溶解的气体,使用水泵连接抽滤瓶和G_4微孔玻璃漏斗可以一起完成过滤机械杂质和脱气的双重任务。由于抽真空会引起混合溶剂组成的变化,故此法适用于单一溶剂的体系脱气。对于多元溶剂体系,每种溶剂应预先脱气后再进行混合,以保证混合后的比例不变。

3. 加热回流脱气

用于需要彻底脱气的流动相(电化学检测器),因为使用了回流冷凝器可减少挥发性组分的损失。此法的脱气效果较好,但不提倡用于混合流动相脱气。

4. 吹氦脱气

使用在液体中比空气中溶解度低的氦气,在0.1MPa压力下,以60mL/min的流速缓缓地通过流动相10~15分钟,赶去溶入的气体。此法适用于所有的溶剂,脱气效果较好,但价格较贵。

5. 真空在线脱气

把真空脱气装置连接到贮液系统中,并结合膜过滤器,实现流动相在进入输液泵前的连续真空脱气。此法可适用于多元溶剂体系,其结构示意图见图22-2。

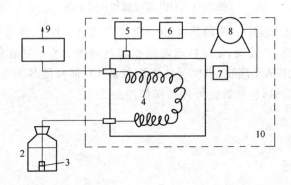

图 22-2　高效液相色谱仪在线脱气结构示意图

1.输液泵;2.储液罐;3.膜过滤器;4.塑料膜管线;5.传感器;6.控制电路;7.电磁阀;8.真空泵;9.脱气后流动相至过滤器;10.脱气单元

(三)输液泵

输液泵的种类很多,目前多用柱塞往复泵。柱塞往复泵(图22-3)工作时柱塞向前运动,液体输出,流向色谱柱;向后运动,将贮液瓶中的液体吸入缸体。如此前后往复运动,将流动相源源不断地输送到色谱柱中。这种泵的容积一般只有几毫升,容易清洗及更换流动相。柱塞往复泵属于恒流泵,流量不受柱阻影响。泵压一般最高可达30MPa以上。但它的输液脉动性较大是其缺点。目前多采用双泵补偿法及脉冲阻尼器克服脉动性。按泵联结方式分为并列式与串联式,后者较多。

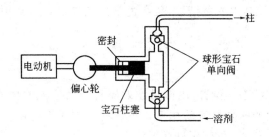

图 22-3　柱塞往复泵示意图

双泵串联补偿法是将两个柱塞往复泵按图 22-4 连接。泵 1 的缸体容量比泵 2 大一倍,两者的柱塞运动方向相反。当泵 1 吸液时,泵 2 排液;当泵 1 排液时,泵 2 吸取泵 1 输液的 1/2。如此往复运动,泵 2 弥补了在泵 1 吸液时的压力下降,减小了输液脉冲。高效液相色谱仪对泵的要求是:无脉动、流量恒定、流量可以自由调节、耐高压、耐腐蚀及适于梯度洗脱等。

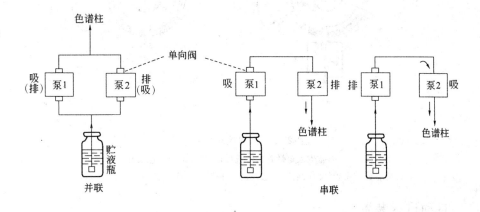

图 22-4　柱塞往复泵的两种连接方式

串联式中的泵 2 无单向阀

(四)梯度洗脱装置

梯度洗脱也称溶剂程序,是指在分离过程中,随时间函数程序地改变流动相组成,即程序地改变流动相的强度(极性、pH 或离子强度等)。按多元流动相的加压与混合顺序,可分为高压与低压梯度两种洗脱装置。高压梯度洗脱是利用两个输液泵分别各吸一种溶剂增压后输入梯度混合室,混合后送入色谱柱,混合比由两个泵的速度决定。低压梯度洗脱是在常压下用比例阀将多种溶剂按比例混合后,再用泵增压输至色谱柱。低压梯度便宜,且易实施多元梯度洗脱,目前多采用低压梯度。

二、进样系统

进样器的作用是将试样引入色谱柱,装在色谱柱的进口处。常用进样器为六通进样阀及自动进样装置。

(一)六通进样阀

如图 22-5 所示。在状态 a 位置,用微量注射器将样品注入贮样管。进样后,转动六通阀手柄至状态 b,贮样管内的样品被流动相带入色谱柱。贮样管的体积可按需固定。六通进样阀具有进样量准确,重现性好,可带压进样等优点。

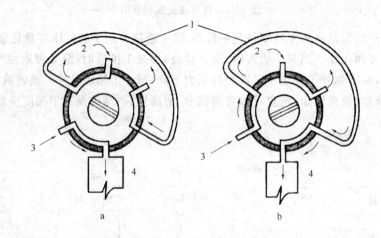

图 22-5　六通阀进样示意图

a.进样位置(样品进入定量管);b.进柱位置(样品导入色谱柱)

1.贮样管或定量管;2.样品注入口;3.流动相进口;4.色谱柱

(二)自动进样装置

采用微处理机控制进样阀采样(通过阀针)、进样和清洗等操作。操作者只需把装好样品的小瓶按一定次序放入样品架上(有转盘式、排式),然后输入程序(如进样次数、分析周期等),启动,设备将自行运转。

三、色谱分离系统

色谱分离系统包括保护柱、色谱柱、恒温装置和连接阀等。分离系统性能的好坏是色谱分析的关键。

(一)保护柱

为保护分析柱,挡住来源于样品和进样阀垫圈的微粒,常在进样器与分析柱之间装上保护柱。保护柱是一种消耗性柱,一般只有 5cm 左右长,在分析 50~100 个比较脏的样品之后需要换新的保护柱芯。保护柱用分析柱的同种填料填装,但粒径要大得多,便于装填。

(二)色谱柱

色谱柱由柱管和固定相组成。每根柱柱端都有一块多孔性(孔径 $1\mu m$ 左右)的金属烧结隔膜片(或多孔聚四氟乙烯片),用以阻止填充物逸出或注射口带入颗粒杂质。色谱柱按规格不同分为分析型柱和制备型柱两类。分析型柱,一般常量分析柱内径 $2\sim4.6mm$,柱长 $10\sim25cm$;半微量分析柱内径 $1\sim1.5mm$,柱长 $10\sim20cm$。毛细管柱,内径 $0.05\sim1mm$,柱长 $3\sim10cm$。实验室用制备型柱,内径 $20\sim40mm$,柱长 $10\sim30cm$。

(三)柱恒温箱

柱温是液相色谱的重要参数,精确控制柱温可提高保留时间的重现性。一般情况下,较高柱温能增加样品在流动相的溶解度,缩短分析时间。通常柱温升高 $6℃$,组分保留时间减少约 30%;升高柱温能增加柱效,提高分离效率;分析高分子化合物或黏度大的样品,柱温必须高于室温;对一些具有生物活性的生物分子分析时柱温应低于室温。液相色谱常用柱温范围为室温至 $65℃$。

(四)色谱柱柱效的评价

《中国药典》2005 年版附录中规定,用高效液相色谱法建立分析方法时,需进行"色谱条件与系统适用性试验",给出分析状态下色谱柱(应达到的)最小理论塔板数、分离度和拖尾因子。购买新柱时也需检验柱性能是否合乎要求。常用色谱柱柱效评价条件如下。

硅胶柱　样品:苯、萘、联苯及菲(用己烷配制);流动相:无水己烷。

反相色谱柱(ODS 柱等)　样品:尿嘧啶(测死时间用)、硝基苯、萘及芴(或甲醇配制的硅胶柱样品);流动相:甲醇-水$(85:15,V/V)$或乙腈-水$(60:40,V/V)$。

正相色谱柱(氰基与氨基柱等)　样品:四氯乙烯(测死时间用)、邻苯二甲酸二甲酯、邻苯二甲酸二正丁酯及肉桂醇。也可用偶氮苯、氧化偶氮苯及硝基苯为样品;以正庚烷为流动相。

按上述条件,测得各组分的 $W_{1/2}$ 及 t_R,求出理论塔板数 n 及相邻组分的分离度 $R(\geqslant1.5)$。

四、检测系统

理想的检测器应具有灵敏度高、响应快、重现性好、线性范围宽、使用范围广、死体积小、对流动相流量和温度波动不敏感等特性。

(一)紫外检测器

紫外检测器(ultraviolet detector,UVD)是 HPLC 应用最普遍的检测器,也是高效液相色谱仪配置最多的检测器。主要用于具有 π-π 或者是 p-π 共轭结构的化合物。具有灵敏度高、精密度及线性范围较好、不破坏样品、对温度及流动相流速波动不敏感、可用于梯度洗脱、结构简单等特点,属浓度型检测器。缺点是不适用于对紫外光无吸收的样品,流动相选择有限制(流动相的截止波长必须小于检测波长)。目前的仪器常用的有可变波长型检测器及二极管阵列检测器。

1. 可变波长型检测器

相当于一台紫外-可见分光光度计,波长可按需要任意选择,选择样品的最大吸收波长为检测波长,以增加检测灵敏度。但由于光源是通过单色器分光后照射到样品上,光源强度及透射光的强度都相应减弱。因此,这种检测器对光电转换元件及放大器要求都较高。

2. 光电二极管阵列检测器(photo-diode array detector, PDAD)

是 20 世纪 80 年代出现的一种新型紫外检测器。这种检测器,由光源发出的紫外或可见光通过检测池,所得组分特征吸收的全部波长经光栅分光、聚焦到二极管阵列上同时被检测(图 22-6),计算机快速采集数据,便得到三维色谱-光谱图,即每一个峰的在线紫外光谱图。其中二极管阵列检测元件可由 1024(512 或211)个光电二极管阵列组成,可同时检测 190～800nm 全部紫外光和可见光波长范围内的信号。如采用 1024 个光电二极管阵列,可在10ms 内完成 1 次检测。因此在 1s 内(1000ms)可进行快速扫描采集 100000 个检测数据。用二极管阵列装置可以同时获得样品的色谱图(A-t 曲线)及每个色谱组分的光谱图(A-λ 曲线),即三维时间-色谱-光谱图,它可以提供关于色谱分离、定性、定量的丰富信息,

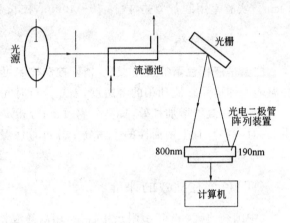

图 22-6 光电二极管阵列检测器光路示意图

可以同时得到多个波长的色谱图,计算不同波长的相对吸收比。可以在色谱分离期间,对每个色谱峰的指定位置实时记录吸收光谱图,并计算最大吸收波长。也可以用计算机将两个谱图绘在一张三维坐标图上(t、A、λ 分别为 X、Y、Z 轴),而获得三维光谱-色谱图(图 22-7)。

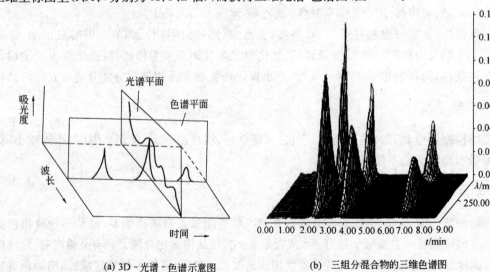

(a) 3D - 光谱 - 色谱示意图　　　　(b) 三组分混合物的三维色谱图

图 22-7　3D-光谱-色谱图

在一张三维谱上不但可根据色谱保留规律和光谱特征吸收曲线综合进行定性分析,还可根据每个色谱峰的多点实时吸收光谱图,判别色谱峰的纯度及分离状况。现有许多峰纯度检测的方法,如:从色谱峰不同部位取光谱归一化法;取两个波长下的吸光值比率;数据的三维图;多重吸收比率等等。色谱峰不同部位取光谱归一化是最常用的峰纯度检测的方法。通常的做法是对色谱峰分别在峰前沿、峰顶点、峰后沿三个位置采集光谱,无论是直观比较还是计算机计算纯度因子,都可以清楚地显示纯峰和不纯峰之间的差别(图 22-8)。(a)为在峰前沿所得的纯山梨酸光谱图,(b)为在峰后沿所得的纯苯甲酸光谱图,(c)为在峰尖处所得的二者的混合光谱图。另外三维光谱色谱图显示了吸光值对于波长及时间的变化,该图可以沿轴旋转以发现包藏的杂质峰。这种方法要求有较熟练的操作技巧。

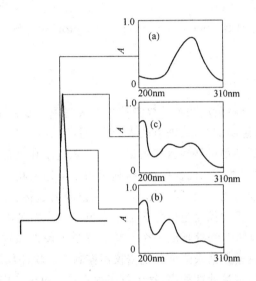

图 22-8 山梨酸和苯甲酸部分分离的色谱图及其光谱
(a)山梨酸;(b)苯甲酸;(c)部分分离的两酸混合物

(二)蒸发光散射检测器

蒸发光散射检测器(evaporative light-scattering detector,ELSD)是 20 世纪 90 年代出现的新型泛用检测器。这种检测器是将流出色谱柱的流动相及组分先引入通载气(常用高纯氮)的蒸发室,在蒸发室和漂移加热管中,流动相蒸发而除去,样品组分则在蒸发室内形成不挥发的微小颗粒,在漂移管末端,此微粒在强光照射下产生光散射(丁达尔光效应),用光电倍增管检测到的散射光与组分的量成正比。为避免透射光的影响,光电倍增管和入射光的角度应在 90°~160°,一般选用 120°,以利于测量到衍射光的最大强度。

此检测器是一种通用型的质量检测器,对所有固体物质(检测时)均有几乎相等的响应,检测限一般为 8~10ng,可用于挥发性低于流动相的任何样品组分,但对于有紫外吸收的组分的检测灵敏度较低。ELSD 可用于梯度洗脱,除可用作 HPLC 检测器,还可用作超临界流体色谱(SFC)的检测器,特别适用于无紫外吸收的样品,主要用于糖类、高分子化合物、高级脂肪酸、维生素及甾体类等化合物,是一种正在迅速发展中的检测器。

(三)荧光检测器

荧光检测器(fluorophotometric detector,FD)用于在紫外光的激发下能发荧光的化合物,或不产生荧光的物质但能利用荧光试剂在柱前或柱后衍生化制成荧光衍生物的检测。在现有高效液相检测器中,灵敏度最高,比紫外检测器的灵敏度高 2 个数量级,选择性也好。常用于酶、甾族化合物、维生素、氨基酸等成分的 HPLC 分析,是体内药物分析常用的检测器。

(四)其他检测器

包括示差折光检测器(differential refractive index detector)、电化学检测器(electrochemical detector)、化学发光检测器(chemiluminescence detector)等。HPLC 常用检测器中还有质谱仪,即 HPLC-MS 联用。

五、数据记录与处理系统

数据记录与处理系统是将色谱系统的检测信号变成为下一步使用的永久性的记录装置。分析结果可用原始记录仪绘制谱图,数据以图表的形式打印出来,或贮存在磁盘中。由于数据系统的逐步发展,现已广泛使用微处理机和色谱工作站来记录和处理色谱分析的数据。一般微机处理是利用微机上的功能键给出操作指令,利用数字键输入相关的数据。每次色谱分析结束,打印绘图仪可当场绘出色谱图,同时标出每个色谱峰的名称、保留时间、峰高或峰面积,在计算峰面积时,可自动修正和优化色谱分析数据。色谱工作站是由一台微型计算机来实时控制色谱仪器,并进行数据采集和处理的一个系统。它是由硬件和软件两个部分组成。硬件是一台微型计算机,加上色谱数据采集卡和色谱仪器控制卡。软件包括色谱仪实时控制程序,峰识别和峰面积积分程序,定量计算程序,报告打印程序等。色谱工作站在数据处理方面的功能有:色谱峰的识别、基线的校正、重叠峰和畸形峰的解析、计算峰参数(包括保留时间、峰高、峰面积、半峰宽等)、定量计算组分含量等。

六、仪器性能

色谱仪实际是由分离和检测两大部分组成,仪器性能指标应包括这两部分。仪器性能主要指流量重复性、噪音、漂移、敏感度、线性、定性定量重复性等。紫外检测器及荧光检测器等光学检测器,还有波长精度等指标。

第三节 高效液相色谱法的基本理论

来源于气相色谱过程的动力学理论——速率理论,也适用于液相色谱。液相色谱中以液体作为流动相,由于液体与气体在扩散系数、黏度、表面张力、密度等方面的差别,因此,主要表现在液相色谱的速率理论方程式中纵向扩散项(B/u)及传质阻力项(Cu)对 H 值的影响与气相色谱不同。

Van Deemter 方程用于液相色谱与气相色谱的区别,主要表现在纵向扩散项(B/u)及传质阻抗项(Cu)的差别上。在液相色谱中,流动相是液体,黏度(η)比气体大得多,柱温又比气相色谱低得多(HPLC 多采用室温)。又因 $D_{\mathrm{m}} \propto T/\eta$,因此液相色谱的 D_{m} 比气相色谱的 D_{m} 约小 10^5 倍。其次,为了节约分析时间,在液相色谱中,所采用的流动相的流速,一般至少是最佳流速的 3～5 倍。这些因素都促使纵向扩散项 B/u 减小,一般可忽略不计,于是 Van Deemter 方程式在 HPLC 中的表达式为:

$$H = A + C_1 u \tag{22-1}$$

此式说明在 HPLC 中,可以近似地认为流动相的流速与板高成直线关系,A 为截距,C 为斜率。流速增大,板高增加,色谱柱柱效降低。为了兼顾柱效与分析速度,一般都尽可能地采用较低流速。内径 4.6mm 柱,流量多采用 1mL/min。

流动相的流速对 GC 与 HPLC 板高影响的差别如图 22-9 所示。

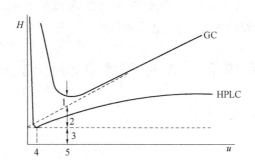

图 22-9 流动相的流速对 GC 与 HPLC 柱效影响对比
1. B/u;2. Cu;3. A;4. HPLC 的 $u_{最佳}$;5. GC 的 $u_{最佳}$

由图 22-9 可知:对于 GC,①当 $u < u_{最佳}$ 时,B/u 项对板高起主要作用,即 u 越小,柱效越低;②当 $u > u_{最佳}$ 时,Cu 项对板高起主要作用,即流速(u)越大,柱效越低;③当 $u = u_{最佳}$ 时,分子扩散项(B/u)对板高的贡献可以忽略。由 $H_{最小}$ 可以看出,HPLC 比 GC 有更高的柱效。由低的 $u_{最小}$ 值可看出 $H\text{-}u$ 曲线有平稳的斜率,表明要用高的液体流速时,柱效无明显损失。

从涡流扩散项与传质阻抗对 HPLC 柱效的影响可以认为:为了使 A 减小,提高色谱柱柱效,可从两方面采取措施:①降低 d_{p}。采用小粒度固定相,直径越小,A 越小,以前多用 $10\mu\mathrm{m}$ 固定相,目前商品柱多采用 3～$5\mu\mathrm{m}$ 粒径的固定相。②降低 λ。采用球形、颗粒度分布均匀($RSD < 5\%$)固定相。球形固定相,除了能降低 λ 外,还能增加柱渗透性,降低柱压。3～$5\mu\mathrm{m}$ 球形固定相,柱效一般为 $8 \sim 5 \times 10^4$/m,可高达 1×10^5/m。

传质阻抗项是传质阻抗系数与流动相流速之积。传质阻抗系数在 HPLC 中与在 GC 中不同,在 HPLC 中传质阻抗系数由 3 个系数组成

$$C = C_{\mathrm{m}} + C_{\mathrm{sm}} + C_{\mathrm{s}} \tag{22-2}$$

式中,C_{m}、C_{sm} 及 C_{s} 分别是组分在流动相、静态流动相和固定相中的传质阻抗系数。由于通常都采用化学键合相,它的"固定液"是键合在载体表面固定液官能团的单分子层。因此,固

定液的传质阻抗可以忽略。于是

$$C = C_m + C_{sm} \tag{22-3}$$

由此得到 HPLC 最常见的 Van Deemter 方程式的表现形式

$$H = A + C_m u + C_{sm} u \tag{22-4}$$

此式说明：HPLC 色谱柱的理论塔板高度，主要由涡流扩散项、流动相传质阻抗项和静态流动相传质阻抗项三项构成。

流动相传质阻抗是因为在一个流路中处于中心的分子和处于边缘的分子与固定相的作用力不同，迁移速率不同所致。静态传质阻抗是分子进入处于固定相深孔中的静态流动相中，相对晚回到流动相，而引起的峰扩张。

Van Deemter 方程式所获得的降低板高提高柱效的方法可概括为：①采用小粒度、窄分布的球形固定相，首选化学键合相；②采用低黏度流动相，低流量(1mL/min)；③柱温以 25℃～30℃ 为宜，太低，则使流动相的黏度增加，温度高易产生气泡。

第四节　各类高效液相色谱法

一、分配色谱

(一)正相分配色谱法

流动相极性小于固定相极性，称为正相分配色谱法(mormal phase partition chromatography)，它对于极性强的组分有较大的保留值，常用于分离强极性化合物。由于以含水硅胶为固定相，固定液易流失，现已采用正相键合相色谱代替，常用氰基或氨基化学键合相。氰基键合相以硅胶作载体，用氰乙基取代硅胶的羟基，形成氰基化学键合相。其分离选择性与硅胶相似，但极性小于硅胶。分离机制主要靠诱导作用力，分离对象主要是可诱导极化的化合物或极性化合物。氨基键合相是用丙氨基取代硅胶的羟基而成，与硅胶性质有较大差异，前者为碱性，后者为酸性，因而具有不同的选择性。分离机制主要为诱导作用力和氢键作用力，主要用于分析糖类物质。由于固定相是极性填料，流动相常选用低极性溶剂如烃类，加入适量极性溶剂如醇类等调节洗脱液极性。梯度洗脱时，通常逐渐增大洗脱剂中极性溶剂的比例，故样品中极性小的组分先流出，极性大的组分后流出。

(二)反相分配色谱法

流动相极性大于固定相极性的称为反相分配色谱法(reversed phase partition chromatography)。它对于极性弱的组分有较大的保留值，适合于分离弱极性的化合物。极性大的组分先流出，极性小的组分后流出。将各种不同有机基团通过化学反应共价键合到硅胶(担体)表面的游离羟基上，形成化学键合固定相，取代了机械涂渍的液体固定相。典型的反相键合相色谱是将十八烷基键合在硅胶表面所得的 ODS 柱上，采用甲醇-水或乙腈-水作流动相，分离非极性和中等极性的化合物。其分离机制常用疏溶剂理论来解释。当非极性溶质或溶质分子中的非极性部分进入到极性流动相中时,由于疏溶剂效应,分子中的非极性部分与极性溶剂分子间产生排斥力,和键合相的烃基产生疏溶剂缔合。此时溶质的保留主要是由于溶质分子与键合相间的色散力。非离子型溶质分子与键合相非极性烃基间的缔合反应是可逆的。流动相的表面张力越高,缔合力越强。反之,若溶质分子有极性官能团存在时,则与极性溶剂间的作用力增强,而不利于缔合。

二、吸附色谱

吸附色谱法(adsorption chromatography)又称液-固吸附色谱法(liquid-solid adsorption chromatography),是根据被分离组分的分子与流动相分子争夺吸附剂表面活性中心,靠溶质分子的吸附系数的差别而分离。适合于分离相对分子质量中等的脂溶性样品,在常用的几种高效液相色谱法中,吸附色谱法是分离异构体的最好方式。

三、离子交换色谱

离子交换色谱(ion exchange chromatography,IEC)是以离子交换剂为固定相,用缓冲液(22-1)为流动相,根据选择性差别而分离的方法。早期采用高分子聚合物,如以苯乙烯二乙烯苯为基体的离子交换树脂为固定相,由于其有遇溶剂膨胀、不耐压以及表面的微孔型结构影响传质速率等缺点,已被键合离子交换剂(离子型键合相)所代替。键合离子交换剂多以薄壳型或全多孔微粒硅胶为载体,表面经化学反应键合上各种离子交换基团。强酸性磺酸型($-SO_3H$)与强碱性季铵盐型($-NR_3Cl$)键合相,分别为常用阳离子与阴离子交换剂。

表 22-1　　　　　　　　　　离子交换色谱常用的缓冲溶液

序　号	缓冲溶液	pK_a		pH 缓冲范围
1	磷酸盐	pK_1	2.1	1.1～3.1
		pK_2	7.2	6.2～8.2
		pK_3	12.3	11.5～13.3
2	柠檬酸盐	pK_1	3.4	2.1～4.1
		pK_2	4.7	3.7～4.7
		pK_3	5.4	4.4～6.4
3	甲酸盐		3.8	2.8～4.8
4	硼酸盐		9.2	8.2～10.2

离子交换色谱广泛应用在生物医学领域里,如氨基酸分析、肽和蛋白质的分离。也可用于有机和无机混合物的分离。还可作为对水、缓冲剂、尿、甲酰胺、丙烯酰胺的纯化手段,从有机物溶液中去除离子型杂质等。

四、离子色谱

20 世纪 70 年代发展起来的离子色谱法(ion chromatography,IC),其固定相为离子交换树脂,流动相为电解质溶液,通常以电导检测器为通用检测器。离子色谱法分为化学抑制型离子色谱法（双柱离子色谱法）和非抑制型离子色谱法（单柱离子色谱法）两大类。以典型的双柱离子色谱法，简要说明其检测原理及特点。该法是用两根离子交换柱，一根为分析柱，另一根为抑制柱，两根色谱柱串联，用电导检测器检测。由于抑制柱装有与分析柱相反的离子交换剂，因而高浓度的酸、碱洗脱液（流动相）通过抑制柱后变为水，消除了其高电导本底，以利于对样品离子信号的检测。另一特点是离子色谱仪的泵及流路等，用耐腐蚀材料制成。

离子色谱法应用很广，不但可以分析无机与有机阴、阳离子，而且可以分析氨基酸，以及糖类和 DNA、RNA 的水解产物等。

五、离子对色谱

在固定相上涂渍或流动相中加入与溶质分子电荷相反的离子对试剂，进行分离离子型或可离子化的化合物的方法称为离子对色谱法（ion pair chromatography，IPC）或离子对色谱（paired ion chromatography，PLC），是由离子对萃取发展而成的一种分离分析方法。离子对萃取是一种液-液分配分离离子型化合物的技术，这种萃取方法是选择合适的反电荷离子加入到水相中，与被分离化合物形成离子对，离子对表现为非离子性的中性物质，被萃取到有机相中。20 世纪 60 年代初期，Schill 等人系统地研究了离子对（两个相反电荷的离子互相作用形成一个中性化合物）的分离现象，并把它引进到液相色谱中。离子对色谱法分为两类：正相离子对色谱法和反相离子对色谱法。现在最常用的是反相离子对色谱法，它使用反相色谱中常用的固定相（如 ODS），能同时分离离子型化合物和中性化合物。

反相离子对色谱常用非极性疏水固定相，在强极性溶剂中加入与被分离离子电荷相反的平衡离子（如 B^-），当样品（含有被分离的离子 A^+）进入色谱柱之后，A^+ 和 B^- 相互作用生成中性化合物 AB，AB 就会被疏水性固定相溶解或吸附，按照它和固定相及流动相之间的作用力大小被流动相洗脱下来。如图 22-10。

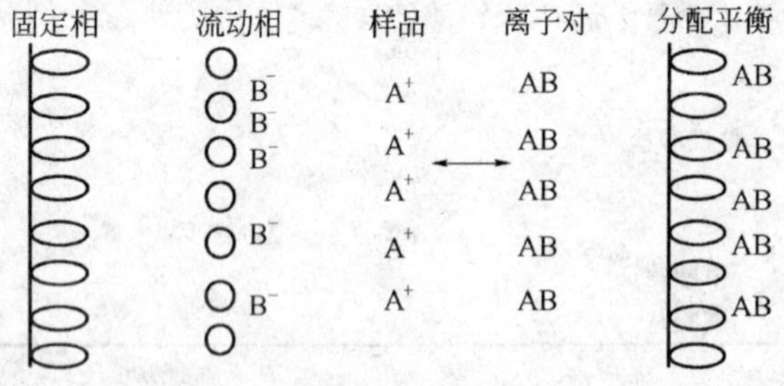

图 22-10 离子对色谱分离过程示意图

常用的流动相是甲醇-水和乙腈-水，增加甲醇或乙腈，k 值减小。在流动相中增加有机溶剂的比例，应考虑离子对试剂的溶解度。流动相酸度对保留值有影响，一般 pH 在 2～7.4 比较合适。

离子对试剂的种类、大小及浓度都对分离有很大的影响，选择离子对试剂的种类取决于被分离样品的性质。表 22-2 中列出了常用的反相离子对色谱的离子对试剂。

表 22-2　　　　　　　　　　　　　　　　反相离子对色谱的离子对试剂

序号	反离子种类	主要应用对象
1	季胺类（如四甲胺、十六烷基三甲胺等）	强酸、弱酸、磺酸染料、羧酸氢化物及其盐
2	叔胺（如三辛胺）	磺酸盐、羧酸盐
3	烷基磺酸盐（如甲基、戊基、庚基、十二烷基磺酸盐）	强碱、弱碱、儿茶酚胺、鸦片碱等

　　反相离子对色谱在许多领域中都得到了应用，如无机阴离子、阳离子、生物碱、维生素、抗生素以及其他药物的分析，在生物化学、石油化工等方面也有广泛的应用。

六、尺寸排阻色谱

　　尺寸排阻色谱（size exclusion chromatography，SEC）用化学惰性的多孔性凝胶作固定相，按固定相对样品中各组分分子体积阻滞作用的差别来实现分离。SEC 是快速分离不同分子量混合物的色谱方法，可以快速地确定样品混合物的复杂组分，并同时给出各个组分的大概分子量及分布。

　　目前使用的填料有亲水性凝胶、聚苯乙烯凝胶和无机填料。常用的凝胶色谱填充剂见表 22-3。

表 22-3　　　　　　　　　　　　　　　　常用的凝胶色谱填充剂

填料类型	粒度（μm）	平均孔径（Å）	相对分子质量排斥极限
聚乙烯－二乙烯基苯	10	10^2	700
		10^3	$(0.1\sim20)\times10^4$
		10^4	$(1\sim20)\times10^4$
		10^5	$(1\sim20)\times10^5$
		10^6	$(5\sim10)\times10^6$
硅胶	10	125	$(0.2\sim5)\times10^4$
		300	$(0.03\sim1)\times10^5$
		500	$(0.05\sim5)\times10^5$
		1000	$(5\sim20)\times10^5$

　　常用的流动相有四氢呋喃、N,N-二甲基甲酰胺、邻二氯苯、间甲酚、缓冲溶液等。

七、胶束色谱

　　以胶束水溶液为流动相的色谱法称为胶束色谱法（micellar chromatography，MC）。因为在流动相中又增加了一相（胶束相），故又称为假相色谱。该系统具有固定相-流动相-胶束-固定相三个界面、三个分配系数，因此有较好的选择性。其次是胶束水溶液无毒、便宜、安全。

第五节　固　定　相

色谱柱是高效液相色谱的心脏,其中的固定相(stationary phase 或称为填充剂、填料)是保证色谱柱高柱效和高分离度的关键。高效液相色谱法对固定相的要求比气相色谱法高得多。主要类型的固定相有硅胶、化学键合相、离子交换剂等。

一、硅胶

是液-固吸附色谱常用的固定相之一。分为表孔硅胶、无定形全多孔硅胶、球形全多孔硅胶及堆积硅珠等类型(如图 22-11)。

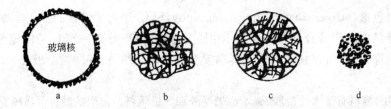

图 22-11　各种类型硅胶示意图

a.表面多孔型硅胶;b.无定形全多孔硅胶;c.球形全多孔硅胶;b.堆积硅珠

表面多孔型硅胶粒度约为 $30\sim70\mu m$,现已很少应用。无定形全多孔硅胶约 $5\sim10\mu m$,球形全多孔硅胶约为 $3\sim10\mu m$,堆积硅珠约为 $3\sim5\mu m$。

硅胶的主要性能参数有:形状、粒度、粒度分布、比表面积及平均孔径等。

硅胶是应用很广的固定相,主要用于分离溶于有机溶剂的极性至弱极性的分子型化合物。也可用于分离某些几何异构体。

二、化学键合相

用化学反应的方法将固定液的官能团键合在载体表面上,所形成的填料称为化学键合相(chemically bonded phase),简称键合相。化学键和固定相的优点是无固定液流失,增加了色谱柱的稳定性和使用寿命;化学性能稳定,在 pH$2\sim8$ 的溶液中不变质;传质过程快,柱效高;载样量比硅胶约大一个数量级;适于作梯度洗脱。

化学键合固定相兼有分配作用和一定的吸附作用,吸附作用的大小视键合覆盖率而定。用化学反应方法将载体表面上残存的硅醇基除去,称为封尾、封顶或遮盖(endcapping),所形成键合相称为封尾键合相。这种键合相没有吸附作用,强疏水是其缺点。

化学键合相不仅可用于正相色谱、反相色谱,还用于离子对色谱、离子交换色谱等。特别是反相化学键合相色谱应用最广。按固定液(基团)与载体(硅胶表面 Si—OH 基团)相结合的化学键类型,主要分为硅氧碳键型($\equiv$Si—O—C)与硅氧硅碳键型 ($\equiv$Si—O—Si—C)。$\equiv$Si—O—C 型键合相因易发生水解或与酯发生交换反应而损坏,已淘汰。$\equiv$Si—O—Si—C 型稳定性好,容易制备,是目前应用最广泛的键合相。按极性可分为非极性、中等极性与极性三类。

反相色谱常用非极性和中等极性键合相。极性键合相为正相色谱所用。

(一)非极性键合相

这类键合相表面基团为非极性烃基,如十八烷基、辛烷基、甲基与苯基等。

应用最广的十八烷基键合相(ODS 或 C_{18})是由十八烷基氯硅烷试剂与硅胶表面的硅醇基,经多步反应脱 HCl 生成的 ODS 键合相。键合反应示意如下:

$$\equiv Si-OH+Cl-Si(R_2)-C_{18}H_{37}\xrightarrow{-HCl}\equiv Si-O-Si(R_2)-C_{18}H_{37}$$

若上式中 R_2 是二个甲基,则构成高碳 ODS 键合相;若 R_2 一个是甲基,一个是氯,氯与硅胶的另一个硅醇基再脱一个 HCl,则生成中碳 ODS 键合相;若 R 是二个氯,与另两个硅醇基再脱二分子 HCl,生成低碳 ODS 键合相。高碳 ODS 键合相载样量大,吸附性能好。

1. 载体性质

多数产品采用全多孔 YWG(液相、无定形、硅胶)、YQG(液相、全多孔、硅胶)或堆积硅珠作为 ODS 键合相的载体。载体的比表面决定键合基团的总量,总量大,k 大,保留时间长。涡流扩散项与柱渗透性,取决于载体的形状,以球形为好。按载体不同分为各种型号。国产品有 YWG-$C_{18}H_{37}$(5、$10\mu m$)及 YQG-$C_{18}H_{37}$(堆积硅珠,$3\sim5\mu m$)等。固定相代号的前部为载体,后部为官能团。进口品有 Nucieosil C_{18}(球形,$3\mu m$ 或 $5\mu m$)及 Zorbax-ODS(球形,$5\mu m$)等。

2. 表面覆盖度

在硅胶表面,每平方纳米约有 6 个硅醇基可供化学键合。由于键合基团的立体结构障碍,使这些硅醇基不能全部参加键合反应。表面覆盖度的大小(参加反应的硅醇基数目占硅胶表面硅醇基总数的比例),决定键合相是分配还是吸附占主导。Partisil 5-ODS 表面覆盖度为 98%,即残存 2% 的硅醇基,分配占主导。Partisil 5-ODS 表面覆盖度为 50%,既有分配又有吸附作用。封尾键合相只有分配作用,如国内产品 YWG-FN 是用氟酰胺遮盖了硅胶的吸附部位,分离效果良好,但疏水性强。在同样分离条件下,柱压高于普通键合相柱。

3. 键合基团的链长

键长增加,极性降低,载样量大,k 值增大,如 C_{18} 基团大于 C_8。ODS 键合相最大允许载样量为每克固定相 2×10^{-3} g。

(二)中等极性键合相

常见的有醚基键合相(代号 ETH 或 ROR)。这种键合相可作正相或反相色谱的固定相,视流动相的极性而定。国产品如 YWG-ROR'(5、$10\mu m$)。进口品如 Permaphase-ETH(表孔硅胶、$25\sim37\mu m$)。

(三)极性键合相

常用极性键合相为氨基键合相(强极性)、氰基键合相(中强极性),是分别将氨丙硅烷基 $[-Si(CH_2)_3NH_2]$ 及氰乙硅烷基 $[-Si(CH_2)_2CN]$ 键合在硅胶上而制成。它们可用作正相色谱的固定相。

氨基键合相是分析糖类最常用的固定相,常用乙腈-水为流动相,而不用烷烃,因为糖不溶解于烷烃。氰基键合相的分离选择性与硅胶相似,但极性比硅胶弱。因此,在相同流动相条件下的保留值较硅胶小。若要维持相似的保留值,则需用极性更小的流动相洗脱。许多能在硅胶上分离的样品,可以在氰基键合相上完成。氰基键合相对双键异构体有很好的分离选择性。

国产品有 YWG-CN 及 YWG-NH$_2$(5μm 或 10μm);YQG-CN 及 YQG-NH$_2$(5μm 或 10μm)。进口品有 Lichrosorb CN(无定形,10μm)、Zorbax—CN(球形,4~6μm)等。

此处介绍的化学键合相是用于反相与正相色谱的化学键合相。广义的化学键合相,还包括键合型离子交换剂、手性固定相及亲和色谱固定相等。

三、凝胶

尺寸排阻色谱法常用的固定相为具有一定孔径范围的多孔性凝胶。所谓凝胶是含有大量液体(一般是水)的柔软而富有弹性的物质,是一种经过交联而具有立体网状结构的多聚体。根据强度,这类凝胶可分为软质、半硬质及硬质三种。软质凝胶在压强 0.1MPa 左右即被压坏,因此这类凝胶只适用于常压下的分子排阻色谱法,不适用于高效液相色谱。

(一)半硬质凝胶

由苯乙烯和二乙烯苯交联而成,颗粒直径约 10μm,表面是非极性的,适用于以非极性有机溶剂为流动相的凝胶渗透色谱。优点是具有可压缩性,填得紧密,柱效高。缺点是醇类、丙酮等极性溶剂对其有溶胀效应,不宜使用。

(二)硬质凝胶

有多孔硅胶及多孔玻璃珠等,它主要为无机材料。其优点是在有机溶剂中不变形,孔径尺寸固定,溶剂互换性好。缺点是装柱时较易碎,不易装紧,因此柱效较低,一般为有机胶的 1/3~1/4。它的吸附性较强,有时易拖尾。

(三)凝胶的主要性能参数

凝胶的分子量排斥极限和平均孔径是凝胶性能的主要参数。

凝胶的分子量排斥极限(或分子量范围)是指指定的高分子化合物达到某分子量后,而不能进入凝胶的所有孔径,此时的分子量称为该凝胶的分子量排斥极限。选择凝胶时,必须使样品的分子量小于凝胶的分子量排斥极限而大于全渗透点的分子量,即使样品的分子量落入凝胶的"分子量范围"。否则,t_R(或 V_R)将不随分子量而变化。

四、离子交换剂

常用的离子交换剂包括离子交换树脂和离子交换键合相两类。离子交换色谱法早期采用离子交换树脂作固定相。因这种固定相具有膨胀性、不耐压,以及表面的微孔结构影响传质速率,已被离子型键合相所代替。

最常见的离子型键合相是以薄壳型或全多孔微粒硅胶为载体,其表面化学键合上所需的各种离子交换基团。按键合离子交换基团可分为阳离子键合相(强酸性和弱酸性),常用强酸性磺酸型交换基为亚硫酸基(—SO$_3$H);阴离子键合相(强碱性和弱碱性),常用强碱性季铵盐型交换基为季铵盐（—NR$_3$Cl）。

常用的国产离子交换键合相有 YWG-SO$_3$H、YWG-R$_3$NCl、YSG-SO$_3$Na 及 YSG-R$_3$NCl。进口品有 Zipax-SAX（系薄壳载体强阴离子键合相）、Lichrosorb Si 100 SCX（全多孔无定形强阳离子键合相）、Zipax-SCX（薄壳型阳离子键合固定相）、Zipax-WAX 及 Zipax-WCX（分别为薄壳载体弱阴离子及弱阳离子键合固定相）等。

第六节　流　动　相

在液相色谱中，流动相可以从有机溶剂到水溶液，既能用纯溶剂，也可用二元或多元混合溶剂。流动相溶剂的性质和组成对色谱柱效、分离选择性和组分的 k 值影响很大。改变流动相的性质和组成，是提高色谱系统分离度和分析速度的重要手段。

一、流动相选择的一般要求

1. 化学惰性好。如液-液分配色谱中用作流动相的溶剂应与固定相不互溶，高纯度，以防所含微量杂质在柱中积累，引起柱性能的改变。液-固色谱中，硅胶吸附剂不能用碱性溶剂（如胺类）；氧化铝吸附剂不能用酸性溶剂。

2. 选用的溶剂性能应与所使用的检测器相互匹配。如使用紫外吸收检测器，就不能选用在检测波长有紫外吸收的溶剂。

3. 溶剂对样品有足够的溶解能力，以提高测定的灵敏度，同时避免在柱头产生沉淀。

4. 选择的溶剂应具有低的黏度和适当低的沸点。使用低黏度溶剂，可减少溶质的传质阻力，利于样品的纯化。

5. 应尽量避免使用具有显著毒性的溶剂，以保证操作人员的安全。

现将能够满足这些要求的溶剂择要列于表 22-4 中

表 22-4　　　　　　　　**高效液相色谱适用的溶剂**

溶 剂	UV 截止波长 (nm)	折光指数 (25℃)	沸 点 (℃)	黏度 mPa·s (25℃)	P'	$\varepsilon°$*	介电常数 (ε)(20℃)	选择性分组
正庚烷	195	1.385	98	0.40	0.2	0.01	1.92	
正己烷	190	1.372	69	0.30	0.1	0.01	1.88	
乙 醚	218	1.350	35	0.24	2.8	0.38	4.3	Ⅰ
1-氯丁烷	220	1.400	78	0.42	1.0	0.26	7.4	Ⅵ
四氢呋喃	212	1.405	66	0.46	4.0	0.57	7.6	Ⅲ
丙 胺		1.385	48	0.36	4.2		5.3	Ⅰ
乙酸乙酯	256	1.370	77	0.43	4.4	0.53	6.0	Ⅵ
氯 仿	245	1.443	61	0.53	4.1	0.40	4.8	Ⅷ
甲乙酮	329	1.376	80	0.38	4.7	0.51	18.5	Ⅵ
丙 酮	330	1.356	56	0.3	5.1	0.56		Ⅵ
乙 腈	190	1.341	82	0.34	5.8	0.65	37.8	Ⅵ

（续表）

溶　剂	UV 截止波长 (nm)	折光指数 (25℃)	沸　点 (℃)	黏度 mPa·s (25℃)	P'	ε^{0*}	介电常数 (ε)(20℃)	选择性分组
甲　醇	205	1.326	65	0.54	5.1	0.95	32.7	Ⅱ
水		1.333	100	0.89	10.2		80	Ⅷ

* 氧化铝上液固色谱的溶剂强度参数。

二、常用流动相溶剂的性质

表 22-4 给出了液相色谱中常用的溶剂的物理性质和有关色谱的性质。

（一）沸点（b.p）

大部分可供选用的溶剂沸点较低，这样便于回收分离样品。在 LC-MS 联用技术中，低沸点溶剂不适用于往复泵，容易在泵体形成气泡，影响泵的输液精度。

（二）黏度（η）

随溶剂黏度增加，传质速率降低，柱效下降。在柱压降（Δp）一定时，流动相线速度与其黏度成反比，应尽可能选用低黏度溶剂。除采用水溶液的离子交换色谱外，保持溶剂黏度低于 $0.4 \sim 0.5$ 厘泊（cP）是不困难的。

采用混合溶剂有利于降低黏度。二元混合溶剂黏度很大程度上决定于较低黏度的组分。

强缔合溶剂混合物，特别是水-乙腈、水-甲醇黏度呈反常变化规律，例如水-乙腈混合物，乙腈含量为 35% 时黏度最大。

（三）互溶性

在采用二元混合溶剂时应考虑溶剂的互溶性，防止溶剂分层。

（四）流动相溶剂的极性

高效液相色谱中的流动相由于它在两相分配过程中起着重要作用，为了描述它和溶质作用力的大小，有必要对流动相的综合作用力给以定量地表示，即"极性"。在高效液相色谱中常用 Rohrschneider 数据来描述溶剂的极性，以极性参数 P' 表示，表 22-5 中列出了常用溶剂的 P'，其中水的极性最大。在正相色谱中，P' 越大，洗脱能力越强；在反相色谱中，P' 越大，洗脱能力越弱。调节溶剂极性可使样品组分的容量因子在适宜范围。一般粗略来说，P' 值改变 2 个单位，k 就改变 10 倍。

在色谱分析中流动相常常由两种或两种以上不同的溶剂组成。这种混合溶剂的极性是由它的各种组分根据其所占份额而贡献的极性之和构成。如 A 和 B 两组分组成混合溶剂，其极性参数可由下式计算：

$$P_{ab}' = \varphi_a P_a' + \varphi_b P_b' \tag{22-5}$$

式中 φ_a 和 φ_b 分别为混合溶剂中 A 和 B 所占的体积分数，P_a' 和 P_b' 分别为 A 和 B 的极性参数。

在吸附色谱中还可以使用溶剂强度参数 ε^0（表示流动相溶剂极性）。ε^0 值越大，洗脱能力越强。调节溶剂极性可使样品组分的 k 值在适应范围。对正相色谱，二元溶剂的极性参数和

组分 k 值有如下关系：

$$\frac{k_2}{k_1}=10^{(P_1{}'-P_2{}')/2} \tag{22-6}$$

对反相色谱则为

$$\frac{k_1}{k_2}=10^{(P_1{}'-P_2{}')/2} \tag{22-7}$$

式中，$P_1{}'$ 和 $P_2{}'$ 分别为初始和调整后二元溶剂的极性参数；k_1 和 k_2 则为组分相应的容量因子。

例 22-1　在一反相色谱柱上，流动相为 30％甲醇和 70％水（体积比）时，某组分的保留时间为 25.6 分钟，死时间为 0.35 分钟，如何调整溶剂配比使 $k \geqslant 5$。

解：　　　初始值　　$k_1=\dfrac{25.6-0.35}{0.35}=72.1$

$$P_1{}'=0.30\times5.1+0.70\times10.2=8.7$$

按式 22-7

$$\frac{5}{72.1}=10^{(P_1{}'-8.7)/2}$$

$$-1.16=\frac{P_2{}'-8.7}{2}$$

$$P_2{}'=6.38$$

按式 22—5

$$6.38=\varphi\times5.1+(1-X)10.2$$

$$\varphi=0.75$$

即调整溶剂比例为 75％甲醇和 25％水，可使 $k=5$。

三、溶剂的选择性与分类

Rohrschnieder 和 McReynold 曾使用 5 或 10 种实验溶质利用其在气相色谱固定液上保留值不同来测定气相色谱固定液的分离选择性。根据类似原理，Synder 将溶剂和样品分子间的作用力作为溶剂选择性分类的依据，并将溶剂选择性参数分为 3 类，即溶剂接受质子、给予质子和偶极作用的能力，根据 3 类选择性参数 x_e（质子接受体）、x_d（质子给予体）、x_n（强偶极矩），将用于液相色谱的 81 种溶剂的 x_e,x_d,x_n 值作成三角坐标图（图 22-12），按具有相似选择性原则进行选择性分类分为 8 组溶剂。例如，Ⅰ组溶剂的 x_e 较大，是纯质子接受体，如乙醚（见表 22-4），Ⅴ是强偶极中性化合物，Ⅷ是质子给予体等。根据溶剂的性质和图 22-12 溶剂选择性分类,各选择性组大致包括如下一些溶剂。Ⅰ组:脂肪醚(纯质子接受体);Ⅱ组:脂肪醇(质子接受-给予体);Ⅲ组:吡啶衍生物、四氢呋喃(质子接受体,易极化);Ⅳ组:乙二醇、乙酸、甲酰胺;Ⅴ组:二氯甲烷、二氯乙烷(大偶极矩);Ⅵ组:脂肪酮、酯、二氧六环;Ⅶ组:芳烃、芳醚、硝基甲烷;Ⅷ组:氟代醇、氯仿、水(质子给予体)。各种同系物属同一个选择性组。

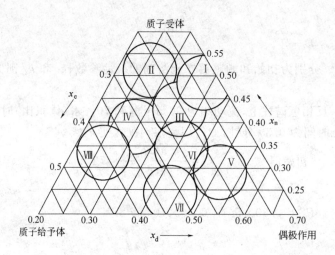

图 22-12 溶剂选择性分组图

从图 22-12 可以看到,Ⅰ、Ⅴ、Ⅷ三组溶剂距离最远。由一组溶剂变换到另一组溶剂,将发生最大的选择性变化,如正相色谱由三氯甲烷(Ⅷ)变为乙醚(Ⅰ)的情况。

同一组溶剂在分离中具有相似的选择性,不同组别的溶剂,其选择性差别较大。采用不同组别的溶剂,可显著改变溶剂的选择性。

四、不同色谱模式选用的流动相

(一)吸附色谱用流动相

对于常用硅胶作吸附剂的液固吸附色谱中,改变溶剂即可得到适宜的 k 值。如果选用初始溶剂太强,使样品组分的 k 值过小,则可由表中选 ε^0 值较小的溶剂来代替;反之,若样品组分 k 值太大,则选 ε^0 值较大的溶剂。

通常吸附色谱使用二元混合溶剂作流动相,可使溶剂强度随其组成连续改变,可以获得最佳的分离选择性。若混合溶剂中强极性溶剂的含量占绝对优势或含量很低,其分离因子 α 呈现最大值。使用混合溶剂的另一个优点是可使流动相保持低的黏度,并可保持高的柱效。

吸附色谱中,样品 α 值的改变可在等溶剂强度(ε^0 不变)下,用不同性质的溶剂替换强溶剂来试验,找到最适宜的流动相。选择不同溶剂时,除考虑 ε^0 值外,还应考虑试样分子与溶剂分子间的氢键作用等因素。因吸附色谱分离机制与薄层色谱相同,可以薄层色谱作先导试验来确定液-固色谱的最优分离条件。

(二)分配色谱用流动相

1. 正相分配色谱

正相色谱的固定相是极性的,故增加溶剂的 P',可增加洗脱能力,使组分 k 值下降。选择 P' 值合适的溶剂,使样品 k 值在 $1\sim10$ 范围内,通常用饱和烷烃,流动相主体为己烷、庚烷,可加入 $<20\%$ 的极性改性剂。如正己烷中加入极性溶剂,调节极性溶剂的比例,使 P' 能达到理想的 k 值。若分离的选择性不好,则改用其他组别的溶剂来改善选择性。若二元溶剂不行,还可考虑使用三元或四元溶剂体系。

2. 反相分配色谱

反相色谱固定相是非极性的。使用的流动相相似于液固色谱法中使用非极性吸附剂时应用的流动相。此时流动相的主体为水,加入 $<10\%$ 的改性剂,如二甲基亚砜、乙二醇、乙腈、甲醇、对二氧六环、乙醇、四氢呋喃、异丙醇等。溶质在混合溶剂流动相中的容量因子 k 会随改性剂的加入而减小,表明混合溶剂的洗脱强度增强。一般以水和甲醇或乙腈组成的二元溶剂,已能够满足多数分离要求。有时也可加入适当的酸或碱来控制流动相的 pH 值,以防止出现不对称色谱峰。反相色谱常采用梯度洗脱,使每个组分都在适宜条件下获得分离。

(三)离子交换色谱用流动相

离子交换色谱流动相常用含盐的水溶液(缓冲溶液),有时加入适量的有机溶剂如甲醇、乙腈等,以增加某些组分的溶解度。溶剂强度和选择性与盐的类型、浓度、pH 值以及加入的有机溶剂的种类和浓度有关。

(四)尺寸排阻色谱用流动相

排阻色谱和其他方法不同之处是,不用采取改变流动相组成的方法来控制分离度。故选择流动相仅需考虑能很好溶解样品,黏度要低,要与柱填料匹配。为减少样品和填料表面之间的相互作用(除了排阻色谱保留作用之外),如填料吸附作用和离子交换作用等,可采用控制流动相 pH 值和离子强度来解决。

第七节　HPLC 分析条件的选择

一、分离条件的选择

(一)分离方法的选择

HPLC 可供选择的固定相及流动相都有自身的特点和应用范围,选择分离类型应根据分离分析的目的、试样的性质和量的多少、现有设备条件等来确定最合适分离条件。对于不同的样品分离方式的选择可参见图 22-13。

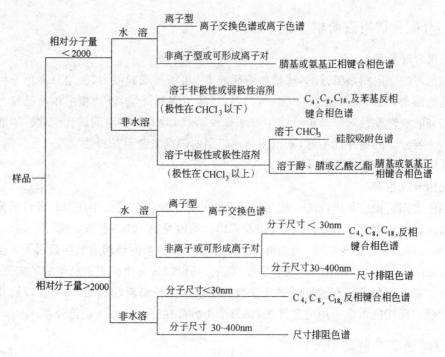

图 22-13 分离方式的选择

(二)梯度洗脱

根据分离度的要求,在色谱分离过程中样品组分的 k 值范围应控制在 $1\sim10$ 之间。如果样品组分较少、性质差别不大,一般采用等度洗脱(isocratic elution)(溶剂组成与配比在一个分析周期内保持恒定),可以使所有组分的 k 值都处于这个范围内。但是对于组分数目较多、性质相差较大的复杂混合物,采用等度洗脱时,所选择的溶剂强度对于一些组分不是太强就是太弱,其结果是弱保留组分很快流出,色谱峰尖而重叠在一起;强保留组分流出很慢,峰宽且矮平,有的甚至无法检测。为使复杂混合物中的各组分均得到满意的分离,必须采用梯度洗脱(gradient elution)技术,即在一个分析周期中,程序控制流动相的组成(如溶剂的极性、离子强度、pH 值等)改变,使每个组分都在适宜的条件下获得分离。梯度洗脱在液相色谱中所起的作用相当于气相色谱中的程序升温。

梯度洗脱可以采用二元混合溶剂或多元混合溶剂,即所谓二元梯度和多元梯度。在整个分离过程中,溶剂强度连续变化,这种变化是按一定程序进行的。强度连续变化的溶剂是通过弱溶剂 A 和强溶剂 B 混合得到的。开始 B 的浓度很低,然后逐渐提高 B 的浓度。溶剂混合比例及一定比例下的洗脱时间均由程序控制。这样可以使不同极性的组分都能够在比较合适的分配比下通过色谱柱,使各组分都有合适的出峰时间。

梯度洗脱特别适合于极性范围很宽的混合物分离。它的主要优点是:①缩短总分析时间;②提高分离度,是使 k 值相差 $10^3\sim10^4$ 的样品组分,在合理分析速度下得到适当分离度的唯一方法;③改善峰形,提高峰的对称性,减少峰的区域宽度,使微量组分易被检出,降低最小检出量,提高检测灵敏度。

但梯度洗脱也有不足之处,如常常会引起基线漂移,且梯度洗脱的重现性较差。

二、检测器的选择

高效液相色谱的检测器种类很多,针对样品的性质不同可以选择适合的检测器。紫外检测器有比较高的灵敏度,但是只能检出在仪器特定波长下有吸收的化合物。主要用于芳烃与稠环芳烃、芳香基取代物、芳香氨基酸、核酸、甾体激素、羰基与羰基化合物等。蒸发光散射检测器可用于挥发性低于流动相的任何样品组分,但对于有紫外吸收的组分的检测灵敏度较低。主要用于糖类、高分子化合物、高级脂肪酸及甾体类等化合物。荧光检测器只适用于能产生荧光或其衍生物能发荧光的物质。主要用于氨基酸、多环芳烃、维生素、甾体化合物及酶等的检测。电化学发光检测器,对于电活性物质来说是一类较好的选择性检测器。主要用于有机胺类化合物的检测。

三、色谱条件的评价

(一)色谱柱的理论塔板数(n)

在选定的状态下,注入供试品溶液或规定的内标物质溶液,记录色谱图,量出供试品主成分或内标物峰的保留时间 t_R(以分钟或长度计,下同,但应取相同单位)和半峰高宽($W_{1/2}$),按 $n = 5.54(t_R/W_{1/2})^2$ 计算色谱柱的理论塔板数。

(二)分离度

定量分析时,为便于准确测量,要求定量峰与其他峰或内标峰之间有较好的分离度。分离度(R)的计算公式为:

$$R = \frac{2(t_{R_2} - t_{R_1})}{W_1 + W_2} \tag{22-8}$$

式中,t_{R_2} 为相邻两峰中后一峰的保留时间;t_{R_1} 为相邻两峰中前一峰的保留时间;W_1、W_2 为此相邻两峰的峰宽。分离度应大于 1.5。

(三)重复性

吸取对照品溶液,连续进样 5 次,除另有规定外,其峰面积测量值的相对标准偏差应不大于 2.0%。也可按照各样品校正因子测定项下要求,配置 80%、100%、120% 的对照溶液,加入规定量的内标溶液,配成 3 种不同浓度的溶液,分别进样 3 次,计算平均校正因子,其相对标准偏差也应不大于 2.0%。

(四)拖尾因子

为保证测量精度,特别是当采用峰高法测量时,应检查待测峰的拖尾因子(T)是否符合规

定,或不同浓度进样的校正因子误差是否符合要求。拖尾因子计算公式为:

$$T = \frac{W_{0.05h}}{2d_1}$$ (22-9)

式中,$W_{0.05h}$ 为 0.05 峰高处的峰宽;d_1 为峰极大至峰前沿之间的距离。除另有规定外,T 应在 0.95~1.05 之间。

第八节 定性与定量分析

一、定性分析

(一)保留值定性

利用对照品和样品的保留时间或相对保留时间相同性进行定性分析,方法虽然简单,但必须是已知物。一般用 HPLC 法作定性分析需改变流动相后,再次测定保留值进行比较,从而可增加定性分析的可靠性。

(二)化学鉴定法

利用专属性化学反应对分离后收集的组分定性。由于用制备 HPLC 收集组分比 GC 容易,因此该法是较实用的方法之一。官能团鉴定试剂与气相色谱的官能团鉴定试剂相同。

(三)色谱-光谱联用技术鉴定法

色谱-光谱联用技术可分为非在线联用和在线联用。非在线联用是用 HPLC 将被分析样品分离,分别收集各组分的洗脱液,除去流动相,获得纯组分。用 IR、MS、NMR 等分析手段鉴定。IR 与 MS 需样量约 1mg,NMR 需样量较大,一般需 3mg 以上。采用两谱联用仪测定能同时获得定性、定量分析信息。因此,用高效液相色谱-光谱联用仪鉴定色谱组分是当今最重要的分析鉴定手段。在线联用是将 HPLC 仪与光谱仪(或质谱仪)用界面连接成一个完整仪器,实现在线检测,重要的两谱联用仪有 HPLC-UV、HPLC-FTIR、HPLC-MS 及 HPLC-NMR 等。

二、定量分析

液相色谱法的定量方法基本上与气相色谱方法相同,常用外标法及内标法,也可用内加法、校正因子法定量。

(一)外标法

以试样的对照品作标准物质,与标准物质对比求算试样含量的方法称为外标法。外标法可分为外标工作曲线法、外标一点法及外标二点法等,前二种方法常用。外标法的优点是不需要知道校正因子,只要被测组分出峰、无干扰、保留时间适宜,即可进行定量分析。缺点是进样量必须准确,否则定量误差大。在 HPLC 中,因进样量较大,或者用六通阀定量环进样,进样量误差相对较小,因此外标法是 HPLC 常用的定量分析方法之一。具体方法同气相色谱法。

(二)内标法

将一定量的内标物加入到样品中,再经色谱分析,根据样品的重量和内标物重量以及待测组分峰面积和内标物的峰面积,就可求出待测组分的含量。内标法可分为工作曲线法、内标一点法(内标对比法)、内标二点法及校正因子法。所用的内标物的要求同气相色谱。内标法的优点是可抵消仪器稳定性差,进样量不够准确等原因带来的定量分析误差。缺点是样品配制比较麻烦,不易寻找内标物。

1. 工作曲线法

内标工作曲线法与外标法相同,只是在各种浓度的标准溶液中,加入相同量的内标物后进样。分别测量组分 i 与内标物 s 的峰面积 A(或峰高),以其峰面积比 A_i/A_s 为纵坐标,以对照品溶液的 $C_{i(标准)}$ 为横坐标绘制工作曲线,计算回归方程式 22-10 及相关系数。

$$C_i = bA_i/A_s + a \tag{22-10}$$

上式中,b 为斜率与;a 为截距;A_i 为待测组分的峰面积或峰高;A_s 为内标物的峰面积或峰高。

2. 内标对比法(内标一点法)

这种方法不需知道校正因子,又具有内标法的定量准确度与进样量无关的特点。方法简便实用,按式 21-17 计算结果。

三、应用实例

高效液相色谱法主要用于复杂成分混合物的分离、定性与定量,其定性与定量方法与气相色谱相同。HPLC 已广泛应用于微量有机药物及中草药有效成分的分离、鉴定和含量测定。近年来,对体液中原形药物及其代谢产物的分离分析,无论在灵敏度、专属性及快速性方面都有独特的优点,已成为体内药物分析、药物研究及临床检验的重要手段。

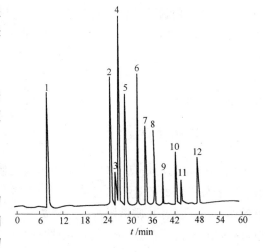

图 22-14 磺胺类药物的反相色谱分析

1.磺胺;2.磺胺嘧啶;3.磺胺吡啶;4.磺胺甲基嘧啶;5.磺胺二甲基嘧啶;6.磺胺氯哒嗪;7.磺胺二甲基异噁唑;8.磺胺乙氧哒嗪;9.4-磺胺-2,6-二甲氧嘧啶;10.磺胺喹啉;11.磺胺溴甲吖噁嗪;12.磺胺胍

例 22-2 反相 HPLC 测定磺胺类药物。

磺胺类消炎药主要用于细菌感染性疾病的治疗。图 22-14 为磺胺类药物的反相色谱分析。色谱柱为 Partisil-ODS($5\mu m$, $\phi4.6mm\times250mm$)。流动相:(A)10%甲醇水溶液;(B)1%乙酸的甲醇溶液。线性梯度程序为:(B)组分以 $1.7\%/min$ 的速率增加。使用 UV(254nm)检测。

第九节 液相色谱-质谱联用技术简介

液相色谱-质谱联用技术(liquid chromatography mass spectrometer,LC-MS)的研究开始于 20 世纪 70 年代,它发挥了色谱分离的长处和质谱能进行定性结构分析的优势,所以是目前应用最广的色谱-质谱联用技术之一。用于 GC-MS 分析存在一定困难的,对于热稳定性差或不易气化的样品,因此只能用液相色谱分离,特别是近年来迅速发展的生命科学研究中的生物大分子的分析。加之联用仪接口问题的解决,使此项联用技术有了飞速发展。

一、接口技术

LC-MS 联用的关键是 LC 和 MS 之间的接口装置。接口装置的主要作用是去除溶剂并使样品离子化。早期使用过的接口装置如直接流体导入接口、传送带接口、热喷雾接口、粒子束接口等都存在一定的缺点。20 世纪 80 年代 LC-MS 联用仪大都使用大气压电离源作为接口装置和离子流。大气压电离源(atmosphere pressure ionization,API)包括电喷雾电离源(electrospray ionization,ESI)和大气压化学电离源(atmospheric pressure chemical,APCI)两种,其中电喷雾源应用最为广泛。进行 LC-MS 联用分析时,样品由 LC 的六通阀进样,经色谱柱分离后,由 ESI 或 APCI 离子化。样品也可以不经 LC 进样,而是由一个微注射泵直接注入电喷雾喷嘴。这种进样方式相当于 GC-MS 分析中的直接进样杆进样。电喷雾接口最适宜的流量是 5~200μL/min,流量过大时最好采用分流。如果样品量过小,比如毛细管电泳的微小流量或珍贵的生物样品,则需要专门的微流量接口。

二、提供的信息

LC-MS 得到的信息与 GC-MS 联用仪类似。由 LC 分离的样品经电喷雾电离后进入分析器。随着分析器的质量扫描得到一个个质谱并存入计算机,由计算机处理后可以得到总离子色谱图、质量色谱图、质谱图等。一般情况下,质谱图只有分子量信息,如果使用串联质谱仪,还可以得到子离子谱、母离子谱和中性丢失谱等。

三、条件的选择

LC 分析条件的选择要考虑两个因素:使分析样品得到最佳分离条件,并得到最佳电离条件。如果两者发生矛盾,则要寻求折中条件。LC 可选择的条件主要有流动相的组成和流速。在 LC 和 MS 联用的情况下,由于要考虑喷雾雾化和电离,因此,有些溶剂不适合于作流动相。不适合的溶剂和缓冲液包括无机酸、不挥发的盐(如磷酸盐)和表面活性剂。不挥发性的盐会在离子源内析出结晶,而表面活性剂会抑制其他化合物电离。

在 LC-MS 分析中常用的溶剂和缓冲液有水、甲醇、乙酸、氢氧化铵和乙酸铵等。对于选定的溶剂体系,通过调整溶剂比例和流量以实现好的分离。值得注意的是,对于 LC 分离的最佳流量,往往超过电喷雾允许的最佳流量,此时需要采取柱后分流,以达到好的雾化效果。

质谱条件的选择主要是为了改善雾化和电离状况,提高灵敏度。调节雾化气流量和干燥气流量可达到最佳雾化条件,改变喷嘴电压和透镜电压等可以得到最佳灵敏度。对于多级质谱仪,还要调节碰撞气流量和碰撞电压及多级质谱的扫描条件。

四、应用

(一)定性分析

LC-MS 通过采集质谱得到的总离子色谱图与由紫外检测器得到的色谱图可能不同。有些化合物没有紫外吸收,用普通液相色谱分析不出峰,但用 LC-MS 分析时会出峰。由于电喷雾是一种软电离源,通常很少或没有碎片,谱图中只有准分子离子,因而只能提供未知化合物的分子量信息,不能提供结构信息。单靠 LC-MS 很难用来做定性分析。

利用高分辨质谱仪(FTMS 或 TOFMS)可以得到未知化合物的结构信息,必须使用串联质谱仪,将准分子离子通过碰撞活化得到其子离子谱,然后解释子离子谱来推断结构。对于单级质谱仪,也可以通过源内碰撞诱导解离(collision-induced dissociation,CID)得到一些结构信息。如果有标准样品,利用 LC-MS-MS 可以自己建立标准样品的子离子质谱库,利用谱库检索进行定性分析。利用高分辨质谱仪(FTMS 或 TOFMS)可以得到未知化合物的组成式,对定性分析十分有利。利用 LC-MS-MS 和蛋白质的酶解技术可以进行蛋白质的序列测定。

(二)定量分析

用 LC-MS 进行定量分析,其基本方法与普通液相色谱法相同。但由于色谱分离方面的问题,一个色谱峰可能包含几种不同的组分,如果仅靠峰面积定量,会给定量分析造成误差。因此,对于 LC-MS 定量分析,不采用总离子色谱图,而是采用与待测组分相对应的特征离子得到的质量色谱图。此时,不相关的组分将不出峰,这样可以减少组分间的互相干扰,其余的分析方法同普通液相色谱定量分析法。

然而,有时样品体系十分复杂,比如血液、尿样等,即使利用质量色谱图,仍然有保留时间相同、分子量也相同的干扰成分存在。为了消除其干扰,最好的办法是采用串联质谱法的多反应监测(MRM)技术。这样得到的色谱图就进行了 3 次选择:LC 选择组分的保留时间,一级 MS 选择分子量,第二级 MS 选择子离子,这样得到的色谱峰可以认为不再有任何干扰。然后,根据色谱峰面积,采用加有内标的外标法进行定量分析,这是复杂体系中进行微量成分定量分析常用的方法。

例 22-3　甘草活性成分甘草酸的 ESI(-)-CID 质谱分析。

甘草酸(M=823)是中药甘草的主要活性成分。以甘草酸为模型进行的药物辐射化学研究工作中,采用 ESI(＋)和 ESI(－)均可获得甘草酸的 LC-MS 信号。由于分子中含有 3 个羧基,在碱性条件下,采用 ESI(－)可获得高灵敏度的检出效果。在较高 CID 电压下产生的质谱有过多的碎片出现,谱图解析变得困难。在较低的 CID 电压效果(100V)下,质谱包括准分子离子峰 m/z 820 及其二价、三价离子峰(如图 22-15)。

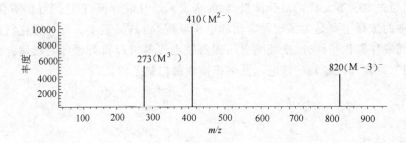

图 22-15 甘草酸的 ESI(-)－CID 质谱(CID:100V)

ESI(－)-LC-MS 分析中还证明,一定剂量的^{60}Co-γ 辐射可使水溶液中的甘草酸铵分别失去一个配糖基或失去两个配糖基成为甘草次酸。

第十节 超临界流体色谱法简介

一、概述

超临界流体色谱(supercritical fluid chromatography,SFC)是用超临界流体作为流动相的色谱法。所谓超临界流体是指高于临界压力和临界温度时的一种特殊物质状态。它的物理性质介于气体与液体之间。1981 年 Novotny 和 Lee 首次报道了毛细管 SFC,并对 SFC 的理论、技术作了系统的研究,1985 年就有了商品化 SFC 仪器。

SFC 是 GC 和 LC 的补充。SFC 可以分析那些 GC 和 LC 难于分离、检测的物质。因为超临界流体的特性,SFC 具有比 LC 更高的分离效率,色谱柱效是 HPLC 的 5 倍,峰宽比 GC 窄。同时 SFC 的使用温度较低,使它可用于 GC 不便分析和测定的热不稳定和高分子量化合物。SFC 可以和大多数通用型、选择型的 GC、HPLC 检测器相匹配,所以常与 MS 和 FTIR 大型仪器联用,而用于定性定量分析。

二、原理

(一)超临界流体

某些纯物质具有三相点和临界点,纯物质的相图如图 22-16。由图可以看出,物质在其三相点条件下气、液、固三态处于平衡态。当处于临界压力、温度以上时,则不论施加多大的压力和温度,这时的物质既非气体也非液体,而是以超临界流体(SFS)状态存在。临界点是物质保持为超临界流体状态的最低压力(临界压力,P_c)和最低温度(临界温度,T_c),临界温度和临界压力通常高于三相点。只要是温度超过临界温度,压力超过临界压力的物质都是超临界流体(supercritical fluid)。在临界温度

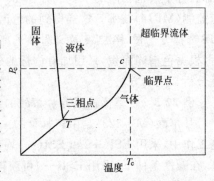

图 22-16 纯物质的相图

和临界压力以上,即在超临界状态下,流体都有其临界密度(d_c)。随着压力、温度的升降,密度会发生变化。除了水有超临界状态外,稳定的纯物质都可以有超临界状态(稳定是指它们的化学性质稳定,在达到临界温度不会分解为其他物质),有固定的临界点。通常作为超临界流体色谱流动相的物质见表 22-5。

表 22-5　　　　　　　　　一些超临界流体的性质

流　体	临界点温度 (℃)	临界点压力 ($\times 10^6$ Pa)	临界点的密度 (g·cm^{-3})	在 4×10^7 Pa 下的密度 (g·cm^{-3})
CO_2	31.1	72.9	0.47	0.96
N_2O	36.5	71.7	0.45	0.94
NH_3	132.5	11.28	0.24	0.40
$n\text{-}C_4H_{10}$	152.0	37.5	0.23	0.50

除表列出的流体之外,作流动相的还有乙烷、戊烷、二氯二氟甲烷、二乙基醚和四氢呋喃等。

(二)基本理论

SFC 的基本理论是对气相色谱的理论进一步开拓和发展而形成的。

实验发现,描述流速对柱效影响的 Van Deemter 方程和 Golay 方程对超临界流体依然成立。Berger 就压力、扩散系数等因数对柱效的影响进行了讨论,并推出了与压力 p 有关的 Van Deemter 方程。

$$H_x = \frac{p^2+1}{2} + \left[\frac{2D_M}{u} + \frac{(1+6k+11k^2)}{24(1+k^2)} \times \frac{r^2 u}{D_M}\right] + \left[\frac{2(p^2+p+1)}{3(p+1)}3(p+1)\right] \times \left[\frac{2k}{3(k+1)} \times \frac{D_S^2 u}{D_S}\right]$$

$$(22\text{-}11)$$

式中,H 为塔板高度,x 为从柱头起沿柱的距离,u 为流体线速度,k 为容量因子,p 为柱内压力,D_M 为流动相的扩散系数,D_s 为固定相的扩散系数。SFC 分离效率受操作条件,特别是进样条件的影响很大。

SFC 的优点之一是作为它的流动相的超临界流体具有溶解和传递高沸点有机物的特异能力。这个溶解力与其密度和温度有关。已有很多关于 SFC 中保留行为的计算公式,Martire 等人推导出 SFC 条件下的保留值方程

$$\ln k = a + \frac{b}{T} + c\rho + \frac{d\rho}{T} + \frac{e\rho^2}{T}$$

$$(22\text{-}12)$$

式中,k 是容量因子,T 是温度,ρ 是流体的密度,这一公式在低密度下与实验数据吻合较好。

三、仪器

早期的 SFC 仪都是实验室自制的。1986 年美国 Lee 科学公司推出了第一台商品化的 SFC 仪。SFC 基本流程如图 22-17 所示。

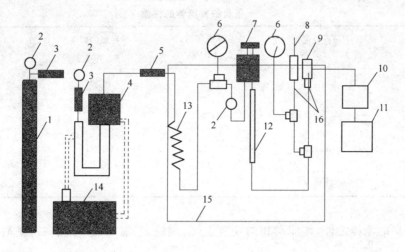

图 22-17　超临界流体色谱仪的典型流程示意图

1.超临界流体源;2.控制阀;3.过滤器;4.高压泵;5.脉冲抑制器;6.压力表;7.进样口;8.泄压口;9.检测器; 10.放大器;11.数据处理、记录和显示装置;12.色谱柱;13.预平衡柱;14.冷冻装置;15.恒温箱;16.限流器

超临界流体从流体源出来后,经过控制阀和过滤器过滤后,经冷冻装置预冷却成液体,进入高压泵,高压泵把液态流体经脉冲抑制器注入恒温箱中的预平衡柱,进行压力和温度的平衡,形成超临界状态流体,经过进样口,进入色谱柱。被分离的组分在检测器中被检测,分析信号被放大后,进行数据处理、记录和显示。为了保持色谱柱内恒定温度和压力,在排泄废气口处需装上限流器(多用一定长度的毛细管)。

(一)泵系统

泵系统是输送超临界流体的关键部件。一般都采用注射泵以获得无脉冲、小流量的流动相输送。泵的缸体要冷却到 0℃～10℃,以保证流量的稳定性和保留值的重现性,LC 常用的往复泵经改装后也可使用。

现在多用两泵 SFC 系统,一个泵用于引入 CO_2 或其他主流体,另一个泵引入单一的或混合的改性剂,可以通过控制泵速而使改性剂按体积比与主流体混合。如果能控制柱出口压力,那么进口流速可以完全独立于压力来选择。

(二)进样系统和色谱柱

样品溶于适当的溶剂后即可注入样品阀进样,对于填充柱 SFC,用带有外样品管的六通旋转阀作为标准的进样方式,而毛细管 SFC 的进样常用的进样方式有四种:四通进样阀直接进样;分流进样,从进样器流入的样品分流后仅有一小部分进入柱子;定时-分流进样;与 SFC 在线连用时的直接柱上进样。SFC 的进样方式还包括动态、定时、滞留分流、溶剂蒸发技术和溶剂反吹等技术。

毛细管 SFC 常用 50μm 内径较短的色谱柱,柱容量较小。进行痕量物质分析时,若使用普通检测器,则进样量较小时不能满足检测器的灵敏度要求。而进样量稍大(1μL)时则会在柱子中产生溢流带,由此导致峰扩宽。可通过选择合适的进样温度和压力以减小液-气界面的表面张力,在进样期间增加流动相的流速,以增加进样溶液膜的厚度,从而减少溢流带的长度。

根据分析需要,可选用不同的柱箱温度。常见的超临界流体色谱仪柱箱温度有 20℃～450℃,−50℃～450℃等。

(三)阻尼器(限流器)

为了使超临界流体在色谱柱内始终保持流体状态,需要在柱出口保持一定压力。所以,在柱后需要加一个阻尼器(可以是一段细内径的管子,一个细喷嘴或一个烧结的玻璃喷嘴),对于破坏性检测器阻尼器可接在检测器之前,对非破坏性检测器则接在其后,该阻尼器的长度决定了柱流速,应根据所用分析柱的内径来选择它的合适长度,一种方便的阻尼系统是在柱后接一个 T 型管,这个 T 型管内的压力不高于氮气所提供的压力,第二个阻尼器应足够短。利用这个装置,可以通过调节氮气的压力而轻易地控制色谱柱的线速。

(四)检测器

几乎 GC 和 LC 的检测器都可用于 SFC,而且由于 SFC 流动相的易除去,简化了与光谱检测和傅里叶变换红外光谱仪的接口,使这类光谱检测器能很方便地用于 SFC 的检测。

此外,能用于 SFC 的检测器还有:等离子体发射光谱检测器、电导检测器、超声喷射检测器、核磁共振检测器、荧光检测器等。

四、流动相和改性剂

在 SFC 中,流动相不仅是溶质在色谱柱中运行的载流体,而且也参与分配过程。CO_2 是 SFC 最常用的一种流动相,它的优点包括临界温度较低、纯度高、价格低廉和安全性好。超临界 CO_2 的溶剂力与异丙醇和吡啶相当,可以分析大部分非极性和中等极性的样品。当需要分析较强极性的物质时,可以在 CO_2 流体中加入有机改性剂,以增大超临界 CO_2 的溶解度。但是改性剂的加入常导致保留时间和选择性上的不重复。经过对大量实验数据的分析,常用的有 5 种混合体:有 CO_2＋苯、CO_2＋乙醇、CO_2＋乙烷、CO_2＋甲苯和 CO_2＋甲醇,有足够的 P-T-X 数据点,能够外推到常规 SFC(0～20mol％的改性剂,0～40MPa 和 0～200MPa)下的任何一种操作条件。不同的改性剂加入量将使混合流体有不同的相行为,从而对柱效和分离度产生很大影响。

五、应用

因为 SFC 所用流动相的特殊性,SFC 与 GC 和 LC 相比有许多独到之处。SFC 可用较 GC 低的分离温度,更强的溶剂力和通过改变操作条件而得到更高的选择性相比,SFC 又具有高得多的总柱效和可匹配使用的更广泛的检测器种类。因此,作为 GC 和 LC 的补充,SFC 可以用于那些热不稳定物质、非挥发性高分子、生物大分子、极性物质和手性化合物的分离检测。广泛应用于天然物质、药物、表面活性剂、多聚物、高聚物、农药、炸药及火箭推动剂等物质的分离和分析。

例 22-4 几种药物混合物的分离与分析,见 SFC-MS 离子流图 22-18。

条件:密度程序从 0.33 到 0.88g/mL,负的温度程序从 150℃到 50℃。

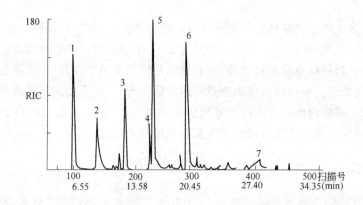

图 22-18 几种药物混合物的 SFC-MS 离子流图

1.非那西丁;2.酚诺巴比酮;3.安眠酮;4.N-苯基胺;5.乙酰基可代因和盐酸海洛因;

6.罂粟碱和那可汀;7.酚酞

习 题

1.如何选择 HPLC 的实验条件以增加柱效? 试用 Van Deemter 方程说明。

2.何为化学键合相,有哪些类型? 分别用于哪些液相色谱法中? 化学键合相色谱法与液-液分配色谱法有何关系与不同?

3.试讨论影响分离度的各种因素。它们对 R 的影响有何差别? 为什么说流动相的种类主要影响 α,配比主要影响 k?

4.试述各种定量分析方法及其优缺点。什么情况下才用内标法或者外标一点法?

5.高效液相色谱法中,对流动相有何要求? 如何选择流动相?

6.采用梯度洗脱的优点是什么?

7.什么样的物质才是超临界流体? 超临界流体的有何优缺点?

8.设 A、B 两组分在已知色谱柱上的调整保留时间分别为 13.56 分钟、14.23 分钟,死时间为 1.32 分钟,请计算 B 组分的分配比,当色谱柱理论塔板数为 5062 时,计算 A、B 两物质的分离度。

(10.78,0.76)

9. 已知一根 10cm 长的色谱柱的有效塔板数为 5600,组分 A 在该柱上的调整保留时间为 50 秒,试求 A 峰的半峰宽及有效塔板高度。

$(W_{1/2}=1.57\text{s}, H_{有效}=1.78\times10^{-3}\text{cm})$

10. 将内标物 A 与组分 I 配成混合液,进行色谱分析,测得内标物 A 量为 $0.435\mu\text{g}$ 时的峰面积为 4.00cm^2,组分 I 量为 $0.653\mu\text{g}$ 时的峰面积为 6.50 cm^2,求组分 I 以内标物 A 为标准时的相对重量校正因子?

(0.9238)

11. 用一根柱长为 1m 的色谱柱分离含有 A、B、C、D 四个组分的混合物,它们的保留时间分别为 6.4 分钟、14.4 分钟、15.4 分钟和 20.7 分钟,其峰底宽(W)分别为 0.45 分钟、1.07 分钟、1.16 分钟和 1.45 分钟。试计算:

(1)各谱峰的理论塔板数;

(2)它们的平均塔板数;

(3)平均塔板高度。

$$[(1)n_B=3236; n_B=2898; n_C=2820; n_D=3261; (2)n_{均}=3054; H_{均}=0.33\text{mm})]$$

12. 已知物质 A 和 B 在水和正己烷中分配系数 $\left[K=\dfrac{C_{(H_2O)}}{C_{(hex)}}\right]$ 分别为 6.50 和 6.31,在一带水硅胶柱中分离,用正己烷为流动相。已知相比为 0.422。试计算:

(1)两物质的分配比;

(2)选择性系数;

(3)欲使 $R=1.5$,需多少塔板数?

(4)若柱长为 806cm,流动相的流速为 7.10cm/s,则需要多长时间可冲出各物质?

$$[(1)K_A=2.74, K_B=2.66; (2)\alpha=1.030; (3)n=7.91\times10^4\ 块; (4)t_{R,A}=7.07\ 分钟, t_{R,B}=$$

6.92 分钟]

第二十三章 | 高效毛细管电泳

第一节 概 述

电泳是指带电粒子在电场的作用下,发生差速迁移的现象。利用这种现象,对某些化学或生物化学组分进行分离和分析的技术称之为电泳技术。高效毛细管电泳(high performance capillary electrophoresis,HPCE)是以毛细管为分离通道,以高压直流电场为驱动力的分离分析技术。它是在很细的毛细管(直径一般在 $25\sim75\mu m$)的两端施加直流高压电场(可高达 75kV,一般用 30kV),组分在管中根据其所带电荷、分子量大小、极性大小以及与柱内填充物的作用,产生不同的迁移速度,从而对各组分进行分离分析。

高效毛细管电泳具有良好的散热效能,允许在其两端施加高电压,因而分离操作可在短时间内完成(多数在半小时内,最快只用几秒钟),达到非常高的分离效率(n 达 $10^5\sim10^6$)。与传统的电泳相比,高效毛细管电泳的优势在于:高效、高速、微量、自动化。与高效液相色谱相比,它们的分离机理不同,在选择性方面,HPLC 与 HPCE 可以互为补充,但无论从效率、速度、样品用量和成本来说,毛细管电泳都显示出一定的优势。HPCE 被认为是现代最重要的分离分析手段之一。在生命科学、医学、药学和环境保护等领域中,显示出极其重要的应用前景。

第二节 基 本 原 理

一、电泳和电泳淌度

电泳是在电场作用下,带电离子在缓冲溶液中作的定向移动,也称电迁移。迁移速度即电泳速度可用下式表示:

$$V_{ep} = \mu_{ep} \cdot E = E \cdot \frac{q}{6\pi\eta r}(球形粒子) \tag{23-1}$$

$$V_{ep} = \mu_{ep} \cdot E = E \cdot \frac{q}{4\pi\eta r}(棒形粒子) \tag{23-2}$$

式中 E 为电场强度,μ_{ep} 为电泳淌度(electrophoretic mobility),定义为单位场强下离子的平均迁移速度($cm^2/V \cdot S$),q 为粒子的有效电荷,η 为缓冲溶液的黏度,r 为组分的离子半径,V_{ep} 为电泳速度。式 23-1、式 23-2 表明毛细管电泳分离就是由于各组分的淌度不同而导致在毛细管中的电泳速度不同,从而达到彼此分离。而且 q/r 越大(即对于体积越小,电荷越高的粒子),其电泳淌越高或电泳速度越快。对于中性粒子,其电泳淌度为零。另外,E 越大,离子的电泳速度也越快。

二、电渗流

(一)双电层和 zeta 电势

由界面化学可知,当固体与液体接触时,固-液两界面上就会带有相反符号的电荷,形成双电层。对于石英毛细管柱,其内壁表面的硅羟基(Si—OH)电离成 SiO⁻ 而带负电荷,管中液体将感应一层正电荷。按照双电层模型,在双电层溶液一侧由两层组成。第一层称为 Stern 层或紧密层,第二层为扩散层。双电层结构图像及其电势随距离的变化如图 23-1 所示。φ_0 为表面电势。φ_d 为 Stern 电势,为 Stern 面与本体溶液间的电势差,与特性吸附离子的性质和数量有关。切变平面是固-液相发生相对移动的平面,位于 Stern 面外侧很近的地方,是紧贴固相表面黏度迅速变化的区域。切变平面与本体溶液间的电势差称为 zeta 电势(ζ),其典型值大体在 $0\sim100\text{mV}$ 之间。

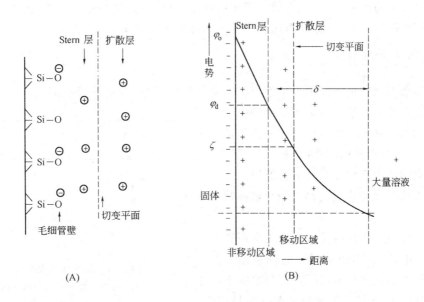

图 23-1 毛细管壁上的双电层模型(A)和相应的电势分布图(B)

在扩散层内,zeta 电势值随距离增大而按指数衰减,当 φ_d 衰减到原来的 $1/e$ 时,离 Stern 面的距离定义为扩散层厚度(δ)。δ 的大小和溶液组成、离子强度有关。溶液离子强度越大,扩散层厚度越薄。zeta 电势成正比于扩散层厚度,表示为:

$$\zeta = 4\pi\delta e/\varepsilon \tag{23-3}$$

式中 e 为溶液中每单位面积总的过剩电荷,ε 为介质的介电常数。

(二)电渗流的产生和控制

电渗流(electroosmotic flow,EOF)是指管内溶液在外力电场作用下整体朝一个方向运动的现象。对于石英毛细管来说,在一般情况下,由于硅醇基(—Si—OH)电离成 SiO⁻,使管壁表面带负电,为了保持电荷平衡,溶液中水合离子(一般为阳离子)被吸附到表面附近,形成双电层。当在毛细管两端加电压时,双电层中的阳离子向阴极移动,由于离子是溶剂化的,所以带动了毛细管中整体溶液向阴极移动,此种液体相对于固体表面移动的现象也称为电渗(electroos mosis)。在毛细管电泳分离中,EOF 引起缓冲液从毛细管的一端向另一端流动。在通常情况下,石英毛细管中的 EOF 向阴极,电渗速度或电渗淌度可用实验方法求算:

$$V_{eo} = \frac{l}{t_{nm}} \quad 或 \quad \mu_{eo} = \frac{lL}{t_{nm}V} \tag{23-4}$$

式中 l 为毛细管柱有效长度(从毛细管进样端至检测窗的长度),t_{nm} 为电渗流标记物(中性粒子)从进样端迁移至检测窗所需时间,L 为毛细管总长度,V 为电压,$E=V/L$。

电渗流的大小可用电渗速度 V_{eo} 或电渗淌度 μ_{eo} 表示为

$$V_{eo} = \varepsilon\zeta E/\eta \quad 或 \quad \mu_{eo} = \varepsilon\zeta/\eta \tag{23-5}$$

由式 23-4 和式 23-5 可知控制电渗流最基本的方法是改变毛细管内壁的表面电荷或缓冲液黏度。值得注意的是,改变毛细管壁表面的物理状态,常常影响被分离组分的迁移速度,因此,改变电渗流需要通过毛细管电泳整个操作条件的优化来实现。

(三)电渗流的特点

在毛细管电泳中电渗流的一个重要特点是具平面流型,即电渗速度的径向分布几乎是均匀的。高效液相色谱液体流型则是抛物线状的层流,它与 HPLC 中所产生的层流或抛物线流型速度曲线不同,不会直接引起样品组分区带扩散,这是毛细管电泳获得高效分离的重要原因之一。图 23-2 为毛细管电泳电渗流与高效液相液体流的比较。

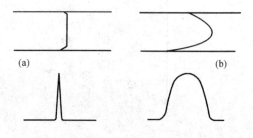

图 23-2　速度曲线及组分区带
(a)电渗流平流型;(b)层流或抛物线流型

电渗流的另一个特点是可以使几乎所有的样品组分不管电荷大小,以同样的方向移动。各组分在毛细管中的流出时间(迁移时间)取决于电渗速度和组分电泳速度的矢量和。在一般情况下,电渗流方向从阳极到阴极,且电渗速度一般大于电泳速度,所以阴离子也在阴极流出。因此,合理地利用电渗流可以使阳离子、中性分子、阴离子实现同时分离分析。

三、迁移速度

在 HPCE 中,电泳和电渗流同时存在,在不考虑它们之间的相互作用时,粒子在毛细管内缓冲溶液中的迁移速度是电泳速度(V_{ep})和电渗速度(V_{eo})的矢量和(如图 23-3 所示),

$$V_{ap} = V_{eo} + V_{ep}$$

即:
$$V_{ap} = V_{ep} + V_{eo} = (\mu_{ep} + \mu_{eo})E = \mu_{ap}E \tag{23-6}$$

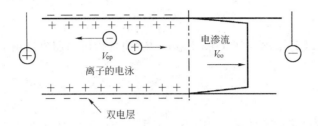

图 23-3　毛细管中电渗流和溶质的迁移示意图

V_{ap}为粒子的表观迁移速度（apparent velocity），μ_{ap}为粒子的表观淌度。V_{ap}和μ_{ap}是在毛细管电泳中由实验测定的实际的粒子迁移速度和淌度，可由下式计算：

$$V_{ap}=l/t_m \text{ 和 } \mu_{ap}=\frac{V_{ap}}{E}=\frac{V_{ap}L}{V}=\frac{lL}{t_m V} \tag{23-7}$$

式中 l 为毛细管有效长度；t_m 为柱子从进样端迁移至检测窗口所需的时间，称迁移时间；L 为毛细管总长度；V 为电压。

则带电粒子的电泳淌度为：

$$\mu_{ep}=\mu_{ap}-\mu_{eo}=(\frac{l}{t_m}-\frac{l}{t_{nm}})\frac{L}{V} \tag{23-8}$$

正离子的运动方向和电渗方向一致，因此它应当最先流出，中性粒子的电泳速度为"零"，将随电渗而行。负离子因其运动方向和电渗相反，在电渗速度大于电泳速度时，它将在中性粒子之后流出，如果它的电泳速度大于电渗速度，则将无法流出，因此若电渗速度的绝对值大于所有负离子电泳速度的绝对值，则此混合物中的所有组分将朝一个方向迁移。多数情况下，电渗速度比电泳速度快 5～7 倍，因此，在毛细管电泳中利用 EOF 可将正、负离子和中性分子一起朝一个方向（如阴极方向）产生差速迁移，在一次操作中同时完成正负离子及中性分子的分离分析。

四、分离效率

（一）柱效

HPCE 中的柱效用理论塔板数 n 表示，与色谱图类似，可以直接由电泳图求出，即：

$$n=16(t_m/W)^2=5.54(t_m/W_{1/2})^2 \tag{23-9}$$

式中 t_m 为粒子的迁移时间，W 为基线峰宽，$W_{1/2}$ 为半峰宽。柱效 n 在 HPCE 中也可表示为

$$n=(\mu_{ep}+\mu_{eo})V\frac{l}{2DL} \tag{23-10}$$

式中 D 为粒子在区带中的扩散系数。由式 23-10 看出：①使用高电场和高电渗速度，均可提高柱效；②提高 l/L 的比值，可提高柱效；③扩散系数小的溶质，如蛋白质、DNA 等生物大分子，有较高的柱效。

(二)分离度

同样,在实际 HPCE 中,分离度(resolution,R_s)也可由电泳图直接用下式求得:

$$R_s = \frac{2(t_{m_2} - t_{m_1})}{W_1 + W_2} \tag{23-11}$$

t_{m_1}、t_{m_2} 分别为两区带的迁移时间,W_1、W_2 分别为两区带的基线峰宽。

根据 Giddiness 的定义,两区带的分离度又可表示为:

$$R_s = 0.177(\mu_2 - \mu_1)\left[\frac{Vl}{DL(\mu_{ep} + \mu_{eo})}\right]^{1/2} \tag{23-12}$$

式中 μ_2 和 μ_1 分别为两区带的电泳淌度。

五、区带展宽

式 23-12 表明,造成区带展宽,即影响分离度的因素主要有:

1. 工作电压 V

增加工作电压,可使分离度增加,但若要使分离度加倍,电压要增加 4 倍才行,而这种增加还要受到焦耳热的限制,因此,增加电压并不是择优的最佳参数。

2. 毛细管有效长度与总长度之比 l/L

毛细管有效长度增加分离度也增加,但毛细管长度增加会使分析时间延长,因此应选择长度适当而又能得到较高分离度的毛细管。

3. 组分的电泳淌度差($\mu_2 - \mu_1$)

这是使分离度增加的关键因素,而 $\Delta\mu$ 的控制与选择通常借助于选择不同的操作模式和不同的缓冲溶液体系来实现。

4. 电渗淌度 μ_{eo}

当 $\mu_{eo} = -\mu_{ep}$ 时(电渗淌度与电泳淌度相同而方向相反时),R_s 值最大(R_{max})。但此时的分离时间无限长。因此,要使得分析时间既不要过长,又要得到较高的分离度和较高的柱效,就需找出最佳的 μ_{eo} 值。

此外,柱内因素组分的扩散、对流、焦耳热、吸附及区带与周围缓冲液之间的电导差和 pH 值差,柱外因素检测器尺寸等都会影响组分的分离效率。

第三节 毛细管电泳仪

一、主要部件

高效毛细管电泳仪装置如图 23-4 所示。在应用广泛的毛细管区带电泳(capillary zone electrophoresis,CZE)中,毛细管和电极槽内充有相同组分和相同浓度的背景电解质溶液(缓冲溶液)。样品从毛细管一端(称为进样端)导入。当毛细管两端加上一定的电压后,荷电溶质便朝着与其电荷相反的电极方向移动。由于样品组分间的淌度不同,它们的迁移速度不同,因而经过一定的时间后,各组分将按其速度(或表观淌度)大小顺序,依次达到检测器被检出,得到按时间分布的电泳图谱。用图谱上的迁移时间(t_m)作为定性参数,其峰高(h)或峰面积(A)作为定量参数。

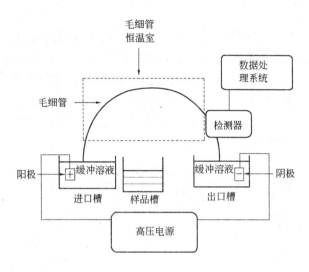

图 23-4　毛细管电泳仪基本结构图

(一)高压电源

高效毛细管电泳的特点在于毛细管能有效散热,因而可外加高电压,一般采用$0 \sim \pm 30kV$连续可调的直流高压电源,从而大大提高了分离效率,缩短了分析时间。升高电压使柱效增加,分析时间缩短。但升高电压的同时,将使毛细管内的焦耳热增加,电流增大,黏度减小,毛细管内形成径向温度梯度,反而使柱效降低。

(二)毛细管柱

高效毛细管电泳的核心是在高电场下进行电泳分离。实现高电场的关键部件是小孔径毛细管电泳柱。在同样电压下,孔径愈小,电流愈小,产生的焦耳热量愈少。此外孔径愈小,毛细管内表面积和体积之比越大,散热效果愈好。兼顾毛细管散热性、检测灵敏度和减小溶质与壁表面间的作用力,目前最常用的毛细管内径是$20 \sim 75\mu m$,外径是$350\mu m \sim 400\mu m$。从分离效果和分离时间考虑,在满足分离的前提下尽量用短柱,一般常用的柱长为$30cm \sim 100cm$。

用石英毛细管作电泳分离时,会遇到两种现象,一是电渗,必须予以适当地控制;二是吸附,则要尽可能地予以消除。控制和消除的办法有两类,一是从毛细管管壁的处理改性着手,用物理吸附或化学键合方法对内壁表面进行涂渍处理(改性),二是从缓冲溶液和添加剂方面考虑,后者也称之为动态脱活或动态改性。

（三）缓冲液池

缓冲液池中装缓冲溶液，为电泳提供工作介质。要求缓冲液池为化学惰性，机械稳定性好。

（四）检测器

检测器是高效毛细管电泳仪器的核心部件之一。由于使用内径很小的毛细管，进样量又非常小（约几纳升），因此对检测器最主要的要求是检测限（LOD）低和对峰宽影响小。因此，高效毛细管电泳仪器的功能与应用范围在很大程度上依赖于检测器性能与水平的提高。

为提高检测的灵敏度，而又不使区带展宽，通常采用的解决办法是电泳的柱上检测，这是减小区带展宽的有效途径。目前用于高效毛细管电泳的检测器种类繁多，表23-1列出了各种类型高效毛细管电泳检测器的检测限及特点。

表 23-1   **毛细管电泳检测器的检测限及特点**

检 测 器	浓度检测极限 * （molar）	特　点
紫外-可见吸收	$10^{-5} \sim 10^{-7}$	常规应用
荧　光	$10^{-7} \sim 10^{-9}$	灵敏，但样品通常要衍生
激光诱导荧光	$10^{-13} \sim 10^{-16}$	极其灵敏，但样品通常要衍生，价格高
电　导	$10^{-7} \sim 10^{-9}$	通用，但需要专门的电器元件和毛细管改性柱
安　培	$10^{-7} \sim 10^{-10}$	灵敏，但通常只用于电活性物质分析，需要专门的电器元件和毛细管改性柱
折光指数	$10^{-6} \sim 10^{-8}$	通用，结构简单，灵敏度低
质　谱	$10^{-8} \sim 10^{-10}$	仪器复杂，可获得结构信息，质量灵敏度高

* 依赖进样体积（假设 10nL）

二、进样方式

在毛细管电泳中，样品不是注射进去的而是导入的。为减小进样塞长度引起的峰展宽，应将进样塞长度控制在柱长的 1‰～2‰，进样量仅为纳升级。因此，毛细管电泳中常用直接柱头进样法。最常用的进样方式有流体动力学进样和电迁移进样两种，这两种进样方式仅限于毛细管区带电泳（CZE）、毛细管凝胶电泳（CGE）和胶束电动力学毛细管色谱（MEKC），而不适用于毛细管等电聚焦电泳（LIEF）。

（一）电迁移进样

电迁移进样也被称之为电动力学进样。毛细管的阳极端（假设电渗流朝阴极移动）先不和缓冲溶液接触，而直接置于样品溶液中，然后在很短的时间内施加进样电压，使样品通过电迁移进入毛细管。所引入的样品量为：

$$Q = \frac{(\mu_{ep} + \mu_{eo})\pi r^2 cVt}{L} = \frac{\mu_{ap}\pi r^2 cVt}{L} \tag{23-13}$$

r 是毛细管内半径，c 是样品的浓度，t 是进样时间。上式表明，引入样品的量由进样时间和进样时的电压来控制。同时,引入样品量还要部分地受样品溶液的电渗淌度和样品组分的电泳淌度影响,即对淌度较大的组分进样量会大一些,反之则小一些。带正电荷的组分被引入的量最大,其次是中性组分,带负电荷的组分被引入的量最小(称之对被迁移溶质的歧视效应)。

(二)流体动力学进样

流体动力学进样是最常用的进样方法。具体办法有三种:将毛细管插入样品溶液后,一是在进样端加压,二是在出口端减压,三是调节进样槽和出口槽之间的相对高度,使之产生虹吸作用,将样品引人,进样量为:

$$Q=\frac{\Delta p\pi r^{4}t}{8\eta L} \tag{23-14}$$

式中 Δp 是通过毛细管截面的压差,η 是溶液的黏度(在虹吸方式中,$\Delta p=\rho g\Delta h$;ρ 为缓冲溶液的密度,g 为重力常数)。上式表明,流体动力学进样的进样量与通过毛细管截面的压差、样品的浓度、进样时间及管径的 4 次方成正比,与黏度及管长成反比。同时还可看出,进样量与组分的淌度无关。因此,不存在上述电动进样中的歧视效应。

流体动力学进样方法有两个优点:其一,如果严格控制样品的浓度和温度,则进入毛细管的物质量是固定的;其二,在进样中没有组分歧视。

第四节　毛细管电泳的分离模式

一、毛细管区带电泳

毛细管区带电泳(capillary zone electrophoresis,CZE)也称为毛细管自由区带电泳,是毛细管电泳中最基本也是应用最广的一种操作模式,通常将其看成其他各种操作模式的母体。在上述关于毛细管理论和技术的讨论中,一般都是以毛细管区带电泳作为对象进行阐述的。其原理是通过在充满电解质溶液的毛细管中,具有不同质荷比离子在电场的作用下,由于迁移速度的不同而进行分离,如图 23-5 所示。

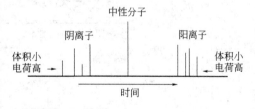

图 23-5　毛细管区带电泳流出顺序示意图

由于分离是基于离子质荷比不同而进行的,当样品中同时存在阴离子、阳离子和中性分子时,其流出顺序为:阳离子、中性分子、阴离子。而中性分子不能彼此分开。如图 23-5 所示。当电渗流的方向与上述讨论相反时,其流出顺序为:阴离子、中性分子、阳离子。

二、胶束电动力学毛细管色谱

胶束电动力学毛细管色谱(micellar electrokinetic capillary chromatography,MEKC)是将电泳技术与色谱技术相结合,集电泳、电渗和分配为一体,克服了 CZE 不能分离中性物质的弱点,扩大了电泳的应用范围。

　　在 MEKC 中,通常是将离子型表面活性剂加到缓冲溶液中,当表面活性剂的浓度达到或超过临界胶束浓度时,表面活性剂的单体便结合在一起形成一个球体,称之为胶束。胶束可分为正相和反相胶束两类,目前采用的多是前者,反相胶束则是指在有机溶剂中形成的胶束。表面活性剂大体有四类,即阴离子、阳离子、两性离子和非离子表面活性剂;其中用得最多的是十二烷基硫酸钠(SDS)。在 MEKC 系统中,实际上存在着类似于色谱的两相,一是流动的水相,另一是起到固定相作用的胶束相,由于"固定相"是移动的,这种移动的"固定相"又被称之为"准固定相"或"假固定相",溶质在这两相之间分配,并由于其在胶束中不同的保留能力而产生差速迁移。与毛细管区带电泳一样,如果采用的是中性或碱性缓冲溶液,由于缓冲溶液在靠近管壁处形成的正电层,使其显示出较强的电渗流向阴极移动,而对于 SDS 胶束来说,由于其外壳带很多的负电荷,应以较大的淌度朝阳极迁移,但在一般情况下,由于电渗流的速度大于正离子和负离子胶束的迁移速度,所以迫使胶束最终以较低的速度向阴极移动。

　　通常溶质在毛细管柱内受到两种力,一是胶束对它的作用力,二是流动相的溶解力,当作用力强,溶解力差时,溶质有较大的保留,反之,则较早流出毛细管柱。

　　如果把中性分子与胶束的结合看成是一种溶解作用,那么也可以说不同的中性分子是根据其本身在胶束中的溶解度大小的不同而达到分离目的,溶解度大的,"保留"时间长,因此,带有一定疏水基团的分子其出峰时间介于与胶束无任何作用的组分(如水)和完全溶于胶束的组分之间。胶束电动毛细管色谱的分离机制如图 23-6 所示。

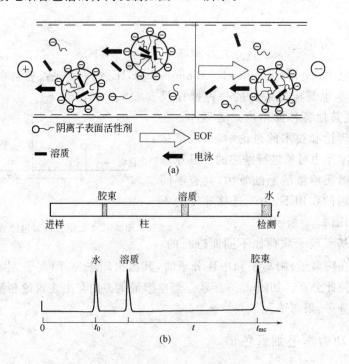

图 23-6　MEKC 的分离过程(a)和时间窗口(b)示意图

三、毛细管凝胶电泳

毛细管凝胶电泳(capillary gel electrophoresis,CGE)是用凝胶物质作为支持物进行电泳的方式,被称为凝胶电泳。它主要用于生物学上分离大分子物质,如蛋白质和核酸。它是基于分子尺寸不同,让溶质在合适的起"分子筛"作用的聚合物内进行电泳而分离。在毛细管凝胶电泳中,毛细管中充满了凝胶,当带电的溶质粒子由电迁移通过毛细管柱时,原则上按照其分子的大小进行分离,较小的分子迁移得较快,而大分子迁移得较慢。通常经处理的毛细管壁消除了电渗流,故溶质在毛细管中由于电泳的作用而进行迁移,并由凝胶的筛分机理而进行分离。

毛细管抗对流性好,具有较大的比表面积,散热性好,可以施加比传统凝胶电泳高 10～100 倍的电压,所以 CGE 还具有比板凝胶电泳分离度高的优点,是当今分离度极高的一种电泳分离技术,是 DNA 排序的重要手段。

四、毛细管等电聚焦电泳

等电聚焦是一种根据等电点差别分离多肽或蛋白质的高分辨电泳技术,等电聚焦电泳在毛细管中进行,就是毛细管等电聚焦电泳(capillary isoelectric focusing,CIEF)。

对于类似于蛋白质的这种两性分子,其荷电状况视介质的 pH 值而异。在某一个 pH 值时,蛋白质分子的表观电荷数为零,通常将这个 pH 值称为蛋白质的等电点(pI 值),不同的蛋白质 pI 不同。显然,如果此类分子处于 pH 值和 pI 值一致的介质中而介质又不受电渗的推动,迁移就停止进行。如果介质内的 pH 值是位置的函数,或者说有一个 pH 值的位置梯度,那么有可能使有不同 pI 值的分子分别聚集在不同的位置上,不作迁移而彼此分离,这就是所谓的等电聚焦过程(如图 23-7 所示)。毛细管等电聚焦过程是在毛细管内实现的,具有极高的分辨率,可以分离 pI 值差异小于 0.005pH 值的两种蛋白质。

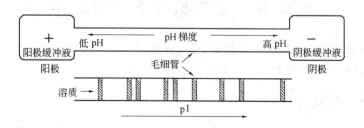

图 23-7　毛细管等电聚焦分离示意图

毛细管中 pH 梯度可通过以下过程来形成:将一种两性电介质的混合物作为载体注入毛细管中,施加电压后,带正电的流向阴极,带负电的流向阳极,使阴极端的 pI 值升高,阳极端的 pH 值降低,形成 pH 梯度。如此两性电介质载体中各组分就分别停留在与自身 pH 值对应的位置上,并在两者之间形成一个梯度,梯度的斜率视组成两性电介质载体的组分及其个数不同而异。组分越多,梯度越小。带净电荷的溶质(比如蛋白质)顺着 pH 值递减的方向朝阳极迁移,在与 pI 值相同的位置电荷为零,迁移停止。阳极缓冲溶液的 pH 值必须低于大多数酸性的两性电介质的 pH 值,以防止它进入阳极电解液,同样阴极缓冲溶液的 pH 值也必须比大多数碱性的两性电介质高。

五、毛细管等速电泳

毛细管等速电泳(capillary isotachophoresis,CITP)是一种"移动边界"电泳技术,它采用两种不同的缓冲溶液系统,一种是前导电介质,充满整个毛细管柱,另一种称尾随电介质,置于一端的电泳槽中,前者的淌度高于任何样品组分,被分离的组分按其不同的淌度夹于其中,以一个速度移动,实现分离。例如在作阴离子分析时,所选的前导电介质必须含阴离子,其有效淌度高于被测组分,尾随阴离子也是那样,只是其有效淌度要低于所有被测组分的相应值,施加电场后,阴离子按淌度大小向阳极泳动,前导电介质中的离子淌度大,速度快,集中在最前面,紧接着是被分离组分中淌度最大的那一个,以此类推,排在最后的是尾随电介质,于是所有的阴离子形成各自独立的区带,达到分离。一旦分离完毕,达到平衡,各区带都以与前导电介质相同的速度移动,此时若有任何两个区带脱节,其间阻抗趋于无穷大,在恒流源的作用下电场强度迅速增加,迫使后一区带迅速赶上,保持恒定。

所有谱带以同一速度移动是等速电泳的最大特点,因此有 $V = \mu E_i$,这里 E_i 指每一组分谱带两侧的场强,i 表示谱带的序数。

除速度恒定外,等速电泳还有两个特点:一是区带锐化,在平衡状态下,如果有离子扩散进入相邻区带,由于其速度和这一区带上主体组分离子的速度不同,迫使它立即返回自己的区带,因此,界面清晰,能显示很高的分离能力。二是区带浓缩,即组分区带的浓度由前导电介质决定,一旦前导电介质浓度确定,各区带内离子的浓度亦即为定值。如果在这时某一组分的离子浓度较小,就将被"浓缩",当然,反之亦然。

第五节　分析操作条件的选择

毛细管电泳分离条件选择的内容很多,且与样品、分离模式、检测方式、进样方法等因素有关,有许多共同之处。本节将对三个普遍性问题进行讨论。

一、缓冲溶液的选择

缓冲溶液的选择直接影响离子的迁移和最后分离,甚至影响到进样过程,特别是采用电迁移进样时更是如此。所以,在毛细管电泳中,首先要选择合适的缓冲溶液。

(1)缓冲溶液的种类　缓冲溶液的选择通常须遵循下述要求:①在所选的 pH 值范围内($pK_a \pm 1$ 或 $pK_b \pm 1$)有很好的缓冲容量;②在检测波长处无吸收或吸收低;③自身的电泳淌度低,即分子大而荷电小,以减小电流的产生,减小焦耳热;④为了达到有效的进样和合适的电泳淌度,缓冲溶液的 pH 值至少必须比被分析物质的等电点高或低 1 个 pH 单位;⑤尽量选用电泳淌度与溶质相近的缓冲溶液,有利于减小电分散作用引起的区带展宽,提高分离效率。

(2)缓冲溶液的 pH 值　对于两性电介质来说,它的表观电荷数受到缓冲溶液 pH 值的影响,因此有不同的质荷比,它将给迁移带来很大影响。在缓冲溶液的 pH 值低于溶质的 pI 值时,溶质带正电,朝阴极迁移,和电渗同向,因此粒子迁移的总速度较电渗还快。若缓冲溶液的 pH 值高于溶质的 pI 值,情况则恰恰相反。

pH 值的改变还会引起电渗的相应变化,因此,需要对分离进行重新优化。在高 pH 值下,电渗很大,流出顺序依次为阳离子、中性分子、阴离子。此时中性分子无法彼此分离,因为其净电荷数为零。对阴离子而言,则有两种情况,淌度的绝对值小于电渗淌度的那些阴离子,将向阴极迁移,余者则将无法流至阴极。

当溶质的 pI 值相近时,如多肽和蛋白质,调节 pH 值对分离特别有用。一般认为,使蛋白质混合物分离的首选 pH 值应和蛋白质混合物的 pK_a 值基本一致。还要注意的是缓冲溶液的 pH 值会受到诸如温度、缓冲溶液重复使用而引起的离子浓度下降及有机添加剂等因素的影响。

(3)缓冲溶液的浓度　缓冲溶液的浓度对分离的影响,是通过影响电渗流、电流大小及管壁与溶质间的吸附作用等来实现的,所以,在选择缓冲溶液的浓度时应综合考虑。

增加浓度使离子强度增加,可明显地改善缓冲溶液的容量,减少溶质和管壁之间、被分离的粒子和粒子之间(如蛋白质-DNA)的相互作用,从而改善分离。但是缓冲溶液浓度的增加,使电渗流速降低,溶质的迁移时间延长。随着浓度的增加,在相同的电场强度下毛细管的电流增大,焦耳热增加。

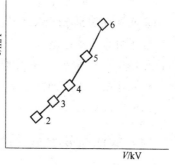

二、工作电压的选择

电压是控制分离效率、分离度和分析时间的重要因素。应该选择尽可能高的电压以达到最大柱效、最大分离度和最短的分析时间,而又不产生过多的焦耳热。实际工作中,选择合适电压,通过实验作 $I\text{-}V$ 曲线来选择最佳的工作电压。如图 23-8 所示,当工作电压在"4"点对应的电压之后

图 23-8　工作电压的选择

再增大时,使工作电流非线形增大,表明焦耳热引起的区带展宽导致分离效率降低。

三、添加剂的选择

在毛细管电泳分离中,除了缓冲溶液电解质成分外,常常还在缓冲溶液中添加某种成分,通过它与毛细管管壁或与样品溶质之间的相互作用,改变管壁或溶液相物理化学特性,进一步优化分离条件,提高分离选择性和分离度。常用添加剂有如下几类:

(一)无机盐与两性离子添加剂

缓冲溶液中加入高浓度的无机盐后,大量的阳离子将参与争夺毛细管壁的负电荷位置,因而降低管壁对蛋白质的吸附。阳离子愈大,覆盖毛细管表面愈有效。实验证明,碱金属盐中以 K_2SO_4 效果最佳。

用两性离子代替无机盐,可克服加无机盐产生大量焦尔热的缺点。常用的两性离子有强酸

强碱型的$(CH_3)_3 N^+ CH_2 CH_2 CH_2 SO_3^-$（简称 TMAPS）、三甲氨基甲内盐$(CH_3)_3 N^+ CH_2 COO^-$。因为它既保持高离子强度,缩短迁移时间,又不产生较大的电流,提高了蛋白质和多肽分离效率,改善了分离度和重现性。

（二）有机溶剂添加剂

在毛细管电泳中,有机溶剂作为一种改性剂,常常加到缓冲溶液中,以改变毛细管内壁和缓冲溶液性能。常用的溶剂有醇类、乙腈、丙酮、四氢呋喃、二甲亚砜等。其中最常用的是甲醇和乙腈。加入有机溶剂,一般趋势是引起电渗流速度降低,溶质迁移时间延长。这主要是由溶液离子强度降低、电导减小、电流降低,以及黏度变化等多重效应引起的结果。

若以甲醇、乙腈、甲酰胺、四氢呋喃、N-甲基甲酰胺等有机溶剂为主体,加入电解质（如$NH_4 Ac$、甲酸）,则可使在水中难溶而不能用 CZE 分离的对象能在有机溶剂中有较高的溶解度而实现分离。这种方法也称为非水毛细管电泳（non-aqueous capillary electrophoresis, NACE）。

（三）表面活性剂

表面活性剂是 MEKC 的缓冲溶液添加剂。在低于临界胶束浓度（CMC）时,单个表面活性剂分子可作为疏水溶质的增溶剂、离子对试剂以及管壁改性剂。单分子表面活性剂与溶质的相互作用有两种方式,一是通过亲水基团与溶质离子相互作用,二是亲脂基团与溶质的疏水部分相互作用。当表面活性剂浓度大于临界胶束浓度时,由于胶束相的分配作用改变了毛细管电泳的分离机理和操作模式。

（四）线性高分子聚合物

在毛细管电泳中,添加一定量线性高分子聚合物有助于增加缓冲液的黏度,使溶质迁移时间延长,一定程度上增进了分离效能和分离度。此外,在缓冲液体系中线性高分子聚合物（如聚乙烯醇等）分子还可以通过与毛细管内壁的相互作用,影响其表面特征;使生物大分子的电泳分离通过分子筛作用而实现改变毛细管电泳的分离机理和操作模式。

（五）配位试剂

在毛细管电泳中配位试剂的应用,最典型的例子是在糖类和多羟基化合物分离中使用硼砂作为配位剂,与糖分子或多羟基化合物中的邻二羟基配合,形成带负电的糖-硼酸根配合物,使原先不带电荷的溶质分子可以采用毛细管区带电泳方式进行分离。

采用手性选择性金属配合物作为添加剂,可以进行氨基酸的手性分离。常用的是金属铜（Ⅱ）离子与一种左旋的氨基酸配合物,如铜（Ⅱ）和天冬酰-L-苯丙氨酸甲酯的α-氨基β-羧基形成六元环的配合物,待分离的氨基酸可与其形成较稳定的三元配合物。手性分离是基于两种对映体形成三元配合物的稳定常数不同而分离。

(六)手性选择试剂

手性试剂,如环糊精及其衍生物、冠醚、胆汁酸盐等,在对映体分离中特别有用,已成功地应用于毛细管区带电泳、胶束电动毛细管色谱、毛细管凝胶电泳、毛细管等速电泳等多种毛细管电泳分离模式中,使不同手性对映体由于形成配合物的配位常数不同而获得分离。

毛细管电泳手性拆分,由于具有分离效能高、分析速度快、分离模式多及试剂消耗少等优点,从而向垄断十几年的色谱手性分离提出了强有力的挑战。

第六节　应　用　实　例

毛细管电泳法的高效分离、快速和微量进样的优势,使其在化学、生命科学、药物学、临床医学、法医学、环境科学、农学及食品科学等领域有着十分广泛的应用,适合于从无机离子到生物大分子,从荷电粒子到中性分子的分离分析。本节只简单介绍几个在药物分析方面的应用实例。

例 23-1　青霉素发酵液中成分的分离分析。

青霉素发酵液中主要成分为青霉素 G 钠、6-氨基青霉烷酸(6-APA)、对-羟基苯乙酸、邻-羟基苯乙酸和苯乙酸。取青霉素发酵液稀释 100 倍,用微膜($0.45\mu m$)过滤后,在毛细管电泳仪上进样分析。分析条件为:毛细管 87cm(有效长度 77cm)$\times 75\mu m$;检测波长 214nm;进样 2.5psi$\times$sec;操作电压 30kV($+$)$\rightarrow$($-$);柱温 25℃;缓冲液 20mmol/L 磷酸盐(pH7.5)。对照品及青霉素发酵液的 HPCE 图谱见图 23-9、图 23-10。

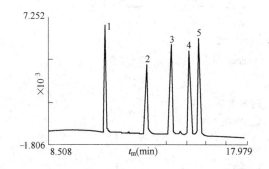

图 23-9　青霉素及其相关物质的高效毛细管电泳图谱
1.青霉素 G 钠;2.6-APA;3.对羟基苯乙酸;4.邻羟基苯乙酸;5.苯乙酸

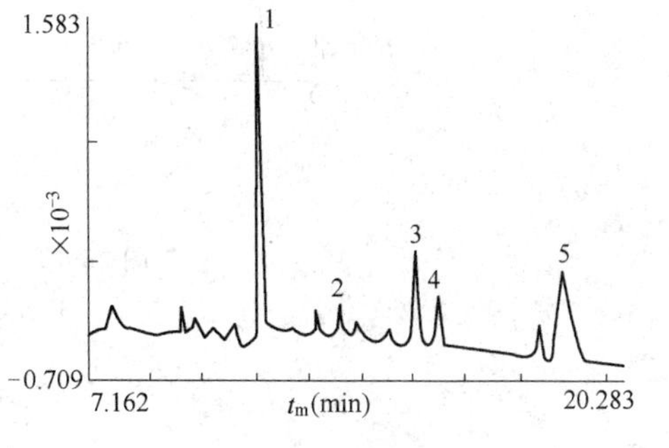

图 23-10　青霉素发酵液的高效毛细管电泳图谱
1.青霉素 G 钠;2.6-APA;3.对羟基苯乙酸;4.邻羟基苯乙酸;5.苯乙酸

例 23-2　中药山茱萸中齐墩果酸和熊果酸的测定。

取中药山茱萸粉末约 1g,精密称定,用乙醚回流提取 6 小时,回收乙醚至干,用无水乙醇定容至 5mL,用 $0.22\mu m$ 油膜滤过,作为供试品溶液。分析条件为:石英毛细管 40cm$\times 50\mu m$;气动进样0.5psi,5s;操作电压$+$30kV;柱温 30℃;检测波长 214nm;缓冲溶液和背景电解质为 60mmol/L 十二烷基硫酸钠(SDS)、8mmol/L β-环糊精(β-CD)、2.5mmol/L NaH_2PO_4 和 20%

(V/V)异丙醇。所得 HPCE 图谱见图 23-11、图 23-12。

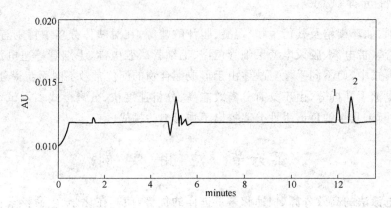

图 23-11 齐墩果酸和熊果酸混合对照品电泳图谱
1. 齐墩果酸；2. 熊果酸

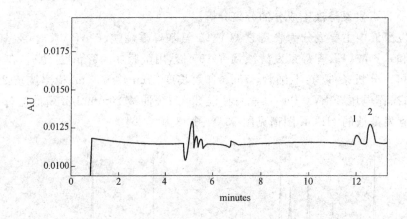

图 23-12 山茱萸药材电泳图谱
1. 齐墩果酸；2. 熊果酸

习 题

1. HPCE 法的定义、特点是什么？

2. 什么是电泳淌度？电泳淌度与被分离组分的电荷和半径的关系是什么？

3. 什么是电渗流？什么是电渗淌度？

4. 什么是表观迁移速度？表达式是什么？

5. 什么是表观浓度？表达式是什么？

6. CZE 与 MEKC 的主要区别是什么？

7. 设某高效毛细管电泳系统的电压 $V=25kV$，柱长 $L=55cm$，$l=50cm$，扩散系数 $D=2.0$

$\times 10^{-9} m^2/s$，通过柱的时间是 10min。求理论塔板数。

$$(1.25 \times 10^5)$$

8.求某物质通过一 HPCE 系统所需的时间。(1)设为中性分子：$\mu_{eo} = 1.3 \times 10^{-8} m^2/(V.S)$，$V = 27kV$，$L = 62cm$，$l = 55cm$；(2)设为阴离子：$\mu_{ep} = -1.6 \times 10^{-8} m^2/(V.S)$，$\mu_{eo} = 1.3 \times 10^{-8} m^2/(V.S)$，其余同(1)；(3)$\mu_{ec} = 8.1 \times 10^{-8} m^2/(V.S)$，其余同(2)。

$$[(1)t = 972s；(2)组分向正极方向移动，不可能通过柱子；(3)t = 194s]$$

9.CZE 系统的毛细管长度 $L = 65cm$，由进样器至检测器长度 $l = 58$，分离电压 $V = 20kV$，扩散系数 $D = 5.0 \times 10^{-9} m^2/s$。测得某中性分子 A 迁移时间是 9.96min。(1)求出该系统的电渗淌度；(2)求电泳淌度为 $2.0 \times 10^{-9} m^2/(V.S)$ 的阴离子 B 的迁移时间；(3)以 A 计算理论塔板数；(4)求 A 与 B 的分离度

$$[(1)\mu_{eo} = 3.2 \times 10^{-4} cm^2(V.S)^{-1}；(2)t_B = 11min；(3)n = 6.4 \times 10^4；(4)R = 112]$$

附录一　　　主要基团的红外特征吸收峰

基　团	振动类型	波数(cm^{-1})	波长(μm)	强　度	备　注
一、烷烃类	CH 伸	3000~2800	3.33~3.57	中、强	分为反对称与对称伸缩
	CH 弯(面内)	1490~1350	6.70~7.41	中、弱	
	C—C 伸(骨架振动)	1250~1140	8.00~8.77	中	不特征
					$(CH_3)_3$—C 及 $(CH_3)_2$C 有
1.—CH_3	CH 伸(反称)	2962±10	3.38±0.01	强	分裂为三个峰,此峰最有用
	CH 伸(对称)	2872±10	3.48±0.01	强	共振时,分裂为二个峰,此为
					平均值
	CH 弯(反称,面内)	1450±20	6.90±0.1	中	
	CH 弯(对称,面内)	1380~1365	7.25~7.33	强	
2.—CH_2—	CH 伸(反称)	2926±10	3.42±0.01	强	
	CH 伸(对称)	2853±10	3.51±0.01	强	
	CH 弯(面内)	1465±10	6.83±0.1	中	
3. —CH— ⎸	CH 伸	2890±10	3.46±0.01	弱	
	CH 弯(面内)	~1340	7.46	弱	
4.—$(CH_3)_3$	CH 弯(面内)	1395~1385	7.17~7.22	中	
	CH 弯	1370~1365	7.30~7.33	强	
	C—C 伸	1250±5	8.00±0.03	中	骨架振动
	C—C 伸	1250~1200	8.00~8.33	中	骨架振动
	可能为 CH 弯(面外)	~415	24.1	中	
二、烯烃类	CH 伸	3095~3000	3.23~3.33	中、弱	$\nu_{=C-H}$
	C=C 伸	1695~1540	5.90~6.50	变	C=C=C 则为 2000~1925cm^{-1}
					(5.0~5.2μ)
	* CH 弯(面内)	1430~1290	7.00~7.75	中	
	CH 弯(面外)	1010~667	9.90~15.0	强	中间有数段间隔
1. (顺式)	CH 伸	3040~3010	3.29~3.32	中	
	CH 弯(面内)	1310~1295	7.63~7.72	中	
	CH 弯(面外)	770~665	12.99~15.04	强	
2. (反式)	CH 伸	3040~3010	3.29~3.32	中	
	CH 弯(面外)	970~960	10.31~10.42	强	

（续表）

基　团	振动类型	波数(cm^{-1})	波长(μm)	强　度	备　注
三、炔烃类	CH 伸	～3300	～3.03	中	
	C≡C 伸	2270～2100	4.41～4.76	中	
	CH 弯(面内)	1260～1245	5.94～8.03		由于此位置峰多,故无应用价值
	CH 弯(面外)	645～615	15.50～16.25	强	
1.R—C≡CH	CH 伸	3310～3300	3.02～3.03	中	有用
	C≡C 伸	2140～2100	4.67～4.76	特弱	可能看不见
2. R—C≡C—R	C≡C 伸	2260～2190	4.43～4.57	弱	
	① 与 C=C 共轭	2270～2220	4.41～4.51	中	
	② 与 C=O 共轭	～2250	～4.44	弱	
四、芳烃类					
1.苯环	CH 伸	3125～3030	3.20～3.30	变	一般三、四个峰(苯环高度特
	泛频峰	2000～1667	5.00～6.00	弱	征峰)
	骨架振动($\nu_{C=C}$)	1650～1430	6.06～6.99	中、强	确定苯环存在最重要峰之一
	CH 弯(面内)	1250～1000	8.00～10.0	弱	
	CH 弯(面外)	910～665	10.99～15.03	强	确定取代位置最重要吸收峰
	苯环的骨架振动	1600±20	6.25±0.08		
	($\nu_{C=C}$)	1500±25	6.67±0.10		共轭环
		1580±10	6.33±0.04		
		1450±20	6.90±0.10		
(1)单取代	CH 弯(面外)	770～730	12.99～13.70	极强	五个相邻氢
		710～690	14.08～14.49	强	
(2)邻双取代	CH 弯(面外)	770～735	12.99～13.61	极强	四个相邻氢
(3)间双取代	CH 弯(面外)	810～750	12.35～13.33	极强	三个相邻氢
		725～680	13.79～14.71	中、强	三个相邻氢
		900～860	11.12～11.63	中	一个氢(次要)
(4)对双取代	CH 弯(面外)	860～790	11.63～12.66	极强	二个相邻氢
(5)1、2、3 三取代	CH 弯(面外)	780～760	12.82～13.16	强	三个相邻氢与间双易混,参考
		745～705	13.42～14.18	强	δ_{CH} 及泛频峰
(6)1、3、5 三取代	CH 弯(面外)	865～810	11.56～12.35	强	
		730～675	13.70～14.81	强	
(7)1、2、4 三取代	CH 弯(面外)	900～860	11.11～11.63	中	一个氢
		860～800	11.63～12.50	强	二个相邻氢
* (8)1、2、3、4 四取代	CH 弯(面外)	860～800	11.63～12.50	强	二个相邻氢
* (9)1、2、4、5 四取代	CH 弯(面外)	870～855	11.49～11.70	强	一个氢

（续表）

基　团	振动类型	波数(cm^{-1})	波长(μm)	强度	备　注
*(10)1,2,3,5 四取代	CH 弯(面外)	850～840	11.76～11.90	强	一个氢
*(11)五取代	CH 弯(面外)	900～860	11.11～11.63	强	一个氢
2.萘环	骨架振动($\nu_{C=C}$)	1650～1600	6.06～6.25		
		1630～1575	6.14～6.35		相当于苯环的 1580cm^{-1}峰
		1525～1450	6.56～6.90		
五、醇类	OH 伸	3700～3200	2.70～3.13	变	
	OH 弯(面内)	1410～1260	7.09～7.93	弱	
	C—O 伸	1250～1000	8.00～10.00	强	
	O—H 弯(面外)	750～650	13.33～15.38	强	液态有此峰
1.OH 伸缩频率					
游离 OH	OH 伸	3650～3590	2.74～2.79	变	尖峰
分子间氢键	OH 伸(单桥)	3550～3450	2.82～2.90	变	尖峰 ⎫
分子间氢键	OH 伸(多聚缔合)	3400～3200	2.94～3.12	强	宽峰 ⎬稀释移动*
分子间氢键	OH 伸(单桥)	3570～3450	2.80～2.90	变	尖峰 ⎫
分子间氢键	OH 伸(螯形化合物)	3200～2500	3.12～4.00	弱	很宽 ⎬稀释无影响
2.OH 弯或 C—O 伸					
伯醇	OH 弯(面内)	1350～1260	7.41～7.93	强	
(—CH$_2$OH)	C—O 伸	～1050	～9.52	强	
仲醇	OH 弯(面内)	1350～1260	7.41～7.93	强	
	C—O 伸	～1110	～9.00	强	
(＼CHOH ／)	OH 弯(面内)	1410～1310	7.09～7.63	强	
叔醇	C—O 伸	～1150	～8.70	强	
(＼C—OH ／)					
六、酚类	OH 伸	3705～3125	2.70～3.20	强	
	OH 弯(面内)	1390～1315	7.20～7.60	中	
	φ—O 伸	1335～1165	7.50～8.60	强	φ—O 伸即芳环上 ν_{C-O}
七、醚类					
1.脂肪醚	C—O 伸	1210～1015	8.25～9.85	强	
(1)RCH$_2$—O—CH$_2$R	C—O 伸	～1110	～9.00	强	
(2)不饱和醚	C＝C 伸	1640～1560	6.10～6.40	强	
(H$_2$C＝CH—O)$_2$					
2.脂环醚	C—O 伸	1250～909	8.00～11.0	中	
(1)四元环	C—O 伸	980～970	10.20～10.31	中	

（续表）

基　团	振动类型	波数(cm⁻¹)	波长(μm)	强　度	备　　注
(2)五元环	C—O 伸	1100～1075	9.09～9.30	中	
(3)环氧化物	C—O	～1250	～8.00	强	
		～890	～11.24		反式
		～830	12.05		顺式
3.芳醚	ArC—O 伸	1270～1230	7.87～8.13	强	
	R—C—O—φ 伸	1055～1000	9.50～10.00	中	
	CH 伸	～2825	～3.53	弱	含—CH₃ 的芳醚
	φ—伸	1175～1110	8.50～9.00	中、强	(O—CH₃)在苯环上,三或三以上取代时特别强
八、醛类(—CHO)	CH 伸	2900～2700	3.45～3.70	弱	一般为两个谱带～2855cm⁻¹(3.5μ)及～2740cm⁻¹(3.65μ)
1.饱和脂肪醛	C=O 伸	1755～1695	5.70～5.90	强	CH 伸、CH 弯同上
	其他振动	1440～1325	6.95～7.55	中	
2.α,β-不饱和醛	C=O 伸	1705～1680	5.86～5.95	强	CH 伸、CH 弯同上
3.芳醛					
	C=O 伸	1725～1665	5.80～6.00	强	CH 伸、CH 弯同上
	其他振动	1415～1350	7.07～7.41	中	
	其他振动	1320～1260	7.58～7.94	中	与芳环上的取代基有关
	其他振动	1230～1160	8.13～8.62	中	
九、酮类 (C=O)	C=O 伸	1730～1540	5.78～6.49	极强	
	其他振动	1250～1030	8.00～9.70	弱	
1.脂酮	泛频	3510～3390	2.85～2.95	很弱	
(1)饱和链状酮 (—CH₂—CO—CH₂—)	C=O 伸	1725～1705	5.80～5.86	强	
(2)α,β不饱和酮 (—CH=CH—CO—)	C=O 伸	1685～1665	5.94～6.01	强	由于 C=O 与 C=C 共轭而降低 40cm⁻¹
(3)α 二酮 (—CO—CO—)	C=O 伸	1730～1710	5.78～5.85	强	
(4)β 二酮(烯醇式) (—CO—CH₂—CO—)	C=O 伸	1640～1540	6.10～6.49	强	宽、共轭螯合作用非正常 C=O 峰
2.芳酮类	C=O 伸 其他振动	1700～1300 1320～1200	5.88～7.69 7.57～8.33	强	很宽的谱带可能是 $\nu_{C=O}$ 与其他部分振动的耦合
(1)Ar—CO	C=O 伸	1700～1680	5.88～5.95	强	
(2)二芳基酮 (Ar—CO—Ar)	C=O 伸	1670～1660	5.99～6.02	强	

（续表）

基　团	振动类型	波数(cm⁻¹)	波长(μm)	强度	备　注
(3)1-酮基-2-羟基或氨基芳酮	C=O 伸	1665~1635	6.01~6.12	强	—CO OH(或)—NH₂
3.脂环酮					
(1)六元、七元环酮	C=O 伸	1725~1705	5.80~5.86	强	
(2)五元环酮	C=O 伸	1750~1740	5.71~5.75	强	
十、羧酸类(—COOH)					
1.脂肪酸	OH 伸	3335~2500	3.00~4.00	中	二聚体,宽
	C=O 伸	1740~1650	5.75~6.05	强	二聚体
	OH 弯(面内)	1450~1410	6.90~7.10	弱	二聚体或1440~1395cm⁻¹
	C—O 伸	1266~1205	7.90~8.30	中	二聚体
	OH 弯(面外)	960~900	10.4~11.1	弱	
(1)R—COOH(饱和)	C=O 伸	1725~1700	5.80~5.88	强	
(2)α卤代脂肪酸	C=O 伸	1740~1720	5.75~5.81	强	
(3)α,β不饱和酸	C=O 伸	1715~1690	5.83~5.91	强	
2.芳酸	OH 伸	3335~2500	3.00~4.00	弱、中	二聚体
	C=O 伸	1750~1680	5.70~5.95	强	二聚体
	OH 弯(面内)	1450~1410	6.90~7.10	弱	
	C—O 伸	1290~1205	7.75~8.30	中	
	OH 弯(面外)	950~870	10.5~11.5	弱	
十一、酸酐					
(1)链酸酐	C=O 伸(反称)	1850~1800	5.41~5.56	强	共轭时每个谱带降20cm⁻¹
	C=O 伸(对称)	1780~1740	5.62~5.75	强	
	C—O 伸	1170~1050	8.55~9.52	强	
(2)环酸酐(五元环)	C=O 伸(反称)	1870~1820	5.35~5.49	强	共轭时每个谱带降20cm⁻¹
	C=O 伸(对称)	1800~1750	5.56~5.71	强	
	C—O 伸	1300~1200	7.69~8.33	强	
十二、酯类 (—C(=O)—O—R—)	C=O 伸(泛频)	~3450	~2.9	弱	
	C=O 伸	1820~1650	5.50~6.06	强	
	C—O—C 伸	1300~1150	7.69~8.70	强	
1. C=O 伸缩振动					
(1)正常饱和酯类	C=O 伸	1750~1735	5.71~5.76	强	
(2)芳香酯及 α,β不饱和酯类	C=O 伸	1730~1717	5.78~5.82	强	
(3)β酮类的酯类(烯醇型)	C=O 伸	~1650	~6.06	强	

（续表）

基　　团	振动类型	波数(cm^{-1})	波长(μm)	强　度	备　　注
(4)δ-内酯	C=O 伸	1750～1735	5.71～5.76	强	
(5)γ-内酯(饱和)	C=O 伸	1780～1760	5.62～5.68	强	
(6)β-内酯	C=O 伸	～1820	～5.50	强	
2.C—O 伸缩振动					
(1)甲酸酯类	C—O 伸	1200～1180	8.33～8.48	强	
(2)乙酸酯类	C—O 伸	1250～1230	8.00～8.13	强	
(3)酚类乙酸脂	C—O 伸	～1250	～8.00	强	
十三、胺	NH 伸	3500～3300	2.86～3.03	中	
	NH 弯(面内)	1650～1550	6.06～6.45		伯胺强,中;仲胺极弱
	C—N 伸芳香	1360～1250	7.35～8.00	强	
	C—N 伸脂肪	1235～1065	8.10～9.40	中、弱	
	NH 弯(面外)	900～650	11.1～15.4		
(1)伯胺类	NH 伸	3500～3300	2.86～3.03	中	两个峰
(C—NH₂)	NH 弯(面内)	1650～1590	6.06～6.29	强、中	
	C—N 伸芳香	1340～1250	7.46～8.00	强	
	C—N 伸脂肪	1220～1020	8.20～9.80	中、弱	
(2)仲胺类	NH 伸	3500～3300	2.86～3.03	中	一个峰
	NH 弯(面内)	1650～1550	6.06～6.45	极弱	
（—C—NH—C—）	C—N 伸芳香	1350～1280	7.41～7.81	强	
	C—N 伸脂肪	1220～1020	8.20～9.80	中、弱	
(3)叔胺	C—N 芳香	1360～1310	7.35～7.63	强	
（ C—N ）	C—N 脂肪	1220～1020	8.20～9.80	中、弱	
十四、不饱和含氮化合物 C≡N 伸缩振动					
(1)RCN	C≡N 伸	2260～2240	4.43～4.46	强	饱和,脂肪族
(2)α、β芳香氰	C≡N 伸	2240～2220	4.46～4.51	强	
(3)α、β不饱和脂肪族氰	C≡N 伸	2235～2215	4.47～4.52	强	

（续表）

基　团	振动类型	波数(cm^{-1})	波长(μm)	强　度	备　注
十五、杂环芳香族化合物					
1.吡啶类	CH 伸	～3030	6.00～7.00	弱	吡啶与苯环类似两个峰～1615
	环的骨架振动（$\nu_{C=C}$ 及 ν_{C-N}）	1667～1430	8.50～10.0	中	～1500 季铵移至 1625cm^{-1}
	CH 弯（面内）	1175～1000	11.0～15.0	弱	
（喹啉同吡啶）	CH 弯（面外）	910～665		强	
	环上的 CH 面外弯				
	①普通取代基				
	α取代	780～740	12.82～13.51	强	
	β取代	805～780	12.42～12.82	强	
	γ取代	830～790	12.05～12.66	强	
	②吸电子取代				
	α取代	810～770	12.35～13.00	强	
	β取代	820～800	12.20～12.50	强	
		730～690	13.70～14.49	强	
	γ取代	860～830	11.63～12.05	强	
2.嘧啶类	CH 伸	3060～3010	3.27～3.32	弱	
	环的骨架振动（$\nu_{C=C}$ 及 ν_{C-N}）	1580～1520	6.33～6.58	中	
	环上的 CH 弯	1000～960	10.00～10.42	中	
	环上的 CH 弯	825～775	12.12～12.90	中	
十六、硝基化合物					
1.R—NO₂	NO₂ 伸（反称）	1565～1543	6.39～6.47	强	
	NO₂ 伸（对称）	1385～1360	7.22～7.35	强	
	C—N 伸	920～800	10.87～12.50	中	用途不大
2.Ar—NO₂	NO₂ 伸（反称）	1550～1510	6.45～6.62	强	
	NO₂ 伸（对称）	1365～1335	7.33～7.49	强	
	CN 伸	860～840	11.63～11.90	强	
	不明	～750	～13.33	强	

注：* 数据的可靠性差
　　"---"线以上为主要相关峰出现区间，线以下为具体基团主要振动形式出现的具体区间。
　　在醛、酮中与含羰基相连的碳，因受羰基影响而"活性化"，其 C—C 伸缩振动出现中、强度的吸收峰。

附录二　　　　　甲基的化学位移

甲 基 类 型	δ值（ppm）	甲 基 类 型	δ值（ppm）
$CH_3-C\big\langle$	0.77～0.88	$CH_3-\overset{\vert}{C}=O$	1.95～2.68
$CH_3-\overset{\vert}{\underset{\vert}{C}}-C\big\langle$	0.79～1.10	$CH_3-\overset{\overset{O}{\|}}{C}-O-$	1.97～2.11
$CH_3-\overset{\vert}{C}-N\big\langle$	0.95～1.23	$CH_3-\overset{\overset{O}{\|}}{C}-C\big\langle$	1.95～2.41
$CH_3-\overset{\vert}{\underset{\vert}{C}}-C=O$	1.04～1.23	$CH_3-\overset{\overset{O}{\|}}{C}-\overset{\vert}{C}\big\langle$	2.06～2.31
$CH_3-\overset{\vert}{C}-\phi$	1.20～1.32	$CH_3-\overset{\overset{O}{\|}}{C}-\phi$	2.45～2.68
$CH_3-\overset{\vert}{C}-O-$	0.98～1.44	$CH_3-C\equiv$	1.83～2.12
$CH_3-\overset{\vert}{C}-S-$	1.23～1.53	CH_3-S-	2.02～2.58
$CH_3-\overset{\vert}{C}-X^*$	1.49～1.88	CH_3-Ar	2.14～2.76
$CH_3-\overset{\vert}{C}=C\big\langle$	1.59～2.14	$CH_3-N\overset{\vert}{\underset{}{}}-C\big\langle$	2.12～2.34
$CH_3-\overset{\vert}{N}-\phi$	2.71～3.10	$CH_3-O-\phi$	3.61～3.86
$CH_3-\overset{\vert}{N}-C=O$	2.74～3.05	$CH_3-O-\overset{\vert}{C}=O$	3.57～3.96
$CH_3-O-C\big\langle$	3.24～3.47	CH_3X^*	2.16～4.26

* X 代表卤素

附录三　　亚甲基和次甲基的化学位移（±0.3ppm）

取 代 基	—CH$_2$R	—CHR$_2$	—C—CH$_2$R	—C—CHR$_2$
R—	1.3	1.4	1.3	1.4
—C=C—	1.9	2.2	1.3	1.5
—C≡C—	2.1	2.8	1.5	1.8
R$_2$N(C=O)—	2.2	2.4	1.5	1.8
RO(C=O)—	2.2	2.5	1.7	1.9
R(C=O)—	2.4	2.6	1.5	2.0
H(C=O)—	2.2	2.4	1.6	
N≡C—	2.4	2.9	1.6	2.0
I—	3.1	4.2	1.8	2.1
R$_2$N—	2.5	2.9	1.4	1.7
R—S—	2.5	3.0	1.6	1.9
φ—	2.9	2.9	1.5	1.8
φ(C=O)—	2.7	3.4	1.6	1.9
Br—	3.3	3.6	1.8	1.9
R(C=O)—NH—	3.2	3.8	1.5	1.8
φ—NH—	3.1	3.6	1.5	1.8
Cl	3.6	4.0	1.8	2.0
R—O—	3.4	3.6	1.5	1.7
H—O—	3.5	3.9	1.5	1.7
R(C=O)—O—	4.2	5.1	1.6	1.8
φ—O—	4.0	4.6	1.5	2.0
φ(C=O)—O—	4.3	5.2	1.7	1.8
F—	4.4	4.8	1.8	1.9
NO$_2$—	4.4	4.5	2.0	3.0

附录四　　有机化合物的¹³C 化学位移

官　能　团	δ_C(ppm)
$\diagup$C=O	
酮	225～175
α,β-不饱和酮	210～180
α-卤代酮	200～160
$\diagup$C=O（H）	
醛	205～175
α,β-不饱和醛	195～175
α-卤代醛	190～170
—COOH 羧酸	185～160
—COCl 酰氯	182～165
—CONHR 酰胺	180～160
(—CO)₂NR 酰亚胺	180～165
—COOR 羧酸酯	175～155
(—CO)₂O 酸酐	175～150
—(R₂N)₂CS 硫脲	185～165
(R₂N)₂CO 脲	170～150
$\diagup$C=NOH 肟	165～155
(RO)₂CO 碳酸酯	160～150
$\diagup$C=N— 甲亚胺	165～145
—⊕N≡Cl⊖ 异氰化物	150～130
—C≡N 氰化物	130～110
—N=C=S 异硫氰化物	140～120
—S—C≡N 硫氰化物	120～110
—N=C=O 异氰酸盐（酯）	135～115
—O—C≡N 氰酸盐（酯）	120～105
—X—C$\diagup$ 杂芳环,α-C	155～135

（续表）

官 能 团		$\delta_C(ppm)$
$\diagup$C$=$C$\diagup$	杂芳环	140～115
C$=$C$\diagdown$X	芳环 C(取代)	145～125
$\diagup$C$=$C$\diagup$	芳环	135～110
$\diagup$C$=$C$\diagup$	烯烃	150～110
—C≡C—	炔烃	100～70
$\diagup$C—C$\diagup$	烷烃	55～5
▷	环丙烷	5～—5
$\diagup$C—C$\diagup$	C(季碳)	70～35
$\diagup$C—O		85～70
$\diagup$C—N		75～65
$\diagup$C—S—		70～55
—C—X	(卤素)	Cl 75～35
CH—C$\diagdown$	C(叔碳)	60～30
CH—O—		75～60
CH—N		70～50
CH—S—		55～40
CH—X	卤素	Cl 65～30 I
—CH$_2$—C$\diagdown$	C(仲碳)	45～25
—CH$_2$—O—		70～40
—CH$_2$—N		60～40

（续表）

官 能 团		δ_C(ppm)
—CH$_2$—S—		45～25
—CH$_2$—X	卤素	Cl 45～—10 I
H$_3$C—C$\diagup_{\diagdown}$	C(伯碳)	30～—20
H$_3$C—O—		60～40
H$_3$C—N$\diagup_{\diagdown}$		45～20
H$_3$C—S—		30～10
H$_3$C—X		Cl 35～—35 I

附录五　　　　　常见的碎片离子

m/z	离子	m/z	离子
14	CH_2	49	CH_2Cl
15	CH_3	51	CHF_2
16	O	53	C_4H_5
17	OH	54	$CH_2CH_2C\equiv N$
18	H_2O, HN_4	55	$C_4H_7, CH_2=CHC=O$
19	F, H_2O	56	C_4H_8
19	F	57	$C_4H_9, C_2H_5C=O$
20	HF		
26	$C\equiv N, C_2H_2$	58	$CH_3-\overset{O}{\underset{CH_2}{C}}+H, C_2H_5CHNH_2, (CH_3)_2NCH_2$
27	C_2H_3		
28	$C_2H_4, CO, N_2(空气), CH=NH$		$C_2H_5NHCH_2, C_2H_2S$
29	C_2H_5, CHO		
30	CH_2NH_2, NO	59	$(CH_3)_2COH, CH_2OC_2H_5, \overset{O}{\underset{}{C}}-OCH_3$,
31	CH_2OH, OCH_3		$NH_2C=O+H, CH_3OCHCH_3, CH_3CHCH_2OH$
32	$O_2(空气)$		CH_2
33	SH, CH_2F		
34	H_2S	60	$CH_2\overset{O}{\underset{OH}{C}}+H, CH_2ONO$
35	Cl		
36	HCl		
39	C_3H_3	61	$\overset{O}{\underset{}{C}}-OCH_3+2H, CH_2CH_2SH, CH_2SCH_3$
40	$CH_2C\equiv N, Ar(空气), C_3H_4$	65	$\equiv C_5H_5$
41	$C_3H_5, CH_2C=N+H, C_2H_2NH$	66	$\equiv C_5H_6$
42	C_3H_6, C_2H_2O	67	C_5H_7
43	$C_3H_7, CH_3C=O, C_2H_5N$	68	$CH_2CH_2CH_2C\equiv N$
		69	$C_5H_9, CF_3, CH_3CH=CHC=O$
44	$CH_2C=O+H, CH_3CHNH_2, CO_2, C_3H_8$	70	C_5H_{10}
	$NH_2C=O, (CH_3)_2N$	71	$C_5H_{11}, C_3H_7C=O$
	CH_3	72	$C_2H_5\overset{O}{\underset{CH_2}{C}}+H, C_3H_7CHNH_2$,
45	$CHOH, CH_2CH_2OH, CH_2OCH_3, \overset{}{\underset{}{C}}-OH$,		
	CH_3H-O+H		$(CH_3)_2N-C=O, C_2H_5NHCHCH_3$ 和异构体
46	NO_2	73	$COOC_2H_5, C_3H_7OCH_2$
47	CH_2SH, CH_3S	74	$CH_2-\overset{O}{\underset{}{C}}-OCH_3+H$
48	CH_2S+H		

（续表）

m/z	离　子	m/z	离　子
75	$\overset{\text{O}}{\overset{\|}{\text{C}}}$—$OC_2H_5+2H$,$CH_2SC_2H_5$,$(CH_3)_2CSH$,$(CH_3O)_2CH$	91	$C_6H_5CH_2$，C_6H_5CH，C_6H_5C+H，+2H，$(CH_2)_4Cl$，C_6H_5N
77	C_6H_5	92	吡啶-CH_2，$C_6H_5CH_2$+H
78	C_6H_5+H	93	CH_2Br，邻-$C_6H_4(CH_3)OH$，C_7H_9
79	C_6H_5+2H,Br		吡咯-C=O，C_6H_5O，C_7H_9（萜类）
80	吡咯-CH_2，CH_3SS+H,HBr	94	C_6H_5O+H，吡咯-C=O
81	呋喃-CH_2，C_5H_9，甲基环己烯基	95	呋喃-C=O
82	$CH_2CH_2CH_2CH_2C\equiv N$,$CCl_2$,$C_6H_{10}$	96	$CH_2CH_2CH_2CH_2CH_2C\equiv N$
83	C_6H_{11},$CHCl_2$,甲基噻吩基	97	C_7H_{13}，噻吩-CH_2
85	C_6H_{13},C_4H_9C=O,$CClF_2$	98	呋喃-CH_2O+H
86	$C_3H_7\overset{\text{O}}{\overset{\|}{\text{C}}}CH_2$+H,$C_4H_9CHNH_2$ 和异构体	99	C_7H_{15},$C_6H_{11}O$
87	C_3H_7CO,73 的同系物,$CH_2CH_2COCH_3$	100	$C_4H_9\overset{\text{O}}{\overset{\|}{\text{C}}}CH_3$+H,$C_5H_{11}CHNH_2$
88	CH_2-$\overset{\text{O}}{\overset{\|}{\text{C}}}$-$OC_2H_5$+H	101	$\overset{\text{O}}{\overset{\|}{\text{C}}}$-$OC_4H_9$
89	$\overset{\text{O}}{\overset{\|}{\text{C}}}$—$OC_3H_7+2H$,$C_6H_5C$	102	CH_2-$\overset{\text{O}}{\overset{\|}{\text{C}}}$-$OC_3H_7$+H
90	CH_3CHONO_2，C_6H_5CH		

（续表）

m/z	离　子	m/z	离　子
103	$\overset{O}{\underset{}{C}}-OC_4H_9+2H,C_5H_{11}S,CH(OCH_2CH_3)_2$	121	（邻羟基苯甲酰基 C=O，OH）,（邻甲氧基苄基 OCH_3，CH_2）,（亚硝基环己亚胺 N=O，NH）, C_9H_{13}（萜类）
104	$C_2H_5CHONO_2$	123	（对氟苯甲酰基 C=O，F）
105	（苯甲酰基 C6H5C=O），（C6H5CH2CH2），（C6H5CHCH3）	125	（苯亚磺酰基 S—O）
106	（N-甲基苯胺离子 NHCH_2）	127	I
		128	HI
107	（C6H5CH2O），（对甲苯酚 OH，CH3），（邻甲苯酚 CH2，OH）	131	C_3F_5，（肉桂酰基 CH=CH—C=O）
108	（C6H5CH2O＋H），（N-甲基吡咯甲酰基 N—CH_2，C=O）	135	$(CH_2)_4Br$
109	（环己烯酰基 C=O）	139	（邻氯苯甲酰基 C=O，Cl）
111	（噻吩甲酰基 S，C=O）	149	（邻苯二甲酸酐 O，C=O，C=O，＋H）
119	CF_3CF_2，（枯基 CH_3，CH3），（二甲苯基 CH3，CH3），（甲基苯甲酰基 C=O，CH3）	154	（联苯 C6H5—C6H5）
120	（环己二烯酮 C=O，O）		

附录六 经常失去的碎片

分子离子减去	失去的碎片	分子离子减去	失去的碎片
1	H	45	$CH_3CHOH, CH_3CH_2O, CO_2H$, $CH_3CH_2NH_2$
15	CH_3		
17	HO, NH_3	46	$[H_2O$ 和 $CH_2{=}CH_2], CH_3CH_2OH$, NO_2,
18	H_2O		
19	F	47	CH_3S
20	HF	48	CH_3SH, SO, O_3
26	$CH{\equiv}CH, C{\equiv}N$	49	CH_2Cl
27	$CH_2{=}CH, HC{\equiv}N$	51	CHF_2
28	$CH_2{=}CH_2, CO, (HCN+H)$	52	C_4H_4, C_2N_2
29	CH_3CH_2, CHO	53	C_4H_5
30	NH_2CH_2, CH_2O, NO	54	$CH_2{=}CH{-}CH{=}CH_2$
31	OCH_3, CH_2OH, CH_3NH_2	55	$CH_2{=}CHCHCH_3$
32	CH_3OH, S	56	$CH_2{=}CHCH_2CH_3$ $CH_3CH{=}CHCH_3, 2CO$
33	$HS, (CH_3$ 和 $H_2O)$		
34	H_2S	57	C_4H_9
35	Cl	58	$NCS, (NO+CO), CH_3COCH_3$
36	$HCl, 2H_2O$	59	$\underset{O}{CH_3\overset{\|}{O}C}, CH_3\overset{\|}{C}NH_2, \overset{H}{\underset{\triangle}{S}}$
37	$H_2Cl, (或 HCl+H)$		
38	C_3H_2, C_2N, F_2		
39	C_3H_3, HC_2N	60	C_3H_7OH, CH_3COOH
40	$CH_3C{\equiv}CH$	61	CH_3CH_2S
41	$CH_2{=}CHCH_2$	62	$[H_2S$ 和 $CH_2{=}CH_2]$
42	$CH_2{=}CHCH_3, CH_2{=}C{=}O$,	63	CH_2CH_2Cl
		64	C_5H_4, S_2, SO_2
43	$\overset{CH_2}{\underset{H_2C\diagdown\quad\diagup CH_2}{}}, NCO, NCNH_2$, $C_3H_7, CH_3\overset{O}{\overset{\|}{C}}, CH_2{=}CH{-}O$, $[CH_3$ 和 $CH_2{=}CH_2], HCNO$	68	$\underset{CH_2{=}C{-}CH{=}CH_2}{\overset{CH_3}{\|}}$
		69	CF_3, C_5H_9
		71	C_5H_{11}
		73	$CH_3CH_2O\overset{O}{\overset{\|}{C}}$
		74	C_4H_9OH
44	$CH_2{=}CHOH, CO_2, N_2O, CONH_2$, $NHCH_2CH_3$	75	C_6H_3
		76	C_6H_4, CS_2

（续表）

分子离子减去	失去的碎片	分子离子减去	失去的碎片
77	C_6H_5, CS_2H	100	$CF_2=CF_2$
78	C_6H_6, CS_2H_2, C_5H_4N	119	CF_3-CF_2
79	Br, C_5H_5N	122	C_6H_5COOH
80	HBr	127	I
85	$CClF_2$	128	HI

参 考 文 献

1. 张广强,黄世德.分析化学.北京:学苑出版社.2001
2. 陈定一.分析化学.北京:学苑出版社.1995
3. 孙毓庆.分析化学.北京:人民卫生出版社.1999
4. 孙毓庆.分析化学.北京:科学出版社.2003
5. 李发美.分析化学.北京:人民卫生出版社.2003
6. 北京大学化学系仪器分析教学组.仪器分析教程.北京:北京大学出版社.1997
7. 刘密新,罗国安,张新荣,童爱军.仪器分析.第2版.北京:清华大学出版社.2003
8. 何金兰,等.仪器分析原理.北京:科学出版社.2002
9. 北京大学化学系等译.最新仪器分析技术全书.北京:化学工业出版社.1990
10. 戴树桂.仪器分析.北京:高等教育出版社.1996
11. 武汉大学化学系.仪器分析.北京:高等教育出版社.2001
12. 董慧茹.仪器分析.北京:化学工业出版社.2000
13. 方慧群,于俊生,史坚.仪器分析.北京:科学出版社.2002
14. 马广慈.药物分析方法与应用.北京:科学出版社.2000
15. 安登魁.现代药物分析选论.北京:中国医药科技出版社.2000
16. 安登魁.药物分析.济南:济南出版社.1992
17. 肖树雄,林伟忠.中药现代检验新技术.广州:羊城晚报出版社.2003
18. 清华大学分析化学教研室.现代仪器分析.下册.北京:清华大学出版社.1983
19. 魏璐雪.中药制剂分析.上海:上海科学技术出版社.1998
20. 魏璐雪,马元春.中药制剂分析.武汉:湖北科学技术出版社.1991
21. 梁生旺,刘伟.中药制剂定量分析.北京:中国中医药出版社.1997
22. 梁生旺.中药制剂分析.北京:中国中医药出版社.2003
23. 陈培榕.现代仪器分析实验与技术.北京:清华大学出版社.1999
24. 肖崇厚.中药提取鉴定原理.上海:上海科学技术出版社.1983
25. 陈国珍,等.紫外-可见分光光度计.北京:原子能出版社.1983
26. 黄量,于德泉.紫外光谱在有机化学中的应用.北京:科学出版社.1988
27. 周名成,俞汝勤.紫外与可见分光光度计.北京:化学工业出版社.1986
28. 罗庆光,等.分光光度分析.北京:科学出版社.1998
29. 邓勃.原子吸收分光光度法.北京:清华大学出版社.1981
30. 范健.原子吸收分光光度法.长沙:湖南科学技术出版社.1981
31. 赵天增.核磁共振碳谱.郑州:河南科学技术出版社.1993
32. 陈耀祖,徐亚平.有机质谱原理及应用.北京:科学出版社.2001
33. 伍越寰.有机结构解析.合肥:中国科学技术大学出版社.1993
34. 沈淑娟.波谱分析法.上海:华东理工大学出版社.1992
35. 孟令芝,何永炳.有机波谱分析.武汉:武汉大学出版社.1996
36. 于世林.波谱分析法.重庆:重庆大学出版社.1994
37. 洪山海.光谱解析法在有机化学中的应用.北京:科学技术出版社.1981
38. 马礼敦.高等结构分析.上海:复旦大学出版社.2001

39. 张寒琦等译. 光谱化学分析. 长春：吉林大学出版社，1996

40. 常建华，黄绮功. 波谱原理及解析. 北京：科学出版社. 2001

41. 苏克曼，潘铁英，张玉兰. 波谱解析法. 上海：华东理工大学出版社. 2001

42. 宁永成. 有机化合物结构鉴定与有机波谱学. 第二版. 北京：科学出版社. 2001

43. 唐恢同. 有机化合物的光谱鉴定. 北京：北京大学出版社. 1994

44. 傅若农. 色谱分析概论. 北京：化学工业出版社. 2000

45. 何丽一. 平面色谱方法及应用. 北京：化学工业出版社. 2000

46. 孙毓庆. 薄层扫描法及其在药物分析中的应用. 北京：人民卫生出版社. 1990

47. 林启寿. 纸上色谱及其在中草药成分分析中的应用. 北京：科学出版社. 1983

48. 施良和. 凝胶色谱法. 北京：科学出版社.

49. 达世禄. 色谱法导论. 武汉：武汉大学出版社. 1999

50. 卢佩章，戴朝政，张祥民. 色谱理论基础. 北京：科学出版社. 1998

51. 傅若农，顾峻岭. 近代色谱分析. 北京：国防工业出版社. 1998

52. 中国医学科学院药物研究所. 薄层层离析及其在中草药分析中的应用. 北京：科学出版社. 1982

53. 章育中，郭希圣. 薄层层析法和薄层扫描法. 北京：中国医药科技出版社. 1990

54. 孙传经. 气相色谱分析原理与技术. 北京：化学工业出版社. 1981

55. 李浩春，卢佩章. 气相色谱法. 北京：科学出版社. 1993

56. 孙毓庆. 现代色谱法及其在医药中的应用. 北京：人民卫生出版社. 1998

57. 俞惟乐，等. 毛细管气相色谱和分离分析新技术. 北京：科学出版社. 1992

58. 周良模等. 气相色谱新技术. 北京：科学出版社，1994

59. 张晓彤，云自厚. 液相色谱检测方法. 北京：化学工业出版社. 2000

60. 王俊德，商振华，郁蕴璐. 高效液相色谱法. 北京：中国石化出版社. 1992

61. 于世林. 高效液相色谱方法及应用. 北京：化学工业出版社. 2000

62. 李卫民，等. 中药现代化与超临界流体萃取技术. 北京：中国医药科技出版社. 2002

63. 陈义. 毛细管电泳技术及应用. 北京：化学工业出版社. 2000

64. Douglas A，Skoog. Principles of instrumental analysis. Fifth Edition. U. S. A：Harcourt Brace & company，1998

65. Grob R L. Modern Practice of gas chromatography. 2nd. Ed. John，Willey & Sons，1985

66. Niessen W M A. Liquid chromatography-mass spectrometry. Second Edition. New York：Marcel Dekker Inc，1999